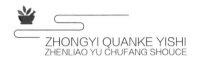

ZHONGYI QUANKE YISHI
ZHENLIAO YU CHUFANG SHOUCE

U0201962

中医全科医师
诊疗与处方手册

彭清华　主编

化学工业出版社
·北京·

内容简介

本书详细介绍了中医临床各科常见疾病的处方用药。全书共十一章，收录疾病病种齐全，对常见传染病与急症、肺系疾病、心系疾病、肝胆疾病、脾胃疾病、肾系疾病、儿科疾病、妇产科疾病、五官科疾病、皮肤科疾病、骨伤科疾病，从疾病概要、辨证处方、临床常用中成药、单方验方等方面加以详细论述。

本书立足中医临床，分类详明，条目清晰，内容覆盖面广。阅读本书，有助于中医医师在临床实践中进行诊断、治疗和处方，同时对实习医师、住院医师及主治医师处理常见病与多发病也有指导意义。

图书在版编目（CIP）数据

中医全科医师诊疗与处方手册／彭清华主编．—北京：化学工业出版社，2024.9 （2025.5重印）
ISBN 978-7-122-45655-7

Ⅰ．①中… Ⅱ．①彭… Ⅲ．①中医学－手册 Ⅳ．① R2-62

中国国家版本馆 CIP 数据核字（2024）第 097601 号

责任编辑：陈燕杰　　　　　　　　文字编辑：翟　珂　张晓锦
责任校对：刘　一　　　　　　　　装帧设计：王晓宇

出版发行　化学工业出版社
　　　　　（北京市东城区青年湖南街 13 号　邮政编码 100011）
印　装　河北延风印务有限公司
710mm×1000mm　1/16　印张 24³/₄　字数 458 千字
2025 年 5 月北京第 1 版第 2 次印刷

购书咨询：010-64518888　　　　　售后服务：010-64518899
网　址：http://www.cip.com.cn
凡购买本书，如有缺损质量问题，本社销售中心负责调换。

定　价：68.00 元　　　　　　　　　版权所有　违者必究

本书编写委员会

主　编　彭清华

副主编　周亚莎　彭　俊　沈　慧
　　　　邓　颖

编　委　上官雪丽　龙　茜　田赛男
　　　　卢圣花　刘晓清　刘　祎
　　　　许　潜　李　妲　李　萍
　　　　李文娟　伍紫炫　宋旭东
　　　　余怡嫔　胡　港　胡淑娟
　　　　俞赟丰　宾　骥　唐陈琴
　　　　逯　晶　蒋鹏飞　谢　薇
　　　　蔡　炎　谭　亢　谭川川

前　言

中医全科医师是中国医疗系统的重要组成部分。他们在各个临床方向都有一定的知识和技能，熟练掌握中、西医实用诊疗技术，具有预防、诊疗、养生、康复等全面的医疗技能，能够诊断和治疗各种常见疾病和病症，提供基本的医疗服务和健康管理。中医全科医师通常会以中医整体观和辨证施治理论为指导，主要在基层承担预防保健、常见病多发病诊疗和转诊、患者康复和慢性病管理、健康管理等一体化医疗服务，是保障和改善城乡居民健康的"守门人"。

近年来国家非常重视全科医师的培养，通过建立全科医师制度的指导思想、基本原则和总体目标；完善相关法律法规；逐步建立统一规范的全科医师培养制度；多渠道培养合格的全科医师；改革全科医师执业方式；建立全科医师的激励机制；加强全科医师培养基地建设等方式，加强了中医全科医师队伍建设。

《中医全科医师诊疗与处方手册》是一本包含中医临床各科常见疾病处方用药的书籍，为一线中医临床医师结合具体临床实践编写而成。收录疾病病种齐全，内容覆盖面广，文字简明，条目清晰，旨在提供系统、全面、实用的参考书籍，帮助中医医师在临床实践中进行诊断、治疗和处方，以满足人们对全面医疗服务的需求，同时对于大中型医院的实习医师、住院医师及主治医师处理常见病、多发病也有指导意义。本书也可以作为中医学术交流的重要参考资料，促进不同医师之间的学术交流和合作，通过共享经验和知识，不断推动中医学科的发展和进步。

本书共分为十一章。分别对常见传染病与急症、肺系疾病、心系疾病、肝胆疾病、脾胃疾病、肾系疾病、儿科疾病、妇产科疾病、五官科疾病、皮肤科疾病、骨伤科疾病，从疾病概要、辨证处方、临床常用中成药、单方验方等方面加以论述。注意：本书中涉及的具体用药，不建议读者自行用药，需在专业中医师指导下使用。

本书在编写中，力求科学性、系统性、实用性和可读性。由于作者学术水平和精力有限，书中不足之处在所难免，恳请国内外同行专家批评指正。

湖南中医药大学　彭清华

目 录

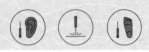

212 　第八章　妇产科疾病

265 　第九章　五官科疾病

348　第十章　皮肤科疾病

367　第十一章　骨伤科疾病

385　参考文献

第
一
章

常见传染病与急症

第一节　细菌感染

细菌感染是指由各种细菌侵入人体，产生毒素和其他代谢产物所引起的局部或全身的炎症反应，如所致的呼吸系统、消化系统、泌尿生殖系统等人体各部位的感染。受时代科技发展水平限制，古人未能发现细菌的存在。至民国时期，细菌学说方得以被中医界认识并接受。如近现代名医陆渊雷提出，感染性疾病的产生不仅仅是因为细菌，更与环境、免疫、正气、疾病过程等直接相关，治疗中需坚持辨证论治、三因制宜。

一、辨证用药

处方 1　麻黄杏仁甘草石膏汤

方药　麻黄_{去节}9g，苦杏仁_{去皮尖}9g，炙甘草 6g，石膏_{包煎}18g。

功能与主治　辛凉疏表，宣肺平喘。主治外感风邪，邪热壅肺证。症见身热不解，有汗或无汗，咳逆气急，甚则鼻扇，口渴，舌苔薄白或黄，脉浮而数。

加减　痰热内盛，痰黄黏稠量多者，加黄芩、桑白皮、贝母、瓜蒌；痰鸣息涌者，加葶苈子、射干泻肺化痰。

简介　此方出自《伤寒论》，方中麻黄辛温，宣肺平喘，解表散邪。《本草正义》曰："麻黄轻清上浮，专疏肺郁，宣泄气机，是为治外感第一要药。虽曰解表，实为开肺；虽曰散寒，实为泄邪。风寒固得之而外散，即温热亦无不赖之以宣通。"石膏辛甘大寒，清泄肺热以生津。二药相伍，一以宣肺为主，一以清肺为主，合而用之，既宣散肺中风热，又清宣肺中郁热，共为君药。石膏倍于麻黄，相制为用。全方主以辛凉，麻黄得石膏，宣肺平喘而不助热；石膏得麻黄，清解肺热而不凉遏。苦杏仁苦温，与麻黄相配则宣降相因，与石膏相伍则清肃协同，是为臣药。炙甘草既能益气和中，又防石膏寒凉伤中，更能调和于寒温宣降之间，为佐使药。四药合用，共奏辛凉宣肺，清热平喘之功。临床上广泛应用于急性扁桃体炎、急性支气管炎、大叶性肺炎等疾病的治疗，现代研究表明其对金黄色葡萄球菌、铜绿假单胞菌等多种呼吸道感染常见致病菌具有较强的杀伤力。

使用注意 以上四味药，以水七碗，先煮麻黄，等水量减少二碗，捞去浮在上层的白沫，再放入其他药材（石膏需包煎），煮成三碗。去滓，每次温服一碗。汗出后须擦干，避免吹风受凉。服药者忌食：生冷、黏滑、肉面、五辛（辛辣）、酒酪、臭恶等物。

🌿 处方2　半夏泻心汤

方药 半夏_{酒洗}12g，黄芩9g，干姜9g，人参9g，黄连3g，大枣4枚，炙甘草9g。

功能与主治 寒热平调，散结除痞。主治寒热互结之痞证。症见心下痞，但满而不痛，或呕吐，肠鸣下利，舌苔腻而微黄。

加减 若上热重，可加大黄芩、黄连的用量，并用太子参代替人参；若下寒明显，则加大干姜的用量。胀满明显者，可加香橼、厚朴、枳实、枳壳；食少纳差者，加炒莱菔子、"焦三仙"（焦山楂、焦神曲、焦麦芽）；便溏者，加茯苓、白术、山药；呕吐者，加陈皮、竹茹或丁香；反酸明显者，加煅瓦楞子、煅海螵蛸；心烦者，加栀子以清上焦郁热。

简介 此方出自《伤寒论》，为治疗中气虚弱、寒热互结、升降失常之基础方，又是寒热平调、辛开苦降、散结除痞法之代表方。方中以辛温之半夏为君，散结除痞，又善降逆止呕。臣以辛热之干姜温中散寒，以苦寒之黄芩、黄连泄热开痞。君臣相伍，寒热平调，辛开苦降。然寒热互结，又缘于中虚失运，升降失常，故以人参、大枣甘温益气，以补脾虚，为佐药。炙甘草补脾和中而调诸药，为佐使药。诸药相伍，使寒去热清，升降复常，则痞满可除，呕利自愈。幽门螺杆菌感染是慢性活动性胃炎的主要病因，根除幽门螺杆菌可减轻炎症程度，是治疗的关键环节之一。现代研究表明半夏泻心汤可通过清除幽门螺杆菌、抗炎、调节胃肠运动、保护胃黏膜等途径治疗幽门螺杆菌相关胃肠疾病。

🌿 处方3　薏苡附子败酱散

方药 薏苡仁30g，附子6g，败酱草15g。

功能与主治 排脓消痈，温阳散结。主治身无热，肌肤甲错，腹皮急，如肿状、按之软，脉数。

加减 辨证为肝气郁滞者，常合柴胡疏肝散；瘀血阻滞者，合少腹逐瘀汤或桂枝茯苓丸；脾虚肝郁者，合痛泻要方；湿邪偏盛者，合平胃散；热毒明显者，加蒲公英、紫花地丁等；脘闷口黏纳差者，加砂仁、茯苓、藿香等；腹胀明显者，加木香、厚朴、莱菔子等；瘀血明显者，除可配伍失笑散活血化瘀，常用熟大黄与附子合为"附子大黄汤"之意，其旨不在通腑，而在温经导瘀；疼痛较剧者加乌药、香附等行气止痛，白芍和营止痛，亦可用风药徐长卿祛风止痛，另可加路路通、丝瓜络等通络止痛。

简介 此方出自《伤寒论》，为肠痈脓成、日久不消、损及阳气之证而设。方中重用薏苡仁以利湿退肿，伍以败酱草清热活血，排脓消痈，两药合用，旨在使脓溃结散痈消；少佐附子辛热，助阳行郁，并防服寒药后更伤中阳。三药合用，清热排脓而不伤阳气，温阳扶正而不炽热毒，共奏清热排脓消痈，扶正助阳祛邪之功。本方适用于胆囊炎、胰腺炎、慢性结肠炎、盆腔炎等多种疾病的治疗，现代研究表明其有调节免疫、镇痛消炎的作用，对链球菌、金黄色葡萄球菌、大肠埃希菌、沙门菌、巴氏杆菌有一定的抑制作用。

使用注意 附子应先煎半小时。腹痛较甚，并有高热、便秘者忌用。

🔖 处方4 八正散

方药 车前子9g，萹蓄9g，瞿麦9g，滑石9g，栀子9g，木通9g，煨大黄9g，炙甘草9g。

功能与主治 清热泻火，利水通淋。主治热淋。症见尿频尿急，溺时涩痛，淋沥不畅，尿色混赤，甚则癃闭不通，小腹急满，口燥咽干，舌苔黄腻，脉滑数。

加减 若大便秘结，腹胀者，原方煨大黄改用生大黄，加枳实以通腑泄热；若伴寒热往来，口苦，呕恶者，与小柴胡汤合用以和解少阳；若湿热伤阴，口渴，舌红苔少者，去大黄，加生地黄、知母以养阴清热。本方苦寒通利，凡淋证属湿热下注者均可加减用之。若属血淋者，加生地黄、小蓟、白茅以凉血止血；若为石淋，加金钱草、海金沙、石韦等以化石通淋；若属膏淋，加萆薢、菖蒲以分清化浊。

简介 此方出自《太平惠民和剂局方》，方中滑石清热利湿，利水通淋；木通上清心火，下利湿热，使湿热之邪从小便而去，共为君药。萹蓄、瞿麦、车前子均为清热利水通淋要药，合滑石、木通则利尿通淋之效尤彰，同为臣药。栀子清热泻火，清利三焦湿热；大黄荡涤邪热，通利肠腑，亦治"小便淋沥"（《本草纲目》），合诸药可令湿热由二便分消，俱为佐药。甘草调和诸药，兼以清热缓急，故有佐使之功。诸药合用，既可直入膀胱清利而除邪，又兼通利大肠导浊以分消，务使湿热之邪尽从二便而去，共成清热泻火、利水通淋之剂。此方具有抗炎、调节免疫的作用，对膀胱炎、肾盂肾炎、前列腺炎等多种泌尿系统感染疗效良好。

使用注意 凡劳淋体虚者，不可应用本方。

处方5 龙胆泻肝汤

方药 龙胆 酒炒 6g，黄芩 炒 9g，栀子 酒炒 9g，泽泻 12g，木通 6g，车前子 9g，当归 酒洗 3g，生地黄 酒炒 9g，柴胡 6g，甘草 生用 6g。

功能与主治 清泻肝胆实火，清利肝胆湿热。主治肝胆实火上炎证及肝经湿热下注证。症见头痛目赤、胁痛、口苦或阴肿、阴痒、小便淋浊、带下黄臭，舌红苔黄腻，脉弦数有力。

加减 如大便干结难解，可加芦荟、郁李仁；如大便夹有白色黏液，加六月霜；兼有胃脘嘈杂、反酸者，合百合乌药散；伴便前肠鸣腹痛，便后痛减者，合用痛泻要方；若小便频急涩痛等湿热下注膀胱之证显著者，常合草薢分清饮；伴小便频数量多属膀胱虚寒者，多合用缩泉丸；伴皮肤瘙痒，抓破后流脓血者，加连翘、赤小豆利水渗湿，解毒排脓。

简介 此方出自《医方集解》，方中龙胆大苦大寒，既能泻肝胆实火，又能利肝胆湿热，故为君药。黄芩、栀子苦寒泻火，燥湿清热，增君药泻火除湿之力，用以为臣。木通、车前子渗湿泄热，导肝经湿热从水道而去，当归、生地黄养血滋阴，使邪去而阴血不伤。柴胡疏畅肝胆之气，与生地黄、当归相伍以适肝体阴用阳之性，并能引药归于肝胆之经，以上皆为佐药。甘草调和诸药，护胃安中，为佐使之用。全方苦寒清利，泻中寓补，降中寓升。现代研究表明其对化脓性中耳炎、细菌性角膜炎、细菌性阴道炎、尿路感染等炎症性疾病临床疗效均较好，能够抑制毛细血管通透性升高、炎性递质释放等，在镇痛、抗病原微生物方面也有显著作用。

使用注意 本方苦寒太盛，久服易伤脾胃，并使肾阴、肾气受损，一般不主张大剂量或长期应用，临证需依据病情调整剂量及剂型。使用本方后，待肝火清、湿热祛，如存在脾、肝、肾等脏腑的虚损之象，则可适当采用相应的补益之法。

二、中成药

1. 羚羊清肺丸：适用于痰热壅肺证。使用方法：口服，2丸/次，2次/天。
2. 荆花胃康胶丸：适用于中焦寒热错杂证。使用方法：口服，2丸/次，3次/天。

3. 银花泌灵片：适用于下焦湿热证。使用方法：口服，4 片 / 次，4 次 / 天。

4. 三金片：适用于下焦湿热证。使用方法：口服，3 片 / 次，4 次 / 天。

三、单方验方

1. 白花蛇舌草 30g，鱼腥草 20g，陈皮 5g。水煎服，每日 1 剂。适用于肺炎痰热壅肺证。

2. 枇杷叶 15g，粳米 50g。先煎枇杷叶，去渣取汁，入粳米煮作粥，空腹食用。适用于治疗肺炎咳嗽明显患者。

3. 三七粉 3g。加适量蜂蜜拌匀，空腹吞服，早晚各 1 次。适用于胃络瘀阻之慢性胃炎。

4. 清炒蒲公英适量。水煎代茶饮。适用于下焦湿热证之尿路感染。

第二节　螺旋体、立克次体感染

螺旋体病是人类最古老的感染性疾病之一，临床上以起病急骤、发热、剧烈肌痛、结膜充血、出血倾向与肝肾损害等表现为特征。此病以我国南方农村多见，好发于夏秋季节。其发病与接触疫水有关，下田劳动或池塘游泳极易罹病，洪水泛滥冲刷疫水常可形成暴发流行。立克次体病系多种立克次体感染人体所致的一类感染病，节肢动物为其主要传播媒介。立克次体是介于病毒和细菌之间的一类微生物，具有病毒和细菌的某些特性。我国目前主要分布在中西部山林地带。本病通常为突然起病，临床表现多为持续发热、头痛、乏力虚脱，皮疹及外周血管炎，部分患者可有中枢神经系统症状。本病多发生于春季及夏季，易感人群有常在野外作业或被蜱虫、螨虫等叮咬的人群。目前我国常见的立克次体病包括流行性斑疹伤寒、地方性斑疹伤寒、恙虫病、Q 热及北亚蜱传立克次体病等。根据螺旋体、立克次体感染临床表现，属于中医温病中"暑温""湿温"范畴。

一、辨证用药

🥣 处方 1　清营汤

方药 犀角 30g，生地黄 15g，玄参 9g，竹叶心 3g，麦冬 9g，丹参 6g，黄连 5g，银花 9g，连翘 6g。

功能与主治 清营解毒，透热养阴。主治热入营分证。症见身热夜甚，神烦少寐，时有谵语，目常喜开或喜闭，口渴或不渴，斑疹隐隐，脉细数，舌绛而干。

加减 若寸脉大，舌干较甚者，可去黄连，以免苦燥伤阴；若热陷心包而窍闭神昏者，可与安宫牛黄丸或至宝丹合用；若营热动风而见痉厥抽搐者，可配用紫雪，或酌加羚羊角、钩藤、地龙；若兼热痰，可加竹沥、天竺黄、川贝母之属；如气分热邪犹盛，可重用金银花、连翘、黄连，或更加石膏、知母，及大青叶、板蓝根、贯众之属，增强清热解毒之力。

简介 方中犀角（现以水牛角代）清解营分热毒，凉血化斑，为君药。热伤营阴，又以生地黄凉血滋阴、麦冬清热养阴生津、玄参滋阴降火解毒，三药共用，既可甘寒养阴保津，又可助君药清营凉血解毒，共为臣药。金银花、连翘、竹叶心清热解毒，轻清宣透，能使营分之邪热转出气分而解，此即叶天士所谓"入营犹可透热转气"之法；黄连苦寒，清心解毒；丹参清心凉血，活血散瘀，防热与血结；五药均为佐药。本方的配伍特点是以清营解毒为主，配以养阴生津和"透热转气"，使入营之邪透出气分而解，诸症自愈。现代研究表明清营汤具有抗炎、调节免疫、改善血流动力学等作用，对立克次体感染所致的恙虫病疗效良好。

使用注意 使用本方应注意舌象必须是舌绛而干。若舌质绛而苔白滑，是夹有湿邪，误用本方，则助湿留邪，恐延误病情。

处方 2　六鲜除钩饮

方药 鲜青蒿 20g，鲜鱼腥草 60g，鲜墨旱莲 60g，鲜白茅根 60g，鲜薄荷 10g，生大黄 10g。

功能与主治 清暑解毒，除湿避疫。主治暑疫熏蒸证。症见骤然畏寒或寒战，壮热、头痛，全身酸痛、乏力，肌肉酸痛；舌红，苔黄乏津或黄腻，脉滑数或濡数。

加减 热盛者，重用青蒿、鱼腥草、墨旱莲，再加黄芩、黄连、黄柏、栀子、牡丹皮、玄参、生地黄、麦冬等；湿盛者，重用茅根，加猪苓、薏苡仁、滑石、通草之类；湿热俱盛，加黄芩、黄连、黄柏、薏苡仁、滑石、通草以清热利湿；伤络出血者，加牡丹皮、生地黄、百草霜、童便类；湿热熏蒸发黄者，与茵陈蒿汤化裁；肾枯涸者，常与生脉饮、增液汤、六味地黄汤等剂合用；暑湿化风者，常和定风珠类同用；神识昏谵，不省人事者，至宝、紫雪类酌情选用。

简介 此方为全国名老中医药专家邓世发治疗钩端螺旋体病的常用方，临床疗效显著。方中鲜青蒿苦辛微寒，芳香辟暑、清热解毒；鲜鱼腥草芳香化浊消暑、活血清热解毒；鲜薄荷辛凉，其气清香，与鲜青蒿、鲜鱼腥草相配，功专去秽消暑、清热解毒辟疫；鲜墨旱莲性寒微苦，既可凉血止血，又能活血化瘀，还能清热养阴；鲜白茅根甘寒，凉血止血、清热生津，兼能利尿，二药相配，养阴生津、散血止血，导湿浊瘀毒从小便出而不伤正；大黄苦寒，泻热除毒、下瘀通便，可使瘀血热毒从大便而去，用于湿温病，有导浊下出，釜底抽薪之妙。大多数药皆取鲜品，意在汁液未干，津精留存，气味未散，清香辟秽专消暑，汁多阴柔保津之力强。

使用注意 成人每次服 150～200mL，老幼体弱者酌减量，日服 3～4 次，亦可频频服饮。

二、中成药

1. 血必净注射液：适用于热入营血证。使用方法：静脉注射，2～3 次 / 天。
2. 穿心莲内酯片：适用于湿热证。使用方法：口服，3 片 / 次，3 次 / 天。

三、单方验方

1. 丝瓜络半个（烧灰存性），红糖 30g。用红糖水兑服丝瓜络灰，服之。适用于钩端螺旋体病，肿痛疮毒。附记：①配用外治方：方用桐油 500g，雄黄粉 30g，调匀后，每取少许涂搽患处或双脚，日搽 2～3 次；②预防用药：方用香泽兰，切碎，撒于稻田内（田内灰不宜太多），1 天后即可下田劳动。可预防发病。

2. 莲子草、墨旱莲各 30g，积雪草 15g，白花蛇舌草、白茅根、车前草各 10g，羊蹄草 3g。加水煎沸 15 分钟，滤出药液，再加水煎 20 分钟，去渣，两煎所得药液兑匀，分服，每日 1 剂。适用于恙虫病。

第三节　病毒感染

　　病毒感染在中医属于"疫"病的范畴，病因为感受疫疠之气。中医整体观强调人体是一个有机的整体，人与自然协调统一，《黄帝内经》中的"正邪"思想是整体观的具体体现。病毒感染主要由外邪入侵（病毒感染）、正气不足（人体免疫功能下降）引发，后期由于机体阴阳失衡（过激的免疫炎症反应）、脏腑功能失调（肺、心、肾、肝、消化系统等功能异常）使得疾病进一步加重。病毒攻击后的正邪交争导致人体阴阳失调、气机失常。因此，治疗病毒感染时应以整体观为指导，注重"扶正"和"祛邪"的整体调节，注重正虚和邪盛的关系、机体免疫平衡的调节以及各脏腑的功能。

一、辨证用药

🌿 处方 1　清瘟败毒饮

方药　生石膏 100g，生地黄 18g，水牛角 12g，黄连 12g，栀子 6g，桔梗 6g，黄芩 6g，知母 6g，赤芍 6g，玄参 6g，连翘 6g，竹叶 6g，牡丹皮 6g，甘草 6g。

功能与主治　清热解毒，凉血泻火。主治瘟疫热毒，气血两燔证。症见大热渴饮，头痛如劈，干呕狂躁，谵语神昏；或发斑疹，或吐血、衄血；四肢或抽搐，或厥逆；舌绛唇焦，脉沉细而数，或沉数，或浮大而数。

加减　如兼肝胆湿热，加用茵陈、金钱草、栀子、蒲公英等；如有暑湿可加入藿香、佩兰、苍术、白术、泽泻、车前草等祛湿药；兼见脾阳虚者可加用桂枝、苍术、藿香、紫苏、干姜、小茴香等药。

简介　本方出自《疫疹一得》，本方由白虎汤、黄连解毒汤、犀角地黄汤、凉膈散等方加减化裁而成，具有清胃经邪热、泄诸经火毒、凉血以透斑、滋水以折火等作用，集苦寒、辛寒、咸寒诸药于一方，融清热、败毒、滋阴诸法为一炉，故称"大寒解毒""抑阳扶阴"之剂。方中重用生石膏配知母、甘草，取法白虎汤，意在清气分之热而保津，黄连、黄芩、栀子共用，仿黄连解毒汤之意，以通泻三焦火热；犀角（现用水牛角代）、生地黄、赤芍、牡丹皮相配，即犀角地黄汤，是为清热解毒、凉血散瘀而设。再配连翘、竹叶以助清气分之热；玄参以助清热凉血；火性炎上，桔梗则可"载药上行"。诸药合用，共奏气血两清、清瘟败毒之功。现代研究表明清瘟败毒饮可调控 IL-17、TLR4/NF-κB 等炎症通路，改善机体免疫失衡及凝血功能，对 EB 病毒、柯萨奇病毒、COVID-19 等病毒感染疗效良好。

使用注意　本方为大寒解毒、气血两清之剂，能损人阳气，故素体阳虚，或脾胃虚弱者忌用。原著强调临证应根据疫毒轻重，斟酌药物用量，若"六脉沉细而数，即用大剂；沉而数者，用中剂；浮大而数者，用小剂"。

🌿 处方 2　人参败毒散

方药　柴胡 9g，桔梗 9g，人参 9g，川芎 9g，茯苓 9g，枳壳 9g，前胡 9g，羌活 9g，独活 9g，炙甘草 9g。

功能与主治　散寒祛湿，益气解表。主治气虚外感风寒湿证。症见憎寒壮热，头项强痛，肢体酸痛，无汗，鼻塞声重，咳嗽有痰，胸膈痞满，舌苔白腻，脉浮重按无力。

加减 口干舌燥加黄芩；肤痒加蝉蜕；如风寒表实证偏重，可去人参，加荆芥、防风增强辛散风寒之力，如《摄生众妙方》中荆防败毒散；风热表实证偏重或者其里热证候显著时，即去人参，加金银花、连翘解表清热，如《医方集解》银翘败毒散；暑热偏盛，即以银翘败毒散去独活、川芎，加淡竹叶、鲜荷叶、鲜芦根清暑泄热；湿邪偏盛，即去人参，加藿香、佩兰芳化宣表。

简介 本方出自《太平惠民和剂局方》，方中羌活、独活并用，祛风散寒，除湿止痛，通治一身上下之风寒湿邪，共为君药。柴胡发散退热，助君解表；川芎行气活血，助君宣痹止痛，俱为臣药。桔梗宣肺，枳壳降气，前胡化痰，茯苓渗湿，升降相合，宽胸利气，化痰止咳，皆为佐药。佐入人参，意在扶助正气以鼓邪外出，并使祛邪不更伤正气，且可防邪复入。如喻昌所论："……虚弱之体，必用人参三、五、七分，入表药中少助元气，以为祛邪之主，使邪气得药，一涌而出，全非补养虚弱之意也。"（《寓意草》）生姜、薄荷为引，以助发散表邪；炙甘草调和药性，兼以益气和中，共为佐使。诸药相伍，祛风散寒，除湿止痛，宽胸利气，化痰止咳。人参败毒散具有抗炎、解热、镇痛作用，临床应用广泛，疗效较好。网络药理学研究结果提示，人参败毒散可能通过调节趋化性细胞因子，增加血氧饱和度，抑制 JAK/STAT、MAPK 等信号通路，实现多成分 - 多靶点 - 多途径抑制细胞因子风暴形成的抗 COVID-19 作用。

🏵 处方 3　甘露消毒丹

方药 滑石 15g，黄芩 10g，茵陈 11g，石菖蒲 6g，川贝母 5g，木通 5g，藿香 4g，连翘 4g，白豆蔻 4g，薄荷 4g，射干 4g。

功能与主治 利湿化浊，清热解毒。主治湿温时疫之湿热并重证。症见发热口渴，胸闷腹胀，肢酸倦怠，颐咽肿痛，或身目发黄，小便短赤，或泄泻淋浊，舌苔白腻或黄腻或干黄，脉濡数或滑数。

加减 风热夹湿而表邪重者，加重藿香、薄荷用量，并加葛根、柴胡、白芷；咳嗽加苦杏仁、前胡、桔梗；咽喉肿痛加马勃、山豆根；若黄疸明显，宜加栀子、大黄，以清泄湿热。

简介 本方出自《医效秘传》，为"治湿温时疫之主方"，方中重用滑石、茵陈、黄芩为君，其中滑石利水渗湿，清热解暑，两擅其功；茵陈善清利湿热而退黄；黄芩清热燥湿，泻火解毒，三药相伍，正合湿热并重之病机。臣以白豆蔻、石菖蒲、藿香行气化湿，悦脾和中，令气畅湿行，助君药祛湿之力。连翘、薄荷、射干、川贝母清热解毒，透邪散结，消肿利咽，助君药解毒之功；木通清热通淋，助君药导湿热从小便而去，俱为佐药。苦寒芳化渗利同用，上解中化下利并行，故可令弥漫三焦之湿热毒邪俱除。现代药理研究与临床证实甘露消毒丹具有抗柯萨奇病毒、乙型肝炎病毒、流行性感冒病毒、腮腺炎病毒、支原体以及幽门螺杆菌等作用。

使用注意 湿热并有阴虚津亏者宜慎用；服药期间，忌食生冷、油腻、辛辣之品。

处方4 茵陈蒿汤

方药 茵陈蒿 18g，栀子 12g，大黄 6g。

功能与主治 清热利湿退黄。主治黄疸之阳黄证，症见一身面目俱黄，黄色鲜明，发热，无汗或但头汗出，口渴欲饮，恶心呕吐，腹微满，小便短赤，大便不爽或秘结，舌红苔黄腻，脉沉数或滑数有力。

加减 若湿重于热者，可加茯苓、泽泻、猪苓以利水渗湿；热重于湿者，可加黄柏、龙胆以清热祛湿；胁痛明显者，可加柴胡、川楝子以疏肝理气。

简介 本方出自《伤寒论》，为治疗阳黄的代表方，方中重用茵陈蒿为君药，以其苦寒降泄，长于清利脾胃肝胆湿热，为治黄疸要药。栀子泄热降火，清利三焦湿热，合茵陈蒿可使湿热从小便而去，为臣药。大黄泻热逐瘀，通利大便，伍茵陈蒿则令湿热瘀滞由大便而去，为佐药。诸药相合，使二便通利，湿热瘀滞前后分消，则腹满自减，黄疸渐消。现代研究表明茵陈蒿汤具有保肝利胆、调节血脂、降血糖、保护胰腺组织、抗炎镇痛等作用，在病毒性肝炎等多种肝脏疾病治疗中运用广泛。

使用注意 本方中大黄为苦寒泻下的药物，临床上不宜久用；此外大黄具有活血化瘀的作用，女性怀孕、月经期、哺乳期应忌用。

处方5 易黄汤

方药 山药 30g，芡实 30g，黄柏 6g，车前子 3g，白果 12g。

功能与主治 补益脾肾，清热祛湿，收涩止带。主治脾肾虚弱，湿热带下证。症见带下黏稠量多，色黄如浓茶汁，其气腥秽，舌红、苔黄腻者。

加减 若阴痒，加苦参、地肤子，清热燥湿，杀虫止痒；热甚，口苦咽干者，可酌加牡丹皮、栀子，以清泄肝热；带下有腥臭者，可酌加椿皮、忍冬藤、土茯苓等以清热解毒。

简介 本方出自《傅青主女科》，方中重用山药、芡实补脾益肾，固涩止带，《本草求真》曰："山药之阴，本有过于芡实，而芡实之涩，更有甚于山药。"二者"专补任脉之虚"（《傅青主女科》），共为君药。白果收涩止带，为臣药。少量黄柏清热燥湿，车前子清热利湿，共为佐药。诸药合用，使肾虚得复，热清湿祛，则带下自愈。现代研究表明易黄汤含盐酸小檗碱、盐酸黄柏碱、木兰花碱、多糖等成分，盐酸小檗碱等生物碱具抗炎、抑菌、调节免疫、保护肝脏与神经元、抗氧化等之功，多糖具有调节机体免疫、调节细菌种群、抗氧化等作用，对于人乳头瘤病毒（HPV）等所致带下证具有较好疗效。

处方6　藿香正气散

方药　大腹皮 3g，白芷 3g，紫苏 3g，茯苓 3g，半夏 6g，白术 6g，陈皮 6g，厚朴 6g，桔梗 6g，藿香 9g，甘草 6g，生姜 3 片，大枣 3 枚。

功能与主治　解表化湿，理气和中。主治外感风寒，内伤湿滞证。症见霍乱吐泻，恶寒发热，头痛，胸膈满闷，脘腹疼痛，舌苔白腻，脉浮或濡缓。以及山岚瘴疟等。

加减　若表邪较重，周身困重而骨节酸楚者，可加荆芥、防风以增疏风散寒之力。如湿邪偏重，胸闷腹胀尿少，肢体倦怠，苔白腻者，应着重化湿利湿，可用胃苓汤以健脾燥湿。

简介　本方出自《医效秘传》，方中藿香辛温芳香，外散风寒，内化湿滞，辟秽和中，为治霍乱吐泻之要药，重用为君。半夏、陈皮理气燥湿，和胃降逆以止呕；白术、茯苓健脾助运，除湿和中以止泻，助藿香内化湿浊以止吐泻，同为臣药。紫苏、白芷辛温发散，助藿香外散风寒，紫苏尚可醒脾宽中、行气止呕，白芷兼能燥湿化浊；大腹皮、厚朴行气化湿，畅中行滞，且寓气行则湿化之义；桔梗宣肺利膈，既益解表，又助化湿；煎加生姜、大枣，内调脾胃，外和营卫，俱为佐药。甘草调和药性，并协姜、枣以和中，用为使药。诸药相合，使风寒外散，湿浊内化，气机通畅，脾胃调和，清升浊降，则寒热、吐泻、腹痛诸症可除。感受山岚瘴气以及水土不服，症见寒甚热微、但寒不热、呕吐腹泻、苔白厚腻者，亦可以本方散寒祛湿，辟秽化浊，和中悦脾而治之。现代研究表明藿香正气散具有调节胃肠道运动、保护肠屏障、止吐、止泻等作用，对诸如病毒等所致急性胃肠炎具有较好疗效。

二、中成药

1.连花清瘟胶囊：适用于流行性感冒属热毒袭肺证。使用方法：口服，4 粒 / 次，3 次 / 日。

2.抗病毒口服液：用于风热感冒，温病发热及上呼吸道感染，流行性感冒、腮腺炎等病毒感染疾患。口服，一次 10mL，一日 2～3 次。

3.藿香正气口服液：适用于风寒暑湿证。使用方法：口服，10mL/ 次，3 次 / 日。

三、单方验方

1.牛蒡子 15g，粳米 50g，冰糖适量。煮为稠粥温服。适用于风寒感冒。

2. 薄荷叶 10g，粳米 50g，冰糖适量。煮为稠粥温服。适用于风热感冒。

3. 白糖 15g，麻油 1g，鸡蛋 2 个。搅匀空腹食用。适用于感冒咽痛。

4. 鲜鱼腥草 50g，洗净晾干榨汁服用，每日 2 次。适用于肺热壅盛证。

5. 生姜适量，大枣 5 枚，水煎服。适用于寒湿吐泻。

6. 黄连、黄柏、黄芩、苦参、大黄、蛇床子、百部、紫草、鹤虱、蒲公英、连翘、大黄、血竭、马鞭草各等分。研粉干燥杀菌后制成散剂，消毒阴道后取适量涂抹于阴道及宫颈外口。适用于湿热带下证。

第四节　寄生虫感染

寄生虫，是动物性寄生物的统称。人体常见的寄生虫有蛔虫、蛲虫、绦虫、钩虫、血吸虫等。不同的寄生虫，致病各有特点，中医学认为寄生虫病的发生与饮食不洁等因素有关。寄生虫感染的途径主要是进食被虫卵污染的水、食物，或皮肤接触寄生虫。中医文献又有"湿热生虫"之说。所谓"湿热生虫"，是指脾胃湿热为引起肠寄生虫病的内在因素之一，而某些肠寄生虫病亦往往以"脾胃湿热"的症状为主要临床表现。中医对血吸虫病、疟疾、肠道寄生虫病等致病因素在很早就有所认识。如血吸虫病中医认为系"水毒""蛊毒"；对山区流行的疟疾，称之为"瘴气"；对肠道寄生虫病的认识更为明确。认为肠道寄生虫病多由于饮食不洁所致。各种寄生虫均夺取人体营养，日久则致气血虚损证候。临床上常见的寄生虫病，除见腹痛、食欲不正常、面黄肌瘦、哺食泥土等异物外，蛔虫还可引起胆道蛔虫病和肠梗阻等并发症，应及早予以驱除。

一、辨证用药

🍄 处方 1　使君子汤

方药　使君子 9g，苦楝根皮 9g，陈皮 9g，槟榔 15g，木香 6g，枳壳 6g，大黄 3g（后下），甘草 3g。

功能与主治　杀虫驱虫，理气止痛。主治虫动腹痛症。症见腹痛时作，时发时止，不喜饮食，得食即呕，常自吐蛔。

简介　方中使君子、苦楝根皮、槟榔均为杀蛔虫之要药，有杀虫驱虫之功；加大黄乃取其使蛔虫从大便而下；陈皮、木香、枳壳理气止痛，通畅气机，与大黄相伍，可使腑气畅通，使蛔虫无容身之所；甘草调和诸药。诸药合用，共奏杀虫驱虫，理气止痛之功。且组方严谨，堪可效法。

使用注意 使君子不宜大量服用，易引起呃逆、眩晕，呕吐等反应。服药时忌饮热茶。

处方2　乌梅丸

方药 乌梅 30g，细辛 3g，干姜 9g，黄连 9g，当归 6g，炮附子 6g，蜀椒 5g，桂枝 6g，人参 6g，黄柏 6g。

功能与主治 温脏安蛔。主治蛔厥证。症见腹痛时作，手足厥冷，烦闷呕吐，时发时止，得食即呕，常自吐蛔。亦治久泻、久痢。

加减 本方以安蛔为主，杀虫力较弱，临床运用时，可酌加使君子、苦楝根皮、榧子、槟榔等，以增强驱虫作用；若热重者，去炮附子、干姜；寒重者，减去黄连、黄柏；无虚者，去人参、当归；呕吐者，酌加吴茱萸、半夏，以和胃降逆而止呕；腹痛甚，可酌加木香、川楝子，以行气止痛；便秘者，可酌加大黄、槟榔，以泻下通便。

简介 本方出自《伤寒论》，"蛔得酸则静，得辛则伏，得苦则下。"故重用味酸之乌梅以安蛔，使蛔静痛止，为君药。蛔动因于肠寒胃热，故以味辛性温之蜀椒、细辛温脏而驱蛔；味苦性寒之黄连、黄柏清热而下蛔，共为臣药。炮附子、干姜、桂枝助其温脏祛寒、伏蛔之力；蛔虫久积脏腑，必耗伤气血，故以人参、当归益气补血，扶助正气，与桂枝、炮附子、干姜相配，既可养血通脉，以除四肢厥冷，亦有利于温脏安蛔，合为佐药。炼蜜为丸，甘缓和中，为使药。诸药合用，共奏温脏安蛔，扶正祛邪之功。对于胃热肠寒，正气虚弱的久泻、久痢，本方又有酸收涩肠、清热燥湿、温中补虚之功，故亦可治之。现代研究表明本方能促进胆汁引流，减少或防止胆道感染及蛔虫卵留在胆道内形成胆石核心，减少胆石症发生，加大乌梅剂量作用更为明显。

使用注意 服药期间，忌生冷、滑物、臭食等。

处方3　己椒苈黄丸

方药 防己 12g，椒目 9g，葶苈子 6g，大黄 9g。

功能与主治 攻逐水饮，利水通便。主治水饮积聚脘腹，肠间有声，腹满便秘，小便不利，口干舌燥，脉沉弦。

加减 食欲不振者加茯苓 12g，淮山药 12g，薏苡仁 12g；胸腹痞闷者加槟榔 10g；脘腹坚满、痛如针刺者加三棱 9g，莪术 9g，丹参 15g，鳖甲 12g；面色萎黄、四肢无力者加党参 12g，白术 12g；形寒肢冷、小便清长者加附片

6g；午后低热，口干心烦者加知母 10g，黄柏 6g。

简介 本方出自《金匮要略》，方中防己利水消肿，椒目行水消胀，二药相合，导水饮从小便而出；葶苈子下气行水，大黄荡涤肠胃积热，二药相合，逐水通下，使水饮从大便而去。诸药配伍，行气利水通便，前后分消，则诸症皆除。现代药理研究表明，己椒苈黄丸具有抗炎、镇痛、降压、抗肝纤维化和抗肿瘤等多种药理作用，适用于血吸虫性肝硬化腹水患者。

使用注意 按比例炼蜜为丸可缓和药物峻猛之势，使久服无碍，大便通畅后大黄用量须减半。

🔖 处方4 达原饮

方药 槟榔 12g，厚朴 9g，草果 6g，知母 9g，芍药 9g，黄芩 3g，甘草6g。

功能与主治 和解少阳，截疟达邪。主治疟疾。症见寒战壮热、头痛、汗出，休作有时，舌红，舌上白苔如积粉，脉弦数。

加减 胁痛耳聋，寒热往来，呕而口苦，加柴胡 3g；腰背项痛，加羌活3g；目痛、眼眶痛，鼻干不眠，加干葛根 3g。

简介 本方出自吴又可《温疫论》，方中用槟榔破气消痰，使邪速溃，是湿浊疫病的专药，为君药。厚朴芳香化浊，理气除湿；草果辛香辟秽，化浊止呕，与厚朴共为臣药，能助槟榔疏利气机、逐邪化浊。三药合用可直达膜原，驱邪外出。由于疫疠之邪易化火伤阴，用芍药、知母清热滋阴，并可防诸辛燥药之耗散阴津；黄芩苦寒清热，共为佐药。以甘草为使，既清热解毒，又调和诸药。全方合用，共奏开达膜原、辟秽化浊、清热解毒之功。现代药理研究表明，达原饮具有抗病毒、抗炎、解热、抗氧化等多种药理作用，适用于疟疾属温热疫毒伏于膜原者。

使用注意 阴虚、脾胃虚弱者慎用。

🔖 处方5 白头翁汤

方药 白头翁 15g，黄柏 9g，黄连 9g，秦皮 9g。

功能与主治 清热解毒，凉血止痢。主治热毒痢疾。症见下痢脓血，赤多白少，腹痛，里急后重，肛门灼热，渴欲饮水，舌红苔黄，脉弦数。

加减 气滞者加木香、香附、乌药、枳壳等；兼肝火郁滞、胁痛或少腹胀痛者，加延胡索、川楝子；脾虚湿盛者，加苍术、白术、山药、茯苓健脾祛湿；若肠中湿浊壅滞，大便黏腻不爽，加冬瓜皮、冬瓜子；便血者，加地榆炭、侧柏炭、藕节炭；血瘀者，见大便脓血时隐时现，赤白相兼，经久不愈，伴见面色晦暗、肌肤失荣者，加三七粉、乳香、没药等；久泻不止，大肠滑脱，无脓血者，加诃子肉、五倍子、石榴皮等。

简介 本方出自《伤寒论》，方用苦寒而入"阳明血分"之白头翁为君，清热解毒，凉血止痢。黄连泻火解毒，燥湿厚肠，为治痢要药；黄柏清下焦湿热，二者助君药清热解毒、燥湿止痢而为臣。秦皮"苦寒性涩"，清热解毒而兼以收涩止痢，用为佐使。四药合用，共奏清热解毒、凉血止痢之功。现代药理研究表明，白头翁汤具有抗炎、抗菌、抗肿瘤、调节免疫系统等多种药理作用，对阿米巴原虫感染所致痢疾疗效佳。

使用注意 白头翁汤药专力宏，四味药均属阴寒，能损人阳气，临床应用须注意审机论证、适当配伍、中病即止，大凡久病血少、脾胃运行不利甚者、女子带下清冷者慎用。服药期间戒酒及辛辣厚味。

二、中成药

1. 肥儿疳积颗粒：适用于脾弱肝滞，面黄肌瘦，消化不良。开水冲服，一次半袋～1袋（5～10g），一日2次。

2. 使君子丸：适用于小儿疳积，虫积腹痛。口服，一次6～9g，早晨空腹时服。

3. 复方黄连素片：适用于大肠湿热，赤白下痢，里急后重或暴注下泻，肛门灼热；肠炎、痢疾见上述证候者。口服，一次4片，一日3次。

三、单方验方

1. 美舌藻30～50g。煎汤睡前或晨起空腹1次服下，连用3天为一个疗程，小儿用量酌减。适用于蛔虫病。

2. 鲜苦楝根皮15～20g，干品量减半。取鲜苦楝根皮，刮去表面粗皮用白皮，煎汤睡前或晨起空腹1次服下。适用于蛔虫病。

3. 土炒白术、芥菜籽各9g，干姜6g，姜半夏3g，水煎服。适用于新久疟疾。

4. 鱼腥草18g，山楂炭9g，蜂蜜25g。水煎滤取汁液后，兑入蜂蜜，搅匀饮用。每日1～2剂。适用于湿热下痢，对痢下赤白黏冻伴脓血便者尤宜。

第五节　日常生活常见中毒急救

毒物经消化道、呼吸道、皮肤黏膜或血液进入人体后，损害器官和组织，引起全身性疾病，称为中毒。中毒原因繁多，常见原因：有食物中毒，误食不洁或有毒之品，如毒蕈、腐败食物；药物中毒，误用剧毒药物，或药物过量，或炮制不当所致，如斑蝥、马钱子等；虫兽之伤，如毒蛇咬伤、毒蜂刺伤、蜈蚣咬伤等；如工作在毒物污染的环境中，特别是现代工业生产过程中产生的废气、毒气、毒液等，若防护不力而中毒。对药物中毒、食物中毒和动物的咬刺中毒，中医多采用催吐、泻下、解毒、回阳救逆、清心开窍、外治和针灸等方法治疗。

一、辨证用药

处方1　瓜蒂散

方药　瓜蒂（熬黄）3g，赤小豆 3g。研细末和匀，每服 1～3g，用香豆豉 9g 煎汤送服。不吐者，用洁净翎毛探喉取吐。

功能与主治　涌吐痰食。主治痰涎宿食、壅滞胸脘，胸中痞硬，烦懊不安，气上冲咽喉不得息，舌红苔黄腻，脉微浮。

加减　临床治疗时，如服后不得吐，可用洁净羽翎或洗净手指伸入喉中，助其呕吐。若药后呕吐剧烈，不能自止，可饮服姜汁、冷粥；仍不止者，可服麝香 0.03～0.06g，或丁香末 0.3～0.6g 解之。

简介　瓜蒂散出自《伤寒论》，主要用于治疗痰涎壅盛，呼吸困难，或饮食过度、脘胀恶心以及误食毒物。遵《素问·至真要大论》"其高者，因而越之"的理论，采用涌吐痰食法治疗。方用瓜蒂苦泄涌吐；赤小豆健脾和中，祛湿除烦满；以香豆豉煎汤调服，取其轻清宣泄之性，宣解胸中邪气，利于涌吐，又可安中护胃，使在快吐之中兼顾护胃气。临床应用以痰涎阻塞影响呼吸、食积脾胃恶心欲吐，以及误食毒物、时间短暂、尚停胃中为辨证要点。现代药理研究认为，瓜蒂能刺激胃黏膜，间接兴奋延髓呕吐中枢，引起胃平滑肌逆向运动，贲门开放，导致呕吐，以排除胃内积食、有毒之物，减轻胃负荷，从而达到恢复和调节组织器官功能的目的。

使用注意　瓜蒂苦寒有毒，易于伤气败胃，非形气俱实者慎用。若食已离胃入肠，痰涎不在胸膈者，均须禁用。

处方2　葛花醒醒汤

方药　葛花 15g，白豆蔻 15g，砂仁 15g，人参 6g，白术 6g，茯苓 6g，猪苓 6g，泽泻 6g，神曲 6g，陈皮 6g，黑干姜 3g，生姜 3g，木香 3g，青皮 3g。

功能与主治　分消湿热，温中健脾。主治饮酒太过，呕吐痰逆，心神烦乱，胸膈痞塞，手足战摇，饮食减少，小便不利。或酒积，以致口舌生疮，牙疼，泄泻，或成饮癖。

加减 若呕吐明显，则加半夏、生姜以和胃止呕；偏寒者，加吴茱萸温中散寒；湿热偏盛，加黄连、黄芩；烦渴喜饮者，加白茅根、麦冬等生津止渴；另外，枳椇子也可解酒毒，可加减使用。葛花及葛根属同科植物，也有医家在使用葛花解醒汤时将用葛根代替葛花。

简介 本方由李东垣创制，方中葛花甘寒芳香，为解酒醒脾之良品，且清轻发散，能促使酒湿从表而解。神曲消食和胃，尤能消"酒积"；白豆蔻、砂仁燥湿和胃；茯苓、白术、泽泻、猪苓健脾利湿，使酒湿从小便中走；青皮、陈皮、木香行气疏肝，理气和胃，气行则津布，津布则湿化。黑干姜温中和胃止呕，人参益气防辛散太过。全方集宣肺，畅中，利下于一体，发汗与利小便并用，使酒毒湿热上下分消；同时配伍消食理气与补气健脾之品以邪正兼顾。诸药合用，共奏分消酒毒湿热，理气健脾调肝之功。现代药理研究表明，葛花醒醒汤具有解酒、醒酒、保肝、改善肝组织病理情况等作用。

使用注意 本方以温化为主，适合脾胃虚寒、中阳不振、湿从寒化者，若为湿热体质须酌情增减药物。

🧫 处方3　黄连解毒汤

方药 黄连 9g，黄柏 6g，黄芩 6g，栀子 14 枚。

功能与主治 泻火解毒。主治三焦火毒热盛证。大热烦躁，口燥咽干，错语不眠，或热病吐血、衄血，功用或热其发斑，或身热下利，或湿热黄疸，或外科疮疡疔毒，小便黄赤，舌红苔黄，脉数有力。

加减 见肢体麻木者，可加重楼、桑枝、姜黄、地龙等解毒通络之品；如合并抽搐，可加服止痉散；阴虚血热者，加金银花、连翘、白薇、生地黄、牡丹皮等清热凉血。

简介 方中君以黄连清泻心火，又兼泻中焦之火。因心主火，泻火必先清心，心火宁则诸经之火自降。臣以黄芩清泻上焦之火，佐以黄柏清泻下焦之火。使以栀子通泻三焦，导热下行，使邪热从小便而去。四药合用，集大苦大寒之黄连、黄芩、黄柏、栀子于一方，苦寒直折，火邪去则热毒解，诸症可愈。适用于苯中毒、铅中毒、放射性物质接触中毒等。

使用注意 倘非实热，不可轻投，久服易伤脾胃。服药期间，忌食猪肉、冷水。

🧫 处方4　犀角地黄汤

方药 犀角（水牛角代）30g，生地黄 24g，芍药 12g，牡丹皮 9g。

功能与主治 清热解毒，凉血散瘀。主治身热谵语，舌绛起刺，脉细数。热伤血络，斑色紫黑、吐血、衄血、便血、尿血等，舌绛红，脉数。

加减 气阴两虚者，可加玄参、人参、麦冬、五味子等益气养阴之品；神昏者酌情选用温病三宝（安宫牛黄丸、紫雪丹、至宝丹）。

简介 出自《备急千金要方》，方中犀角（现以水牛角代）咸寒，直入血分，清心、凉血、解毒，使热清血宁，为君药。生地黄清热凉血，养阴生津，既助君药清解血分热毒，又可复已伤之阴血，为臣药。赤芍、牡丹皮清热凉血，活血散瘀，既能增强凉血之力，又可防止留瘀之弊，共为佐药。本方四药相合，清热、养阴、凉血、散瘀并用，使热清血宁而无耗血动血之虑，凉血止血而无留瘀之弊。适用于苯、亚硝酸盐、一氧化碳中毒，见头晕、胸闷、气促、乏力、发绀等症者。

使用注意 本方药性寒凉，对于阳虚或气虚之失血，脾胃虚弱者忌用。

🫕 处方5　炙甘草汤

方药 炙甘草12g，生姜9g，人参6g，生地黄50g，桂枝9g，阿胶6g，麦冬10g，火麻仁10g，大枣10枚。

功能与主治 滋阴养血，益气复脉。主治阴血不足，阳气虚弱证。症见脉结代，心动悸，虚羸少气，舌光少苔，或质干而瘦小，脉虚数。

加减 酌情加入龟甲、牡蛎、五味子加强滋阴；若身热面赤、口舌干燥、脉虚大者，可去桂枝加白芍，或合朱砂安神丸治疗。

简介 本方是《伤寒论》治疗心动悸、脉结代的名方。方中炙甘草甘温益气，通经脉，利血气，缓急养心；生地黄滋阴养心，养血充脉。二药重用，益气养血以复脉，共为君药。人参、大枣补益心脾，合炙甘草益心气，补脾气，以资气血化生之源；阿胶、麦冬、火麻仁滋阴养血补心，配生地黄滋心阴，养心血，以充血脉，共为臣药。桂枝、生姜温心阳而通血脉，使气血畅通脉气接续有源，并使诸味厚之品滋而不腻，共为佐药。桂枝与甘草合用，又能辛甘化阳，通心脉而和气血，以振心阳。用法中加清酒煎服，温阳通脉，以助药力，为使药。诸药合用，滋而不腻，温而不燥，使气血充沛，阴阳调和，共奏益气养血，滋阴复脉之功。现代研究表明炙甘草汤能有效保护受损心肌。适用于洋地黄类药物或锑剂等中毒引发的心肌损害或心律失常。

使用注意 采用水酒合煎，文火久煎；阴虚内热者慎用。

二、中成药

1. 南通蛇药：用于治毒虫、毒蛇咬伤。咬伤后立即服药5片，同时将药片以温水溶化后涂于伤口周围约半寸处。轻度每次服5片，1日3次；重症每次服 10～15 片，每 4～6h 1 次，连续服至症状消失为止。

2. 牛黄解毒片：用于火热内盛证。口服，一次 2 片，一日 2～3 次。

3. 大黄胶囊：用于实热便秘，积滞腹痛，泻痢不爽，湿热黄疸，血热吐衄，目赤，咽肿，肠痈腹痛等症。口服，每日 3～4 次，每次 4 粒。

4. 藿香正气口服液：适用于内伤食滞所致的头痛昏重，胸膈痞闷，脘腹胀痛，呕吐泄泻。使用方法：口服，每次 10mL，每日 3 次。

5. 紫金锭：内服多用于中暑，脘腹胀痛，恶心呕吐，痢疾泄泻，小儿痰厥惊风等病症。内服，一次 1 锭，病重 2 锭，一日 1～2 次，磨服或捣汁冲服。年老体弱者忌内服。外治多用于疮疡肿毒、痄腮、丹毒、喉风等病。

三、单方验方

1. 食盐 60g 炒焦，用开水冲泡，频频饮服或灌服。或用压舌板探吐，以清除和排出毒物。适用于误食毒物者。

2. 玄明粉 15g，甘草 30g。先将甘草煎汁，再冲入玄明粉顿服，以清除进入肠内的毒物。适用于误食毒物者。

3. 绿豆衣 15g，山楂 15g，甘草 9g，大黄 6g。水煎服。适用于误食毒物者。

4. 干葛花 60g，鲜萝卜 5 斤。加水煎沸，边煮边服。适用于酒精中毒者。

5. 甘草 90g，加水 600mL，煎成 200mL，分两次服。适用于蘑菇中毒者。

6. 甘草 60g，金鸡尾、金银花各 120g，水煎服，每日 1～2 剂。适用于农药中毒者。

7. 紫苏叶 60g，生姜 9g。水煎服。适用于鱼蟹中毒。

8. 生大蒜 60g。捣汁和醋急服。适用于毒蛇咬伤。

第二章

肺系疾病

第一节　感冒

感冒是感受触冒风邪或时行病毒，引起肺卫功能失调，出现鼻塞、流涕、喷嚏、头痛、恶寒、发热、全身不适等主要临床表现的一种外感疾病。感冒又有伤风、冒风、伤寒、冒寒、重伤风等名称。

感冒为常见多发病，其发病之广，个体重复发病率之高，是其他任何疾病都无法与之相比的。一年四季均可发病，以冬春季为多。轻型感冒虽可不药而愈，重症感冒却能影响工作和生活，甚至可危及小儿、老年体弱者的生命，尤其是时行感冒暴发时，迅速流行，感染者众多，症状严重，甚至导致死亡，造成严重后果。而且，感冒也是咳嗽、心悸、水肿、痹病等多种病证发生和加重的因素。故感冒不是小病，须积极防治。中医药对普通感冒和时行感冒均有良好疗效，对已有流行趋势或流行可能的地区、单位，选用相应中药进行预防和治疗，可以收到显著的效果。

感冒有普通感冒与时行感冒之分，中医学感冒与西医学感冒基本相同，普通感冒相当于西医学的普通感冒、上呼吸道感染，时行感冒相当于西医学的流行性感冒，故西医学感冒可参考本节辨证论治。

一、辨证用药

🌿 处方 1　荆防败毒散

方药　荆芥、柴胡、防风、桔梗、前胡、茯苓各 14g，独活、川芎、羌活、枳壳各 10g，甘草 6g。

功能与主治　辛温解表，宣肺散寒。主治风寒感冒证，症见恶寒重，发热轻，无汗，头痛，肢节酸疼，鼻塞声重，时流清涕，喉痒，咳嗽，痰吐稀薄色白，舌苔薄白，脉浮或浮紧。

加减 风寒重，若恶寒甚者，加麻黄、桂枝；头痛加白芷；项背强痛加葛根。风寒夹湿，身热不扬，身重苔腻，脉濡者，用羌活胜湿汤加减；风寒兼气滞，胸闷呕恶者，用香苏散加减；表寒兼里热，又称"寒包火"，发热恶寒，鼻塞声重，周身酸痛，无汗口渴，咽痛，咳嗽气急，痰黄黏稠，或尿赤便秘，舌苔黄白相兼，脉浮数，解表清里，用双解汤加减。

简介 本方以荆芥、防风解表散寒；柴胡解表疏风；羌活、独活散寒除湿，为治肢体疼痛之要药；川芎活血散风止头痛；枳壳、前胡、桔梗宣肺利气；茯苓、甘草化痰和中。

使用注意 荆防败毒散不但可以用于"疫病""瘟疫"此类广义传染病外，历代医家还将其用于赤膈伤寒、水痘、麻疹、痘疹等烈性传染病。相较于辛温峻汗的麻桂剂，荆防败毒散体现出中医针对复杂性疾病治疗的优势，辛平之性拓宽了防疫治疫的适应证、适应人群，以适应不同的气候及地域特点，相应缩小了禁忌证。

🔖 处方 2　银翘散

方药 连翘 9g，金银花 9g，桔梗 6g，薄荷 6g，竹叶 4g，生甘草 5g，荆芥穗 5g，淡豆豉 5g，牛蒡子 9g，芦根 9g。

功能与主治 辛凉解表，宣肺清热。证见发热，微恶风寒，或有汗，鼻塞喷嚏，流稠涕，头痛，咽喉疼痛，咳嗽痰稠，舌苔薄黄，脉浮数。

简介 本方以金银花、连翘辛凉透表，兼以清热解毒；薄荷、荆芥、淡豆豉疏风解表，透热外出；桔梗、牛蒡子、甘草宣肺祛痰，利咽散结；竹叶、芦根甘凉轻清，清热生津止渴。

加减 发热甚者，加黄芩、石膏、大青叶清热；头痛重者，加桑叶、菊花、蔓荆子清利头目；咽喉肿痛者，加板蓝根、玄参利咽解毒；咳嗽痰黄者，加黄芩、知母、浙贝母、苦杏仁、瓜蒌皮清肺化痰；口渴重者，重用芦根，加花粉、知母清热生津。

使用注意 银翘散采用鲜芦根汤煮散的煎法，它不同于五苓散"白饮合服"直接吞服散剂的方法，实际是"煮散饮汤"。银翘散的服用方法为"病重者约二时一服，日三服夜一服。病轻者三时一服，日二夜一服"。

🔖 处方 3　新加香薷饮

方药 香薷 6g，金银花 9g，连翘 6g，扁豆花 9g，厚朴 6g。

功能与主治 清暑祛湿解表。主治暑湿感冒。本病多发生于夏季，症见面垢身热汗出，但汗出不畅，身热不扬，身重倦怠，头昏重痛，或有鼻塞流涕，咳嗽痰黄，胸闷欲呕，小便短赤，舌苔黄腻，脉濡数。

加减 暑热偏盛，加黄连、青蒿、鲜荷叶、鲜芦根清暑泄热；湿困卫表，身重少汗恶风，加清豆卷、藿香、佩兰芳香化湿宣表；小便短赤，加六一散、赤茯苓清热利湿。暑湿感冒或感冒而兼见中焦诸症者，可用成药藿香正气丸（片、水、软胶囊）

简介 本方以香薷发汗解表；金银花、连翘辛凉解表；厚朴、扁豆花和中化湿。

🔖 处方 4 参苏饮

方药 人参、紫苏叶、葛根、半夏、前胡、茯苓各6g，枳壳、桔梗、木香、陈皮、甘草各4g。

功能与主治 益气解表。主治气虚感冒。症见素体气虚者易反复感冒，感冒则恶寒较重，或发热，热势不高，鼻塞流涕，头痛，汗出，倦怠乏力，气短，咳嗽咯痰无力，舌质淡苔薄白，脉浮无力。

加减 表虚自汗者，加黄芪、白术、防风益气固表；气虚甚而表证轻者，可用补中益气汤益气解表。凡气虚易于感冒者，可常服玉屏风散，增强固表卫外功能，以防感冒。

简介 药物以人参、茯苓、甘草益气以祛邪；紫苏叶、葛根疏风解表；半夏、陈皮、桔梗、前胡宣肺理气、化痰止咳；木香、枳壳理气调中。

🔖 处方 5 加减葳蕤汤

方药 生葳蕤6～9g，生葱白2～3枚，桔梗3～4.5g，白薇1.5～3g，淡豆豉9～12g，薄荷3～4.5g，炙甘草1.5g，大枣2枚。

功能与主治 滋阴解表。主治阴虚感冒。症见微恶风寒，少汗，身热，手足心热，头昏心烦，口干，干咳少痰，鼻塞流涕，舌红少苔，脉细数。

加减 阴伤明显，口渴心烦者，加沙参、麦冬、黄连、天花粉清润生津除烦。

简介 白薇清热和阴，玉竹滋阴助汗；葱白、薄荷、桔梗、豆豉疏表散风；甘草、大枣甘润和中。

二、中成药

1.连花清瘟胶囊：适用于热毒袭肺。使用方法：口服，一次4粒，一日

3 次。

2. 清开灵颗粒：适用于外感风热时毒、火毒内盛。使用方法：口服，一次
3～6g（一次 1～2 袋），一日 2～3 次，儿童酌减或遵医嘱。

3. 疏风解毒胶囊：适用于风热证。使用方法：温开水吞服，一次 4 粒，一
日 3 次。

4. 九味羌活颗粒：适用于外感风寒挟湿。使用方法：姜汤或开水冲服，一
次 1 袋，一日 2～3 次。

5. 银黄颗粒：适用于外感风热、肺胃热盛。使用方法：开水冲服，一次
1～2 袋或一次 0.5～1 袋，一日 2 次。

三、单方验方

1. 感冒合剂：蜜麻黄、苦杏仁、生甘草、生石膏、柴胡、黄芩、紫苏叶、
葛根、金银花、羌活、桔梗、芦根等。使用方法：一次 1 袋，每日 3～4 次口
服。适用于风寒外束，毒热内蕴证。

2. 感冒效方：苍耳子 9g，菊花 9g，荆芥 9g，板蓝根 9g，桔梗 9g，黄芩
9g，生地黄 12g，金银花 15g，白芷 9g，芦根 15g，甘草 3g。使用方法：水煎
服，日一剂，分 2 次服。适用于风寒感冒。

第二节　咳嗽

咳嗽是指外感或内伤等因素，导致肺失宣肃，肺气上逆，冲击气道，发出
咳声或伴咯痰为临床特征的一种病证。历代将有声无痰称为咳，有痰无声称
为嗽，有痰有声谓之咳嗽。临床上多为痰声并见，很难截然分开，故以咳嗽
并称。

咳嗽是内科中最为常见的病证之一，发病率甚高。据统计，慢性咳嗽的发
病率为 3%～5%，在老年人中的发病率可达 10%～15%，尤以寒冷地区发病率
更高。中医中药治疗咳嗽有较大优势，积累了丰富的治疗经验。

一、辨证用药

处方 1　三拗汤合止嗽散

方药　三拗汤：麻黄 9～15g，桂枝 6～10g，苦杏仁 6～10g，甘草 3～5g。
止嗽散：桔梗 9g，甘草（炙）5g，白前 9g，橘红 6g，百部 9g，紫菀 9g，

荆芥 9g。

功能与主治 疏风散寒，宣肺止咳。主治风寒袭肺。症见咳声重浊，气急，喉痒，咯痰稀薄色白，常伴鼻塞，流清涕，头痛，肢体酸楚，恶寒发热，无汗等表证，舌苔薄白，脉浮或浮紧。

加减 咳嗽较甚者加矮地茶、金沸草祛痰止咳；痒甚者，加牛蒡子、蝉蜕祛风止痒；鼻塞声重加辛夷花、苍耳子宣通鼻窍；若挟痰湿，咳而痰黏，胸闷，苔腻者，加半夏、茯苓、厚朴燥湿化痰；若表证较甚，加防风、紫苏叶疏风解表；表寒未解，里有郁热，热为寒遏，咳嗽音嘎，气急似喘，痰黏稠，口渴心烦，或有身热者加生石膏、桑白皮、黄芩解表清里。

简介 方中用麻黄、荆芥疏风散寒，合苦杏仁宣肺降气；紫菀、白前、百部陈皮理肺祛痰；桔梗、甘草利咽止咳。

🍃 处方 2 桑菊饮

方药 桑叶 7.5g，菊花 3g，苦杏仁 6g，连翘 5g，薄荷 2.5g，桔梗 6g，甘草 2.5g，芦根 6g。

功能与主治 疏风清热，宣肺止咳。主治风热犯肺。症见咳嗽咳痰不爽，痰黄或黏稠，喉燥咽痛，常伴恶风身热，头痛肢楚，鼻流黄涕，口渴等表热证，舌苔薄黄，脉浮数或浮滑。

加减 咳嗽甚者，加前胡、瓜蒌皮、枇杷叶、浙贝母清宣肺气，化痰止咳；表热甚者，加金银花、荆芥、防风疏风清热；咽喉疼痛，声音嘶哑，加射干、牛蒡子、山豆根、板蓝根清热利咽；痰黄稠，肺热甚者，加黄芩、知母、石膏清肺泄热；若风热伤络，见鼻衄或痰中带血丝者，加白茅根、生地黄凉血止血；热伤肺津，咽燥口干，加沙参、麦冬清热生津；夏令暑湿加六一散、鲜荷叶清解暑热。

简介 方中桑叶、菊花、薄荷疏风清热；桔梗、苦杏仁、甘草宣降肺气，止咳化痰；连翘、芦根清热生津。

🍃 处方 3 桑杏汤

方药 桑叶 3g，苦杏仁 5g，沙参 6g，浙贝母 3g，香豆豉 3g，栀子 3g，梨皮 3g。

功能与主治 疏风清肺，润燥止咳。主治风燥伤肺。症见喉痒干咳，无痰或痰少而粘连成丝，咳痰不爽，或痰中带有血丝，咽喉干痛，唇鼻干燥，口干，常伴鼻塞，头痛，微寒，身热等表证，舌质红干而少津，苔薄白或薄黄，脉浮。

加减 表证较重者，加薄荷、荆芥疏风解表；津伤较甚者，加麦冬、玉竹滋养肺阴；肺热重者，酌加生石膏、知母清肺泄热；痰中带血丝者，加生地黄、白茅根清热凉血止血。

简介 方中桑叶、香豆豉疏风解表，清宣肺热；苦杏仁、浙贝母化痰止咳；沙参、梨皮、栀子清热润燥生津。

🔹 处方4　二陈汤合三子养亲汤

方药 二陈汤：半夏（汤洗七次）、橘红各15g，白茯苓9g，炙甘草4.5g。三子养亲汤：白芥子6g，紫苏子9g，莱菔子9g。

功能与主治 燥湿化痰，理气止咳。主治痰湿蕴肺。症见咳嗽反复发作，尤以晨起咳甚，咳声重浊，痰多，痰黏腻或稠厚成块，色白或带灰色，胸闷气憋，痰出则咳缓、憋闷减轻。常伴体倦，脘痞，腹胀，大便时溏，舌苔白腻，脉濡滑。

加减 临床应用时，尚可加桔梗、苦杏仁、枳壳以宣降肺气；胸闷脘痞者，可加苍术、厚朴健脾燥湿化痰；若寒痰较重，痰黏白如泡沫，怯寒背冷，加干姜、细辛以温肺化痰；脾虚证候明显者，加党参、白术以健脾益气；兼有表寒者，加紫苏、荆芥、防风解表散寒。病情平稳后可服六君子汤加减以资调理。

简介 二陈汤以半夏、茯苓燥湿化痰；橘红、甘草理气和中；三子养亲汤以白芥子温肺利气、快膈消痰；紫苏子降气行痰，使气降则痰不逆；莱菔子消食导滞，使气行则痰行。两方合用，则燥湿化痰，理气止咳。

🔹 处方5　清金化痰汤

方药 黄芩、山栀子各12g，知母、桑白皮、瓜蒌仁各15g，贝母、麦冬、橘红、茯苓、桔梗各9g，甘草3g。

功能与主治 清热肃肺，化痰止咳。主治痰热郁肺。症见咳嗽气息急促，或喉中有痰声，痰多稠黏或为黄痰，咳吐不爽，或痰有热腥味，或咳吐血痰，胸胁胀满，或咳引胸痛，面赤，或有身热，口干欲饮，舌苔薄黄腻，舌质红，脉滑数。

加减 若痰热郁蒸，痰黄如脓或有热腥味，加鱼腥草、金荞麦根、浙贝母、冬瓜仁等清化痰热；胸满咳逆，痰涌，便秘者，加葶苈子、芒硝泻肺通腑化痰；痰热伤津，咳痰不爽，加北沙参、麦冬、天花粉养阴生津。

简介 方中用黄芩、知母、山栀子、桑白皮清泄肺热；茯苓、贝母、瓜蒌仁、桔梗、橘红、甘草化痰止咳；麦冬养阴润肺以宁咳。

处方 6　黛蛤散合黄芩泻白散

方药　黛蛤散（散剂）：青黛 30g，蛤壳 300g。

黄芩泻白散：黄芩，桑白皮，地骨皮，甘草。

功能与主治　清肝泻火，化痰止咳。主治肝火犯肺。症见上气咳逆阵作，咳时面赤，常感痰滞咽喉，咯之难出，量少质黏，或痰如絮状，咳引胸胁胀痛，咽干口苦。症状可随情绪波动而增减。舌红或舌边尖红，舌苔薄黄少津，脉弦数。

加减　火旺者加山栀子、牡丹皮清肝泻火；胸闷气逆者加葶苈子、瓜蒌、枳壳利气降逆；咳引胁痛者，加郁金、丝瓜络理气和络；痰黏难咯，加海浮石、贝母、冬瓜仁清热豁痰；火热伤津，咽燥口干，咳嗽日久不减，酌加北沙参、百合、麦冬、天花粉、诃子养阴生津敛肺。

简介　方中青黛、海蛤壳清肝化痰；黄芩、桑白皮、地骨皮清泻肺热；甘草和中养胃，使泻肺而不伤津。二方相合，使气火下降，肺气得以清肃，咳逆自平。

处方 7　沙参麦冬汤

方药　沙参 9g，玉竹 6g，生甘草 3g，冬桑叶 4.5g，麦冬 9g，生白扁豆 4.5g，天花粉 4.5g。

功能与主治　滋阴润肺，化痰止咳。主治肺阴亏耗。症见干咳，咳声短促，痰少黏白，或痰中带血丝，或声音逐渐嘶哑，口干咽燥，常伴有午后潮热，手足心热，夜寐盗汗，口干，舌质红少苔，或舌上少津，脉细数。

加减　若久热久咳，可用桑白皮易桑叶，加地骨皮以泻肺清热；咳剧者加川贝母、苦杏仁、百部润肺止咳；若肺气不敛，咳而气促，加五味子、诃子以敛肺气；咳吐黄痰，加海蛤粉、知母、瓜蒌、竹茹、黄芩清热化痰；若痰中带血，加山栀子、牡丹皮、白茅根、白及、藕节清热凉血止血；低热，潮热骨蒸，酌加功劳叶、银柴胡、青蒿、白薇等以清虚热；盗汗，加糯稻根须、浮小麦等以敛汗。

简介　方中用沙参、麦冬、玉竹、天花粉滋阴润肺以止咳；桑叶轻清宣透，以散燥热；生甘草、生白扁豆补土生金。

二、中成药

1. 鲜竹沥口服液。用于痰热壅肺者。每次 10～20mL。

2. 双黄连口服液。用于邪袭肺卫者。每次 3～10mL，每日 2～3 次。

3. 养阴清肺口服液。用于肺炎后期伤阴或正虚邪恋者。每次 20mL，每日

3 次。

4. 双黄连注射液。用于邪袭肺卫者。每次 200 毫克，用葡萄糖注射液或氯化钠注射液稀释，静脉滴注，每日 1 次。

5. 穿琥宁注射液。用于痰热壅盛者。每次 500 毫克，用 5% 葡萄糖注射液100～250mL 稀释，静脉滴注，每日 1 次。

6. 醒脑静注射液。适用于肺炎痰热壅盛、热入心包者。每次 20mL，用 5%葡萄糖溶液 250mL 静脉滴注，每日 1 次。

三、单方验方

姜半夏 10g，黄芩 10g，沉香 3g，旋覆花 10g（包），牛蒡子 10g，桔梗10g，海蛤壳 30g，蝉蜕 10g，射干 10g，马勃 10g，鱼腥草 30g，桑白皮 10g，紫菀 10g，紫苏子 10g，麦冬 10g。用法：每日 1 剂，水煎，分 2 次服。功效：和胃降逆，利咽止咳。主治：胃食管反流性咳嗽。

第三节　哮病

哮病是由于宿痰伏肺，遇诱因或感邪引触，以致痰阻气道，肺失肃降，痰气搏击所引起的发作性痰鸣气喘疾患。发作时喉中哮鸣有声，呼吸气促困难，甚至喘息不能平卧为主要表现。哮病是内科常见病证之一，在我国北方更为多见，一般认为本病发病率约占人口的 2% 左右。中医药对本病积累了丰富的治疗经验，方法多样，疗效显著，它不仅可以缓解发作时的症状，而且通过扶正治疗，达到祛除夙根，控制复发的目的。

一、辨证用药

处方 1　射干麻黄汤

方药　射干 9g，麻黄 12g，生姜 12g，细辛、紫菀、款冬花各 9g，五味子12g，大枣 7 枚，半夏 12g。

功能与主治　温肺散寒，化痰平喘。主治寒哮。症见呼吸急促，喉中哮鸣有声，胸膈满闷如室，咳不甚，痰少咳吐不爽，白色黏痰，口不渴，或渴喜热饮，天冷或遇寒而发，形寒怕冷，或有恶寒，喷嚏，流涕等表寒证，舌苔白滑，脉弦紧或浮紧。

加减　痰涌喘逆不能平卧者，加葶苈子、紫苏子、苦杏仁泻肺降逆平喘。

若表寒里饮，寒象较甚者，可用小青龙汤解表化痰，温肺平喘。若痰稠胶固难出，哮喘持续难平者，加猪牙皂、白芥子豁痰利窍以平喘。

简介 本方用射干、麻黄宣肺平喘，豁痰利咽；细辛、半夏、生姜温肺蠲饮降逆；紫菀、款冬花化痰止咳；五味子收敛肺气；大枣和中。

使用注意 若哮喘甚剧，恶寒背冷，痰白呈小泡沫，舌苔白而水滑，脉弦紧有力，体无虚象，属典型寒实证者，可服紫金丹。本方由主药砒石配豆豉而成，有劫痰定喘之功，对部分患者奏效较快，每服米粒大5～10粒（<150mg），临睡前冷茶送下，连服5～7日；有效需续服者，停药数日后再服。由于砒石大热大毒，热哮、有肝肾疾病、出血、孕妇忌用；服药期间忌酒，并须严密观察毒性反应，如见呕吐、腹泻、眩晕等症立即停药；再者本药不可久用，且以寒冬季节使用为宜。病久阳虚，发作频繁，发时喉中痰鸣如鼾，声低，气短不足以息，咯痰清稀，面色苍白，汗出肢冷，舌淡苔白，脉沉细者，当标本同治，温阳补虚，降气化痰，用苏子降气汤，酌配黄芪、山茱萸肉、紫石英、沉香、诃子之类；阳虚者，伍以附子、补骨脂、钟乳石等温补肾阳。

🍃 处方2　定喘汤

方药 麻黄、苦杏仁、桑白皮、黄芩、半夏、紫苏子、款冬花、白果、甘草。

功能与主治 清热宣肺，化痰定喘。主治热哮。症见气粗息涌，喉中痰鸣如吼，胸高胁胀，张口抬肩，咳呛阵作，咯痰色黄或白，黏浊稠厚，排吐不利，烦闷不安，汗出，面赤，口苦，口渴喜饮，舌质红，苔黄腻，脉弦数或滑数。

加减 若痰稠胶黏，酌加知母、浙贝母、海蛤粉、瓜蒌、胆南星之类以清化热痰。气息喘促，加葶苈子、地龙泻肺清热平喘。内热壅盛，加石膏、金银花、鱼腥草以清热，大便秘结，加大黄、芒硝通腑利肺。表寒里热，加桂枝、生姜兼治表寒。若病久热盛伤阴，痰热不净，虚实夹杂，气急难续，咳呛痰少质黏，口燥咽干，烦热颧红，舌红少苔，脉细数者，又当养阴清热，敛肺化痰，可用麦门冬汤。偏于肺阴不足者，酌加沙参、冬虫夏草、五味子、川贝母；肾虚气逆，酌配地黄、山茱萸肉、胡桃肉、紫石英、诃子等补肾纳气定喘。若哮病发作时寒与热俱不显著，但哮鸣喘咳甚剧，胸高气满，但坐不得卧，痰涎壅盛，喉如拽锯，咯痰黏腻难出，舌苔厚浊，脉滑实者，此为痰阻气壅，痰气壅盛之实证，当涤痰除壅，降气利窍以平喘逆，用三子养亲汤加葶苈子、厚朴、苦杏仁，另吞皂荚丸以利气涤痰，必要时可加大黄、芒硝以通腑泻实。若久病正虚，发作时邪少虚多，肺肾两亏，痰浊壅盛，甚至出现张口抬肩，鼻煽气促，面青，汗出，肢冷，脉浮大无根等喘脱危候者，当参照喘病之喘脱救治。

简介 方用麻黄、苦杏仁宣降肺气以平喘；黄芩、桑白皮清肺热而止咳平喘；半夏、款冬花、紫苏子化痰止咳，降逆平喘；白果敛肺气以定喘，且可防麻黄过于耗散之弊；甘草和中，调和诸药。全方合用，宣、清、降俱备，共奏清热化痰，宣降肺气，平喘定哮之功。

🍂 处方3　玉屏风散

方药 防风30g，黄芪60g，白术60g。

功能与主治 补肺固卫。主治缓解期之肺虚。症见气短声低，动则尤甚，或喉中有轻度哮鸣声，咳痰清稀色白，面色㿠白，常自汗畏风，易感冒，每因劳倦、气候变化等诱发哮病，舌淡苔白，脉细弱或虚大。

加减 若怕冷畏风明显，加桂枝、白芍、生姜、大枣调和营卫。阳虚甚者，加附子助黄芪温阳益气。若气阴两虚，咳呛，痰少质黏，口咽干，舌质红者，可用生脉散加北沙参、玉竹、黄芪等益气养阴。

简介 方中黄芪益气固表；白术健脾补肺；防风亦名"屏风"，防风有屏蔽御邪之功效。

🍂 处方4　六君子汤

方药 人参9g，白术9g，茯苓9g，炙甘草6g，陈皮3g，半夏4.5g。

功能与主治 健脾化痰。主治缓解期之脾虚。症见平素痰多气短，倦怠无力，面色萎黄，食少便溏，或食油腻易于腹泻，每因饮食不当则易诱发哮病，舌质淡，苔薄腻或白滑，脉细弱。

加减 若形寒肢冷便溏者，可加干姜、桂枝以温脾化饮，甚者加附子以振奋脾阳。脾肺两虚者，可与玉屏风散配合应用。

简介 方中党参、茯苓、白术、甘草补气健脾；陈皮、半夏理气化痰。

🍂 处方5　金匮肾气丸或七味都气丸

方药 金匮肾气丸：熟地黄10g，茯苓15g，山药10g，山茱萸（酒炙）10g，牡丹皮10g，泽泻10g，桂枝10g，牛膝（去头）10g，车前子（盐炙）10g，附子（炙）10g；辅料为蜂蜜。

七味都气丸：五味子（制）10g，山茱萸（制）10g，茯苓15g，牡丹皮10g，熟地黄15g，山药10g，泽泻10g。

功能与主治 补肾摄纳。主治缓解期之肾虚。症见平素短气息促，动则尤甚，吸气不利，或喉中有轻度哮鸣，腰膝酸软，脑转耳鸣，劳累后易诱发哮病。或畏寒肢冷，面色苍白，舌淡苔白，质胖嫩，脉象沉细。或颧红，烦热，汗出黏手，舌红苔少，脉细数。

加减 阳虚明显者，金匮肾气丸加补骨脂、淫羊藿、鹿角片；阴虚明显者，七味都气丸加麦冬、当归、龟甲胶。肾虚不能纳气者，胡桃肉、冬虫夏草、紫石英等补肾纳气之品随证加入，喘甚时予人参蛤蚧散。有痰者，酌加紫苏子、半夏、橘红、贝母等以化痰止咳。若平时无明显症状，可用平补肺肾之剂，如党参、黄芪、五味子、胡桃肉、冬虫夏草、紫河车之类，并可酌配化痰之品。

简介 前方偏于温肾助阳，后方偏于益肾纳气。

二、中成药

1. 止哮平喘颗粒：用于痰热郁肺者。开水冲服，一次 10g，一日 3 次。
2. 咳喘宁颗粒：用于伤风咳嗽。开水冲服，一次 15g，一日 3 次。

三、单方验方

1. 交九丸：取吴茱萸、附子、巴戟天、肉桂、洋金花各等份。将上药共研细末，取药面 3g，用温水调成糊状，分贴双足涌泉穴，次晨取下。冬至数九第 1 天开始，每晚 1 次，用 3 日，每九连贴 3 次，共贴 27 次。该方有温肾、纳气、平喘之效，主治肾虚型哮喘。
2. 喘贴宁：取细辛、白僵蚕各等份，将上药共研细末，每次取药末 3~6g，用二甲基亚砜调膏状，敷于神阙穴，用胶布固定，2 天换药 1 次，10 天为 1 疗程。功效为温饮化痰、祛风散寒，主治寒哮型哮喘。

第四节 喘证

喘证是指由于外感或内伤，导致肺失宣降，肺气上逆或气无所主，肾失摄纳，以致呼吸困难，甚则张口抬肩，鼻翼煽动，不能平卧等为主要临床特征的一种病证。严重者可由喘致脱出现喘脱之危重证候。

喘证是以症状命名的疾病，既是独立性疾病，也是多种急、慢性疾病过程中的症状，若伴发于其他疾病时，应结合其他疾病的证治规律而治疗，本节主要讨论以喘促为临床特征的病证。

喘证主要见于西医的喘息性支气管炎、肺部感染、肺炎、肺气肿、心源性哮喘、肺结核、硅肺以及癔病性喘息等疾病，当这些疾病出现喘证的临床表现时，可参照本节进行辨证论治。

一、辨证用药

处方 1　麻黄汤

方药　麻黄 9g，桂枝 6g，苦杏仁 12g，炙甘草 3g。

功能与主治　散寒宣肺。主治风寒闭肺。症见喘息，呼吸气促，胸部胀闷，咳嗽，痰多稀薄色白，兼有头痛，鼻塞，无汗，恶寒，或伴发热，口不渴，舌苔薄白而滑，脉浮紧。

加减　喘重者，加紫苏子、前胡降逆平喘。若寒痰阻肺，见痰白清稀量多泡沫，加细辛、生姜、半夏、陈皮温肺化痰，利气平喘。若得汗而喘不平，可用桂枝加厚朴杏子汤和营卫，利肺气。若素有寒饮内伏，复感客寒而引发者，可用小青龙汤发表温里。若寒邪束表，肺有郁热，或表寒未解，内已化热，热郁于肺，而见喘逆上气，息粗鼻煽，咯痰黏稠，并伴形寒身热，烦闷口渴，有汗或无汗，舌质红，苔薄白或黄，脉浮数或滑者，用麻杏石甘汤解表清里，宣肺平喘，还可加黄芩、桑白皮、瓜蒌、葶苈子、射干等以助其清热化痰。

简介　方中麻黄、桂枝宣肺散寒解表；苦杏仁、甘草理气化痰。

处方 2　桑白皮汤

方药　桑白皮、半夏、紫苏子、苦杏仁、贝母、山栀、黄芩、黄连各 2.4g。

功能与主治　清泄痰热。主治痰热遏肺。症见喘咳气涌，胸部胀痛，痰多黏稠色黄，或夹血色，伴胸中烦热，面红身热，汗出口渴喜冷饮，咽干，尿赤，或大便秘结，苔黄或腻，脉滑数。

加减　若痰多黏稠，加瓜蒌、海蛤粉清化痰热；喘不得卧，痰涌便秘，加葶苈子、大黄涤痰通腑；痰有腥味，配鱼腥草、金荞麦根、蒲公英、冬瓜子等清热解毒，化痰泄浊；身热甚者，加生石膏、知母、金银花等以清热。

简介　方中桑白皮、黄芩、黄连、栀子清泻肺热；苦杏仁、贝母、半夏、紫苏子降气化痰。

处方 3　二陈汤合三子养亲汤

方药　二陈汤：半夏（汤洗七次）、橘红各 15g，白茯苓 9g，甘草（炙）

4.5g。

三子养亲汤：紫苏子，白芥子，莱菔子。

功能与主治 化痰降逆。主治痰浊阻肺。症见喘而胸满闷窒，甚则胸盈仰息，咳嗽痰多黏腻色白，咯吐不利，兼有呕恶纳呆，口黏不渴，苔厚腻色白，脉滑。

加减 可加苍术、厚朴等燥湿理脾行气，以助化痰降逆。痰浊壅盛，气喘难平者，加皂荚、葶苈子涤痰除壅以平喘。若痰浊挟瘀，见喘促气逆，喉间痰鸣，面唇青紫，舌质紫暗，苔腻浊者，可用涤痰汤，加桃仁、红花、赤芍、水蛭等涤痰祛瘀。

简介 方中用半夏、橘红、茯苓、甘草燥湿化痰；紫苏子、白芥子、莱菔子化痰下气平喘。

处方4 真武汤合葶苈大枣泻肺汤

方药 真武汤：茯苓、芍药、生姜（切）、附子（炮，去皮，破八片）各9g，白术6g。

葶苈大枣泻肺汤：葶苈子（熬令黄色，捣丸，如弹子大），大枣12枚。

功能与主治 温阳利水，泻肺平喘。主治饮凌心肺。症见喘咳气逆，倚息难以平卧，咯痰稀白，心悸，面目肢体浮肿，小便量少，怯寒肢冷，面唇青紫，舌胖暗，苔白滑，脉沉细。

加减 喘促甚者，可加桑白皮、五加皮行水去壅平喘。心悸者加酸枣仁养心安神。怯寒肢冷者，加桂枝温阳散寒。面唇青紫甚者，加泽兰、益母草活血祛瘀。

简介 方中用真武汤温阳利水，葶苈大枣泻肺汤泻肺除壅。

处方5 五磨饮子

方药 木香、沉香、槟榔、枳实、乌药等份。

功能与主治 开郁降气。主治肝气乘肺。症见每遇情志刺激而诱发，发病突然，呼吸短促，息粗气憋，胸闷胸痛，咽中如窒，咳嗽痰鸣不著，喘后如常人，或失眠、心悸，平素常多忧思抑郁，苔薄，脉弦。

加减 因而应用本方时，还可在原方基础上加柴胡、郁金、青皮等疏肝理气之品以增强解郁之力。若气滞腹胀，大便秘者又可加用大黄以降气通腑，即六磨汤之意。伴有心悸、失眠者，加百合、酸枣仁、合欢花等宁心安神。精神恍惚，喜悲伤欲哭，宜配合甘麦大枣汤宁心缓急。本证宜劝慰患者心情开朗，配合治疗。

简介 方中以沉香为主药，温而不燥，行而不泄，既可降逆气，又可纳肾气，使气不复上逆；槟榔破气降逆，乌药理气顺降，共助沉香以降逆平喘；木香、枳实疏肝理气，加强开郁之力。本证在于七情伤肝，肝气横逆上犯肺脏，而上气喘息，发病之标在肺与脾胃，发病之本则在肝，属气郁寒证。

处方6　补肺汤合玉屏风散

方药 黄芪30g，甘草、钟乳石、人参、白术、防风各12g，桂枝、干地黄、茯苓、厚朴、桑白皮、干姜、紫菀、橘皮、当归、五味子、远志、麦冬各15g，大枣20枚。

功能与主治 补肺益气。主治虚喘之肺气虚。症见喘促短气，气怯声低，喉有鼾声，咳声低弱，痰吐稀薄，自汗畏风，极易感冒，舌质淡红，脉软弱。

加减 若寒痰内盛，加紫苏子、款冬花温肺化痰定喘。若食少便溏，腹中气坠，肺脾同病，可与补中益气汤配合治疗。若伴咳呛痰少质黏，烦热口干，面色潮红，舌红苔薄，脉细数，为气阴两虚，可用生脉散加沙参、玉竹、百合等益气养阴。痰黏难出，加贝母、瓜蒌润肺化痰。

简介 方中人参、黄芪、白术补益肺气；防风助黄芪益气护卫；五味子敛肺平喘；干地黄益精以化气；紫菀、桑白皮化痰以利肺气。

处方7　金匮肾气丸合参蛤散

方药 金匮肾气丸：熟地黄10g，茯苓15g，山药10g，山茱萸（酒炙）10g，牡丹皮10g，泽泻10g，桂枝10g，牛膝（去头）10g，车前子（盐炙）10g，附子（炙）10g。

参蛤散：蛤蚧1对，人参9g。

功能与主治 补肾纳气。主治虚喘之肾气虚。症见喘促日久，气息短促，呼多吸少，动则喘甚，气不得续，小便常因咳甚而失禁，或尿后余沥，形瘦神疲，面青肢冷，或有跗肿，舌淡苔薄，脉微细或沉弱。

加减 还可酌加仙茅、淫羊藿、紫石英、沉香等温肾纳气平喘。若见喘咳，口咽干燥，颧红唇赤，舌红少津，脉细或细数，此为肾阴虚，可用七味都气丸合生脉散以滋阴纳气。如兼标实，痰浊壅肺，喘咳痰多，气急满闷，苔腻，此为"上实下虚"之候，治宜化痰降逆，温肾纳气，可用苏子降气汤加紫石英、沉香等。肾虚喘促，多兼血瘀，如面、唇、爪甲、舌质暗黑，舌下青筋显露等，可酌加桃仁、红花、川芎等活血化瘀。

简介 前方温补肾阳，后方纳气归肾。

处方8　参附汤合黑锡丹

方药　参附汤：人参、附子、青黛各15g。

黑锡丹：黑锡、硫黄、川楝子、胡芦巴、木香、附子（制）、肉豆蔻、补骨脂、沉香、小茴香、阳起石、肉桂。

功能与主治　扶阳固脱，镇摄肾气。主治喘脱。症见喘逆甚剧，张口抬肩，鼻翼煽动，端坐不能平卧，稍动则喘剧欲绝，或有痰鸣，咳吐泡沫样痰，心慌动悸，烦躁不安，面青唇紫，汗出如珠，肢冷，脉浮大无根，或见歇止，或模糊不清。

加减　应用时尚可加龙骨、牡蛎、山茱萸肉以固脱。同时还可加服蛤蚧粉以纳气定喘。若呼吸微弱，间断难续，或叹气样呼吸，汗出如洗，烦躁内热，口干颧红，舌红无苔，或光绛而紫赤，脉细微而数，或散或扎，为气阴两竭之危证，治应益气救阴固脱，可用生脉散加生地黄、山茱萸肉、龙骨、牡蛎以益气救阴固脱。若出现阴竭阳脱者，加附子、肉桂急救回阳。

简介　参附汤益气回阳，黑锡丹镇摄浮阳，纳气定喘。应用时尚可加龙骨、牡蛎、山茱萸肉以固脱。

使用注意　本品含有附子、硫黄、黑锡，不宜过量、久服，孕妇慎用。服药期间，忌食辛辣之品。

二、中成药

1. 连花清瘟胶囊：适用于热毒袭肺证。用法：口服，一次4粒，一日3次。
2. 肺宁颗粒：适用于痰热证。用法：开水冲服，一次10g，一日3次。
3. 射麻口服液：适用于外犯肺、入里化热。用法：口服，一次10mL，一日3次。

三、单方验方

1. 益肾纳气平喘方组成：生晒参20g，麦冬10g，五味子10g，熟地黄30～150g，山茱萸肉10g，山药60g，补骨脂10g，核桃仁15～30g，沉香4g。功效：益气补肾，纳气平喘。
2. 麻杏平喘汤：麻黄、苦杏仁、僵蚕、清半夏、紫苏子等。功效：降气平喘。

第五节　肺胀

肺胀是指多种慢性肺系疾病反复发作，迁延不愈，肺脾肾三脏虚损，从而导致肺管不利，气道不畅，肺气壅滞，胸膺胀满为病理改变，以喘息气促，咳嗽咯痰，胸部膨满，胸闷如塞，或唇甲发绀，心悸浮肿，甚至出现昏迷，喘脱为临床特征的病证。

肺胀是内科常见病、多发病，严重地威胁患者的健康与生命，寻求防治本病的有效方法是目前国内外医学界亟待解决的课题。中医药治疗本病有着广阔的前景，并积累了较为丰富的经验，有待进一步发掘与提高。

一、辨证用药

处方1　小青龙汤

方药　麻黄（10～15g），芍药（10～15g），细辛（3～6g），干姜（10～15g），炙甘草（10～15g），桂枝（10～15g），五味子（3～6g），半夏（10～15g）。

功能与主治　温肺散寒，降逆涤痰。主治风寒内饮。症见咳逆喘满不得卧，气短气急，咯痰白稀，呈泡沫状，胸部膨满，恶寒，周身酸楚，或有口干不欲饮，面色青暗，舌体胖大，舌质暗淡，舌苔白滑，脉浮紧。

加减　若咳而上气，喉中如有水鸣声，表寒不著者，可用射干麻黄汤。若饮郁化热，烦躁而喘，脉浮，用小青龙加石膏汤兼清郁热。

简介　方中麻黄、桂枝、干姜、细辛温肺散寒化饮；半夏、炙甘草祛痰降逆；佐白芍、五味子收敛肺气，使散中有收。

处方2　越婢加半夏汤

方药　麻黄10g，石膏30g，生姜6g，甘草6g，大枣12g，半夏15g。

功能与主治　清肺泄热，降逆平喘。主治痰热郁肺。症见咳逆喘息气粗，痰黄或白，黏稠难咯，胸满烦躁，目胀睛突，或发热汗出，或微恶寒，溲黄便干，口渴欲饮，舌质暗红，苔黄或黄腻，脉滑数。

加减　若痰热内盛，痰胶黏不易咯出，加鱼腥草、黄芩、瓜蒌皮、贝母、海蛤粉以清化痰热，痰热内盛亦可用桑白皮汤。痰热壅结，便秘腹满者，加大黄、芒硝通腑泄热。痰鸣喘息，不能平卧者，加射干、葶苈子泻肺平喘。若痰热伤津，口干舌燥，加天花粉、知母、麦冬以生津润燥。

简介　方用麻黄、石膏辛凉配伍，辛能宣肺散邪，凉能清泄肺热；半夏、生姜散饮化痰以降逆；甘草、大枣安内攘外，以扶正祛邪。

处方3　葶苈大枣泻肺汤合桂枝茯苓丸

方药　桂枝茯苓丸：赤芍、茯苓、桂枝、牡丹皮、桃仁。

葶苈大枣泻肺汤：葶苈子、大枣。

功能与主治 涤痰祛瘀，泻肺平喘。主治痰瘀阻肺。症见咳嗽痰多，色白或呈泡沫，喉间痰鸣，喘息不能平卧，胸部膨满，憋闷如塞，面色灰白而暗，唇甲紫绀，舌质暗或紫，舌下瘀筋增粗，苔腻或浊腻，脉弦滑。

加减 痰多可加三子养亲汤化痰下气平喘。本证亦可用苏子降气汤加红花、丹参等化痰祛瘀平喘。若腑气不利，大便不畅者，加大黄、厚朴以通腑除壅。

简介 方中用葶苈子涤痰除壅，以开泄肺气；佐大枣甘温安中而缓药性，使泻不伤正；桂枝通阳化气，温化寒痰；茯苓除湿化痰；牡丹皮、赤芍助桂枝通血脉，化瘀滞。

处方4 涤痰汤合安宫牛黄丸或至宝丹

方药 涤痰汤：茯苓、人参、甘草、陈皮（橘红）、胆南星、半夏、竹茹、枳实、菖蒲。

安宫牛黄丸：牛黄、水牛角浓缩粉、麝香、珍珠、朱砂、雄黄、黄连、黄芩、栀子、郁金、冰片。

至宝丹：犀角（水牛角代）、生玳瑁、琥珀、朱砂、雄黄、牛黄、龙脑、麝香、安息香、金箔、银箔。

功能与主治 涤痰开窍。主治痰蒙神窍。症见咳逆喘促日重，咳痰不爽，表情淡漠，嗜睡，甚或意识朦胧，谵妄，烦躁不安，入夜尤甚，昏迷，撮空理线，或肢体困动，抽搐，舌质暗红或淡紫，或紫绛，苔白腻或黄腻，脉细滑数。

加减 若舌苔白腻而有寒象者，以制天南星易胆南星，开窍可用苏合香丸。若痰热内盛，身热，烦躁，谵语，神昏，舌红苔黄者，加黄芩、桑白皮、葶苈子、天竺黄、竹沥以清热化痰。热结大肠，腑气不通者，加大黄、芒硝，或用凉膈散或增液承气汤通腑泄热。若痰热引动肝风而有抽搐者，加钩藤、全蝎、羚羊角粉凉肝息风。唇甲紫绀，瘀血明显者，加红花、桃仁、水蛭活血祛瘀。如热伤血络，见皮肤黏膜出血、咯血、便血色鲜者，配清热凉血止血药，如水牛角、生地黄、牡丹皮、紫珠草、生大黄等；如血色晦暗，肢冷，舌淡胖，脉沉微，为阳虚不统，气不摄血者，配温经摄血药，如炮姜、侧柏炭、童便或黄土汤、柏叶汤。

简介 涤痰汤中半夏、茯苓、甘草、竹茹、胆南星清热涤痰；橘红、枳实理气行痰除壅；菖蒲芳香开窍；人参扶正防脱。加安宫牛黄丸或至宝丹清心开窍。

处方 5　补虚汤合参蛤散

方药　补虚汤：人参 9g，黄芪 20g（蜜炙），白术 9g（制），当归 20g，川芎 6g，五味子 9g，干姜 5g，半夏 9g，厚朴 9g，陈皮 6g，茯苓 15g（去木），炙甘草 5g，生姜 3 片，大枣 3 枚。

参蛤散：蛤蚧 1 对，人参 9g。

功能与主治　补肺纳肾，降气平喘。主治肺肾气虚。症见呼吸浅短难续，咳声低怯，胸满短气，甚则张口抬肩，倚息不能平卧，咳嗽，痰如白沫，咯吐不利，心慌，形寒汗出，面色晦暗，舌淡或暗紫，苔白润，脉沉细无力。

加减　还可加桃仁、川芎、水蛭活血化瘀。若肺虚有寒，怕冷，舌质淡，加桂枝、细辛温阳散寒。兼阴伤，低热，舌红苔少，加麦冬、玉竹、知母养阴清热，如见面色苍白，冷汗淋漓，四肢厥冷，血压下降，脉微欲绝等喘脱危象者，急加参附汤送服蛤蚧粉或黑锡丹补气纳肾，回阳固脱。另参附汤、生脉饮、参麦饮也可酌情选用。

简介　方中用人参、黄芪、茯神、甘草补益肺脾之气；蛤蚧、五味子补肺纳肾；干姜、半夏温肺化饮；厚朴、陈皮行气消痰，降逆平喘。

处方 6　真武汤合五苓散

方药　真武汤：茯苓 15g，芍药 9g，白术 9g，附子 9g，生姜 3 片。

五苓散：茯苓 15g，泽泻 30g，猪苓 15g，桂枝 10g，白术（炒）10g。

功能与主治　温阳化饮利水。主治阳虚水泛。症见面浮，下肢肿，甚或一身悉肿，脘痞腹胀，或腹满有水，尿少，心悸，喘咳不能平卧，咯痰清稀；怕冷，面唇青紫，舌胖质暗，苔白滑，脉沉虚数或结代。

加减　还可加红花、赤芍、泽兰、益母草、北五加皮行瘀利水。水肿势剧，上渍心肺，心悸喘满，倚息不得卧，咳吐白色泡沫痰涎者，加沉香、牵牛子、椒目、葶苈子行气逐水。

简介　方中用附子、桂枝温阳化气以行水；茯苓、白术、猪苓、泽泻、生姜健脾利水；白芍敛阴和阳。

二、中成药

1. 桑菊合剂：主治风热犯肺。用法：每次 10mL，每日 3 次。

2. 止咳枇杷露：主治风热犯肺。用法：每次 10mL，每日 3 次。

3. 蛇胆川贝液：主治风热犯肺。用法：每次 1 支，每日 3 次。

4. 橘红丸：主治痰热壅肺。用法：每次 1 丸，每日 3 次。

5. 川贝枇杷膏或枇杷叶膏：主治痰热壅肺。用法：每次 10mL，每日 3 次。

6. 二陈丸、半夏天麻丸、香砂六君子丸等：主治痰湿蕴肺。用法：每次 9g，每日 3 次。

7. 三七片：主治血瘀痰凝。用法：每次 4 片，每日 3 次。

8. 百合固金丸：主治血瘀痰凝。用法：每次 9g，每日 3 次。

9. 人参保肺丸：主治气阴两虚。用法：每次 9g，每日 3 次。

10. 济生肾气丸：主治脾肾阳虚。用法：每次 9g，每日 3 次。

11. 牛黄蛇胆川贝液：主治痰蒙清窍。用法：每次 1 支，每日 2 次。

三、单方验方

黑胡麻仁膏验方：黑胡麻仁 250g，生姜汁、蜂蜜、冰糖各 100g。

第六节　肺痨

肺痨是一种由于正气虚弱，感染痨虫，侵蚀肺脏所致的，以咳嗽、咯血、潮热、盗汗及身体逐渐消瘦等症为主要临床表现、具有传染性的慢性消耗性疾病。肺痨相当于西医学中的肺结核，是肺病中的常见病。

一、辨证用药

处方 1　月华丸

方药　天冬、生地黄、麦冬、熟地黄、山药、百部、沙参、川贝母、阿胶各 30g，茯苓、獭肝、三七 15g。

功能与主治　滋阴润肺，杀虫止咳。主治肺阴亏虚。症见干咳，咳声短促，或咯少量黏痰，或痰中带血丝或血点，血色鲜红，胸部隐隐闷痛，午后手足心热，皮肤干灼，口干咽燥，或有轻微盗汗，舌边尖红苔薄，脉细或细数。

加减　若咳嗽频繁而痰少质黏者，加百合、苦杏仁、炙枇杷叶以润肺化痰止咳。痰中带血丝较多者，加白及、仙鹤草、白茅根等和络止血。若潮热骨蒸甚者，酌加银柴胡、地骨皮、青蒿等以清虚热。

简介　本方是治肺痨的基本方，具有补虚抗痨，滋阴镇咳，化痰止血之功。方中北沙参、麦冬、天冬、生地黄、熟地黄滋阴润肺；百部、獭肝、川贝母润肺止嗽，兼能杀虫；桑叶、白菊花清肺止咳；阿胶、三七止血和营；茯苓、山药健脾补气，以资生化之源。

处方 2　百合固金汤

方药　生地黄 15g，熟地黄、当归身各 15g，芍药（炒）、甘草各 6g，百合、贝母、麦冬各 9g，桔梗、玄参各 9g。

功能与主治　滋阴降火。主治阴虚火旺。症见呛咳气急，痰少质黏，或吐稠黄痰，量多，时时咯血，血色鲜红，午后潮热，骨蒸，五心烦热，颧红，盗汗量多，口渴，心烦，失眠，性情急躁易怒，或胸胁掣痛，男子可见遗精，女子月经不调，形体日渐消瘦，舌红而干，苔薄黄或剥，脉细数。

加减　若火旺较甚，热势明显升高，酌加胡黄连、黄芩、黄柏等苦寒泻火坚阴。痰热蕴肺，咳嗽痰黄稠浊，酌加桑白皮、知母、金荞麦根、鱼腥草等清化痰热。咯血较著者去当归之辛窜，加黑山栀子、紫珠草、大黄炭、地榆炭等凉血止血；血出紫暗成块，伴胸胁掣痛者，可酌加三七、茜草炭、花蕊石、蒲黄、郁金等化瘀和络止血。盗汗甚者可选加乌梅、煅牡蛎、麻黄根、浮小麦等敛营止汗。声音嘶哑或失音可加诃子、木蝴蝶、凤凰衣、胡桃肉等润肺肾而通声音。

简介　方中用百合、麦冬、玄参、生地黄、熟地黄滋阴润肺生津；当归身、芍药柔润养血；桔梗、贝母、甘草清热止咳。另可加鳖甲、知母滋阴清热；百部、白及补肺止血，抗痨杀虫；龟甲、阿胶、五味子、冬虫夏草滋养肺肾之阴，培其本元。骨蒸劳热日久不退，可合用清骨散或秦艽鳖甲散。

处方 3　保真汤

方药　当归、人参、生地黄、熟地黄、白术、黄芪各 9g，赤茯苓、白茯苓各 4.5g，天冬、麦冬各 6g，赤芍、白芍、知母、黄柏、五味子、柴胡、地骨皮各 6g，甘草、陈皮、厚朴各 4.5g。

功能与主治　益气养阴。主治气阴耗伤。症见咳嗽无力，气短声低，咯痰清稀色白，偶或痰中夹血，或咯血，血色淡红，午后潮热，伴有畏风，怕冷，自汗与盗汗并见，面色㿠白，颧红，纳少神疲，便溏，舌质嫩红，或舌淡有齿印，苔薄，脉细弱而数。

加减　并可加白及、百部以补肺杀虫。咳嗽痰稀，可加紫菀、款冬花、紫苏子温润止嗽。夹有湿痰症状者，可加半夏、陈皮以燥湿化痰。咯血量多者可酌加花蕊石、蒲黄、仙鹤草、三七配合补气药以止血摄血。如纳少腹胀，大便溏薄等脾虚症状明显者，酌加白扁豆、薏苡仁、莲子肉、山药等甘淡健脾。慎用地黄、阿胶、麦冬等滋腻之品，以免妨碍脾之健运，必要时可佐陈皮、麦芽等以助脾运。

简介　方中人参、黄芪、白术、赤茯苓、白茯苓、甘草补肺益脾，培土生金；天冬、麦冬、生地黄、熟地黄、当归、白芍以育阴养营，填补精血；地骨皮、黄柏、知母、柴胡以滋阴清热；厚朴、陈皮理气运脾。

🍃 处方 4　补天大造丸

方药　紫河车 1 个，鹿茸 10g，龟甲 10g，党参 10g，黄芪 15g，白术 10g，山药 10g，茯苓 15g，白芍 10g，熟地黄 15g，当归 10g，枸杞子 15g，酸枣仁 15g，远志 10g。

功能与主治　滋阴补阳。主治阴阳两虚。症见咳逆喘息少气，咯痰色白，或夹血丝，血色暗淡，潮热，自汗，盗汗，声嘶或失音，面浮肢肿，心慌，唇紫，肢冷，形寒，或见五更泄泻，口舌生糜，大肉尽脱，男子滑精、阳痿，女子经少、经闭，舌质淡或光嫩少津，脉微细而数，或虚大无力。

加减　若肾虚气逆喘息者，配胡桃仁、冬虫夏草、蛤蚧、五味子等摄纳肾气以定喘。阳虚血瘀水停者，可用真武汤合五苓散加泽兰、红花、北五加皮温阳化瘀行水。五更泄泻者配用肉豆蔻、补骨脂以补火暖土，此时忌投地黄、阿胶、当归等滋腻润肠之品。

简介　全方肺脾肾兼顾，阴阳双补。方中党参、黄芪、白术、山药、白茯苓以补肺脾之气；白芍、地黄、当归、枸杞子、龟甲培补阴精以滋养阴血；鹿茸、紫河车助真阳而填精髓；枣仁、远志敛阴止汗，宁心止悸。

二、中成药

1. 抗痨丸：适用于阴虚咳嗽。用法：口服，一次 4 粒，一日 3 次。
2. 利肺胶囊：适用于阴虚咳嗽。用法：口服。一次 2 粒，一日 3 次。
3. 益肺止咳胶囊：适用于阴虚咳嗽。用法：口服，一次 4 粒，一日 3 次。

三、单方验方

1. 白及散（南京中医学院附院方）：白及、百部、牡蛎、炮穿山甲等份研粉，如病情严重，百部加倍，每服 3～5g，一日 2～3 次。
2. 芩部丹（上海中医学院附属龙华医院方）：黄芩 18g，百部、丹参各 9g，汤剂，每日 1 剂。

第七节　肺痈

肺痈是指由于热毒瘀结于肺，以致肺叶生疮，肉败血腐，形成脓疡，以发热，咳嗽，胸痛，咯吐腥臭浊痰，甚则咯吐脓血痰为主要临床表现的一种病证。

一、辨证用药

处方1　银翘散

方药　金银花 10g，连翘 10g，芦根 15g，竹叶 10g，荆芥 10g，薄荷 5g，豆豉 10g，桔梗 10g，牛蒡子 10g，甘草 5g。

功能与主治　清热散邪。主治肺痈初期。症见发热微恶寒，咳嗽，咯黏液痰或黏液脓性痰，痰量由少渐多，胸痛，咳时尤甚，呼吸不利，口干鼻燥，舌苔薄黄或薄白，脉浮数而滑。

加减　若内热转甚，身热，恶寒不显，咯痰黄稠，口渴者，酌加石膏、黄芩、鱼腥草以清肺泄热。痰热蕴肺，咳甚痰多，配苦杏仁、浙贝母、桑白皮、冬瓜仁、枇杷叶肃肺化痰。肺气不利，胸痛，呼吸不畅者，配瓜蒌皮、郁金宽胸理气。

简介　方中用金银花、连翘、芦根、竹叶辛凉宣泄，清热解毒；配荆芥、薄荷、豆豉助金银花、连翘以辛散表邪，透热外出；桔梗、甘草、牛蒡子轻宣肺气。

处方2　千金苇茎汤合如金解毒散

方药　千金苇茎汤：苇茎 10g，薏苡仁 30g，冬瓜仁 15g，桃仁 10g。

如金解毒散：黄芩 10g，黄连 5g，栀子 10g，黄柏 10g，甘草 5g，桔梗 10g。

功能与主治　清肺化瘀消痈。主治肺痈成痈期。症见身热转甚，时时振寒，继则壮热不寒，汗出烦躁，咳嗽气急，胸满作痛，转侧不利，咳吐浊痰，呈现黄绿色，自觉喉间有腥味，口干咽燥，舌苔黄腻，脉滑数。

加减　可酌加金银花、蒲公英、紫花地丁、鱼腥草、败酱草等以加强清热解毒。大便秘结者加大黄通腑泻热。热毒瘀结，咯脓浊痰，腥臭味甚者，可合犀黄丸以解毒化瘀。咯痰黄稠，酌配桑白皮、瓜蒌、射干、海蛤壳以清化痰热。痰浊阻肺，咳而喘满，咯痰浓浊量多，不得平卧者，加葶苈子予以泻肺泄浊。胸满作痛，转侧不利者，加浙贝母、乳香、没药散结消痈。

简介　千金苇茎汤中，苇茎清解肺热；薏苡仁、冬瓜仁化浊祛痰；桃仁活血化瘀，全方共奏化痰泄热，通瘀散结消痈之功。如金解毒散中，黄芩、黄连、栀子、黄柏降火解毒；甘草、桔梗解毒祛痰，宣肺散结以消痈。两方合用则具清热解毒，化浊祛痰，活血散瘀，解痰、瘀、热毒之壅滞，以散结消痈。

🌿 处方3　加味桔梗汤

方药　桔梗 10g，薏苡仁 30g，浙贝母 10g，橘红 5g，金银花 10g，葶苈子 10g，白及 10g，甘草 5g。

功能与主治　排脓解毒。主治肺痈溃脓期。症见突然咯吐大量血痰，或痰如米粥，腥臭异常，有时咯血，胸中烦满而痛，甚则气喘不能平卧，仍身热面赤，烦渴喜饮，舌质红，苔黄腻，脉滑数或数实。

加减　另可加黄芩、鱼腥草、野荞麦根、败酱草、蒲公英等清肺解毒排脓。咯血酌加牡丹皮、栀子、蒲黄、藕节、三七等凉血化瘀止血。痈脓排泄不畅，脓液量少难出，配穿山甲片、皂角刺以溃痈排脓，但咯血者禁用。气虚无力排脓者，加生黄芪益气托里排脓。津伤明显，口干舌燥者，可加玄参、麦冬、天花粉以养阴生津。

简介　方中桔梗宣肺祛痰，排脓散结，为本方排脓之主药，用量宜大；薏苡仁、浙贝母、橘红化痰散结排脓；金银花、甘草清热解毒；葶苈子泻肺除壅；白及凉血止血。

🌿 处方4　沙参清肺汤合竹叶石膏汤加减

方药　黄芪 15g，太子参 10g，粳米 10g，北沙参 15g，麦冬 10g，石膏 20g，桔梗 10g，薏苡仁 30g，冬瓜仁 15g，半夏 10g，白及 10g，合欢皮 10g。

功能与主治　益气养阴清肺。主治肺痈恢复期。症见身热渐退，咳嗽减轻，咯吐脓血渐少，臭味亦减，痰液转为清稀，或见胸胁隐痛，难以久卧，气短乏力，自汗，盗汗，低热，午后潮热，心烦，口干咽燥，面色不华，形瘦神疲，舌质红或淡红，苔薄，脉细或细数无力。

加减　低热可酌加功劳叶、地骨皮、白薇以清虚热。若脾虚食少便溏者，加白术、茯苓、山药补益脾气，培土生金。若邪恋正虚，咳嗽，咯吐脓血痰日久不净，或痰液一度清稀而复转臭浊，病情时轻时重，反复迁延不愈，当扶正祛邪，益气养阴，排脓解毒，酌加鱼腥草、败酱草、野荞麦根等清热解毒消痈。

简介　方中黄芪、太子参、粳米、北沙参、麦冬等益气养阴；石膏清肺泄热；桔梗、薏苡仁、冬瓜仁、半夏等排脓祛痰消痈；白及、合欢皮止血祛腐生肌。

二、中成药

1. 羚翘解毒丸：适用于肺痈初期。用法：口服，一次1粒，一日3次。
2. 穿心莲片：适用于肺痈成痈期。用法：口服，一次5片，一日3次。

三、单方验方

1. 鲜薏苡仁根，捣汁，炖热。每日 3 次，每次 30～50mL，以祛痰排脓。

2. 金荞麦根茎，洗净晒干，去根须，切碎，以瓦罐盛干药 250g，加清水或黄酒 1250mL，罐口用竹篾密封，隔水文火蒸煮 3 小时，最后得净汁约 1000mL，加防腐剂备用。成人每次服 30～40mL，每日 3 次，儿童酌减，如发热、臭痰排而不畅，经久不愈，可采用酒剂。亦可用该药 60g 煎服，每日 1～2 次。

3. 鲜鱼腥草 100g，捣烂取汁，用热豆浆冲服，每日 2 次。

第三章

心系疾病

第一节　心悸

心悸是指心中悸动，惊扰不安，甚则不能自主的一类病证。临床多呈阵发性，每因情绪波动或劳累过度而发，病情较轻者为惊悸，病情较重者为怔忡。本病病位在心，与胆、脾、肾关系密切。病机是气血亏虚，心失濡养，或邪扰心神，心神不宁。临床凡以心悸为主要表现者，均可参照本篇辨证论治。

诊断：①以"自觉心中悸动不安，神情紧张，不能自主"为主要症状，呈阵发性或持续性。②可伴有胸闷不适、易激动、心烦少寐、乏力头晕等症。③或可见数、疾、促、结、代、迟、雀啄等频率、节律异常的脉象。④常由情志刺激如惊恐、紧张以及劳倦、饮酒、饱食等因素而诱发。⑤相关检查：心电图、动态心电图检查有助于心律失常的诊断；心肌酶谱检查、测血压、胸部 X 线、CT 及心脏彩超检查等有助于发现病因。

一、辨证用药

🍬 处方 1　安神定志丸

方药　人参 30g，茯苓、茯神各 12g，龙齿 15g，远志 6g，石菖蒲 4g。

功能与主治　镇惊定志，养心安神。主治心胆气虚证。症见心悸不宁，善惊易恐，稍惊即发，劳则加重。兼胸闷气短，自汗，坐卧不安，恶闻声响，失眠多梦而易惊醒。舌质淡红，苔薄白；脉动数，或细弦。

加减　兼见心阳不振，加附子、桂枝；兼心血不足，加熟地黄、阿胶；心悸气短，动则益甚，气虚明显时，加黄芪以增强益气之功；气虚自汗加麻黄根、浮小麦、瘪桃干、乌梅；气虚夹瘀者，加丹参、桃仁、红花；气虚夹湿，加泽泻、白术，重用茯苓；心气不敛，加五味子、酸枣仁、柏子仁，以收敛心气，养心安神；若心气郁结，心悸烦闷，精神抑郁，胸胁胀痛，加柴胡、郁金、合欢皮、绿萼梅、佛手。

简介 本方出自《医学心悟》。方中茯苓、人参、茯神补养心气，远志、菖蒲开心气，交心肾，龙齿镇心安神，合用有养心安神之效。本方以治心为主，交通心肾为辅的配伍形式。

使用注意 人参30g，茯苓30g，茯神30g，龙齿15g，远志30g，石菖蒲15g。上为末，炼蜜为丸，如梧桐子大，朱砂为衣。每次6g，以黄酒送服。用汤剂可用原方量的1/3。本方中含有人参，故不宜与五灵脂、藜芦同服。

🥣 处方2　归脾汤

方药 白术、茯神、黄芪、龙眼肉、酸枣仁各18g，人参、木香各9g，炙甘草6g，当归3g，远志3g。

功能与主治 益气补血，健脾养心。主治心脾气血两虚证。症见心悸气短，失眠多梦，思虑劳心则甚。兼神疲乏力，眩晕健忘，面色无华，口唇色淡，纳少腹胀，大便溏薄，或胸胁胀痛，善太息。舌质淡，苔薄白；脉细弱，或弦细。

加减 气虚甚者重用人参、黄芪、白术、炙甘草，少佐肉桂，取少火生气之意；血虚甚者加熟地黄、白芍、阿胶。若心动悸，脉结代，气短，神疲乏力，心烦失眠，五心烦热，自汗盗汗，胸闷，面色无华，舌质淡红少津，苔少或无，脉细数，为气阴两虚，治以益气养阴，养心安神，用炙甘草汤加减，益气补血，滋阴复脉。若兼肝气郁结，胸胁胀痛，泛酸，善太息，可改用逍遥散合左金丸为煎剂，以补益气血，调达肝郁，佐金以平木。若热病后期损及心阴而心悸者，以生脉散加减，有益气养阴补心之功。

简介 本方出自《济生方》。方中黄芪甘温，补脾益气；龙眼肉甘平，既补脾气，又养心血，共为君药。人参、白术皆为补脾益气之要药，与黄芪相伍，补脾益气之功益著；当归补血养心，酸枣仁宁心安神，二药与龙眼肉相伍，补心血、安神志之力更强，均为臣药。佐以茯神养心安神，远志宁神益智；更佐理气醒脾之木香，与诸补气养血药相伍，可使其补而不滞。炙甘草补益心脾之气，并调和诸药，用为佐使。引用生姜、大枣，调和脾胃，以资化源。诸药配伍，心脾得补，气血得养，诸症自除。

使用注意 出血属阴虚血热者，应慎用。

🥣 处方3　天王补心丹

方药 生地黄12g，人参、丹参、玄参、白茯苓、远志、桔梗各15g，五味子、当归、天冬、麦冬、柏子仁、酸枣仁各9g。

功能与主治 滋阴清热，养血安神。主治阴虚血少，神志不安证。症见心悸少寐，眩晕耳鸣。兼形体消瘦，五心烦热，潮热盗汗，腰膝酸软，咽干口燥，小便短黄，大便干结，或急躁易怒，胁肋胀痛，善太息。舌红少津，苔少或无；脉细数或促。

加减 汗多加山茱萸，若失眠重者，加龙骨、磁石；虚火旺者，加黄柏、丹皮。

简介 本方出自《校注妇人良方》。方中重用甘寒之生地黄，滋阴养血，清虚热，为君药。天冬、麦冬滋阴清热，酸枣仁、柏子仁养心安神，当归补心血，共助生地黄滋阴补血以养心安神，俱为臣药。人参补气，使气旺而阴血自生，以宁心神；五味子酸收敛阴，以养心神；白茯苓、远志养心安神，交通心肾；玄参滋阴降火，以制虚火上炎；丹参养心血而活血，可使诸药补而不滞，共为佐药。桔梗为舟楫，载药上行，以使药力上入心经，为使药。诸药相伍，共奏滋阴养血、补心安神之功。

使用注意 本方滋阴之品较多，对脾胃虚弱，纳食欠佳，大便不实者，不宜长期服用，服药期间忌食辛辣及刺激性食物。

🌸 处方4 朱砂安神丸

方药 朱砂15g，黄连18g，炙甘草16.5g，生地黄4.5g，当归7.5g。

功能与主治 镇心安神，清热养血。主治心火亢盛，阴血不足证。症见失眠多梦，惊悸怔忡，心烦神乱，或胸中懊恼，舌尖红，脉细数。

加减 肾阴亏虚，虚火妄动，遗精腰酸者，加龟甲、熟地黄、知母、黄柏，或加服知柏地黄丸；若阴虚兼有瘀热者加赤芍、牡丹皮、桃仁、红花、郁金等清热凉血，活血化瘀。

简介 本方出自《医学发明》。方中朱砂质重性寒，专入心经，重用可镇惊以安心神，寒能清热，以制浮游之火；黄连苦寒，清心火而除烦热，两药相伍，一镇一清，共具清热除烦，重镇安神之功，故用为主药。当归、生地黄养血滋阴，补其耗伤之阴血，为辅药。炙甘草调和诸药，并制朱砂、黄连之寒凉太过，以免损伤脾胃。上药合用，一则泄之亢盛之火，一则补不足之阴血，达到心火下降，阴血上承；并用重镇安神，寒以胜热之品，成为标本两顾之方，于是心烦、失眠诸症乃可自愈。现代用治神经衰弱或精神抑郁症属心火上炎扰神者。组方特点：标本兼治，清中有养，使心火得清，阴血得充，心神得养。

使用注意 此方宜食后服，方中朱砂含硫化汞，不宜多服、久服，肝、肾功能不全者尤慎用以防引起汞中毒；阴虚或脾弱者不宜服。①孕妇忌服；②若心气不足、心神不安者忌服；③服药期间，忌食辛辣、油腻及刺激性食物等。

现代用法：上药为丸，每次服 6～9g，睡前开水送下；亦可水煎服，用量按原方比例酌情增减，朱砂研细末水飞，以药汤送服。

处方 5　桂枝甘草龙骨牡蛎汤

方药　桂枝 9g，炙甘草 9g，龙骨 30g，牡蛎 30g。

功能与主治　温补心阳，安神定悸。主治心阳不振证。症见心悸不安，冲气上逆，烦躁，胸闷气短，动则尤甚，面色苍白，形寒肢冷，心阳内伤，舌淡苔白，脉虚弱或沉细无力。

加减　若失眠，加石菖蒲、酸枣仁、远志；气虚，加党参、黄芪；寒甚，加重桂枝量，也可酌加干姜、熟附子；伴阴虚者，酌加生地黄、麦冬等；形寒肢冷者，重用附子、肉桂温阳散寒；大汗出者，重用人参、黄芪、煅龙骨、煅牡蛎、山茱萸肉益气敛汗，或用独参汤煎服，以急救心阳；兼见水饮内停者，加葶苈子、五加皮、车前子、泽泻等利水化饮；夹瘀血者，加丹参、赤芍、川芎、桃仁、红花；兼见阴伤者，加麦冬、枸杞子、玉竹、五味子；若心阳不振，以致心动过缓者，酌加麻黄、补骨脂，重用桂枝以温通心阳。

简介　本方出自《伤寒论》。方用桂枝扶助心阳。炙甘草补虚益气，配以牡蛎、龙骨重镇安神；全方复阳安神，培本固脱，为其配伍特点。

使用注意　桂枝与甘草为 1∶2，提示温阳与益气间的用量关系，以治阳虚；龙骨与牡蛎为 1∶1，提示安神与敛阴间的用量关系，以治烦躁。

处方 6　苓桂术甘汤

方药　茯苓 12g，桂枝 9g，白术 6g，炙甘草 6g。

功能与主治　振奋心阳，化气行水，宁心安神。主治心悸水饮凌心证。症见心悸眩晕，胸闷痞满，渴不欲饮，小便短少，或下肢浮肿，形寒肢冷，伴恶心，欲吐，流涎，舌淡胖，苔白滑，脉弦滑或沉细而滑。

加减　兼见恶心呕吐，加半夏、陈皮、生姜以和胃降逆；兼见肺气不宣，肺有水湿者，咳喘，胸闷，加苦杏仁、前胡、桔梗以宣肺，葶苈子、五加皮、防己以清肺利水；兼见瘀血者，加当归、川芎、刘寄奴、泽兰、益母草；若见因心功能不全而致浮肿、尿少、阵发性夜间咳喘或端坐呼吸者，当重用温阳利水之品，可用真武汤加减。

简介　本方出自《金匮要略》。中焦阳虚，寒湿内生，脾不健运，气不化水，故大便泄泻等症俱出。中焦阳虚，阳气难以外达，故耳鼻俱冷。舌苔白滑为寒湿之象。故方以茯苓为君，健脾利湿，既消已聚之饮，又杜生痰之源。饮属阴邪，非温不化，"病痰饮者，当以温药和之"，遂以桂枝为臣，温阳化饮。

苓、桂相合，一利一温，共奏温化利湿之效。佐以白术健脾燥湿，助茯苓以培土制水。炙甘草甘平，配桂枝以辛甘化阳，合白术以益气健脾，又可调和诸药而兼佐使之用。

使用注意 若饮邪化热，咳痰黏稠者，非本方所宜。

处方7 桃仁红花煎

方药 红花、乳香、青皮各6g，桃仁、川芎、当归、延胡索、香附各10g，生地黄、赤芍、丹参各12g。

功能与主治 活血化瘀，理气通络。主治心悸瘀阻心脉证。症见心悸不安，胸闷不舒，心痛时作，痛如针刺，唇甲青紫，舌质紫暗或有瘀斑，脉涩或结或代。

加减 气滞血瘀，加用柴胡、枳壳；兼气虚，加黄芪、党参、黄精；兼血虚，加何首乌、枸杞子、熟地黄；兼阴虚，加麦冬、玉竹、女贞子；兼阳虚，加附子、肉桂、淫羊藿；络脉痹阻，胸部窒闷，加沉香、檀香、降香；夹痰浊，胸满闷痛，苔浊腻，加瓜蒌、薤白、半夏、陈皮；胸痛甚，加乳香、没药、五灵脂、蒲黄、三七粉等祛瘀止痛。若心悸甚者，加大当归、丹参用量，再加远志，以补血活血安神；若瘀血甚者，加大桃仁、红花用量，以活血化瘀；若气郁甚者，加大香附、青皮用量，再加柴胡，以行气解郁；若血热甚者，加大生地黄、赤芍用量，再加玄参，以清热凉血等。

简介 本方出自《陈素庵妇科补解》。原治妇人月水不通，属瘀血者，现可用治心律失常证属心血瘀阻者。方中用活血药7味，红花偏于通经，当归偏于补血，桃仁偏于破血，延胡索、川芎偏于温通行气，丹参偏于安神，乳香偏于止痛；凉血药2味，生地黄偏于滋阴，赤芍偏于凉血；行气药2味。香附偏于行气，青皮偏于降泄，方中用活血药配伍凉血药，以治瘀血夹热；活血药配伍理气药，既可活血行瘀又可治瘀血气滞；理气药配伍凉血药，以治气郁夹热，方药相互为用，以活血化瘀，理气通络为主。

使用注意 本方活血行气之力专宏，故血友病、月经过多、崩漏等患者非血瘀慎用；服药期间，忌辛辣刺激之品，戒烟、酒。

处方8 黄连温胆汤

方药 黄连6g，竹茹12g，枳实6g，半夏6g，陈皮6g，甘草3g，生姜6g，茯苓10g。

功能与主治 清热化痰，宁心安神。主治心悸痰火扰心证。症见心悸时发时止，受惊易作，胸闷烦躁，失眠多梦，口干苦，大便秘结，小便短赤，舌红，苔黄腻，脉弦滑。

加减 痰热互结，大便秘结者，加生大黄；心悸重者，加珍珠母、石决明、磁石重镇安神；火郁伤阴，加麦冬、玉竹、天冬、生地黄养阴清热；兼见脾虚者，加党参、白术、谷芽、麦芽、砂仁益气醒脾。

简介 本方出自《六因条辨》。此方为温胆汤方去大枣加黄连而成。方中半夏燥湿化痰，温胃降逆；竹茹清胆和胃，止呕除烦；黄连清热燥湿和中；陈皮理气化痰，助半夏温胃化痰；枳实理气化痰；茯苓益气健脾利湿，杜绝痰生之源；甘草益气和中。

使用注意 不宜大量及长时间服用、脾胃虚寒者及阴虚津伤者忌用。

处方9　黄连阿胶汤

方药 黄连 12g，黄芩 7g，白芍 7g，鸡子黄二枚，阿胶 9g。

功能与主治 清热育阴，交通心肾。主治心肾虚热内烦证。症见心烦不寐，心悸不安。兼头晕耳鸣，健忘，腰酸梦遗，五心烦热，口干津少。舌质红，少苔或无苔；脉细数。

加减 面热微红，眩晕，耳鸣，可加牡蛎、龟甲、磁石等以重镇潜阳，使阳升得平，阳入于阴，即可入寐；咽干口渴，加玄参、麦冬、石斛；胸中烦热，加山栀子、鲜竹叶；失眠易惊，加龙齿、珍珠母；睡而不熟，加酸枣仁、首乌藤；慢性痢疾便脓血属阴虚火旺者，去鸡子黄，加地榆。

简介 本方出自《伤寒论》。方中黄连、黄芩除热以坚阴；白芍、阿胶、鸡子黄滋肾阴而养血。其中，白芍佐阿胶，于补肾阴中敛阴气；鸡子黄佐黄芩、黄连，于泻心火，补阴血，故能心肾相交，水升火降。诸药合用，使水不亏火不炽，则心烦等证可解。

使用注意 待稍冷，再入鸡子黄搅匀。分2次温服。

二、中成药

1. 定心丸：适用于心血不足、惊悸、怔忡、失眠、夜多噩梦、心烦不安、神疲、体倦等症。使用方法：温开水送服，每次1丸，每日2次（注意：本品不可过量长期，以防汞中毒）。

2. 安神丸片：适用于心神不宁，惊悸失眠、心烦等症。使用方法：口服，每次20粒。每日两次。

3. 炙甘草合剂：适用于气虚血少之心悸、脉结代、胸痹、气短赢瘦、虚热咳嗽等症。使用方法：口服，每次15～25mL，每日3次。注意：发热、舌红绛者忌用。

4. 安神补心丸：适用于肝肾阴亏，血不养心所致之心悸、失眠、头晕等症。

使用方法：口服，每次 1 丸，每日 3 次，温开水送服（注意：忌食辛辣）。

5. 心宝丸：适用于心血瘀阻、心气亏虚所致的胸痹痛。使用方法：口服，每次 1～2 丸，每日 1～3 次（注意：孕妇及妇女经期慎用）。

6. 复方丹参片：适用于心脉瘀阻所致的胸痹心痛，类似西医的冠心病属气滞血瘀者。使用方法：口服，每次 4 片，每日 3 次（注意：气阴两虚者慎用）。

7. 心可舒片：适用于气滞血瘀引起的胸中憋闷、疼痛、头晕、头痛、颈项疼痛等。使用方法：口服，每次 4 片，每日 3 次；1 个月为 1 个疗程，超前服用可用于冠心病的预防。

三、单方验方

1. 琥珀 1g，血竭 0.6g。使用方法：研末分服，1 天 2 次。适用于对于心悸、惊恐的心脑病。

2. 石菖蒲 3g，远志 6g，朱茯神 9g。使用方法：水煎服，每日 1 剂。适用于痰饮水湿性心悸、失眠。

3. 玉竹 15g。使用方法：浓煎两次，1 日服完，连服 10 天为 1 疗程。适用于：阴虚性心脏病、糖尿病心悸、失眠症。

4. 瓜蒌 30g，薤白 15g，白酒 10mL。使用方法：水煎服。适用于胸阳不振、心脉闭阻的冠状动脉硬化性心脏病的心悸、气短等。

5. 龙眼肉 10g，远志 6g，丹参 15g。使用方法：水煎服。适用于心脾两虚、气滞血瘀型心力衰竭，及心脏病心悸、失眠等症。

6. 酸枣仁 15g，粳米 100g。使用方法：将酸枣仁炒黄研末，备用；将粳米洗净加水煮作粥，临熟，下酸枣仁末，再煮几分钟，空腹食之。适用于心悸心神不安。

7. 百合、莲子（不去心）各 30g，麦冬 15g。使用方法：水煎 2 次，每次用水 300mL 煎半小时，两次混合，除去麦冬，分 2 次食用，喝汤。适用于心悸，夜卧不宁。

第二节　胸痹

胸痹，是以胸部闷痛，甚则胸痛彻背，喘息不得卧为主症的疾病，轻者仅感胸闷如窒，呼吸欠畅，重者则有胸痛，严重者心痛彻背，背痛彻心。真心痛，是胸痹进一步发展的严重病证，其特点为剧烈而持久的胸骨后疼痛，伴心悸、水肿、肢冷、喘促、汗出、面色苍白等症状，甚至危及生命。西医学中冠状动脉粥样硬化性心脏病之心绞痛、心肌梗死与本病密切相关，可参照本病辨证论治。

诊断：①胸痹以胸部闷痛为主症，一般持续几秒到几十分钟，休息或用药后可缓解。患者多见膻中或心前区憋闷疼痛，甚则痛彻左肩背、咽喉、胃脘部、左上臂内侧等部位，呈反复发作性。常伴有心悸、气短、汗出，甚则喘息不得卧。②突然发病，时作时止，反复发作。严重者可见胸痛剧烈，持续不解，汗出肢冷，面色苍白，唇甲青紫，脉散乱或微细欲绝等危候，可发生猝死。③多见于中年以上，常因操劳过度、抑郁恼怒、多饮暴食或气候变化而诱发，亦有无明显诱因或安静时发病者。心电图应作为必备的常规检查，必要时，可选用动态心电图、活动平板运动试验，有助于心肌缺血的诊断和评价治疗效果。心脏冠脉造影检查是确诊心肌缺血、冠状动脉病变的重要方法。

一、辨证用药

处方 1　血府逐瘀汤

方药　桃仁 12g，红花 9g，当归 9g，生地黄 9g，川芎 5g，赤芍 6g，牛膝 9g，桔梗 4.5g，柴胡 3g，枳壳 6g，甘草 6g。

功能与主治　活血化瘀，通脉止痛。主治心血瘀阻证。症见心胸疼痛，如刺如绞，痛有定处，入夜为甚，甚则心痛彻背，背痛彻心，或痛引肩背，伴有胸闷，日久不愈，可因暴怒、劳累而加重；舌质紫暗，有瘀斑，苔薄，脉弦涩。

加减　瘀血痹阻重证，胸痛剧烈，可加乳香、没药、郁金、降香、丹参等；若血瘀气滞并重，胸闷痛甚者，可加沉香、檀香、荜茇等；若寒凝血瘀或阳虚血瘀，伴畏寒肢冷，脉沉细或沉迟者，可加桂枝或肉桂、细辛、高良姜、薤白、人参、炮附子等；若气虚血瘀，伴气短乏力，自汗，脉细弱或结代者，当益气活血，用人参养营汤合桃红四物汤加减，重用人参、黄芪；若猝然心痛发作，可含化复方丹参滴丸、速效救心丸。

简介　本方出自《医林改错》。本方取桃红四物汤与四逆散配伍，加下行之牛膝和上行之桔梗而成。方中桃仁破血行滞而润燥，红花活血祛瘀以止痛，共为君药。赤芍、川芎助君药活血祛瘀；牛膝入血分，性善下行，能祛瘀血，通血脉，并引瘀血下行，使血不郁于胸中，瘀热不上扰，共为臣药。生地黄甘寒，清热凉血，滋阴养血；合当归养血，使祛瘀不伤正；合赤芍清热凉血，以清瘀热；三者养血益阴，清热活血，共为佐药。桔梗、枳壳，一升一降，宽胸行气，桔梗并能载药上行；柴胡疏肝解郁，升达清阳，与桔梗、枳壳同用，尤善理气行滞，使气行则血行，亦为佐药。甘草调和诸药，为使药。合而用之，使血活瘀化气行，则诸证可愈。

使用注意 由于方中活血祛瘀药较多，故孕妇忌用。

🔖 处方 2　柴胡疏肝散

方药 陈皮、柴胡各 6g，川芎 5g，香附 4.5g，枳壳 4.5g，芍药 4.5g，甘草 1.5g。

功能与主治 疏肝理气，活血通络。主治气滞心胸证。症见心胸满闷，隐痛阵发，痛有定处，时欲太息，遇情志不遂时容易诱发或加重，或兼有胸部胀闷，得嗳气或矢气则舒；苔薄或薄腻，脉细弦。

加减 胸闷心痛明显，为气滞血瘀之象，可合用失笑散；气郁日久化热，心烦易怒，口干便秘，舌红苔黄，脉弦数者，用加味逍遥散。

简介 本方出自《证治准绳》。方中柴胡苦辛而入肝胆，功擅条达肝气而疏郁结，为君药。香附味辛入肝，长于疏肝行气止痛；川芎味辛气温，入肝胆经，能行气活血、开郁止痛；二药共助柴胡疏肝解郁，且有行气止痛之效，同为臣药。陈皮理气行滞而和胃，醋炒以入肝行气；枳壳行气止痛以疏理肝脾；芍药养血柔肝，缓急止痛，与柴胡相伍，养肝之体，利肝之用，且防诸辛香之品耗伤气血，俱为佐药。甘草调和药性，与芍药相合，则增缓急止痛之功，为佐使药。诸药共奏疏肝解郁，行气止痛之功。本方以四逆散易枳实为枳壳，加川芎、香附、陈皮而成，其疏肝理气作用较强。

使用注意 本方为治疗肝气郁结证之代表方。以胁肋胀痛、脉弦为辨证要点。但本方药性芳香辛燥，不宜久煎；易耗气伤阴，不宜久服，且孕妇慎用。

🔖 处方 3　瓜蒌薤白半夏汤

方药 瓜蒌实 24g，薤白 9g，半夏 12g，白酒适量。

功能与主治 通阳泄浊，豁痰宣痹。主治痰浊闭阻证。症见胸闷重而心痛微，痰多气短，肢体沉重，形体肥胖，遇阴雨天而易发作或加重，伴有倦怠乏力，纳呆便溏，咳吐痰涎；舌体胖大且边有齿痕，苔浊腻或白滑，脉滑。

加减 痰浊郁而化热者，用黄连温胆汤加郁金；如痰热兼有郁火者，加海浮石、海蛤壳、栀子、天竺黄、竹沥；大便干结加桃仁、大黄；痰浊与瘀血往往同时并见，因此通阳豁痰和活血化瘀法亦经常并用。

简介 本方出自《金匮要略》。胸痹为胸阳不振，痰浊水饮上居胸位所致，其主要临床表现是：胸闷、短气，或胸痛彻背，背痛彻心，或见心悸、喘咳，舌苔白腻，脉弦滑，或寸强关弱。瓜蒌薤白半夏汤主治胸痹而痰饮壅盛，胸闭塞较甚之候。故其证由上证短气发展至不得卧，由胸闷而痛发展至胸痛彻背。因痰饮较甚，故在瓜蒌薤白白酒汤的基础上加半夏，以逐其痰饮，降其逆气。

临证时，可将本方与苓桂术甘汤合用，以增化痰饮之功。气滞者，加陈皮、枳实、香附；瘀血者，常加丹参、降香、红花、赤芍、川芎、郁金等。

使用注意 瓜蒌薤白半夏汤具有通阳散结止痛、化痰浊的作用，所以适用于痰浊蕴结型胸痹，如以之治疗气阴两虚型、心肾阴虚型等胸痹，不但不能收敛，甚或起到反作用。所以必须在辨证清楚的情况下，合理应用该方，不可见到胸痹者即用瓜蒌薤白半夏汤。

处方 4　枳实薤白桂枝汤

方药 枳实 12g，厚朴 12g，薤白 9g，桂枝 3g，瓜蒌实 24g。

功能与主治 辛温散寒，宣通心阳。主治寒凝心脉证。症见猝然心痛如绞，心痛彻背，喘不得卧，多因气候骤冷或骤感风寒而发病或加重，伴形寒，甚则手足不温，冷汗自出，胸闷气短，心悸，面色苍白；苔薄白，脉沉紧或沉细。

加减 阴寒极盛之胸痹重症，表现胸痛剧烈，痛无休止，伴身寒肢冷，气短喘息，脉沉紧或沉微者，予乌头赤石脂丸加荜茇、高良姜、细辛等。若痛剧而四肢不温，冷汗自出，即刻舌下含化苏合香丸或麝香保心丸芳香化浊，理气温通开窍。

简介 本方出自《金匮要略》。本方主治由于胸阳不振，津液不能输布，凝聚为痰，痰阻气机，气结胸中所致胸痹证。以胸阳不振为本，痰阻气滞而气逆为标。急则治其标，故以通阳散结，祛痰下气为法。方中瓜蒌实即全瓜蒌，功擅涤痰散结，宽胸利膈；配伍薤白宣通胸阳，散寒化痰，二药相和，能散胸中凝滞之阴寒，化上焦结聚之痰浊，宣胸中阳气以宽胸，乃治疗胸痹之要药，共为君药。枳实下气破结，消痞除满；厚朴下气除满，燥湿化痰，二者同用，长于泻实满，消痰下气，共助君药以增宽胸散结，下气除满，通阳化痰之效，均为臣药。佐以桂枝通阳散寒，降逆平冲。诸药配伍，祛痰下气，散结除满，通阳化痰之力相得益彰。

使用注意 阳虚气弱之胸痹，不宜单用本方。

处方 5　生脉饮（又名生脉散）

方药 人参 9g，麦冬 9g，五味子 6g。

功能与主治 益气养阴，活血通脉。主治气阴两虚证。症见心胸隐痛，时作时休，心悸气短，动则益甚，伴倦怠乏力，声息低微，面色白，易汗出；舌质淡红，舌体胖且边有齿痕，苔薄白，脉虚细缓或结代。

加减 兼有气滞血瘀者，可加川芎、郁金；兼见痰浊之象者，加茯苓、白术、白豆蔻以健脾化痰；兼见纳呆、失眠等心脾两虚者，加茯苓、茯神、远志、半夏曲、柏子仁、酸枣仁。

简介 本方出自《医学启源》。方中人参甘温，既大补肺脾之气，又生津液，用为君药。麦冬甘寒，养阴清热，润肺生津，与人参相合，则气阴双补，为臣药。五味子酸敛，既敛阴止汗，又能收敛耗散之肺气而止咳，为佐药。三药相合，一补一润一敛，既补气阴之虚，又敛气阴之散，使气复津生，汗止阴存，脉气得充，则可复生，故名"生脉"。

使用注意 外邪未解，或暑病热盛，气阴未伤者，不宜使用。脾胃虚弱，腹胀便溏，咳嗽痰多者慎用。感冒患者不宜服用。

🥠 处方6 天王补心丹

方药 生地黄12g，人参、丹参、玄参、茯苓、远志、桔梗各15g，五味子、当归、天冬、麦冬、柏子仁、酸枣仁各9g。

功能与主治 滋阴清火，养心和络。主治心肾阴虚证。症见心痛憋闷，心悸盗汗，虚烦不寐，腰酸膝软，头晕耳鸣，口干便秘，舌红少津，苔薄或剥，脉细数或促代。

加减 阴不敛阳，虚火内扰心神，虚烦不寐，舌尖红少津者，可用酸枣仁汤；若兼见风阳上扰，加用珍珠母、灵磁石、石决明、琥珀等。若不效，再予黄连阿胶汤。若心肾虚，兼见头晕目眩，腰酸膝软，遗精盗汗，心悸不宁，口燥咽干，用左归饮。

简介 本方出自《校注妇人良方》。方中重用甘寒之生地黄，滋阴养血，清虚热，为君药。天冬、麦冬滋阴清热，酸枣仁、柏子仁养心安神，当归补心血，共助生地黄滋阴补血以养心安神，俱为臣药。人参补气，使气旺而阴血自生，以宁心神；五味子酸收敛阴，以养心神；茯苓、远志养心安神，交通心肾；玄参滋阴降火，以制虚火上炎；丹参养心血而活血，可使诸药补而不滞，共为佐药。桔梗为舟楫，载药上行，以使药力上入心经，为使药。诸药相伍，共奏滋阴养血、补心安神之功。

使用注意 本方滋阴之品较多，对脾胃虚弱，纳食欠佳，大便不实者，不宜长期服用，服药期间忌食辛辣及刺激性食物。

🥠 处方7 参附汤

方药 人参30g，附子10g。

功能与主治 温补阳气，振奋心阳。主治心肾阳虚证。症见心悸而痛，胸闷气短，动则更甚，自汗，面色白，神倦怯寒，四肢欠温或肿胀；舌质淡胖，边有齿痕，苔白或腻，脉沉细迟。

加减 伴有寒凝血瘀标实症状者适当兼顾。若肾阳虚衰，不能制水，水饮上凌心肺，症见水肿、喘促、心悸，用真武汤加黄芪、汉防己、猪苓、车前子。若阳虚欲脱厥逆者，用四逆加人参汤，或参附注射液 40～60mL 加入 5% 葡萄糖注射液 250～500mL 中静脉滴注可增强疗效。

简介 本方出自《正体类要》。参附汤为峻补阳气以救暴脱之剂。除上述主治外，凡大病虚极欲脱，产后或月经暴崩，或痈疡久溃，血脱亡阳等，均可用本方救治。一旦阳气来复，病情稳定，则当辨证调治，不可多服，以免纯阳过剂，或伤阴血。

使用注意 若服药后出现呕吐拒药者，可将药液置凉后服用。本方纯用辛热之品，中病手足温和即止，不可久服。真热假寒者禁用。

二、中成药

1. 冠心舒通胶囊：适用于心血瘀阻证。用法用量：口服，一次 3 粒，一日 3 次；4 周为一疗程。

2. 冠心丹参滴丸：适用于气滞血瘀证。用法用量：舌下含服，一次 10 粒，一日 3 次。

3. 冠心苏合丸：适用于寒凝心脉证。用法用量：嚼碎服，一次 1 丸，一日 1～3 次；或遵医嘱。

4. 通心络胶囊：适用于气虚血瘀证。用法用量：口服，一次 2～4 粒，一日 3 次。

5. 益心舒丸：适用于气阴两虚证。用法用量：口服，一次 1 袋，一日 3 次。

6. 心元胶囊：适用于心肾阴虚证。用法用量：口服，一次 3～4 粒，一日 3 次。

三、单方验方

1. 人参三七散。人参粉、三七粉各等份，每次 3～5g，1 日 3 次。适用于气虚血瘀证。（《中医内科常见病诊疗指南·西医疾病部分》）

2. 王鸿士验方——行气活血汤。瓜蒌 30g，薤白 9g，桂枝 4.5g，当归 9g，丹参 15g，枳壳 9g，赤芍 12g，川芎 6g，檀香 6g，桃仁 9g，鸡血藤 30g，天仙藤 12g，甘草 4.5g。每日 1 剂，水煎分服。适用于气滞血瘀证。

3. 路志正验方——健脾涤痰汤。半夏 6～10g，陈皮 3～9g，茯苓 9～15g，菖蒲 6～10g，郁金 6～10g，瓜蒌 10～15g，枳实 6～12g，黄连 1.5～6g，竹茹 9～12g，旋覆花（包）6～12g，甘草 3～6g。每日 1 剂，水煎分服。适用于痰浊壅盛证。

4. 邵念方验方——保元丹参饮。黄芪 30g，党参 20g，麦冬 30g，丹参 30g，檀香 12g，砂仁 10g，炒酸枣仁 30g，葛根 24g，石菖蒲 12g，甘草 6g。每日 1 剂，水煎分服。适用于气阴两虚证。

第三节　厥证

厥证也称昏厥，是指突然昏倒，不省人事，四肢厥冷，面色苍白。轻者昏厥时间较短，稍时即醒，清醒后无偏瘫、失语、口眼㖞斜等后遗症；严重者则时间长，其则死亡。厥证病因主要是由于情志刺激，生气恼怒，气机运行突然逆乱所致。厥证的病位在心、肝，涉及脾、肾。病机在于脏腑失调，气机逆乱，气血升降失序，阴阳气不相顺接。现代医学之休克、虚脱、中暑、高血压危象、癔症、低血糖等，均可参照本篇辨证施治。

诊断：①起病急暴，病情危重，突然晕厥或昏仆，不省人事，面色苍白，四肢厥冷，是厥证诊断的主要依据。②发病前常有先兆症状，如头晕、心悸、视物模糊、面色苍白、出汗等，而后突然发生昏仆，不知人事，移时苏醒。发病时常见汗出、四肢厥冷，醒后感头晕、疲倦、口干，但无失语、偏瘫等后遗症。③发病前常有明显的精神刺激、情绪波动等因素，或有大失血病史，或有暴饮暴食史，或有痰盛宿疾。④相关检查：血常规、血糖、电解质、血压测定和心电图、脑电图、脑血流图、颅脑 CT、MRI 等检查有助于诊断与鉴别诊断。

一、辨证用药

处方 1　五磨饮子

方药　乌药 9g，枳实 9g，沉香 3g，槟榔 9g，木香 9g。

功能与主治　行气降逆，宽胸散结。主治气厥实证。症见突然昏倒，人事不知，牙关紧闭，两手握拳，呼吸急促。舌苔薄白，脉伏或沉弦。

加减　治疗可急用通关散搐鼻；继用五磨饮子加减。若为少阳气郁体质，肝郁脾虚，方可用逍遥散；心烦咽干者，可用逍遥散加味。若肝胃不和，胃脘胀满，伴胸胁胀痛可用柴胡疏肝散加减。若气郁痰阻，可用半夏厚朴汤加减。若气郁夹痰湿食滞，可用越鞠丸或配合保和丸消食导滞。若平素多疑，喜悲伤欲哭，或哭笑无常，可用甘麦大枣汤加合欢花。

简介　本方出自《医方集解》。方中槟榔破滞行气；沉香降胃逆又降肝逆，枳实宣肺降气；乌药、木香顺气调肝，从而达到木疏则土和，肺降则胃降。

使用注意　将药研为细散状，以白酒磨服，每次服 6g，每日分 2 次服。

处方 2　回阳四味饮

方药　人参 15g，制附子 20g，炮姜 10g，炙甘草 6g。

功能与主治　益气回阳，救逆醒神。主治气厥虚证，阳气欲脱之危候。症见头晕目眩，心慌气短，突然昏仆，可伴呼吸微弱，面色苍白，汗出肢冷，或见小便自遗。舌质淡，苔薄白，脉沉细微。

加减　病急可先用生脉注射液、参附注射液静脉输注；继用四味回阳饮加减。因体质素虚，或久病失治，气虚下陷者，可用补中益气汤加减。若因汗、吐、下太过，气随津脱，晕厥苏醒后乏力，心悸，咽干，口渴者，可用生脉散加神曲、麦芽等。

简介　本方出自《景岳全书》。人参大补元气；制附子回阳救逆，上助心阳，下补肾阳；炮姜温经散寒；炙甘草补脾益气，缓急止痛。四味药物合用，可速救虚脱之元阳，挽危于顷刻之间。

使用注意　开水先下制附子，煮 15min，再下余药。

处方 3　羚角钩藤汤

方药　羚羊角 3g，钩藤 9g，桑叶 6g，川贝母 12g，竹茹 15g，生地黄 15g，菊花 9g，白芍 9g，茯神 9g，甘草 3g。

功能与主治　平肝潜阳，理气通瘀。主治血厥实证。症见突然昏倒，不省人事，牙关紧闭，面赤唇紫。醒后头昏头痛。平时急躁易怒，口苦面赤，头晕胀痛。舌质红、苔薄黄，脉弦。

加减　若热邪内闭，神志昏迷者，可配紫雪丹、安宫牛黄丸；高热不退、耗伤津液甚者，加玄参、麦冬、石斛、阿胶；高血压头昏目眩者，加怀牛膝、白蒺藜。

简介　本方出自《通俗伤寒论》。方中羚羊角、钩藤清热解痉，平肝息风以为君药。桑叶、菊花平肝息风，又兼疏散风热之功而为臣药。生地黄、白芍滋阴增液；邪热盛而耗液为痰，方用川贝母、竹茹清热化痰；热入心包则神明不安，方用茯神宁心安神，诸药各司一面之功以制火热之，堪当佐药。甘草调和诸药而为使。

使用注意　若温病后期，热势已衰，阴液大亏，虚风内动者，不宜应用。

处方 4　人参养荣汤（又名人参养营汤）

方药　人参 6g，白术 6g，茯苓 6g，肉桂 6g，炙甘草 3g，当归 6g，熟地黄 9g，黄芪 6g，白芍 9g，五味子 3g，远志 3g，陈皮 6g，生姜 6g，大枣 2 枚。

功能与主治 补气养血，醒神固脱。主治血厥虚证。症见失血过多，或久病血虚，心悸头晕，突发眼前发黑，昏厥，伴面色无华，口唇色淡，自汗，肢冷，气息低。舌质淡，苔薄白，脉芤或细数无力。

加减 若自汗肤冷，呼吸微弱者，加附子、干姜温阳；若口干少津者，加麦冬、玉竹、沙参养阴；心悸少寐者，加龙眼肉、酸枣仁养心安神。

简介 本方出自《太平惠民和剂局方》。方中人参大补元气，补脾气益肺气；白芍补血敛阴，两药相合，益气补血。黄芪助人参补脾益肺，且又固表止汗；白术助人参健脾益气，且又可燥湿，使脾健则气血生化有源。当归、熟地黄助白芍补血。陈皮理气健脾，使补血不滞，补气不壅；茯苓健脾渗湿，且又宁心安神；五味子敛阴止汗，配合人参、黄芪可益气固表，加强补肺养心的作用；远志养心安神；肉桂补阳活血，与方中补气、补血药相伍，可温化阳气，鼓舞气血生长；生姜、大枣调补脾胃。炙甘草益气健脾，且调和诸药，有佐使之用。

使用注意 病急可用独参汤灌服，继以人参养荣汤加减。

🔖 处方5 导痰汤

方药 半夏9g，橘红6g，茯苓6g，胆南星6g，枳实6g，甘草3g，生姜3g。

功能与主治 燥湿豁痰，行气开郁。主治痰厥。症见素有咳喘宿痰，多湿多痰，恼怒或剧烈咳嗽后突然昏厥，喉有哮声，或呕吐涎沫，呼吸气粗。舌苔白腻，脉沉滑。

加减 若痰湿化热，便干便秘，舌苔黄腻，脉滑数者，加黄芩、栀子、竹茹、瓜蒌仁清热降火。

简介 本方出自《济生方》。方中半夏燥湿化痰，胆南星豁痰开窍，共为君药。枳实开郁行气宽胸，橘红理气燥湿，使气顺则痰消，共为臣药。茯苓健脾渗湿，使湿无所聚，痰无由生，为佐药。甘草调和诸药为使。诸药合用，共成燥湿豁痰开郁之剂。

使用注意 喉中痰涎壅盛者，可先予猴枣散化服。

🔖 处方6 通瘀煎

方药 当归尾9~15g，山楂、香附、红花各6g，乌药3~6g，青皮4.5g，木香2g，泽泻4.5g。

功能与主治 活血祛瘀，行气止痛。主治血厥实证。症见妇人气滞血积，经脉不利，痛极拒按，舌淡，苔白，脉弦细。

加减 气滞重者，加大腹皮、枳实、厚朴；血瘀重者，加失笑散、川芎、三棱、莪术；热证明显者，加黄芩、黄连、栀子、牡丹皮；寒证明显者，加桂枝、细辛、干姜、附子。

简介 本方出自《景岳全书》。方中当归尾、红花活血祛瘀通经，为君药。山楂活血散瘀，香附、乌药、青皮、木香行气止痛，共为臣药。泽泻利水渗湿，为佐使药。全方理气重于活血。

使用注意 体虚气弱之产后腹痛或恶露不绝者，不宜使用本方。

🥣 处方7 生脉饮（又名生脉散）

方药 人参9g，麦冬9g，五味子6g。

功能与主治 益气生津，敛阴止汗。主治气厥虚证。症见眩晕昏仆，面色苍白，气短自汗，口干舌燥，苔薄少津，脉虚数或虚细。

加减 伴有咽喉肿痛者加牛蒡子、射干、薄荷，发热口干者加黄芩、牡丹皮、生地黄、知母，气虚明显者重用黄芪加党参，腹胀纳差加白术、陈皮、焦神曲健脾化湿，轻度浮肿者加猪苓、茯苓、泽泻，汗出严重者加浮小麦、防风固表止汗，睡眠欠佳者加用酸枣仁、远志、茯神宁心安神。

简介 本方出自《医学启源》。方中人参甘温，既大补肺脾之气，又生津液，用为君药。麦冬甘寒，养阴清热，润肺生津，与人参相合，则气阴双补，为臣药。五味子酸敛，既敛阴止汗，又能收敛耗散之肺气而止咳，为佐药。三药相合，一补一润一敛，既补气阴之虚，又敛气阴之散，使气复津生，汗止阴存，脉气得充，则可复生，故名"生脉"。

使用注意 外邪未解，或暑病热盛，气阴未伤者不宜使用。脾胃虚弱，腹胀便溏，咳嗽痰多者慎用。感冒患者不宜服用。

🥣 处方8 小承气汤

方药 大黄12g，厚朴6g，枳实9g。

功能与主治 导滞通腑。主治食厥。症见暴饮暴食，突然昏厥，腹胀而大便不通，谵语潮热，胸腹痞满，舌苔老黄，脉滑而疾；或痢疾初起，腹中胀痛，里急后重者。

加减 邪传入少阴，逼迫津水注为自利，质清而无赤黄相兼，热结旁流者，加川黄连。中风入腑，邪气内实，热势极盛，二便不通，及阳明发狂谵语者，加羌活。

简介 本方出自《伤寒论》。方中大黄泻热通便，厚朴行气散满，枳实破气消滞，诸药合用，可以轻下热结，除满消痞。

使用注意 在燥屎将硬未硬之时，先服少量小承气汤令小安，硬定后再服大承气汤。或者燥屎硬定存疑，先用小承气汤试探，转矢气后燥屎确已硬定，再用足量小承气汤下之，严重时用大承气汤攻之。

🔖 处方 9　保和丸

方药 山楂 90g，神曲 30g，半夏、茯苓各 45g，陈皮、连翘、炒莱菔子各 15g。

功能与主治 消食和胃，和中消导。主治食厥和一切食积。症见暴饮暴食，突然昏厥，脘腹胀满，呕吐酸腐，头晕，舌苔厚腻，脉滑。

加减 若气虚者，见不思饮食，可加黄芪、党参；若寒甚者，见畏寒肢冷、喜食热饮，可加桂枝、高良姜、干姜，也可加服理中丸（人参、白术、干姜、炙甘草）；若胃气上逆者，见嗳气频作，可加赭石、旋覆花（包煎）；若胃脘郁热者，见口苦口臭，可加左金丸（黄连、吴茱萸）。

简介 本方出自《丹溪心法》。方中重用山楂，以消一切饮食积滞，尤善消肉食油腻之积；神曲消食健脾，善化酒食陈腐之积；炒莱菔子长于消谷面之积而下气；因食阻气机，胃失和降，故用半夏、陈皮行气化滞，和胃止呕；又食积易于生湿化热，用茯苓渗湿健脾，和中止泻；连翘清热而散结。

使用注意 上药研成细末，用神曲煮糊和丸如梧桐子大，每次服 6～9g，用炒麦芽煎汤送下。也可将麦芽 30g 研末，和在丸药内。或作汤剂，水煎服。用量按原方十分之一即可。本方属攻伐之剂，故不宜久服。

🔖 处方 10　白虎加人参汤

方药 知母 18g，石膏 50g，炙甘草 6g，粳米 9g，人参 10g。

功能与主治 清热、益气、生津。主治暑厥之阳明热证。症见气津两伤，大热，大汗，烦渴，脉大无力，以及暑病发热，津气两伤，症见汗出背微恶寒，身热而渴等。

加减 火灼津燥，口干燥甚，加麦冬、生地黄、葛根、天花粉；烦渴引饮，汗出不止者加五味子、乌梅、石斛；消谷善饮明显者，加黄连、沙参、玉竹、黄精；大便秘结者，加玄参、生首乌、生大黄；倦怠乏力，加黄芪、黄精。

简介 本方出自《伤寒论》。方中君药石膏，辛甘大寒，入肺胃二经，功善清解，透热出表，以除阳明气分之热；人参甘补微温，善补元气、生津液。二药相合，清热、益气、生津功著，故为君药。臣药知母，苦寒质润，一以助石膏清肺胃之热，一以滋阴润燥救已伤之阴津。石膏与知母相须为用，可增强清热生津之功。佐以粳米、炙甘草益胃生津，亦可防止大寒伤中。炙甘草兼以调和诸药为使。五药相配，共奏清热生津、止渴除烦之功，使热清津复，诸症自解。

使用注意 太阳表证未解不可用白虎加人参汤。

🍵 处方 11　清暑益气汤

方药 西洋参 5g，石斛 15g，麦冬 9g，黄连 3g，竹叶 6g，荷梗 15g，知母 6g，甘草 3g，粳米 15g，西瓜翠衣 30g。

功能与主治 清暑益气，养阴生津。主治暑厥之感受暑热，气津两伤。症见身热心烦，自汗口渴，四肢困倦，不思饮食，精神减少，胸满气促，身重，肢体疼痛，小便赤涩，大便溏黄，脉虚等。

加减 去黄连、知母，加白薇、蝉蜕，用治小儿夏季热；汗多加浮小麦；乏力甚加生脉散；口渴加生石膏。

简介 本方出自《温热经纬》。方中黄连泻心经之热以治其本而为君。西瓜翠衣、荷梗清热祛暑以为臣。暑易耗气伤阴，方中西洋参、粳米、甘草益气；麦冬、石斛、知母养阴共为佐。竹叶清热利水，使暑热自小便而去为使。

使用注意 本方因有滋腻之品，故暑病夹湿，舌苔厚腻者，不宜使用；暑证，高热烦渴，而无气虚证者，亦不宜用。

二、中成药

气血厥实证：

1. 苏合香丸：每服一粒，发作时服。

2. 开胸顺气丸：每服 3～9g，日服二次。

气血厥虚证可用：

1. 人参养荣丸：每服一丸，日服二次。

2. 人参归脾丸：每服一丸，日服二次，

3. 十全大补丸：每服一丸，日服二次。

4. 参茸卫生丸：每服一丸，日服二次。

暑厥可用：

金衣祛暑丸：每服一丸，日服二次

三、单方验方

1. 吴茱萸 1.5g。将上药研粉，酒和为饼，封贴脐部。主治虚脱。

2. 干姜粉 10g，制附子 10g，葱白 100g。上药共捣烂，放锅中炒热，趁温热敷脐部至苏醒去药。主治突然昏倒，四肢冰冷。

3. 炮姜、附片各 15g，食盐、葱白各适量。将炮姜和附片研为细末，贮瓶备用。用时将药末填满患者脐孔，再将葱白切碎和食盐一起在锅内炒热，用布包裹，趁热熨于患者脐部，药冷则再炒再熨。治突然昏厥。

4. 生姜 9g，生白矾 3g。捣成糊状，加水适量，于发作时频频灌服。主治痰厥。

5. 朱砂 6g、黄蜡 60g。上两味烧烟，熏口鼻及脐孔，更贴手足取汗。

6. 食盐 50g。研末炒热，待温敷脐部，再以麦麸加醋炒热、布包，放盐上熨之。片刻即可苏醒。

7. 公丁香、干姜、细辛、肉桂各 10g，生姜 1 片，艾炷适量。将方中前 4 味药共碾成细末，装瓶备用。用时将药末填满患者脐孔，盖以生姜片，再将艾炷置于姜片上，点燃灸之，不拘壮数，灸至苏醒止。

第四节　不寐

不寐是以经常不能获得正常睡眠为特征的一类病证，主要表现为睡眠时间、深度的不足。轻者入睡困难，或寐而不酣，时寐时醒，或醒后不能再寐；重则彻夜不寐。西医学中的神经官能症、更年期综合征、慢性消化不良、贫血、动脉粥样硬化症等以不寐为主要临床表现时均属本病范畴，可参照本病辨证论治。

诊断：①轻者入寐困难或寐而易醒，醒后不寐，连续 3 周以上，重者彻夜难眠。②常伴有头痛、头昏、心悸、健忘、神疲乏力、心神不宁、多梦等症。③本病证常有饮食不节，情志失常，劳倦、思虑过度，病后体虚等病史。多导睡眠图、脑电图等有助于本病的诊断。

一、辨证用药

💊 处方 1　龙胆泻肝汤

方药　龙胆 6g，黄芩 9g，山栀子 9g，泽泻 12g，木通 6g，车前子 9g，当归 3g，生地黄 9g，柴胡 6g，生甘草 6g。

功能与主治　疏肝泻火，镇心安神。主治肝火扰心证。症见不寐多梦，甚则彻夜不眠，急躁易怒，伴有头晕头胀，目赤耳鸣，口干而苦，便秘溲赤，舌红苔黄，脉弦而数。

加减　若胸闷胁胀，善太息者，加香附、郁金、佛手以疏肝解郁。若肝胆之火上炎的重症，彻夜不寐，头晕目眩，头痛欲裂，大便秘结者，可改服当归龙荟丸。

简介 本方出自《医方集解》。本方治证，是由肝胆实火，肝经湿热循经上扰下注所致。上扰则头巅耳目作痛，或听力失聪；旁及两胁则为痛且口苦；下注则循足厥阴肝经所络阴器而为肿痛、阴痒。湿热下注膀胱则为淋痛等症。故方用龙胆大苦大寒，上泻肝胆实火，下清下焦湿热，为本方泻火除湿两擅其功的君药。黄芩、山栀子具有苦寒泻火之功，在本方配伍龙胆，为臣药。泽泻、木通、车前子清热利湿，使湿热从水道排出。肝主藏血，肝经有热，本易耗伤阴血，加用苦寒燥湿，再耗其阴，故用生地黄、当归滋阴养血，以使标本兼顾。方用柴胡，是为引诸药入肝胆而设，甘草有调和诸药之效。纵观全方，是泻中有补，利中有滋，以使火降热清，湿浊分清，循经所发诸证乃克相应而愈。

使用注意 方中药多苦寒，易伤脾胃，故对脾胃虚寒和阴虚阳亢之证皆非所宜。

🦠 处方 2　黄连温胆汤

方药 黄连 6g，竹茹 12g，枳实 6g，半夏 6g，陈皮 6g，甘草 3g，生姜 6g，茯苓 10g。

功能与主治 清化痰热，和中安神。主治痰热扰心证。症见心烦不寐，胸闷脘痞，泛恶嗳气，伴头重，目眩；舌偏红，苔黄腻，脉滑数。

加减 若心悸动，惊惕不安加琥珀、珍珠母、朱砂；若痰热盛，痰火上扰心神彻夜不眠，大便秘结不通者，加大黄或用礞石滚痰丸。

简介 本方出自《六因条辨》。此方为温胆汤方去大枣加黄连而成。方中半夏燥湿化痰，温胃降逆；竹茹清胆和胃，止呕除烦；黄连清热燥湿和中；陈皮理气化痰，助半夏温胃化痰；枳实理气化痰；茯苓益气健脾利湿，杜绝痰生之源；甘草益气和中。

使用注意 不宜大量及长时间服用。脾胃虚寒者及阴虚津伤者忌用。

🦠 处方 3　归脾汤

方药 白术、茯神、黄芪、龙眼肉、酸枣仁各 18g，人参、木香各 9g，甘草 6g，当归 3g，远志 3g。

功能与主治 补益心脾，养血安神。主治心脾两虚证。症见不易入睡，多梦易醒，心悸健忘，神疲食少，伴头晕目眩，面色少华，四肢倦怠，腹胀便溏；舌淡苔薄，脉细无力。

加减 若心血不足较甚者加熟地黄、白芍、阿胶；若不寐较重加柏子仁、五味子、首乌藤、合欢皮；若夜梦纷纭，时醒时寐加肉桂、黄连；如兼脘闷纳差，苔滑腻，加二陈汤；兼腹泻者减当归加苍术、白术之类。

简介 本方出自《济生方》。方中黄芪甘温，补脾益气；龙眼肉甘平，既补脾气，又养心血，共为君药。人参、白术皆为补脾益气之要药，与黄芪相伍，补脾益气之功益著；当归补血养心，酸枣仁宁心安神，二药与龙眼肉相伍，补心血、安神志之力更强，均为臣药。佐以茯神养心安神，远志宁神益智；更佐理气醒脾之木香，与诸补气养血药相伍，可使其补而不滞。炙甘草补益心脾之气，并调和诸药，用为佐使。引用生姜、大枣，调和脾胃，以资化源。诸药配伍，心脾得补，气血得养，诸症自除。

使用注意 出血属阴虚血热者，应慎用。

🩺 处方 4　六味地黄丸

方药 熟地黄 24g，山茱萸、山药各 12g，泽泻、牡丹皮、茯苓 9g。

功能与主治 滋阴降火，交通心肾。主治心肾不交证。症见心烦不寐，入睡困难，心悸多梦，伴头晕耳鸣，腰膝酸软，潮热盗汗，五心烦热，咽干少津，男子遗精，女子月经不调，舌红少苔，脉细数。

加减 若心阴不足为主者，可用天王补心丹；若心烦不寐，彻夜不眠者，加朱砂、磁石、龙骨、龙齿。

简介 本方出自《小儿药证直诀》。方中重用熟地黄为君药，填精益髓，滋补阴精。臣以山茱萸补养肝肾，并能涩精；山药双补脾肾，既补肾固精，又补脾以助后天生化之源。君臣相伍，补肝脾肾，即所谓“三阴并补”。然熟地黄用量独重，而以滋补肾之阴精为主。凡补肾精之法，必当泻其“浊”，方可存其“清”，而使阴精得补。且肾为水火之宅，肾虚则水泛，阴虚而火动。故佐以泽泻利湿泄浊，并防熟地黄之滋腻；牡丹皮清泄相火，并制山茱萸之温涩；茯苓健脾渗湿，配山药补脾而助健运。此三药合用，即所谓“三泻”，泻湿浊而降相火。全方六药合用，补泻兼施，泻浊有利于生精，降火有利于养阴，诸药滋补肾之阴精而降相火。

使用注意 肾阳虚、脾胃虚弱者慎用。

🩺 处方 5　安神定志丸

方药 龙齿 15g，茯苓、茯神各 12g，人参 9g，远志 6g，石菖蒲 4g。

功能与主治 益气镇惊，安神定志。主治心胆气虚证。症见虚烦不寐，胆怯心悸，触事易惊，终日惕惕，伴气短自汗，倦怠乏力；舌淡，脉弦细。

加减 若心肝血虚，惊悸汗出者，重用人参，加白芍、当归、黄芪；若木不疏土，胸闷，善太息，纳呆腹胀者，加柴胡、陈皮、山药、白术；若心悸甚惊惕不安者，加生龙骨、生牡蛎、朱砂。

简介 本方出自《医学心悟》。方中茯苓、人参、茯神补养心气，远志、石菖蒲开心气，交心肾，龙齿镇心安神，合用有养心安神之效。本方以治心为主，交通心肾为辅的配伍形式。

使用注意 上述组成水煎服。人参 30g，茯苓 30g，茯神 30g，龙齿 15g，远志 30g，石菖蒲 15g，上为末，炼蜜为丸，如梧桐子大，朱砂为衣。每次 6g，以黄酒送服。本方中含有人参，故不宜与五灵脂、藜芦同服。

二、中成药

1. 天王补心丹：适用于心阴不足证。用法用量：口服，水蜜丸一次 6g，小蜜丸一次 9g，大蜜丸一次 1 丸，一日 2 次。

2. 七叶神安片：适用于心气不足，心血瘀阻证。用法用量：口服，一次 1~2 片，一日 3 次。

3. 朱砂安神丸：适用于心火亢盛，阴血不足证。用法用量：口服，一次 1 丸，一日 1~2 次。

4. 枣仁安神液：适用于气血两虚证。用法用量：口服，临睡前服，一次 1~2 支，一日 1 次。

5. 柏子养心丸：适用于心胆气虚证。用法用量：口服，水蜜丸一次 6g，小蜜丸一次 9g，大蜜丸一次 1 丸，一日 2 次。

6. 健脑补肾丸：适用于脾肾两虚证。用法用量：口服，一次 15 丸，一日 2 次。

三、单方验方

1. 张琪验方——潜阳宁神汤。首乌藤 30g，熟酸枣仁 20g，远志 15g，柏子仁 20g，茯苓 15g，生地黄 20g，玄参 20g，生牡蛎 25g，生赭石（研）30g，川黄连 10g，生龙骨 20g。水煎服，每日 1 剂。主治心烦不寐，惊悸怔忡，口舌干燥，头晕耳鸣，手足烦热，舌红苔薄，脉象滑或弦数。

2. 朱良春验方 1——半夏枯草煎。姜半夏、夏枯草各 12g，薏苡仁 60g，珍珠母 30g 为基本方，随诊化裁。主治失眠。

3. 朱良春验方 2——甘麦芪仙磁石汤。甘草 6g，淮小麦 30g，炙黄芪 20g，淫羊藿 12g，五味子 6g，灵磁石 15g，枸杞子、丹参各 12g，远志 6g，茯苓 15g，彻夜不眠加蝉蜕 5g。温补镇摄法治失眠。

4. 印会河验方——除痰安寐汤。北柴胡 10g，枳实 10g，制天南星 6g，珍珠母（先煎）60g，青礞石（先煎）30g，合欢皮 15g，首乌藤 3g，葛根 30g。每日 1 剂，水煎分服。可祛痰镇静，解郁疏肝，安神除烦。主治由情志引起的失眠烦躁，乱梦，头痛昏晕，多愁善感，疑虑妄想，惊悸夜游等。

第五节　痴呆

痴呆，又称呆病，是一种以获得性智能缺损为主要特征的病证，其损害的程度足以干扰工作或日常生活活动。随着人口老龄化，痴呆已经成为老年人的常见病和多发病，是老年人的主要病死原因之一。西医学中的阿尔茨海默病、血管性痴呆可参照本节进行辨证论治，路易体痴呆、额颞叶痴呆、帕金森病痴呆、麻痹性痴呆、中毒性脑病等具有本病特征者，也可参考本节进行辨证论治。

诊断：①善忘，包括短期记忆或长期记忆减退。②智能缺损，包括失语（如找词困难、语言不连贯、错语）、失认（如不能辨认熟人或物体）、失用（如动作笨拙、系错纽扣）、执行不能（如反应迟钝或完成任务困难等）等 1 项或 1 项以上损害。③生活能力下降，即生活或工作能力部分或完全丧失。④除外引起智能缺损的其他原因，如郁证、癫狂、谵妄等。神经心理学检查有助于本病的临床诊断和鉴别，而详问病史、MRI 扫描或 PET 或脑脊液检查等有助于痴呆的原因鉴别。根据痴呆的原因可分为老人呆病（隐匿起病，渐进性加重）和中风神呆（突然发病，波动样病程）。

一、辨证用药

处方 1　七福饮

方药　人参 6g，熟地黄 9g，当归 9g，白术 5g，炙甘草 3g，酸枣仁 6g，远志 5g。

功能与主治　滋补肝肾，生精养髓。主治髓海不足证。症见忘失前后，兴趣缺失，起居怠惰，或倦怠嗜卧；行走缓慢，动作笨拙，甚则振掉，腰膝酸软，齿枯发焦；脑转耳鸣，目无所见；舌瘦色淡，脉沉细。

加减　若心烦，溲赤，舌红少苔，脉细而弦数，可合用六味地黄丸或左归丸。若头晕，耳鸣，目眩或视物不清，加天麻、钩藤、珍珠母、煅牡蛎、菊花、生地黄、枸杞子。

简介　本方出自《景岳全书》。方中人参、白术补气益心脾、安神益智；熟地黄、当归养血和血以养心脾；酸枣仁、远志养心安神；甘草和中；诸药合用共奏补气养血、宁心健脾、益智安神之效。

使用注意 本方适用于以气血俱虚而心脾为甚者，实证勿用；虚实夹杂应随证加减。

处方 2 还少丹

方药 熟地黄 12g，山药、牛膝和枸杞子各 9g，山茱萸肉、茯苓、杜仲、远志、五味子、楮实、小茴香、巴戟天和肉苁蓉各 6g，石菖蒲 3g，红枣 5 枚。炼蜜为丸。

功能与主治 温补脾肾，养元安神。主治脾肾亏虚证。症见迷惑善忘，兴趣缺失，反应迟钝，易惊善恐；食少纳呆，或呃逆不食，口涎外溢，四肢不温；小便浑浊，夜尿频多，或二便失禁；舌淡体胖大有齿痕，舌苔白或腻，脉沉细弱，两尺尤甚。

加减 若呃逆不食，口涎外溢，加炒白术、生黄芪、清半夏、炒麦芽；若夜尿频多，加菟丝子、蛇床子；若二便失禁，加益智仁、桑螵蛸。

简介 本方出自《杨氏家藏方》。方用熟地黄、杜仲、巴戟天、肉苁蓉等补益肾精，合以茯苓、山药、远志、石菖蒲、大枣补益心脾。临床应用以腰酸膝软、耳鸣目暗、健忘为辨证要点。偏阴虚，加生地黄、玄参、天冬、麦冬；偏血虚，加当归、白芍、何首乌；脾胃不健，加人参、白术、谷芽、麦芽。

使用注意 孕妇禁用。

处方 3 归脾汤

方药 白术、茯神、黄芪、龙眼肉、酸枣仁各 18g，人参、木香各 9g，甘草 6g，当归 3g，远志 3g。

功能与主治 益气健脾，养血安神。主治气血不足证。症见善忘茫然，找词困难，不识人物，言语颠倒；多梦易惊，少言寡语；倦怠少动，面唇无华，爪甲苍白；纳呆食少，大便溏薄；舌淡苔白，脉细弱。

加减 若脾虚日重，加茯苓、山药；若入睡困难或夜间行为异常，加柏子仁、首乌藤、珍珠粉、煅牡蛎、莲子心。

简介 本方出自《济生方》。方中黄芪甘温，补脾益气；龙眼肉甘平，既补脾气，又养心血，共为君药。人参、白术皆为补脾益气之要药，与黄芪相伍，补脾益气之功益著；当归补血养心，酸枣仁宁心安神，二药与龙眼肉相伍，补心血、安神志之力更强，均为臣药。佐以茯神养心安神，远志宁神益智；更佐理气醒脾之木香，与诸补气养血药相伍，可使其补而不滞。炙甘草补益心脾之气，并调和诸药，用为佐使。引用生姜、大枣，调和脾胃，以资化源。诸药配伍，心脾得补，气血得养，诸症自除。

使用注意 出血属阴虚血热者，应慎用。

处方 4 洗心汤

方药 人参 30g，茯神 30g，半夏 15g，陈皮 9g，神曲 9g，甘草 3g，附子 3g，石菖蒲 3g，生酸枣仁 30g。

功能与主治 化痰开窍，醒神益智。主治痰浊蒙窍。症见多忘不慧，表情呆滞，迷路误事，不言不语；忽歌忽笑，洁秽不分，亲疏不辨；口吐痰涎，纳呆呕恶，体肥懒动；舌苔黏腻浊，脉弦而滑。

加减 若舌红苔黄腻，可加清心滚痰丸；若言语颠倒，歌笑不休，甚至反喜污秽，或喜食炭，可改用转呆丹。

简介 本方出自《辨证录》。方中人参、甘草培补中气；半夏、陈皮健脾化痰；石菖蒲辅半夏、陈皮以宣窍祛痰；附子协人参、甘草助阳化气，脾正气健旺则痰浊可除；更以茯神、生酸枣仁宁心安神；神曲养胃。本方药补正与涤痰并重。

使用注意 服药后必熟睡，听其自醒，切不可惊醒。

处方 5 通窍活血汤

方药 赤芍、川芎各 3g，桃仁、红花各 9g，老葱 6g，鲜姜 9g，红枣 5g，麝香 0.15g，黄酒 250g。

功能与主治 活血化瘀，通窍醒神。主治瘀阻脑络证。症见：喜忘，神呆不慧或不语，反应迟钝，动作笨拙，或妄思离奇；头痛难愈，面色晦暗；常伴半身不遂，口眼歪斜，偏身麻木，言语不利；舌紫瘀斑，脉细弦或沉迟。

加减 通血络非虫蚁所不能，常加全蝎、蜈蚣之类以助通络化瘀之力；化络瘀非天麻、三七所不能，可加天麻、三七以助化瘀通络之力；病久气血不足，加当归、生地黄、党参、黄芪；久病血瘀化热，加钩藤、菊花、夏枯草、竹茹。

简介 本方出自《医林改错》。方中桃仁、红花活血祛瘀；麝香芳香走上，开窍醒神，共为君药。赤芍、川芎行气活血，为辅药。生姜、老葱行气通阳利窍；红枣缓和芳香辛散药物之性，黄酒通络，也可引药上行，为臣药。诸药配合能更好地上行头面而活血通窍。

使用注意 由于方中活血祛瘀药较多，故孕妇忌用。

处方 6 天麻钩藤饮

方药　天麻 9g，钩藤 12g，石决明 18g，山栀子、黄芩各 9g，川牛膝 12g，杜仲、益母草、桑寄生、首乌藤、朱茯神各 9g。

功能与主治　清心平肝，安神定志。主治心肝火旺证。症见急躁易怒，烦躁不安；妄闻妄见，妄思妄行，或举止异常，噩梦或梦幻游离或梦寐喊叫；头晕目眩、头痛、耳鸣如潮；口臭、口疮、尿赤、便干；舌红或绛，苔黄或黄腻，脉弦滑或弦数。

加减　若失眠多梦，减杜仲、桑寄生，加莲子心、丹参、酸枣仁、合欢皮；若妄闻妄见、妄思妄行，减杜仲、桑寄生，加生地黄、山茱萸、牡丹皮、珍珠粉；若苔黄黏腻，加天竺黄、郁金、胆南星；若便秘，加酒大黄、枳实、厚朴；若烦躁不安，加黄连解毒汤或口服安宫牛黄丸。

简介　本方出自《中医内科杂病证治新义》。方中天麻、钩藤平肝息风，为君药。石决明咸寒质重，平肝潜阳，除热明目，助君平肝息风之力；川牛膝引血下行，兼益肝肾，并能活血利水，共为臣药。杜仲、寄生补益肝肾以治本；山栀子、黄芩清肝降火，以折其亢阳；益母草合川牛膝活血利水，以利平降肝阳；首乌藤、朱茯神宁心安神，均为佐药。诸药合用，共奏平肝息风，清热活血，补益肝肾之功。

使用注意　津液衰少、血虚、阴虚者，慎用。

处方 7 黄连解毒汤

方药　黄连 9g，黄芩、黄柏各 6g，栀子 9g。

功能与主治　疏肝泻火，镇心安神。主治热毒内盛证。症见无欲无语，迷蒙昏睡，不识人物；神呆遗尿，或二便失禁，身体蜷缩不动；躁扰不宁，甚则狂越，或谵语妄言；肢体僵硬，或颤动，或痫痉；舌红绛少苔，苔黏腻浊，或腐秽厚积，脉数。

加减　若痰迷热闭，神愦如寐，加石菖蒲、郁金、天竺黄，或合用至宝丹；若脾肾虚极，知动失司，合用还少丹；若火毒内盛，形神失控，合用安宫牛黄丸；若阴虚内热，虚极生风，合紫雪丹或生地黄、天麻、地龙、全蝎、蜈蚣等。

简介　本方出自《外台秘要》。方中以黄连为君，既入上焦以清泻心火，盖因心为君火之脏，泻火必先清心，心火宁，则诸经之火自降；又入中焦，泻中焦之火。臣以黄芩清上焦之火，黄柏泻下焦之火。栀子清泻三焦之火，导热下行，用为佐使。诸药相伍，共奏泻火解毒之效。

使用注意　阳虚失血、脾胃虚弱者忌用。

二、中成药

1. 安神补脑液：用于肾精不足、气血两亏证。用法用量：口服，一次1支，一日2次。

2. 活力苏口服液：用于气血不足，肝肾亏虚证。用法用量：睡前口服，一次1支，一日1次。

3. 天麻首乌片：用于肝肾阴虚证。用法用量：口服，一次6片，一日3次。

三、单方验方

1. 谢海洲验方——三黑荣脑汤。黑桑椹子30g，黑大豆30g，黑芝麻30g，黄芪15g，党参10g，熟地黄15g，菟丝子15g，枸杞子10g，全蝎10g，地龙10g，水蛭6g，土鳖虫6g，柴胡6g，羌活6g，陈皮6g，谷芽30g，麦芽30g。每日1剂，水煎分服。主治脑萎缩、老年性痴呆等。

2. 颜德馨验方——活血通窍汤。生地黄15g，赤芍15g，川芎9g，红花9g，水蛭粉（吞）3g，石菖蒲15g，远志9g，茯苓9g，黄连3g，通天草9g。水煎服，每日1剂。主治老年性痴呆、多发性脑梗死性痴呆。

第六节　癫狂

癫狂是阴阳失调、神明逆乱所致，以精神失常为特征。癫证以精神抑郁，表情淡漠，沉默痴呆，语无伦次，静而少动为特征；狂证以精神亢奋，狂躁不安，喧扰不宁，毁物打骂，动而多怒为特征。癫证与狂证临床特点不同，但一定条件下又可互相转化，故常并称。癫狂的病位主要在心肝，涉及脾胃，久则伤肾。基本病机为阴阳失调，神明逆乱。郁怒伤肝，肝失条达，气郁生痰；或心脾气结，郁而生痰，痰气互结，蒙蔽神机，发为癫证。肝气郁结，久则化火，灼津为痰，痰火上扰，神明逆乱，则发为狂证。现代医学中的精神分裂症，脑器质性疾病所引起的精神障碍等，均可参照本篇辨证施治。

诊断：①临床表现常见躁狂、抑郁、幻觉、妄想四种类型的症状。一般癫证多见抑郁症状，呆滞好静；狂证多见躁狂症状，多好动。躁狂症状可表现为弃衣而走、登高而歌、妄言责骂，不分亲疏，披头散发，或毁物伤人等。抑郁症状可表现为精神抑郁，表情淡漠，沉默痴呆，或多疑虑，嘀喃独语等。幻觉症状，包括幻听、幻视、幻嗅、幻味等。而妄想症状是一种不理性，与现实不符，不可能实现却坚信其正确而不能被说服的病态信念。②发病特点与七情内伤相关，性格暴躁、抑郁、孤、易怒、胆怯、多疑等是其发病的性格特点。③排除药物、中毒、热病原因所致的类似症状。头颅 CT、MRI、脑脊液检查等，有利于排除其他相关疾病。

一、辨证用药

（一）癫证

处方 1　涤痰汤

方药　姜半夏、胆南星、橘红、枳实各 9g，茯苓 12g，人参、石菖蒲、竹茹各 6g，甘草 3g，生姜 3 片，大枣 3 枚。

功能与主治　涤痰开窍。主治癫证之痰气郁结证。症见精神抑郁，表情淡漠，沉默痴呆，时时太息，语无伦次，或喃喃独语，多疑多虑，喜怒无常，不思饮食，舌苔白腻，脉弦滑。

加减　肝郁加用逍遥散；痰浊甚者，可加用控涎丹，临卧姜汤送下。若痰浊壅盛，胸膈瞀闷，口多痰涎，脉滑大有力，形体壮实者，可暂用三圣散取吐。如神思迷惘，表情呆钝，言语错乱，目瞪不瞬，舌苔白腻，为痰迷心窍，治宜理气豁痰，宣窍散结，用苏合香丸芳香开窍。若不寐易惊，烦躁不安，舌红苔黄，脉滑数者，为痰郁化热，痰热互结，干扰心神所致，宜清热化痰，可加入黄连、黄芩、栀子；若病程日久，舌质紫暗或有瘀点、瘀斑，脉弦涩，为兼瘀血之像，加丹参、郁金、红花、川芎等。

简介　本方出自《济生方》。姜半夏辛温而燥，燥湿化痰，橘红理气化痰，使气顺而痰消，共为君。茯苓健脾渗湿，生姜降逆化痰，生姜配大枣又可调和脾胃，胆南星清气化痰，再加枳实下气消痰，共为臣。竹茹清热止呕，石菖蒲、人参益气开窍，同为佐。甘草调和诸药为使。

使用注意　加姜、枣，水煎服。

处方 2　养心汤

方药　炙甘草 12g，黄芪、白茯苓、茯神、川芎、当归、半夏曲各 15g，人参、柏子仁、远志、肉桂、五味子、酸枣仁各 3g。

功能与主治　补气养血，宁心安神。主治癫证之心脾两虚证。症见神思恍惚，魂梦颠倒，心悸易惊，善悲欲哭，肢体困乏，言语无序，面色苍白，舌淡，苔薄白，脉细弱无力。

加减　兼见畏寒蜷缩，卧姿如弓，小便清长，下利清谷者，属肾阳不足，应加入温补肾阳之品，如补骨脂、巴戟天、肉苁蓉等；兼心气耗伤，营血内亏，悲伤欲哭者，仿甘麦大枣汤意加淮小麦、大枣清心润燥安神。

简介　本方出自《仁斋直指方论》。方中当归补血养心。人参、黄芪补益心气，且益气补脾，使气血生化有源，则心血虚得补；酸枣仁、柏子仁补血养心安神。白茯苓、茯神补益心脾，宁心安神；远志安神益智；半夏曲去痰涎；川芎行气活血；五味子收敛心气，防止心气耗散；肉桂与人参、黄芪、当归等补气补血药相配，可温化阳气，鼓舞气血生长，加强补血养心之功。炙甘草益气补心，调和诸药。诸药合用，共奏补血宁心之功。

使用注意 加生姜 5 片、大枣 2 枚水煎服。本方气血并补，重在益气；心脾同治，重在养心安神。

🌿 处方 3　越鞠丸

方药 香附、川芎、苍术、栀子、神曲各 6～10g。

功能与主治 理气解郁，宽中除满。主治癫证心脾两虚证。用于"六郁"（气郁、血郁、痰郁、火郁、湿郁、食郁）之证，症见胸脘痞闷，腹中胀满，饮食停滞，嗳气吞酸，恶心呕吐，饮食不消，舌红苔黄腻，脉弦数。

加减 如见气郁为主，加木香、槟榔、枳壳；血郁为主，加桃仁、红花；湿郁为主，加茯苓、泽泻、白芷；火郁为主，加黄芩、黄连、青黛；痰郁为主，加半夏、陈皮、瓜蒌、胆南星；食郁为主。加山楂、麦芽；若挟寒者，加干姜、吴茱萸；治痛经，加郁金、佛手。

简介 本方出自《丹溪心法》。方中香附疏肝理气，解郁止痛，以治气郁，为君药。川芎活血祛瘀，行气止痛以治血郁；栀子清热泻火，以治火郁；苍术燥湿健脾，以治湿郁；六神曲消食导滞，以治食郁，合为臣药。气郁则湿聚生痰，若气机流畅，五郁得解，则痰随之而解，故方中不另加化痰之品。全方具有理气解郁、宽中除满之功。

使用注意 以五药治六郁，贵在治病求本；诸法并举，重在调理气机。阴虚火旺者慎用，且久服易伤正气，不宜久服。

（二）狂证

🌿 处方 1　生铁落饮

方药 天冬 15g，麦冬 15g，贝母 12g，胆南星 5g，橘红 6g，远志 6g，石菖蒲 3g，连翘 6g，茯苓 6g，玄参 6g，钩藤 12g，丹参 9g，朱砂 1.5g，生铁落 60g。

功能与主治 镇心坠痰，清肝泻火。主治狂证之痰火上扰证。症见起病常先有性情急躁，头痛失眠，两目怒视，面红目赤，突然狂暴无知，逾垣上屋，骂詈叫号，不避亲疏，或毁物伤人，或哭笑无常，登高而歌，奔衣而走，不食不眠，舌质红绛，苔多黄腻，脉弦滑数。

加减 痰火壅盛而舌苔黄腻诟者，可加礞石、黄芩、大黄逐痰泻火，再用安宫牛黄丸清心开窍；脉弦实，肝胆火盛者，可用当归龙荟丸清肝泻火。

简介 本方出自《医学心悟》。方中以生铁落镇心平肝、定惊疗狂，为主药。以朱砂泻心经邪热，镇心定惊；远志散心郁，通肾气上达于心；茯神开心益智，安魂养神；三药加强安神定志之力，共为辅药。以胆南星胜湿除痰；橘红调中快膈，导滞消痰；贝母散郁清心，润心肺，化燥痰；茯苓益脾宁心，淡渗除湿；钩藤除心热，平肝风；连翘泻心火，散血凝气聚；玄参滋阴降火；丹参祛瘀生新，通利血脉；八药合用，理气化痰、清心除烦，共为佐药。以天冬、麦冬清泻心肺之火，为使药。诸药共奏心肝同治、痰火兼清、镇心安神之效，故对痰火蒙心所致之狂证有佳效

使用注意 用生铁落煎熬三炷香（3小时），取此水煎药，服后安神入睡，不可惊骇叫醒，犯之则病复作，现代用法：先煎生铁落45min，取此水煎药。

处方2 二阴煎

方药 生地黄、麦冬、茯苓各12g，炒酸枣仁18g，玄参、甘草各10g，黄连、木通各9g，灯心草30根（或竹叶6g）。

功能与主治 滋阴清热，养血安神。主治狂证之火盛伤阴，阴虚火旺证。症见狂证日久，病势较缓，时作时止，精神疲惫，情绪焦虑，烦躁不眠，形瘦面红，五心烦热，舌质红，少苔或无苔，脉细数。

加减 痰火未平，舌苔黄腻，质红，加胆南星、天竺黄；心火亢盛者，加朱砂安神丸；睡不安稳者，加孔圣枕中丹。

简介 本方出自《景岳全书》。方中重用生地黄为君，滋阴补肾，凉血清热。臣以甘寒之麦冬，养阴生津；玄参苦寒，滋阴凉血兼能清热解毒。更佐以苦寒之黄连以及木通以清热泻火利尿，燥湿解毒；茯苓甘淡，渗湿利水，健脾安神。酸枣仁养肝敛阴，宁心安神；生甘草清热解毒，调护中土，二药同为使药。

使用注意 脾胃虚寒、胃纳欠佳、湿痰流滞者忌用。

处方3 琥珀养心丹

方药 琥珀6g，煅龙齿30g，远志15g，石菖蒲15g，茯神15g，人参15g，酸枣仁15g，当归21g，生地黄21g，柏子仁15g，黄连9g，朱砂9g，牛黄3g。

功能与主治 养心安神，清热除惊。主治狂证之火盛伤阴，心肾不足证。症见心血亏虚，惊征，夜卧不宁，短气自汗，心烦口干，失眠健忘，善惊易

恐，舌质淡红、尖生芒刺，脉细数等。

加减 不寐较重者，加五味子、首乌藤、合欢皮、柏子仁（或加生龙骨、生牡蛎、琥珀粉）；血虚较重者，加熟地黄、芍药、阿胶；脘闷纳呆兼苔滑腻者。加半夏、陈皮、茯苓、厚朴；产后虚烦不寐或老年人夜寐早醒；加菟丝子、当归、大麦、大枣、阿胶。

简介 本方出自《证治准绳》。方中人参补心安神；琥珀镇惊神，一镇一补，为主药；茯神、酸枣仁、柏子仁助人参养心安神；煅龙齿、朱砂重镇，助琥珀安神；石菖蒲、远志宁心安神；牛黄、黄连清泻火；当归，生地黄滋阴养血。

使用注意 素体阳虚、感受外邪者忌用。

处方4 癫狂梦醒汤

方药 桃仁（去皮、尖）24g，柴胡、木通、赤芍、半夏、大腹皮、青皮、陈皮、桑白皮各9g，香附10g，甘草10g，紫苏子12g。

功能与主治 平肝散郁，祛邪除痰。主治狂证之痰热瘀结证。症见癫狂日久不愈，面色晦滞而秽，情绪躁扰不安，多言无序，恼怒不休，甚至登高而歌，弃衣而走，妄见妄闻，妄思离奇，头痛，心悸而烦，舌质紫暗或有瘀斑，苔少或薄黄而干，脉弦细或细涩。

加减 蕴热者，加黄连、黄芩以清之；郁热甚者，重用赤芍，加生地黄、牡丹皮；头部瘀痛者，加麝香、老葱；有蓄血内结者，加服大黄䗪虫丸，以祛瘀生新，攻逐蓄血；不饥不食者，加白金丸，以化顽痰，祛恶血。

简介 本方出自《医林改错》。方中重用桃仁、赤芍以活血通络为君；气行则血行，气则血瘀，柴胡、香附、青皮疏肝调气，以助血行为臣；半夏、陈皮、紫苏子、桑白皮降气化痰，复以大腹皮行气散滞，木通清心除烦，均为佐药；甘草缓急，并调和诸药为使。

使用注意 方中木通宜用川木通，忌用关木通。

二、中成药

1. 白金丸：白矾、郁金。功效：豁痰通窍，清心安神。主治中风病阴癫抑郁，沉默寡言。使用方法：一次6g，一日2次。

2. 控涎丹：大戟、甘遂、白芥子。功效：祛痰逐饮，泻浊通窍。主治中风病痴呆迷，神情抑郁。使用方法：一次3g，一日2次。

3. 定志丸：人参、茯神、石菖蒲、远志、甘草。功效：益气安神，豁痰开窍。主治中风病面瘫痴癫，精神抑郁。用法：一次1丸，一日2次。

4. 癫狂丸：牛黄、巴豆、白砒、朱砂。功效：定志宁神，化痰开窍。主治中风病急躁怒狂，语无伦次。使用方法：一次1丸，一日3次。

5. 礞石滚痰丸：黄芩、大黄、沉香。功效：逐痰散结，降火开窍。主治中风病狂躁惊慌，痰热便秘。使用方法：一次9g，一日1次。

6. 清心导痰丸：皂角、大黄、黄芩、沉香、麝香、犀角（以水牛角代）、礞石、朱砂。功效：清火逐痰，解郁开窍。主治中风病急躁怒狂，头痛面赤。用法：一次9g，一日2次。

7. 朱砂安神丸：朱砂、黄连、生地黄、当归、甘草。功效：安神定志，清心开窍。主治中风病久狂烦躁，面红形瘦。使用方法：一次1丸，一日2次。

8. 归脾丸：益气补血、健脾养心，适用于心脾两虚证。使用方法：每次10g，每日3次。

9. 礞石滚痰丸：降火逐痰，适用于痰火扰心证。使用方法：每次6～10g，每日1～2次。

三、单方验方

1. 黄芫花：取花蕾及叶，晒干研粉，成人每日服1.5～6g，饭前一次服下，10～20d为一个疗程，主治狂病属痰火扰心者。一般服后有恶心、呕吐、腹泻等反应，故孕妇、体弱、素有胃肠病者忌用

2. 巴豆霜：1～3g，分2次间隔半小时服完，10次为一个疗程，一般服用2个疗程，第1个疗程隔日1次，第2个疗程隔两日1次。主治狂病，以痰火扰心为主者。

3. 郁矾散：郁金20g，白矾10g，共研为细末。每次3g，以石菖蒲10g煎汤冲服，每日2～3次。

4. 生地黄30g，竹茹30g，煎后送服紫雪丹2粒，每日2次。适用于痰热瘀血互结之狂证。

5. 甘遂散：甘遂30g，猪心血和匀，将猪心切开，于甘遂末于内，扎紧煨熟，取药末，入朱砂末3g和匀，另作4丸，具有泻火涤痰之功效，主治癫狂痰结者。

6. 新制柴胡汤：柴胡15g，龙骨（或磁石）30g，牡蛎30g，竹沥、半夏各10g，黄芩10g，桃仁15g，红花10g，丹参15g，香附15g，牡丹皮15g，赤芍15g，青皮、陈皮各15g，酒大黄15g，甘草10g。治疗青春型和偏狂型精神分裂症。此方一般需持续服用1～2周始可见效，服至30剂以上无效者，则不须再用。

第七节　痫证

痫证，又称为"癫痫"，是以发作性神情恍惚，甚则突然仆倒，昏不知人，

口吐涎沫，两目上视，肢体抽搐，或口中怪叫，移时苏醒，一如常人为主要临床表现的一种病证。发作前可伴眩晕、胸闷等先兆，发作后常有疲倦乏力等症状。西医学的癫痫与痫证的临床表现基本相同，无论大发作、小发作，还是局限性发作或精神运动性发作等，均可参照本节辨证论治。

诊断：①慢性、反复发作性、短暂性神情恍惚，甚则突然仆倒，昏不知人，口吐涎沫，两目上视，肢体抽搐，或口中怪叫，移时苏醒，一如常人，且苏醒后对发作时情况全然不知。②任何年龄、性别均可发病，但多在儿童期、青春期或青年期发病。③发作前可有眩晕、胸闷、叹息等先兆症状，发作后常伴疲乏无力。④多有家族史或产伤史或脑部外伤史，老年人可有中风史，每因惊恐、劳累、情志过极等诱发。脑电图是诊断痫证的主要方法，可检测到发作间期较慢的不规则棘-慢波或尖-慢波。脑CT、MRI等可以排除中风、占位等病变。根据发作特征，可分为大发作、小发作、局限性发作。大发作以神志障碍、全身抽搐为特点；小发作临床表现为短暂意识丧失，多见于儿童和少年期；局限性发作，可见多种形式，如口、眼、手等局部抽搐而不伴意识障碍，多数在数秒至数分钟即止。

一、辨证用药

处方1　定痫丸

方药　天麻、川贝母、半夏（姜汁炒）、茯苓（蒸）、茯神（蒸）各6g，胆南星（九制）、石菖蒲（杵碎）、全蝎（去尾并甘草水洗）、僵蚕（甘草水洗，去咀，炒）、琥珀（腐煮）、灯心草（研）各3g，陈皮（洗）、远志（去心）、甘草（水泡）各4.5g，丹参（酒蒸）、麦冬（去心）各12g，朱砂（水飞）2g。

功能与主治　急以开窍醒神，继以泻热涤痰息风。主治发作期阳痫。症见突然昏仆，不省人事，面色潮红、紫红，继之转为青紫或苍白，口唇青紫，牙关紧闭，两目上视，项背强直，四肢抽搐，口吐涎沫，或喉中痰鸣，或发怪叫，甚则二便自遗，移时苏醒；病发前多有眩晕，头痛而胀，胸闷乏力，喜欠伸等先兆症状；平素多有情绪急躁，心烦失眠，口苦咽干，便秘尿黄等症；舌质红，苔白腻或黄腻，脉弦数或弦滑。

加减　热甚者可选用安宫牛黄丸或紫雪丹；大便秘结，加生大黄、芒硝、枳实、厚朴。

简介　本方出自《医学心悟》。方中竹沥善于清热化痰，定惊利窍；配伍胆南星性凉味苦，清热化痰，息风止痉，合竹沥则豁痰利窍之功倍增，共为君药。天麻功善平肝息风；半夏燥湿化痰，与天麻相配，则增化痰息风之效，助君药以治风痰，为臣药。石菖蒲芬芳化浊，除痰开窍；远志开心窍，安心神，两药助君药增强祛痰通窍醒神之力，亦为臣药。佐以陈皮燥湿化痰，使气顺则痰消；茯苓健脾渗湿，以杜生痰之源；川贝母化痰散结而清热；全蝎、僵蚕息风止痉，化痰散结，以定肝风之内动；丹参、麦冬清心除烦；朱砂、琥珀、茯神安神定惊；又以姜汁化痰涎，且助竹沥化痰而行经络。使以甘草调和诸药，补虚缓急。诸药相伍，共奏涤痰息风、清热定痫之功。

使用注意 本方重在涤痰息风，以治其标，待病情缓解，则须化痰与培本兼顾，并调摄精神，合理饮食，避免过劳，以收全功。使用时用竹沥一小碗，姜汁一杯，再用甘草四两煮膏，和药为丸，如弹子大，朱砂为衣，每服一丸。

处方 2　五生饮

方药 生川乌、生黑豆、生天南星、生半夏各 15g，生白附子各 30g。

功能与主治 急以开窍醒神，继以温化痰涎，顺气定痫。主治发作期阴痫。症见突然昏仆，不省人事，面色晦暗青灰而黄，手足清冷，双眼半开半合，肢体拘急，或抽搐时作，口吐涎沫，一般口不啼叫，或声音微小，醒后周身疲乏，或如常人；或仅表现为一过性呆木无知，不闻不见，不动不语，数秒至数分钟即可恢复，恢复后对上述症状全然不知，多则一日数次或十数次发作；平素多见神疲乏力，恶心泛呕，胸闷咳痰，纳差便溏等症；舌质淡，苔白腻，脉多沉细或沉迟。

加减 时有恶心欲呕者加生姜、紫苏梗、竹茹；胸闷痰多者，加瓜蒌、枳实、胆南星；纳差便溏者，加党参、炮姜、诃子。

简介 本方出自《世医得效方》。方中生天南星、生半夏、生白附子辛温祛痰，生半夏兼降逆散结，生天南星兼祛风解痉，生白附子祛风痰；生川乌散寒除积；生黑豆补肾利湿。

使用注意 不宜大量及长时间服用、脾胃虚寒者及阴虚津伤者忌用等禁忌。

处方 3　龙胆泻肝汤

方药 龙胆 6g，黄芩 9g，山栀子 9g，泽泻 12g，木通 6g，车前子 9g，当归 3g，生地黄 9g，柴胡 6g，生甘草 6g。

功能与主治 清肝泻火，化痰宁心。主治肝火痰热证。症见平时急躁易怒，面红目赤，心烦失眠，咳痰不爽，口苦咽干，便秘溲黄；发作时昏仆抽搐，吐涎，或有吼叫；舌红，苔黄腻，脉弦滑而数。

加减 有肝火动风之势者，加天麻、钩藤、地龙、全蝎；大便秘结者，加大黄、芒硝；彻夜难寐者，加酸枣仁、柏子仁、五味子。

简介 本方出自《医方集解》。本方治证，是由肝胆实火，肝经湿热循经上扰下注所致。上扰则头巅耳目作痛，或听力失聪；旁及两胁则为痛且口苦；下注则循足厥阴肝经所络阴器而为肿痛、阴痒。湿热下注膀胱则为淋痛等症。故方用龙胆大苦大寒，上泻肝胆实火，下清下焦湿热，为本方泻火除湿两擅其功的君药。黄芩、山栀子具有苦寒泻火之功，在本方配伍龙胆，为臣药。泽泻、木通、车前子清热利湿，使湿热从水道排出。肝主藏血，肝经有热，本易耗伤阴血，加用苦寒燥湿，再耗其阴，故用生地黄、当归滋阴养血，以使标本兼顾。方用柴胡，是为引诸药入肝胆而设，甘草有调和诸药之效。综观全方，是泻中有补，利中有滋，以使火降热清，湿浊分清，循经所发诸证乃克相应而愈。

使用注意 方中药多苦寒，易伤脾胃，故对脾胃虚寒和阴虚阳亢之证皆非所宜。

🫛 处方4 六君子汤

方药 陈皮 3g，半夏 4.5g，茯苓 3g，甘草 3g，人参 3g，白术 4.5g。

功能与主治 健脾化痰。主治脾虚痰盛证。症见平素神疲乏力，少气懒言，胸脘痞闷，纳差便溏；发作时面色晦滞或白，四肢不温，蜷卧拘急，呕吐涎沫，叫声低怯；舌质淡，苔白腻，脉濡滑或弦细滑。

加减 痰浊盛，呕吐痰涎者，加胆南星、瓜蒌、旋覆花；便溏者，加薏苡仁、炒白扁豆、炮姜等；脘腹胀满，饮食难下者，加神曲、谷芽、麦芽；兼见心脾气血两虚者，合归脾汤加减；若精神不振，久而不复，宜服河车大造丸。

简介 本方出自《医学正传》。本方以四君子汤加陈皮、半夏而成，以益气健脾之品配伍燥湿化痰之药，补泻兼施，标本兼治。方中四君子汤益气健脾，脾气健运则气行湿化，以杜生痰之源；重用白术，较四君子汤燥湿化痰之力益胜；半夏辛温而燥，为化湿痰之要药，并善降逆和胃止呕；陈皮既可调理气机以除胸脘痞闷，又能止呕以降胃气，还能燥湿化痰以消湿聚之痰，所谓"气顺而痰消"。

使用注意 忌食辛辣、生冷油腻不易消化食物。

🫛 处方5 大补元煎

方药 人参 10g，山药 6g，熟地黄 6g，杜仲 6g，当归 6g，山茱萸 3g，枸杞子 6g，炙甘草 3g。

功能与主治 滋养肝肾，填精益髓。主治肝肾阴虚证。症见痫证频发，神思恍惚，面色晦暗，头晕目眩，伴两目干涩，耳轮焦枯不泽，健忘失眠，腰膝酸软，大便干燥；舌红，苔薄白或薄黄少津，脉沉细数。

加减 若神思恍惚，持续时间长者，可合酸枣仁汤加阿胶、龙眼肉；恐惧、焦虑、忧郁者，可合甘麦大枣汤；若水不制火，心肾不交者，合交泰丸；大便干燥者，加玄参、肉苁蓉、火麻仁。

简介 本方出自《景岳全书》。本方用人参、山药健脾益气，配以当归、杜仲、熟地黄、枸杞子、山茱萸滋养肝肾。临床应用以神疲气短、腰酸耳鸣、脉微细为辨证要点。

使用注意 忌生冷及辛辣刺激性食物。

处方6　通窍活血汤

方药 赤芍、川芎各3g，桃仁、红花各9g，老葱6g，鲜姜9g，红枣5g，麝香0.15g，黄酒250mL。

功能与主治 活血化瘀，息风通络。主治瘀阻脑络证。症见平素头晕头痛，痛有定处，常伴单侧肢体抽搐，或一侧面部抽动，颜面口唇青紫；舌质暗红或有瘀斑，舌苔薄白，脉涩或弦。多继发于中风、颅脑外伤、产伤、颅内感染性疾患后。

加减 肝阳上亢者，加钩藤、石决明、白芍；痰涎偏盛者，加半夏、胆南星、竹茹；纳差乏力，少气懒言，肢体瘫软者，加黄芪、党参、白术。

简介 本方出自《医林改错》。方中桃仁、红花活血祛瘀；麝香芳香走上，开窍醒神，共为君药。赤芍、川芎行气活血，为臣药。生姜、老葱行气通阳利窍；红枣缓和芳香辛散药物之性，黄酒通络，也可引药上行，亦为臣药。诸药配合能更好地上行头面而活血通窍。

使用注意 由于方中活血祛瘀药较多，故孕妇忌用。

二、中成药

1.医痫丸：用于痰阻脑络证。用法用量：口服，一次3g，一日3次，不宜久服。

2.癫痫宁片：用于风痰上扰证。用法用量：口服，一次2～4片，一日3次。

3.礞石滚痰丸：用于痰火扰心所致的癫狂惊悸，或喘咳痰稠、大便秘结。用法用量：口服，一次6～12g，一日1次。

4.珍黄安宫片：适用于发作期阳痫。用法用量：口服，一次4～6片，一日3次。

5.大补阴丸：用于阴虚火旺证。用法用量：口服，水蜜丸一次6g，一日2～3次；大蜜丸一次1丸，一日2次。

三、单方验方

1. 彭静山验方——止痉除痫散。生龙骨 60g，生牡蛎 60g，紫石英 45g，寒水石 45g，白石脂 45g，赤石脂 45g，生石膏 45g，滑石粉 45g，生赭石 45g，桂枝 15g，降香 60g，钩藤 60g，干姜 15g，大黄 15g，甘草 15g。研极细末，成人每次 5g，每日 2～3 次；小儿 3 岁以内可服 0.5～1g；5～10 岁可酌加至 2g。连服 1～3 个月，不可间断。主治癫痫。

2. 任继学验方——治癫宝丹。白花蛇头 3 具，玳瑁 20g，郁金 25g，天麻 15g，天竺黄 30g，真沉香 10g，胆南星 15g，白芍 5g，清半夏 10g，全蝎 10g，蜈蚣 5 条，僵蚕 15g，牛黄 5g，麝香 0.3g，琥珀 5g，西红花 5g，动物脑（猪或羊）1 具。共研细末，每服 5g，每日 2 次，温水送服。适用于癫痫经常发作。

3. 张立生验方——镇心安神汤。远志 10g，柏子仁 10g，茯苓 12g，石菖蒲 60g，郁金 10g，钩藤 12g，益智仁 10g，莲子心 6g，厚朴 6g，酸枣仁 10g，香附 10g，朱砂 3g，琥珀 1.5g。每日 1 剂，水煎分服。可镇心安神，疏肝解郁，涤痰清热。主治癫痫、精神分裂症、抑郁症。

肝胆疾病

第一节　胁痛

胁痛是以一侧或两侧胁肋部疼痛为主要表现的病证，古又称"季肋痛""胁下痛"。胁，指侧胸部，为腋以下至第十二肋骨部的统称，为足厥阴肝经、足少阳胆经循行之处。胁痛常见于肝炎、胆囊炎、胆结石等肝胆疾病。其病因主要有情志不遂、饮食不节、外感湿热、跌扑损伤、久病体虚等；病位主要在肝胆，与脾、胃、肾相关。

一、辨证用药

处方 1　柴胡疏肝散

方药　柴胡、香附、川芎、枳壳、白芍各 10g，陈皮 6g，炙甘草 5g。

功能与主治　疏肝行气，活血止痛。主治肝郁气滞证。症见胁肋胀痛，游走不定，甚则牵引至胸背肩臂，与情志变化相关，脘腹胀满，嗳气太息，纳少口苦，舌苔薄白，脉弦。

加减　若兼有口干口苦，烦躁易怒，溲黄便秘，舌红苔黄者，可减川芎，加用栀子、黄芩、夏枯草等清肝泻火之品；若有肠鸣、腹泻、腹胀者，可加用茯苓、白术；若兼恶心呕吐者，加用半夏、生姜、旋覆花。

简介　本方出自《证治准绳》，为疏肝解郁之代表方，以辛散疏肝理气药为主，辅以养血柔肝、行气活血、和胃之品，疏肝之中兼以养肝，理气之中兼以调血，恰适肝体阴用阳之性，且治肝之中兼以和胃。柴胡疏肝散具有改善肝郁证大鼠行为学的变化、明显增强其免疫功能，亦有减少脂质在肝脏的蓄积、降低肝细胞脂肪变、抑制炎症和脂质过氧化等作用。

使用注意 本方药性芳香辛燥，易于耗气伤阴，不宜久服。孕妇慎用。

🔖 处方 2　龙胆泻肝汤

方药 龙胆、栀子、柴胡、黄芩、生地黄、车前草、泽泻、当归各 10g，木通 6g，甘草 5g。

功能与主治 疏肝利胆，清热利湿。主治肝胆湿热证。症见胁肋胀痛或灼热痛，口干口苦，厌食油腻，纳呆恶心，小便黄赤，大便不爽，或身目发黄，舌红，苔黄腻，脉弦滑数。

加减 若兼有发热黄疸者，加用茵陈、黄柏；若腹胀腹满，大便不通，加用大黄、芒硝；若胸胁剧痛，连及肩背者，加用金钱草、海金沙、川楝子。

简介 本方出自《医方集解》，为治疗肝经火热证或肝经湿热证的常用方。本方一在清中有散，泻中有补，降中寓升，泻肝不伐肝；二在助肝用，补肝体，体用并治；三在苦寒清泻与益胃和中同用，泻火不伐胃，为泻肝之良方。现代研究发现龙胆泻肝汤具有消炎抑菌等作用，还能显著提高巨噬细胞的吞噬率和吞噬指数，促进淋巴细胞转化。

使用注意 本方药物多为苦寒伤胃或渗利伤阴之品，应中病即止，脾胃虚寒或阴虚者不宜服用。

🔖 处方 3　血府逐瘀汤

方药 桃仁、红花、当归、生地黄、川芎、赤芍、牛膝、桔梗、柴胡、枳壳各 10g，甘草 5g。

功能与主治 活血化瘀，行气止痛。主治瘀血阻络证。症见胁肋刺痛，痛处固定而拒按，入夜尤甚，面色晦暗，舌紫暗，脉沉弦。

加减 若有胁肋下癥块，而正气未衰者，加用三棱、莪术；若因跌打损伤而致胁痛，局部积瘀肿痛，可加用穿山甲、瓜蒌、酒大黄。

简介 本方出自《医林改错》，为治疗瘀血阻滞证的常用方，活血与行气相伍，祛瘀与养血同施，升降兼顾，使瘀化气行。现代研究发现本方对心血管系统、血液系统、神经系统和内分泌系统均有作用。

使用注意 本方不宜久服，应中病即止。对体虚及有出血倾向者不宜使用，孕妇忌用。

🔖 处方 4　一贯煎

方药 北沙参、麦冬、当归、枸杞子、生地黄、川楝子各 10g。

功能与主治 养阴柔肝，理气止痛。主治肝络失养证。症见胁肋隐痛，绵绵不已，遇劳加重，咽干口燥，心中烦热，两目干涩，头晕目眩，舌红少苔，脉弦细数。

加减 若有心烦不寐，可加用酸枣仁、合欢皮；若有头晕目眩，可加用菊花、熟地黄；若舌红而干，可加用石斛、玄参、天冬。

简介 本方出自《续名医类案》，主治肝病。肾为肝之母，滋水即能生木，以柔其刚悍之性，故以生地黄、枸杞子滋水益肾为君。肺主一身之气，肺气清肃，则治节有权，诸脏皆滋其灌溉，而且养金即能制木，以平其横逆之威；胃为阳土，本受木克，但土旺则不受其悔，故以沙参、麦冬清肺益胃，二者为臣。当归入肝，补血活血，而辛香善于走散，乃血中气药，故用以为佐。更加一味川楝子，泄肝通络，条达气机，故用以为使。现代研究发现本方有抗肝癌、抗肝纤维化、抗肝硬化、抗肝损伤、改善脂肪肝等作用。

使用注意 有停痰积饮者忌服。

二、中成药

1. 逍遥丸：适用于肝郁脾虚证。使用方法：一次 9g，一日 2 次，口服。

2. 元胡止痛胶囊：适用于气滞血瘀证。使用方法：一次 4～6 粒，一日 3 次，口服。

3. 清肝利胆口服液：适用于肝胆湿热证。使用方法：一次 20～30mL，一日 2 次，口服。

三、单方验方

1. 香附、紫苏梗、生姜各 10g，葱白 5g。使用方法：水煎服，每日 1 剂，分 2 次服。适用于肝郁气滞证。

2. 白芍 30g，当归、枸杞子、生地黄各 15g，柴胡、青皮、枳壳各 10g。使用方法：水煎服，每日 1 剂，分 2 次服。适用于肝郁气滞证

3. 全瓜蒌 15g，没药、红花、甘草各 6g。使用方法：水煎服，每日 1 剂，分 2 次服。适用于瘀血阻滞证。

4. 龙胆 15g，金钱草 30g，使用方法：水煎服，每日 1 剂，分 2 次服。适用于肝胆湿热证。

第二节　黄疸

黄疸是以目黄、身黄、小便黄为其主要症状的一种病证，以目睛黄染为重

要特征，又有"黄瘅""谷瘅"之称。西医学中的肝细胞性黄疸、阻塞性黄疸和溶血性黄疸等可归本病范畴。黄疸多由外感湿热疫毒，内伤饮食、劳倦，病后续发等因素引起湿邪困遏脾胃，壅塞肝胆，疏泄失常，胆汁犯溢，或血败不华于色所致，其病位在脾胃肝胆。

一、辨证用药

处方1 茵陈蒿汤

方药 茵陈 20g，栀子 10g，大黄 6g。

功能与主治 清热通腑、利湿退黄。主治阳黄热重于湿证。症见身目俱黄，黄色鲜明，发热口渴，或见心中懊恼，腹胀胁痛，恶心呕吐，溲短黄赤，大便秘结，舌质红，舌苔黄腻，脉弦数。

加减 若胁痛较甚者，可加用柴胡、郁金、川楝子、延胡索；若心中懊恼，可加用黄连、龙胆；若恶心呕吐，可加用橘皮、竹茹、半夏；若有砂石内阻者，可加用鸡内金、金钱草、郁金。

简介 本方出自《伤寒论》，为治疗阳黄之代表方，以清热利湿药与清热泻火药、泻火通便药合用，使瘀热从二便而出。且方中三药均能清利湿热而利小便，故原书方后云："小便当利，尿如皂荚汁状，色正赤，一宿腹减，黄从小便去也。"现代常用于治疗急性黄疸性肝炎、胆囊炎、胆石症、钩端螺旋体病等引起的黄疸，属湿热内蕴者。

使用注意 本方药性寒凉，寒湿黄疸（阴黄）不宜使用。

处方2 茵陈五苓散

方药 茵陈、白术、赤茯苓、猪苓各 10g，桂枝 6g，泽泻 15g。

功能与主治 利湿化浊，佐以清热。主治阳黄湿重于热证。症见身目俱黄，黄色不及热重于湿证鲜明，头重身困，胸脘痞闷，纳食减少，恶心呕吐，腹胀或便溏，舌质红，苔厚腻微黄，脉濡数或濡缓。

加减 若胸脘痞闷，恶心呕吐较甚者，可加用苍术、厚朴、半夏；若邪郁肌表，寒热头痛，可加用麻黄、苦杏仁、连翘、赤小豆。

简介 本方出自《金匮要略》，为五苓散加茵陈而成，既能温阳化湿，又能清热利湿，使湿从小便而去。现代研究表明，茵陈五苓散具有显著降低血清总胆固醇、甘油三酯的作用，并且有良好的抗动脉粥样硬化作用。

使用注意 脾虚者慎用。

处方 3　犀角散

方药　犀角 3g，黄连、升麻、栀子、茵陈各 10g。

功能与主治　清热解毒，凉血开窍。主治急黄。症见发病急骤，黄疸迅速加深，其色如金，高热烦渴，或神昏谵语，或鼻衄、便血，或肌肤出现瘀斑，舌质红绛，苔黄而燥，脉弦滑数。

加减　若衄血、便血、肌肤瘀斑重者，可加用地榆炭、侧柏叶、紫草、茜草炭；若大便不通、腹满而痛者，可加用大黄、枳实、槟榔。若小便不利，或出现腹水者，可加用车前子、茯苓、泽泻。

简介　本方出自《备急千金要方》，犀角清热凉血解毒；黄连、栀子、茵陈清热利湿，除黄利胆。现代研究表明本方具有调整肝衰竭前期患者体内胃肠激素水平，阻断肝衰竭前期进展的作用，对于重症肝炎有一定作用。

处方 4　茵陈术附汤

方药　茵陈、白术各 15g，干姜、附子各 10g，肉桂 6g，炙甘草 5g。

功能与主治　温中化湿，健脾退黄。主治阴黄寒湿阻遏证。症见身目俱黄，黄色晦暗，或如烟熏，脘腹痞胀，纳谷减少，大便不实，神疲畏寒，口淡不渴，舌体胖大，舌淡苔腻，脉濡缓或沉迟。

加减　若湿邪较重，可加用猪苓、泽泻、茯苓；若脾虚较甚，可加用黄芪、山药、薏苡仁；若兼有胁痛，可加用郁金、川楝子。

简介　本方出自《医学心悟》，方中茵陈、附子并用，以温化寒湿退黄；白术、干姜、炙甘草健脾温中；肉桂以助温中散寒。诸药合用，共奏温阳健脾，化湿退黄之功效。现代研究表明本方可以改善慢性淤胆型肝炎的临床表现，降低总胆红素、氨基转移酶等。

使用注意　脾胃虚寒者慎用，阳黄者忌用。

处方 5　小建中汤

方药　饴糖 30g，芍药 15g，桂枝、生姜各 10g，大枣、炙甘草各 5g。

功能与主治　补气养血，健脾退黄。主治虚黄证。症见面目肌肤发黄，黄色较淡，甚则晦暗不泽，气短乏力，头晕心悸，纳呆便溏，舌质淡，苔薄，脉濡细。

加减　若气虚乏力甚者，可重用黄芪，加用党参；若纳呆、腹胀便溏者，可加山药、陈皮、木香；若心悸不宁，脉细而弱者，加熟地黄、何首乌、酸枣仁。若胁肋结块者，可加用鳖甲、穿山甲。

简介 本方出自《伤寒论》，是治疗中焦阳气不足、虚劳里急的名方，全方配伍温中补虚、缓急止痛，使中气得健，阴阳得调，肝脾得和，阴阳双补，但以补阳气为主。现代研究表明本方可用于胃及十二指肠溃疡、慢性胃炎、再生障碍性贫血、神经衰弱、功能性发热、慢性肝炎等属于中焦虚寒者。

使用注意 阴虚火旺、脾虚湿盛者慎用。

二、中成药

1. 鳖甲煎丸：适用于血瘀痰结之疟母。使用方法：一次 3g，一日 2 次，口服。

2. 当飞利肝宁胶囊：适用于阳黄。使用方法：一次 1g，一日 3 次，口服。

3. 鳖龙软肝片：适用于黄疸后期气滞血瘀。使用方法：一次 1.5g，一日 3 次，口服。

三、单方验方

1. 丝瓜根 5 条，黄酒 500mL。使用方法：将丝瓜根洗净，晾干，捣烂，置砂锅中，加入黄酒煎煮减半，去渣，候温备用。或将丝瓜根捣烂取汁，冲入黄酒中候温即成。适用阳黄。

2. 丹参、赤芍、山楂各 10g，虎杖、泽兰各 6g，大黄 3g。使用方法：水煎服，每日 1 剂，分 2 次服。适用小儿急黄。

3. 柴胡、木香各 9g，黄芩、郁金、生大黄各 12g，金钱草、茵陈各 30g。使用方法：水煎服，每日 1 剂，分 2 次服。适用阳黄。

第三节　积聚

积聚是以腹内结块，或胀或痛为主要临床特征的一类病证，亦称为"癥瘕"。积，触之有形，固定不移，痛有定处，病在血分，多为脏病；聚，触之无形，痛无定处，病在气分，多为腑病。现代医学的腹盆腔肿瘤、增生型肠结核等多属"积"之范畴，胃肠功能紊乱、不完全性肠梗阻等引起的包块多属于"聚"之范畴。积聚主要是由于体虚复感外邪、情志饮食不节以及他病日久不愈等原因引起正气亏虚，脏腑失和，气滞、血瘀、痰阻蕴结腹内所致，其病位在于肝脾。

一、辨证用药

处方1　逍遥散

方药　柴胡、当归、白芍各 10g，白术、茯苓各 10g，生姜、薄荷各 6g，炙甘草 5g。

功能与主治　疏肝解郁，行气消聚。主治聚证之肝气郁结证。症见腹中气聚，攻窜胀痛，时聚时散，脘胁胀闷不适，常随情绪变化而起伏，舌淡，苔薄，脉弦。

加减　若兼有瘀象时，可加用延胡索、莪术；若兼有热象时，加用黄连、吴茱萸。

简介　本方出自《太平惠民合剂局方》，为调和肝脾之名方，气血兼顾，肝脾并治，疏养并施，立法全面，用药周到。现代研究发现，逍遥散具有保肝护肝、抗肝纤维化、抗抑郁、改善抑郁患者精神状态、治疗子宫肌瘤和阿尔茨海默病、调整胃肠道的功能状态等作用。

使用注意　阴虚阳亢者慎用。

处方2　六磨汤

方药　木香、枳壳、黄连各 9g，乌药、大黄各 6g，槟榔 12g。

功能与主治　理气化痰，导滞通腑。主治聚证之食滞痰阻证。症见腹胀或痛，腹部时有条索状物聚起，重按则腹痛更甚，便秘，纳呆，舌苔腻，脉弦滑。

加减　若兼呕恶苔腻者，可加用半夏、陈皮、生姜等；若兼食滞苔腻不化者，可加用苍术、厚朴；若兼有便溏、纳差者，可加用党参、白术、炒麦芽。

简介　本方出自《世医得效方》，本方由《济生方》中四磨汤去人参加大黄、木香、枳壳而成，由行气解郁之剂变为导滞泄热通便之方。临床上应用本方加减治疗便秘、慢性肠炎、胃肠神经官能症等病。

使用注意　气血亏虚者不宜使用。

处方3　柴胡疏肝散合失笑散

方药　柴胡、香附、川芎、枳壳、白芍各 10g，陈皮、五灵脂、蒲黄各 6g，炙甘草 5g。

功能与主治　理气活血，消积散瘀。主治积证之气滞血阻证。症见腹部积块，质软不坚，固定不移，胀痛并见，舌暗，苔薄，脉弦。

加减 若兼有烦热口干，舌红脉细者，可加用牡丹皮、栀子、黄芩；若兼有寒象者，可加用肉桂、吴茱萸、当归。

简介 柴胡疏肝散出自《证治准绳》，失笑散出自《太平惠民和剂局方》，二者相合，疏肝之中兼以养肝，理气之中兼以调血，治肝之中兼以和胃，行血之中兼以化瘀。柴胡疏肝散具有改善肝郁证大鼠行为学改变、明显增强其免疫功能，亦有减少脂质在肝脏的蓄积、降低肝细胞脂肪变、抑制炎症和脂质过氧化等作用。失笑散具有镇痛、抗动脉粥样硬化等作用。

使用注意 本方易于耗气伤阴，不宜久服。血虚及无瘀血者不宜使用。孕妇忌用。

处方4 膈下逐瘀汤

方药 五灵脂、川芎、乌药、牡丹皮各6g，当归、桃仁、赤芍、延胡索、香附、红花、枳壳各10g，甘草5g。

功能与主治 活血祛瘀，行气止痛。主治积证之瘀血内结证。症见腹部积块渐大，按之较硬，固定不移，隐痛或刺痛，饮食减少，体倦乏力，面暗消瘦，时有寒热，女子可见经闭不行，舌质紫暗或有瘀斑瘀点，脉细涩。

加减 若兼积块疼痛甚者，可加用五灵脂、延胡索、佛手；若有痰瘀互结者，可加用白芥子、半夏、苍术。

简介 本方出自《医林改错》，为瘀阻膈下证的代表方。全方以活血祛瘀和行气药物居多，使气帅血行，则活血逐瘀，破癥消结之力益彰。现代常用于子宫内膜异位症、原发性痛经、慢性盆腔炎、卵巢囊肿、糖尿病肾病、慢性胆囊炎、冠心病心绞痛等属瘀血阻滞者。

使用注意 孕妇慎用。

处方5 八珍汤合化积丸

方药 党参、熟地黄、白芍、当归、三棱、莪术、赤芍、丹参、穿山甲各10g，白术、茯苓、香附各15g，炙甘草5g。

功能与主治 补益气血，化瘀消积。主治积证之正虚瘀结证。症见积块坚硬，隐痛或剧痛，饮食大减，面色萎黄或黧黑，消瘦脱形，神倦乏力，甚则面肢浮肿，或有出血，舌质淡紫，舌苔灰糙或舌光无苔，脉弦细或细数。

加减 若肝气郁结者，可加用柴胡、枳壳、川楝子；若疼痛明显者，可加用延胡索、乳香、没药；若兼见头晕目眩，舌光无苔，脉细数者，可加用生地黄、玄参、枸杞子、石斛；若兼见牙龈出血、鼻衄者，可加用白茅根、牡丹皮、三七、茜草。

简介 八珍汤出自《正体类要》，化积丸出自《类证治裁》。两方合用，阳性药物多，阴性药物少，以阳性药物为主，针对寒证；君药以破血祛瘀为主，针对实多虚少。全方以活血祛瘀消积为主，行气止痛、补气健脾、滋阴补血为辅。现代研究发现，八珍汤合化积丸加减与 TACE 术联合治疗中晚期原发性肝癌，可以缩小肿瘤，抑制肿瘤癌细胞的增殖和转移，提高机体免疫功能，与化疗合用具有增效减毒作用。

使用注意 本方不宜长期服用。

二、中成药

1. 木香顺气丸：适用于聚证之肝气郁结证。使用方法：一次 6g，一日 3 次，口服。

2. 大黄䗪虫丸：适用于积证之瘀血内结证。使用方法：一次 1 丸，一日 2 次，口服。

3. 香砂六君丸：适用于聚证之脾虚气滞证。使用方法：一次 6g，一日 3 次，口服。

三、单方验方

1. 皂矾 90g，苍术 15g，甜酒曲 21g，茵陈 60g，生鸡内金 15g，郁金 15g，金钱草 30g，青蒿 45g，鳖甲 100g，黄芪 60g，山甲珠（穿山甲的鳞甲）18g，栀子 15g，酒大黄 9g。使用方法：先将鳖甲、黄芪、金钱草、茵陈、栀子、青蒿浓煎收膏至滴水成珠，再将皂矾、生鸡内金、郁金、苍术、大黄、甜酒曲、山甲珠研极细混合拌上药使其均匀，炼蜜为丸。每丸重 9g，每日 2 次，早、晚各 1 丸。适用于积证之瘀热互结证。

2. 生大黄、桃仁、蜜虫（土鳖虫）、炮山甲、丹参各 9g，鳖甲、白术各 15g，黄芪 30g，党参 6g。使用方法：水煎服，每日 1 剂，分 2 次服。适用于气血亏虚、瘀血内结证。

第四节　鼓胀

鼓胀是指腹部胀大如鼓的一类病证，临床以腹大胀满，绷急如鼓，皮色苍黄，脉络显露为特征，又称"臌胀"。现代医学的肝硬化腹水可归于"鼓胀"范畴。鼓胀是由于情志刺激，酒食不节，虫毒感染，病后续发导致肝脾肾功能失调，气滞、血瘀、水停于腹中所致，其病位在于肝脾，久则及肾。

一、辨证用药

处方 1　柴胡疏肝散合胃苓汤

方药　茯苓 15g，柴胡、香附、郁金、青皮、川芎、白芍、苍术、厚朴、猪苓各 10g，陈皮 6g，甘草 5g。

功能与主治　疏肝理气，运脾利湿。主治气滞湿阻证。症见腹部胀大，按之不坚，胁下胀满或疼痛，纳呆食少，食后胀甚，嗳气可缓，小便短少，或下肢微肿，舌苔白腻，脉弦。

加减　若兼有胁下刺痛，舌紫，脉涩者，可加用延胡索、莪术、丹参；若兼神倦，便溏，舌质淡者，可加用党参、附片、干姜、川花椒；若尿少，腹胀，苔腻者，可加用砂仁、大腹皮、泽泻、车前子。

简介　柴胡疏肝散出自《证治准绳》，胃苓汤出自《丹溪心法》，二者相合，以行气消滞为主，利水渗湿为辅，兼顾补气健脾、养阴柔肝。适用于肝郁气滞，脾运不健，湿浊中阻者。柴胡疏肝散具有改善肝郁证大鼠行为学的变化、明显增强其免疫功能，亦有减少脂质在肝脏的蓄积、降低肝细胞脂肪变、抑制炎症和脂质过氧化等作用。胃苓汤常用于治疗急、慢性肾炎，急、慢性肠炎等病证。

使用注意　本方易于耗气伤阴，不宜久服，血虚阴亏者慎用。

处方 2　实脾饮

方药　干姜、附子各 6g，白术、茯苓各 15g，厚朴、大腹皮、草果仁、木香、木瓜各 10g，炙甘草 5g。

功能与主治　温阳健脾，行气利水。主治寒湿困脾证。症见腹大胀满，按之如囊裹水，甚则面浮或下肢微肿，胸脘胀闷，得热则舒，周身困重，畏寒懒动，大便溏薄，小便短少，舌苔白腻水滑，脉弦迟。

加减　若水肿甚者，可加用肉桂、猪苓、泽泻、车前子；若脘胁胀痛者，可加用青皮、香附、郁金、砂仁；若兼胸闷喘咳，可加用葶苈子、紫苏子、半夏；若神疲、便溏、下肢浮肿，可加用黄芪、党参、山药。

简介　实脾饮出自《济生方》，其配伍特点是脾肾同治，温脾为主；寓行气于温利之中。现代药理研究表明，本方可促进胃肠蠕动、促进血液循环、利尿。

处方 3　中满分消丸合茵陈蒿汤

方药　茵陈 50g，生大黄、栀子、枳实、厚朴、泽泻、白术、知母、猪苓、茯苓、党参各 15g，砂仁、陈皮、黄连、黄芩、半夏、干姜各 10g，甘草 5g。

功能与主治 清热利湿，逐下攻水。主治水热蕴结证。症见腹大坚满，脘腹绷急，外坚内胀，拒按，烦热口苦，渴不欲饮，或有面目肌肤发黄，小便赤涩，大便秘结或溏垢，舌边尖红，苔黄腻或灰黑，脉弦数。

加减 若热势较重者，可加用连翘、龙胆、半边莲；若湿热壅盛者，减党参、干姜、甘草，加栀子、虎杖。

简介 中满分消丸出自《兰室秘藏》，茵陈蒿汤出自《伤寒论》，两方合用具有清热利湿、活血化瘀、解毒通便、益气健脾之效果，对于胀由于湿热蕴结者，用之效显。现代研究表明，中满分消丸具有抑菌消炎、促进胃肠蠕动、加强胃肠平滑肌收缩，以及利尿和促进体内水液代谢排泄、改善肝功能的作用。茵陈蒿汤有退黄及治疗肝炎的作用，使肝脏细胞的肿胀、气球样变、脂肪变性与坏死，均有不同程度地减轻，肝细胞内蓄积的糖原与核糖核酸含量有所恢复或接近正常。

使用注意 寒湿困脾所致鼓胀者不宜服用；孕妇慎服。

处方 4　调营饮

方药 当归、川芎、赤芍、莪术、延胡索、茯苓、大腹皮、桑白皮、瞿麦、葶苈子、白芷、细辛、肉桂、槟榔各 10g，陈皮 6g，大黄 3g，炙甘草 5g。

功能与主治 活血化瘀，行气利水。主治瘀结水留证。症见腹大坚满，青筋怒张，刺痛拒按，面色晦暗，头颈胸臂等处可见红点赤缕，口干不欲饮水，或见大便色黑，舌质紫暗，脉细涩。

加减 若大便色黑者，可加用三七、侧柏叶、茜草；若积块甚者加穿山甲、水蛭、牡蛎；若瘀痰互结者，加白芥子、半夏。

简介 调营饮出自《证治准绳》，本方以活血化瘀、理气解郁、清热解毒、利湿除满、利水消胀为主，治疗鼓胀腹大坚满的病证显效。现代研究表明，调营饮具有改善化疗所致骨髓抑制，升高小鼠外周血象及骨髓有核细胞计数的作用。

使用注意 本方不宜长期服用。

处方 5　附子理苓汤

方药 附子、白术各 15g，干姜、党参、赤茯苓、猪苓、泽泻、肉桂各 10g，甘草 5g。

功能与主治 温补脾肾，化气行水。主治阳虚水甚证。症见腹大胀满，形如蛙腹，朝宽暮急，面色苍黄，胸脘满闷，食少便溏，畏寒肢冷，尿少腿肿，舌体淡胖边有齿痕，苔白滑，脉沉细无力。

加减 食少腹胀，神疲乏力，少气懒言者，可加用黄芪、山药、薏苡仁、白扁豆；若畏寒肢冷，面色苍白，可加用肉桂、淫羊藿、巴戟天；若腹筋暴露者，可加用赤芍、泽兰、三棱、莪术。

简介 附子理苓汤出自《内经拾遗》，本方为附子理中汤合五苓散而成。取附子、干姜、肉桂温脾肾之阳；党参、白术、炙甘草健脾益气培土制水；赤茯苓、猪苓、泽泻行水消肿；加苏梗行气，气行水则行，气水则停。诸药合之温阳健脾，行气利水。现代研究表明，本方合西药治疗慢性心力衰竭临床疗效明显。

🔹 处方6 六味地黄丸合一贯煎

方药 熟地黄15g，沙参、麦冬、生地黄、枸杞子、川楝子各10g，山药、山茱萸肉各6g，牡丹皮、茯苓、泽泻各3g。

功能与主治 滋养肝肾，养阴利水。主治阴虚水停证。症见腹大坚满，形体反见消瘦，或见青筋暴露，面色晦暗，口燥咽干，心烦失眠，时或衄血，小便短少，舌红绛少津，苔少或光剥，脉弦细数。

加减 若津伤口渴，可加用石斛、玄参、天花粉、芦根；若腹胀甚者，可加枳壳、大腹皮；若兼烦躁，潮热，可加用银柴胡、地骨皮、白薇；若齿鼻出血，可加用白茅根、仙鹤草、藕节炭；若肌肤发黄，可加用茵陈、黄柏；若兼面赤颧红，耳鸣者，可加用龟甲、鳖甲、牡蛎等。

简介 六味地黄丸出自《小儿药证直诀》，一贯煎出自《续名医类案》，二者相合，既补肝肾之阴，又可疏肝理气，补益之中兼以疏通气机，无滋腻碍胃之虞，亦无伤及阴血之弊。其配伍特点是脾肾同治，温脾为主；寓行气于温利之中。现代研究表明，六味地黄丸具有增强免疫力，抗低温、抗疲劳、抗肿瘤，有促皮质激素样作用。一贯煎能够促进肝组织总蛋白的表达，从而有效减轻炎症反应，达到保肝、降酶的目的。

使用注意 脾虚泄泻者慎用。

二、中成药

1. 舟车丸：适用于水热蕴结证。使用方法：一次3g，一日1次，口服。

2. 人参养荣丸：适用于气血不足证。使用方法：一次6g，一日2次，口服。

三、单方验方

1. 鲜蒜头 120g（干者 60g），砂仁 30g。使用方法：捣碎，猪肚一个洗净，将上药装入猪肚内，炖至肚烂为宜，分几次服完。适用于寒湿困脾证。

2. 生地黄、麦冬、玄参、炙鳖甲、炙龟甲、白芍各 15g，知母、黄柏、当归各 9g，五味子 6g。使用方法：水煎服，每日 1 剂，分 2 次服。适用于肝肾阴虚证。

第五节　眩晕

眩是指眼花或眼前发黑，晕是指头晕甚或感觉自身或外界景物旋转。二者常同时并见，故统称为"眩晕"。轻者闭目即止；重者如坐车船，旋转不定，不能站立，或伴有恶心、呕吐、汗出，甚则昏倒等症状。西医多见于梅尼埃病、高血压、低血压、脑动脉硬化、椎-基底动脉供血不足、贫血、神经衰弱等。眩晕的病因主要有情志、饮食、体虚年高、跌扑外伤等方面。病位在于脑窍，病变脏腑与肝脾肾相关。

一、辨证用药

处方 1　天麻钩藤饮

方药　天麻、钩藤、栀子、黄芩、川牛膝、杜仲、益母草、桑寄生、首乌藤、朱茯神各 10g，石决明 15g。

功能与主治　平肝潜阳，清火息风。主治肝阳上亢证。症见眩晕，耳鸣，头目胀痛，遇烦劳郁怒而加重，甚则扑倒，口苦，失眠多梦，腰膝酸软，颜面潮红，急躁易怒，肢麻震颤，舌红苔黄，脉弦细数。

加减　若心悸，失眠甚者，可加用远志、酸枣仁、琥珀；若眩晕欲仆，呕恶，手足麻木或震颤者，可加用珍珠母、生龙骨、生牡蛎、羚羊角；若便秘者可加用大黄、芒硝。

简介　天麻钩藤饮出自《杂病证治新义》，本方以天麻、钩藤、石决明平肝祛风降逆为主，辅以清降之栀子、黄芩，活血之川牛膝，滋补肝肾之桑寄生、杜仲等，滋肾平肝之逆；并辅以首乌藤、朱茯神以镇静安神，缓其失眠，故为用于肝阳头痛、眩晕、失眠之良剂。现代研究发现，本方有降低血压的作用，常用于高血压、急性脑血管病等属于肝阳上亢，肝风上扰者。

使用注意　钩藤后下，石决明先煎。

处方 2　半夏白术天麻汤

方药　白术、茯苓各 15g，半夏、天麻、橘红各 10g，甘草 5g。

功能与主治　化痰祛湿，健脾和胃。主治痰湿中阻证。症见眩晕，头重昏蒙，或伴视物旋转，胸闷恶心，呕吐痰涎，食少多寐，舌苔白腻，脉濡滑。

加减　若呕吐频作，可加用赭石、竹茹、生姜、旋覆花。若脘闷，纳呆，腹胀者，可加用白豆蔻、砂仁；若肢体沉重，苔腻者，可加用藿香、佩兰、石菖蒲。

简介　半夏白术天麻汤出自《医学心悟》，本方肝脾兼顾，风痰与脾湿并治，标本兼顾，但以治标为主。现代常用于治疗耳源性眩晕、高血压、颈椎病、神经衰弱眩晕等属风痰上扰者。

使用注意　若眩晕属肝阳上亢或肝肾阴虚所致者忌用。

处方 3　通窍活血汤

方药　赤芍、川芎各 6g，桃仁、红花各 10g，生姜、大枣各 5g，麝香0.15g。

功能与主治　祛瘀生新，活血通窍。主治瘀血阻窍证。症见眩晕，头痛，兼见健忘，失眠，心悸，精神不振，耳鸣耳聋，面唇紫暗，舌暗有瘀斑，脉弦涩或细涩。

加减　若神疲乏力，少气自汗，可加用黄芪、党参；若兼畏寒肢冷，感寒加重，可加用附子、肉桂；若天气变化加重，可重用川芎，加用防风、白芷、荆芥。

简介　通窍活血汤出自《医林改错》，方中桃仁活血偏于破血，红花活血偏于通经，赤芍活血偏于凉血，川芎活血偏于行气，生姜辛散通阳偏于行散，麝香芳香开窍醒神，大枣益气和中。现代常用于治疗慢性鼻炎、分泌性中耳炎、视网膜静脉周围炎、耳源性眩晕、神经性耳鸣等。

使用注意　孕妇忌用，月经量多者慎用。

处方 4　归脾汤

方药　白术、党参、当归、远志、酸枣仁、木香各 10g，黄芪、茯神、龙眼肉各 15g，生姜、大枣 6g，甘草 5g。

功能与主治　补益气血、调养心脾。主治气血亏虚证。症见头晕目眩，动则加剧，劳累即发，面色苍白，神疲乏力，倦怠懒言，唇甲不华，发色不泽，心悸少寐，纳少腹胀，舌淡苔薄白，脉细弱。

加减 若自汗时出，易于感冒，可重用黄芪，加用防风、浮小麦；若腹泻或便溏，腹胀纳呆，可加用薏苡仁、炒白扁豆、泽泻；若兼见形寒肢冷，腹中隐痛，脉沉者，可加用桂枝、干姜；若兼见心悸怔忡，少寐健忘者，可加柏子仁、合欢皮、首乌藤。

简介 归脾汤出自《正体类要》，本方心脾同治，以补脾为主，使脾旺则气血生化有权；气血双补，以补气为重，使气旺而益于生血。现代药理研究认为，本方具有抗抑郁、改善机体免疫功能、抗应激反应、补血、抗胃溃疡等作用。

使用注意 出血属于阴虚火旺者，不宜使用。

处方 5　左归丸

方药 熟地黄 20g，山茱萸、山药、菟丝子、枸杞子、鹿角胶、龟甲胶、当归、牛膝、白芍各 10g，川芎 6g。

功能与主治 滋养肝肾，益精填髓。主治肾精不足证。症见眩晕日久不愈，精神萎靡，腰膝酸软，视力减退，两目干涩，少寐，健忘，心烦口干，遗精滑泄，舌红少苔，脉细数。

加减 若阴虚火旺甚者，可加用鳖甲、知母、黄柏、牡丹皮；若失眠多梦健忘者，可加用首乌藤、阿胶、鸡子黄、酸枣仁；若遗精滑泄者，可加用芡实、桑螵蛸。

简介 左归丸出自《景岳全书》，本方既补肾又兼补肝脾，鹿龟二胶为血肉有情之品，峻补精髓，其中龟甲胶偏于补阴，鹿角胶偏于补阳，在补阴之中配伍补阳药，意在"阳中求阴"。现代医学研究表明本方有调节神经 - 内分泌 - 免疫系统、抗骨质疏松、抗阿尔茨海默病等作用。

使用注意 孕妇慎用，脾虚泄泻者慎用。

二、中成药

1. 血塞通软胶囊：适用于瘀血阻络证。使用方法：一次 0.66g，一日 2 次，口服。

2. 复方丹参片：适用于气滞血瘀证。使用方法：一次 1.8g，一日 3 次，口服。

三、单方验方

1. 柴胡、枳壳、龙胆、竹茹、苍耳子、青皮各 9g，黄芩、大青叶各 15g，半夏、蔓荆子各 12g。使用方法：水煎服，每日 1 剂，分 2 次服。适用于湿热上扰证。

2. 紫苏叶、红花、天麻、胆南星、川芎、僵蚕各 10g，赤芍、桃仁、丹参各 15g，全蝎、生姜各 6g。使用方法：水煎服，每日 1 剂，分 2 次服。适用于瘀血阻络证。

第六节　头痛

头痛是以头部疼痛为主要临床特征的疾病。既可单独出现，也可见于多种疾病的过程中。西医学的偏头痛、紧张性头痛、三叉神经痛，以及脑神经痛等可归于本病范畴。头痛是由于感受外邪、情志失调、饮食劳倦、体虚久病、禀赋不足、跌扑损伤或久病，引起脉络拘急或失养，清窍不利所致。头痛的病位在脑，与肝脾肾密切相关。

一、辨证用药

处方 1　川芎茶调散

方药　川芎、白芷、羌活、细辛、防风、荆芥各 10g，薄荷 6g，甘草 5g。

功能与主治　疏风散寒止痛。主治风寒头痛。症见头痛起病较急，连及项背，常有拘急收紧感，恶风畏寒，遇风尤甚，常喜裹头，口不渴，苔薄白，脉浮紧。

加减　若鼻塞流清涕，可加用苍耳子、辛夷；若项背强痛，可加用葛根；若呕恶苔腻，可加用藿香、半夏；若巅顶痛者，可加用藁本。

简介　川芎茶调散出自《太平惠民和剂局》，本方集祛风止痛药于一方，升散中寓有清降，疏风止痛而不温燥。现常用于治疗血管神经性头痛，无论病之新久，痛之缓急。

使用注意　内伤头痛者不宜使用。

处方 2　芎芷石膏汤

方药　川芎、白芷、石膏、菊花、羌活、藁本各 10g。

功能与主治　疏风清热，和络止痛。主治风热头痛。症见头痛而胀，甚则头痛如裂，发热或恶风，面红目赤，口渴欲饮，便秘溲黄，舌尖红，苔薄黄，脉浮数。

加减　若烦热口渴，舌红少津者，可重用石膏，加用知母、石斛；若大便秘结，口舌生疮，可加用黄连上清丸；若鼻流浊涕如脓，可加用苍耳子、辛夷、桑白皮。

简介 芎芷石膏汤出自《医宗金鉴》，本方有疏风清热、和络止痛之功，方中川芎为血中之气药，集辛散、解郁、通达、止痛之功，又秉升散之性，能上行头目，活血祛瘀止痛；白芷味辛性温，芳香开窍，活血止痛；生石膏，善清气分之热性辛，大寒，味甘，合川芎，善清泻郁热通络止痛；菊花、羌活祛风止痛。现代常用于治疗上气道咳嗽综合征、偏头痛、神经性头痛等病。

使用注意 内伤头痛者不宜使用。

🝆 处方 3　羌活胜湿汤

方药 羌活、独活、川芎各 10g，藁本、蔓荆子、防风各 6g，炙甘草 5g。

功能与主治 祛风胜湿止痛。主治风湿头痛。症见头痛如裹，肢体困重，胸闷纳呆，小便不利，大便或溏，苔白腻，脉濡。

加减 若胸闷纳呆、便溏甚者，可加用苍术、厚朴、陈皮；若恶心呕吐者，可加用生姜、半夏、竹茹；若纳呆食少者，可加用麦芽、神曲；若小便短少者，可加用薏苡仁、淡竹叶。

简介 羌活胜湿汤出自《脾胃论》，本方用药辛散温燥，但量轻力缓，取其轻而扬之法，使其微发其汗，则风湿自除。现代研究发现本方有镇痛、抗炎、解热、抗过敏以及提高免疫功能的作用。

使用注意 脾胃虚弱者以及血虚痹痛、阴虚头痛者禁用。

🝆 处方 4　天麻钩藤饮

方药 天麻、钩藤、栀子、黄芩、川牛膝、杜仲、益母草、桑寄生、首乌藤、朱茯神各 10g，石决明 15g。

功能与主治 平肝潜阳，清火息风。主治肝阳头痛。症见头胀痛而眩，两侧为重，心烦易怒，面赤口苦，或兼耳鸣胁痛，夜眠不宁，舌红苔黄，脉弦数。

加减 若头痛剧烈，目赤口苦，急躁，便秘尿黄者，可加用夏枯草、龙胆、大黄、僵蚕；若见头晕目涩，视物不明，遇劳加重，腰膝酸软，可加用生地黄、何首乌、女贞子、枸杞子、白芍、石斛。

简介 天麻钩藤饮出自《杂病证治新义》，本方以天麻、钩藤、石决明平肝祛风降逆为主，辅以清降之栀子、黄芩，活血之川牛膝，滋补肝肾之桑寄生、杜仲等，滋肾平肝之逆；并辅以首乌藤、朱茯神以镇静安神，缓其失眠，故为用于肝阳头痛、眩晕、失眠之良剂。现代研究发现，本方有降低血压的作用，常用于高血压、急性脑血管病等属于肝阳上亢，肝风上扰者。

使用注意 钩藤后下，石决明先煎。

处方 5 加味四物汤

方药 当归、川芎各 15g，白芍、熟地黄各 10g，菊花、蔓荆子各 6g。

功能与主治 养血滋阴，和络止痛。主治血虚头痛。症见头痛而晕，遇劳加重，面色少华，心悸不宁，神疲乏力，舌淡，苔薄白，脉细弱。

加减 若兼见乏力气短，神疲懒言，汗出恶风，可加用党参、黄芪、白术；若见心烦不寐，多梦者，可加用酸枣仁、珍珠母。

简介 加味四物汤出自《证治汇补》，方中当归、白芍、生地黄、川芎养血调血，菊花、蔓荆子平肝祛风清头目，薄荷既能疏风清利头目，又能疏解肝郁。诸药配合，补中有散，散中有收，从而达到养血祛风，清利头目之效。现常用于治疗偏头痛。

处方 6 益气聪明汤

方药 黄芪 30g，党参、升麻、葛根、蔓荆子、芍药各 10g，黄柏 6g，甘草 5g。

功能与主治 健脾益气升清。主治气虚头痛。症见头痛隐隐，遇劳加重，纳食减少，神疲乏力，气短懒言，舌淡，苔薄白，脉细弱。

加减 若心悸怔忡，失眠者，可加用当归、熟地黄、何首乌；若头痛畏寒，可加用炮附子、益智仁、葱白。

简介 益气聪明汤出自《东垣试效方》，本方黄芪、党参、甘草健脾益气，葛根、升麻升举阳气，蔓荆子清利头目，芍药养血柔肝，黄柏清热。

处方 7 半夏白术天麻汤

方药 白术、茯苓各 15g，半夏、天麻、橘红各 10g，甘草 5g。

功能与主治 化痰祛湿，健脾和胃。主治痰浊头痛。症见头痛昏蒙，胸脘满闷，呕恶痰涎，舌苔白腻，脉滑或弦滑。

加减 若胸脘满闷、纳呆，可加用厚朴、枳壳；若口苦，大便不畅，舌苔黄腻，可减白术，加用黄连、枳实、竹茹、胆南星。

简介 半夏白术天麻汤出自《医学心悟》，本方肝脾兼顾，风痰与脾湿并治，标本兼顾，但以治标为主。现代常用于治疗偏头痛、血管性头痛、高血压、颈椎病、神经衰弱眩晕等。

使用注意 肝阳上亢或肝肾阴虚者慎用。

🍬 处方8 大补元煎

方药 熟地黄、党参各 15g，山药、杜仲、当归、枸杞子、山茱萸各 10g，炙甘草 5g。

功能与主治 养阴补肾，填精生髓。主治肾虚头痛。症见头痛而空，眩晕耳鸣，腰膝酸软，遗精，带下，少寐健忘，舌红少苔，脉沉细无力。

加减 若头痛畏寒，面白，四肢不温者，可用右归丸或金匮肾气丸；若头痛而晕，头面潮热，面颊红赤，时伴汗出者，可减党参，加用墨旱莲、何首乌、知母、黄柏。

简介 大补元煎出自《景岳全书》，本方以党参、熟地黄为主药，且补气补阳以党参为主，补精补阴以熟地黄为主，实乃气血阴阳并补之方，重在滋阴补肾、填精益髓。现代研究发现，本方能减轻头痛症状，延长发作周期，还可增加脑脊液压力，改善低颅性头痛。

使用注意 凡阴虚阳亢，血分有热，胃火炽盛，肺有痰热，外感风寒或风热者慎服。

🍬 处方9 通窍活血汤

方药 赤芍、川芎各 6g，桃仁、红花各 10g，生姜、大枣各 5g，麝香0.15g。

功能与主治 活血化瘀，通窍止痛。主治瘀血头痛。症见头痛经久不愈，痛处固定不移，其痛如刺，入夜尤甚，或有头部外伤史，舌暗有瘀斑，苔薄白，脉弦涩或细涩。

加减 若头痛甚者，可加全蝎、蜈蚣、土鳖虫、乳香、没药；若头痛，头部畏寒明显，可加用桂枝、细辛、炮附子；若兼神疲乏力，少气懒言，脉细弱无力，可加用黄芪、党参。

简介 通窍活血汤出自《医林改错》，方中桃仁活血偏于破血，红花活血偏于通经，赤芍活血偏于凉血，川芎活血偏于行气，生姜辛散通阳偏于行散，麝香芳香开窍醒神，大枣益气和中。现代常用于治疗偏头痛、神经性头痛、耳源性眩晕、神经性耳鸣等。

使用注意 孕妇忌用，月经量多者慎用。

二、中成药

1. 养血清脑颗粒：适用于血虚头痛。使用方法：一次 4g，一日 3 次，口服。
2. 头痛宁胶囊：适用于痰瘀头痛。使用方法：一次 3 粒，一日 3 次，口服。
3. 愈风宁心片：适用于肝阳头痛。使用方法：一次 1.4g，一日 3 次，口服。

三、单方验方

1. 柴胡、僵蚕各 10g，天麻、川芎、黄芩、钩藤各 15g，珍珠母、生石膏各 20g。使用方法：水煎服，每日 1 剂，分 2 次服。适用于风火上扰证。
2. 白芷 7.5g，川芎、炙甘草、制何首乌各 30g。使用方法：上药共研末，每次服 3g，每日 3 次。适用于风寒头痛。
3. 川芎 30g，白芍 15g，柴胡、白芷、郁李仁、甘草各 3g，白芥子 10g，香附 6g。使用方法：水煎服，每日 1 剂，分 2 次服。适用于少阳头痛。

第七节　中风

中风是以猝然昏仆，不省人事，半身不遂，口眼歪斜，语言不利为主症的病证，病轻者可无昏仆而仅见半身不遂及口眼歪斜等症状。西医学中的脑出血、脑血栓形成、蛛网膜下腔出血、脑血管痉挛等脑血管疾病可归为本病范畴。中风是由于内伤积损、情志不遂、饮酒饱食或外邪侵袭等因素引起机体阴阳失调、气血逆乱的危重病证。其病位在于脑，与心肝脾肾密切相关。

一、辨证用药

🌸 处方 1　半夏白术天麻汤合桃仁红花煎

方药　半夏、天麻、桃仁、红花各 15g，白术、茯苓各 10g，橘红、生姜、大枣、甘草各 6g。

功能与主治　息风化痰，活血通络。主治中经络之风痰瘀阻证。症见头晕头痛，手足麻木，突然发生口舌歪斜，口角流涎，舌强言謇，半身不遂，或手足拘急，舌暗或有瘀斑，苔薄白或白腻，脉弦涩或滑。

加减　若痰湿偏盛，舌苔白滑者，可加用泽泻、桂枝；若肝阳偏亢者，可加用钩藤、赭石。

简介　半夏白术天麻汤出自《医学心悟》，桃仁红花煎出自《陈素庵妇科补解》，二者合用，肝脾兼顾，风痰、脾湿与瘀血并治，标本兼顾。现代常用于治疗偏头痛、血管性头痛、高血压、颈椎病、神经衰弱眩晕等。

使用注意 肝阳上亢或肝肾阴虚者慎用。

处方2　天麻钩藤饮

方药 天麻、钩藤、栀子、黄芩、川牛膝、杜仲、益母草、桑寄生、首乌藤、朱茯神各10g，石决明15g。

功能与主治 平肝潜阳，清火息风。主治中经络之风阳上扰证。症见眩晕头痛，耳鸣面赤，腰膝酸软，突然发生口舌歪斜，语言謇涩，半身不遂，舌质红，苔薄黄，脉弦细数或弦滑。

加减 若头痛剧烈，面红目赤者，可加用夏枯草、龙胆；若口干、五心烦热、舌绛苔燥者，可加用女贞子、何首乌、生地黄、山茱萸；若心中烦热甚者，可加用生石膏、龙齿；若痰多，言语不利甚者，可加用胆南星、竹沥、石菖蒲。

简介 天麻钩藤饮出自《杂病证治新义》，本方以天麻、钩藤、石决明平肝祛风降逆为主，辅以清降之栀子、黄芩，活血之川牛膝，滋补肝肾之桑寄生、杜仲等，滋肾平肝之逆；并辅以首乌藤、朱茯神以镇静安神，缓其失眠，故为用于肝阳头痛、眩晕、失眠之良剂。现代研究发现，本方有降低血压的作用，常用于高血压、急性脑血管病等属于肝阳上亢，肝风上扰者。

使用注意 钩藤后下，石决明先煎。

处方3　羚角钩藤汤

方药 羚羊角6g，钩藤、生地黄、茯神、白芍各15g，桑叶、菊花、竹茹、川贝母各10g，甘草5g。配合灌服或鼻饲安宫牛黄丸。

功能与主治 清热化痰，醒神开窍。主治中脏腑之阳闭。症见突然昏仆，不省人事，牙关紧闭，口噤不开，两手握固，肢体偏瘫，拘急，抽搐，面红气粗，躁动不安，舌红苔黄，脉弦滑有力。

加减 若抽搐者，可加用僵蚕、全蝎、蜈蚣；若兼鼻衄、呕血者，可加用丹皮、大黄、水牛角；若面红目赤，脉弦有力者，可加用龙胆草、栀子、夏枯草、代赭石、磁石；若舌质干红，苔黄糙者，可加用沙参、麦冬、石斛。

简介 本方出自《通俗伤寒论》，本方在凉肝息风之中，兼以辛凉透散；增液舒筋之中，佐以化痰安神。现代研究发现，本方具有解热、抗惊厥等作用，常用于治疗乙型脑炎、高热惊厥、原发性高血压、高血压脑病、产后惊风、妊娠子痫等。

使用注意 钩藤后下，羚羊角片先煎。温病后期热势已衰，阴液大亏，虚风内动者，不宜使用。

处方 4　涤痰汤

方药　胆南星、半夏、枳实、石菖蒲、竹茹各 10g，茯苓、党参各 15g，橘红 6g，甘草 5g。配合灌服或鼻饲苏合香丸。

功能与主治　温阳化痰，醒神开窍。主治中脏腑之阴闭。症见突然昏仆，不省人事，牙关紧闭，口噤不开，两手握固，肢体偏瘫，拘急，抽搐，面白唇紫或暗，四肢不温，静而不烦，舌质暗淡，苔白腻滑，脉沉滑。

加减　若四肢厥冷者，可加用炮附子、桂枝、细辛；若舌暗有瘀斑，脉涩者，可加用桃仁、红花、丹参。

简介　本方出自《奇效良方》，本方在导痰汤基础上又加石菖蒲、竹茹、人参，较之导痰汤又多开窍扶正之功，是治中风痰迷心窍的常用方。现代研究发现，本方有降血脂、抗凝血的作用，常用于眩晕、癫痫等属痰迷心窍者。

使用注意　凡风邪直中经络或虚风内动者慎用。

处方 5　参附汤合生脉散

方药　人参 60g，附子 30g，麦冬 15g，五味子 10g。

功能与主治　回阳救阴，益气固脱。主治中脏腑之脱证。症见突然昏仆，不省人事，面色苍白，目合口开，鼻鼾息微，手撒遗尿，汗出肢冷，舌萎缩，脉细微欲绝或浮大无根。

加减　若汗泄过多者，可加用煅龙骨、煅牡蛎；若舌干脉微者，可加用玉竹、黄精。

简介　参附汤出自《正体类要》，为峻补阳气以救暴脱之剂；生脉散出自《医学启源》。参附汤能温补心肾阳气，生脉散可益气养阴，二者合用相得益彰，阴阳并补。现代研究发现，参附汤对急性心肌缺血有保护作用，能显著提高耐缺氧能力，能改善心律失常。

使用注意　中病即止，不可多服。

处方 6　温胆汤合四物汤

方药　半夏、陈皮、竹茹、枳壳、川芎、白芍各 10g，熟地黄、当归、茯苓各 15g，甘草 5g。

功能与主治　化痰祛瘀，活血通络。主治后遗症期之痰瘀阻络证。症见口舌歪斜，舌强语謇或失语，半身不遂，肢体麻木，舌紫暗或有瘀斑，苔滑腻，脉弦滑或涩。

加减　若心烦甚者，可加用栀子、豆豉；若眩晕者，可加用天麻、钩藤；若四肢不用明显者，可加用杜仲、续断、牛膝、桑枝。

简介　温胆汤出自《三因极一病证方论》，化痰与理气共施，温而不燥；清胆与和胃并行，凉而不寒。四物汤出自《仙授理伤续断秘方》，动静结合，补血而不滞血，活血而不伤血。现代研究表明，温胆汤有降血脂、调节免疫应答、抑制炎症进展、抗抑郁等作用，四物汤有抗氧化及延缓衰老、抗辐射等作用。

使用注意　血崩气脱者不宜使用。

💊 处方7　补阳还五汤

方药　黄芪 50g，当归、赤芍、地龙、川芎、红花、桃仁各 10g。

功能与主治　益气养血，化瘀通络。主治后遗症期之气虚血瘀证。症见偏枯不用，肢软无力，面色萎黄，舌质淡紫，或有瘀斑，苔薄白，脉细涩或细弱。

加减　若患侧肢体浮肿者，可加用茯苓、泽泻、防己；若上肢偏废甚者，可加用桂枝、桑枝；若下肢瘫软无力甚者，可加用桑寄生、川牛膝、杜仲；若口舌歪斜明显者，可加用白附子、全蝎、僵蚕。

简介　本方出自《医林改错》，为气虚血瘀之代表方，重用补气药与少量活血药相伍，使气旺血行以治本，祛瘀通络以治标，标本兼顾；且补气而不壅滞，活血又不伤正。合而用之，则气旺、瘀消、络通，诸症向愈。现代常用于治疗脑血管意外后遗症、冠心病、小儿麻痹后遗症，以及其他原因引起的偏瘫、截瘫、或单侧上肢、或下肢痿软等疾病，也可治疗神经衰弱、糖尿病、前列腺增生等属气虚血瘀者。

使用注意　阴虚阳亢，痰阻血瘀者慎用。

💊 处方8　左归丸合地黄饮子

方药　熟地黄 20g，山茱萸、山药、菟丝子、枸杞子、鹿角胶、龟甲胶、当归、牛膝、肉苁蓉、巴戟天、石菖蒲、远志、官桂各 10g，茯苓、附子、麦冬、白芍、石斛各 15g，川芎、五味子各 6g。

功能与主治　滋养肝肾，益精填髓。主治后遗症期之肝肾亏虚证。症见半身不遂，患肢僵硬，拘挛变形，舌强不语，或偏瘫，肢体肌肉萎缩，舌红或淡红，脉沉细。

加减 若腰膝酸软甚者，可加用杜仲、桑寄生、牛膝；若兼有痰浊者，可加用石菖蒲、远志、茯苓。

简介 左归丸出自《景岳全书》，地黄饮子出自《圣济总录》，二者相合，肝脾肾并补，上下兼治，标本并治，肾阴肾阳并充。现代研究表明左归丸有调节神经-内分泌-免疫系统、抗骨质疏松、抗阿尔茨海默病等作用，地黄饮子有抗氧化、益智、降脂、抗血栓、抑制血小板聚集及改善微循环等作用。

使用注意 孕妇慎用，脾虚泄泻、肝阳偏亢者不宜使用。

二、中成药

1. 三七通胶囊：适用于后遗症期之瘀血阻络证。使用方法：一次 0.2g，一日 3 次，口服。

2. 华佗再造丸：适用于后遗症期之痰瘀阻络证。使用方法：一次 8g，一日 2 次，口服。

3. 中风回春片：适用于后遗症期之痰瘀阻络证。使用方法：一次 1.5g，一日 2 次，口服。

4. 安脑丸：适用于中脏腑之阳闭。使用方法：一次 6g，一日 2 次，口服。

三、单方验方

1. 泽兰 15g，水蛭、大黄各 6g，三七末（冲服）3g，葛根、泽泻、茵陈各 30g，白术 24g，石菖蒲 12g。使用方法：水煎服，每日 1 剂，分 2 次服。适用于中脏腑之风痰瘀痹阻证。

2. 大黄、枳实、竹茹、炒麦芽、炒谷芽各 15g，厚朴、郁金各 12g，石菖蒲 9g，焦山楂 30g。使用方法：水煎服，每日 1 剂，分 2 次服。适用于中脏腑之痰热腑实证。

第八节 瘿病

瘿病是以颈前喉结两旁结块肿大为主要临床特征的一类病证，古又称"瘿气""瘿瘤"等。西医学中的单纯性甲状腺肿、甲状腺功能亢进症、甲状腺炎、甲状腺腺瘤、甲状腺癌等可归于本病范畴。瘿病主要是由于情志内伤，饮食及水土失宜等原因引起气滞、痰凝、血瘀壅结颈前所致，其病位主要在于肝脾，与心有关。

一、辨证用药

处方 1　四海舒郁丸

方药　木香 15g，陈皮、海蛤粉各 9g，海带、海藻、昆布、海螵蛸各60g。

功能与主治　理气舒郁，化痰消瘿。主治气郁痰阻证。症见颈前喉结两旁结块肿大，质软不痛，颈部觉胀，胸闷，喜太息，或兼胸胁窜痛，病情常与情志因素有关，苔薄白，脉弦。

加减　若胸闷、胁痛者，可加用柴胡、枳壳、郁金、香附、延胡索、川楝子；若咽部不适，声音嘶哑者，可加用桔梗、牛蒡子、木蝴蝶、射干。

简介　本方出自《疡医大全》，方中用海带、海藻、海螵蛸、昆布、海蛤粉化痰软坚散结，助以陈皮、木香行气和中；既有行散之力，又具健脾和中之功。现代研究发现，海藻、海带、昆布、海螵蛸、海蛤壳为含碘化合物，内服吸收后能促进病理产物和炎性渗出物之吸收，弥补合成甲状腺激素原料吸收不足，抑制甲状腺素的释放。

处方 2　海藻玉壶汤

方药　海藻、海带各 15g，贝母、陈皮、昆布、青皮、川芎、当归、连翘、半夏、独活各 10g，甘草 5g。

功能与主治　理气活血，化痰消瘿。主治痰结血瘀证。症见颈前喉结两旁结块肿大，按之较硬或有结节，肿块经久未消，胸闷，纳差，舌暗或紫，苔薄白或白腻，脉弦或涩。

加减　若胸闷不舒，可加用郁金、香附、枳壳；若见烦热、舌红、苔黄、脉数者，可加用夏枯草、牡丹皮、玄参、栀子；若见心悸易汗，脉数者，可加用酸枣仁、茯神、熟地黄；若见纳差、便溏者，可加用加白术、茯苓、山药；若结块坚硬者，可加用黄药子、三棱、莪术、露蜂房、僵蚕、穿山甲。

简介　本方出自《外科正宗》，具有消瘿散结之功，且散瘿消瘤不伤正。现代研究发现，本方抑制甲状腺肿大和甲状腺激素刺激神经、心血管、心肌和胃肠道等脏器，以缓解上述器官的功能亢进症状，增强机体免疫功能，改善血液循环，消除结节的纤维化与钙化状态，有效地治疗甲状腺良性结节。

使用注意　使用期间忌食肥甘厚腻之品。

🍂 处方3 栀子清肝汤合消瘰丸

方药 生牡蛎 30g，玄参 15g，牛蒡子、柴胡、川芎、白芍、石膏、当归、山栀子、牡丹皮、黄芩、黄连各 10g，甘草 5g。

功能与主治 清肝泻火，消瘿散结。主治肝火旺盛证。症见颈前喉结两旁结块肿大，一般柔软光滑，烦热，容易出汗，性情急躁易怒，眼球突出，手指颤抖，面部烘热，口苦，舌质红，苔薄黄，脉弦数。

加减 若烦躁易怒，脉弦数者，可加用龙胆、黄芩、青黛、夏枯草；若头目眩晕者，可加用菊花、夏枯草；若手指颤抖者，可加用石决明、钩藤、牡蛎、天麻；若兼见多食易饥者，可加用生石膏、知母。

简介 本方出自《外科正宗》，方中清热药配伍辛散药，以透解郁热；清热药配伍理血药，以治郁热；清热药配伍益气药，既可治气虚又可防寒药伤气，方药相互为用，以清热泻火，活血散结为主。现代常用于治疗甲状腺功能亢进、甲状腺结节等病。

使用注意 脾虚泄泻者慎用。

🍂 处方4 一贯煎

方药 北沙参、麦冬、当归、枸杞子、生地黄、川楝子各 10g。

功能与主治 滋阴降火，养阴柔肝。主治肝阴亏虚证。症见颈前喉结两旁结块或大或小，质软，病起较缓，心烦少寐，手指颤动，眼干，目眩，倦怠乏力。舌质红，苔少或无苔，舌体颤动，脉弦细数。

加减 若见心悸不宁，心烦少寐者，可加用柏子仁、酸枣仁、远志；若手指及舌体颤抖者，可加用钩藤、白蒺藜、鳖甲、白芍；若大便稀溏者，可加用白术、山药、麦芽；若兼见耳鸣、腰酸膝软者，可加用桑寄生、牛膝、菟丝子、女贞子；若兼见消瘦乏力，妇女月经量少或闭经，男子阳痿者，可加用黄芪、山茱萸、熟地黄。

简介 本方出自《续名医类案》，主治是肝病，肾为肝之母，滋水即能生木，以柔其刚悍之性，故以生地黄、枸杞子滋水益肾为君。肺主一身之气，肺气清肃，则治节有权，诸脏皆滋其灌溉，而且养金即能制木，以平其横逆之威；胃为阳土，本受木克，但土旺则不受其侮，故以沙参、麦冬清肺益胃，二者为臣。当归入肝，补血活血，而辛香善于走散，乃血中气药，故用以为佐。更加一味川楝子，泄肝通络，条达气机，故用以为使。现代研究发现本方有抗肝癌、抗肝纤维化、抗肝硬化、抗肝损伤、改善脂肪肝等作用。

使用注意 有停痰积饮者忌服。

二、中成药

1. 夏枯草胶囊：适用于肝火旺盛证。使用方法：一次 2 粒，一日 2 次，口服。

2. 小金丸：适用于痰结血瘀证。使用方法：一次 2 粒，一日 2 次，口服。

三、单方验方

1. 银柴胡、夏枯草、当归、陈皮各 12g，昆布、海藻 15g，川贝母、半夏各 10g，生龙骨、生牡蛎各 30g。使用方法：水煎服，每日 1 剂，分 2 次服。适用痰气郁结证。

2. 白芍 15g，白芥子、制香附各 12g，玄参 9g，夏枯草、海浮石各 30g。使用方法：水煎服，每日 1 剂，分 2 次服。适用阴虚痰阻证。

3. 昆布、海藻各 12g，夏枯草 15g，牡蛎、生地黄各 30g，三棱、莪术、穿山甲各 10g，甘草 3g。使用方法：水煎服，每日 1 剂，分 2 次服。适用气郁痰阻证。

第九节　疟疾

疟疾是以寒战、壮热、头痛、汗出、休作有时为临床特征的一类疾病。本病有一日一发、二日一发或三日一发者，有寒多热少者，亦有但寒不热者，有热多寒少者，亦有但热不寒者。西医学中的疟疾和类疟疾病，可归本病范畴。疟疾主要是由于感受疟邪，邪伏半表半里，出入营卫之间，邪正交争所致，其病位总属少阳。

一、辨证用药

处方 1　柴胡截疟饮

方药　柴胡、党参、半夏、常山、槟榔、乌梅、桃仁各 10g，黄芩 6g，甘草、大枣、生姜各 5g。

功能与主治　祛邪截疟，和解表里。主治正疟。症见发作时症状比较典型，常先有呵欠乏力，继则寒战鼓颔约 30min，寒罢则内外皆热，常表现为高热，可持续 2～6 小时，头痛面赤，口渴引饮，终则遍身汗，2～3 小时后热退身凉，每日或间一两日发作一次，寒热休作有时，舌红，苔薄白或黄腻，脉弦。

加减　若胸闷、腹胀者，舌苔白腻者，可减党参、大枣，加用厚朴、苍术、陈皮；若烦渴，苔黄，脉弦数者，可减生姜、大枣，加用石膏、天花粉。

简介 本方出自《医宗金鉴》，方中柴胡入肝胆经，透泄与清解少阳，为君药；黄芩清泄少阳半表半里之热，槟榔驱虫行气消积，共为臣药；半夏、生姜和胃降逆止呕，人参、大枣、山药益气健脾扶正以祛邪，乌梅、桃仁活血化瘀消积共为佐药；甘草为使，调和诸药药性。现代常用本方治疗疟疾而属邪郁少阳者。

使用注意 方中常山有毒，用量不宜过大，孕妇慎用。

🔖 处方2 白虎加桂枝汤

方药 知母15g，粳米、生石膏各30g，桂枝10g，炙甘草5g。

功能与主治 清热解表，和解祛邪。主治温疟。症见发热时热多寒少，汗出不畅，头身疼痛，口渴引饮，便秘尿赤，舌红少津，苔黄，脉洪数。

加减 若发热，汗多，无骨节酸痛者，可减桂枝；若口渴甚者，可加生地黄、麦冬、石斛、玉竹。

简介 本方出自《金匮要略》，方中用生石膏为君，取其辛甘大寒，以制阳明气分内盛之热；知母为臣，其性苦寒质润，既可润燥以滋阴，又可助生石膏清肺胃之热；用炙甘草、粳米为佐使之药，既能益胃生津，又可防止大寒伤中之偏，四药合而为白虎汤，具清热生津之功，可清在里之邪热，加桂枝解在外之寒邪，里热表寒解则温疟可愈。现代常用于疟疾、流行性出血热、钩端螺旋体病、花粉症、特应性皮炎、日晒性皮炎、过敏性血小板减少症、粒细胞增多症等。

使用注意 寒湿证者慎用。

🔖 处方3 柴胡桂枝干姜汤

方药 柴胡、桂枝、干姜、天花粉、黄芩各10g，牡蛎30g、炙甘草5g。

功能与主治 和解表里，温阳达邪。主治寒疟。症见发作时热少寒多，口不渴，胸闷脘痞，神疲体倦，苔白腻，脉弦。

加减 若寒而不热，可减黄芩；若见心烦，口干，可减桂枝，加用石膏、知母。

简介 本方出自《伤寒论》，是少阳兼里虚寒之证的常用方。现代常用于治疗慢性肝炎，证见胁痛、腹胀、便溏、泄泻、口干者，或糖尿病见有少阳病证者。

处方 4　清瘴汤

方药　青蒿、滑石 15g，柴胡、茯苓、知母、陈皮、半夏、黄连、黄芩各 10g，枳实、竹茹各 6g，常山、甘草各 5g，朱砂 3g。

功能与主治　解毒除瘴，清热保津。主治热瘴。症见热甚寒微，或壮热不寒，头痛剧烈，肢体烦疼，面红目赤，胸闷呕吐，烦渴饮冷，大便秘结，小便热赤，甚至神昏谵语，舌红绛，苔黄腻或垢黑，脉洪数或弦数。

加减　若壮热不寒者，可减半夏，加用石膏；若口渴心烦，舌红少津者，可加用生地黄、玄参、石斛、玉竹。

简介　方中黄芩、黄连、知母、柴胡清热解毒；青蒿、常山祛邪除瘴；竹茹、枳实、半夏、陈皮、茯苓清胆和胃；益元散（滑石、甘草、朱砂）清暑利湿安神。诸药合用，共奏清热除瘴之功。现代研究发现，本方具有解热镇痛、抗疟抗菌、健胃补虚、利湿祛痰等作用。

使用注意　方中朱砂用量不宜过大，孕妇慎用。

处方 5　何人饮

方药　何首乌 20g，党参 15g，当归、陈皮各 10g，生姜 5g。

功能与主治　益气养血，扶正祛邪。主治劳疟。症见疟疾迁延日久，每遇劳累则易发作，发时寒热较轻，面色苍白或萎黄，倦怠乏力，懒言气短，纳少自汗，舌质淡，脉细无力。

加减　若倦怠自汗甚者，可加用黄芪、浮小麦；若下午或夜晚见低热，舌质红绛者可加用生地黄、鳖甲、白薇；若胸闷脘痞，大便稀溏，舌苔浊腻者，可减何首乌，加用半夏、草果。

简介　本方出自《景岳全书》，方中以党参益气扶正；制何首乌、当归补益精血；陈皮、生姜理气和中。在疟发之时，加青蒿或常山祛邪截疟。现代常用本方治疗疟疾日久而气血亏虚者。

二、中成药

1.复方双氢青蒿素片：适用于正疟。使用方法：成人每疗程总量 8 片，首剂，第 6 小时、24 小时和 32 小时各服 2 片，口服。

2.清心牛黄丸：适用于疟疾神昏者。使用方法：一次 1 丸，一日 2 次，口服。

3.苏合香丸：适用于疟疾神昏者。使用方法：一次 1 丸，一日 2 次，口服。

4.八珍丸：适用于气血亏虚者。使用方法：一次 1 丸，一日 2 次，口服。

5. 鳖甲煎丸：适用于血瘀痰结之疟母。使用方法：一次 3g，一日 2 次，口服。

三、单方验方

1. 乌梅9g，甜茶10g，槟榔6g，僵蚕10g，甘草3g。煎汤于疟发前4小时服，服后吐出痰涎，如不吐可用手指或鹅翎探吐，对截疟有良效。使用方法：水煎服，每日 1 剂，分 2 次服。适用截疟。

2. 蜀漆 5～10g，马鞭草 30～60g。使用方法：水煎服，于发作前 4 小时、2 小时、1 小时各温服 1 次。适用于寒疟。

3. 鲜青蒿 500g。使用方法：捣烂榨汁，分 3 次服。适用于热瘅。

4. 鲜马鞭草100～200g（干品减半）。使用方法：水煎服，在疟发前 4 小时、2 小时分 2 次服下，疟止后再连服 2 日。适用于温疟。

第五章

脾胃疾病

第一节　胃痛

　　胃痛，又称胃脘痛，是以上腹胃脘部近心窝处疼痛为主症的病证。临床主要表现为上腹疼痛不适。胃痛的发生，主要由外邪犯胃、饮食伤胃、情志不畅和脾胃素虚等，导致胃气郁滞，胃失和降，而发生胃痛。本病病位在胃，与肝、脾密切相关，基本病机为胃气郁滞，胃失和降，不通则痛。西医学中急性胃炎、慢性胃炎、胃溃疡、十二指肠溃疡等病以上腹部疼痛为主要症状者，属于中医学胃痛范畴，均可参考本节进行辨证论治。

　　诊断：①上腹近心窝处胃脘部发生疼痛为特征，其疼痛有胀痛、刺痛、隐痛、钝痛等不同的性质。②常伴食欲不振，恶心呕吐，嘈杂泛酸，嗳气吞腐等上消化道症状。③以中青年居多，多有反复发作病史，发病前多有明显的诱因，如天气变化、恼怒、劳累、暴饮暴食、饥饿、进食生冷干硬辛辣食物、饮酒，或服用有损脾胃的药物等。④相关检查：电子胃镜、上消化道造影等有助于本病的诊断。

一、辨证用药

处方 1　香苏散合良附丸

方药　香附、紫苏叶各 12g，高良姜 10g，陈皮 6g，甘草 5g。

功能与主治　温胃散寒，行气止痛。主治寒邪客胃证。症见胃痛暴作，恶寒喜暖，得温痛减，遇寒加重，口淡不渴，或喜热饮；舌淡苔薄白，脉弦紧。

加减　若兼有恶寒、头痛等症，可加用防风、藿香等；若有胸脘痞闷，胃纳呆滞，嗳气或呕吐等症，可加用枳实、神曲、鸡内金、制半夏、生姜等。

简介 香苏散出自《太平惠民和剂局方》，为治疗外感风寒而兼气滞的常用方；良附丸出自《良方集腋》，为治疗气滞寒凝的常用方。方中高良姜温中暖胃，散寒止痛；紫苏叶辛温解表，并能理气和中；香附辛苦性平，为疏肝理气解郁之要药；陈皮理气健脾，燥湿和胃；甘草调和药性，诸药合用，共奏温胃散寒，行气止痛之功。

使用注意 本方药性偏温，故兼有里热或素体阴虚者禁用。

处方2　保和丸

方药 山楂、茯苓各15g，半夏、连翘、莱菔子各10g，陈皮、神曲各6g。

功能与主治 消食化滞，理气和胃。主治宿食积滞证。症见胃脘疼痛，胀满拒按，嗳腐吞酸，或呕吐不消化食物，其味腐臭，吐后痛减，不思饮食，大便不爽，得矢气及便后稍舒；舌苔厚腻，脉滑。

加减 若脘腹胀甚者，可加用枳实、砂仁、槟榔等；若兼有呃逆较甚者，可加用旋覆花、赭石等；若兼有胃脘胀痛而便闭等症，可加用黄连、大黄、火麻仁等。

简介 保和丸出自《丹溪心法》，为治疗"一切食积"轻证之常用方。方中山楂消一切饮食积滞，尤善消肉食油腻之积；麦芽、莱菔子、神曲健脾和胃，理气消食；半夏、陈皮行气化滞，和胃止呕；茯苓利湿健脾，和中止泻；连翘去积滞之热，诸药合用共奏消食、导滞、和胃之功。

处方3　化肝煎

方药 青皮、陈皮各6g，白芍9g，牡丹皮、栀子、泽泻、浙贝母各10g。

功能与主治 平逆散火，泄热和胃。主治肝胃郁热证。症见胃脘灼痛，烦躁易怒，烦热不安，胁胀不舒，泛酸嘈杂，口干口苦；舌红苔黄，脉弦或数。

加减 若胃痛甚者，加延胡索、川楝子；若胸胁胀满，烦躁易怒甚者，加柴胡、香附、川芎等；若口干、口苦、小便短赤者，加玉竹、麦冬、淡竹叶等。

简介 化肝煎出自《景岳全书》，为治疗肝郁化火，邪热犯胃导致的脘胁胀痛的常用方。方中青皮、陈皮理气和胃，白芍养血敛肝，牡丹皮、栀子清肝泄热；肝胃并治，为其配伍特点。

处方4　柴胡疏肝散

方药 陈皮、柴胡、川芎各6g，枳壳、芍药各10g，甘草3g，香附12g。

功能与主治 疏肝理气，和胃止痛。主治肝气犯胃证。症见胃脘胀痛，痛连两胁，遇烦恼则痛作或痛甚，嗳气、矢气则痛舒，胸闷嗳气，喜长叹息，大便不畅；舌苔多薄白，脉弦。

加减 若胃痛较甚者，加川楝子、延胡索等；若嗳气较频者，加沉香、半夏、旋覆花等；若泛酸者，加海螵蛸、煅瓦楞子。

简介 柴胡疏肝散出自《证治准绳》，为治疗肝气郁结证之代表方。方中以柴胡功善疏肝解郁；香附理气疏肝而止痛，川芎活血行气以止痛；陈皮、枳壳理气行滞，芍药、甘草养血柔肝，缓急止痛。诸药相合，共奏疏肝行气、活血止痛之功。

使用注意 本方药性芳香辛燥，不宜久煎；易耗气伤阴，不宜久服，且孕妇慎用。

处方 5　清中汤

方药 黄连 3g，栀子、半夏各 10g，茯苓 15g，陈皮 6g，草豆蔻 12g，甘草 3g。

功能与主治 清化湿热，理气和胃。主治湿热中阻证。症见胃脘疼痛，痛势急迫，脘闷灼热，口干口苦，口渴而不欲饮，纳呆恶心，小便色黄，大便不畅；舌红，苔黄腻，脉滑数。

加减 若湿偏重者，加苍术、藿香；若热偏重者加蒲公英、黄芩；若恶心呕吐者，加竹茹、陈皮；若大便秘结不通者，可加大黄；若气滞腹胀者，加厚朴、枳实；若纳呆少食者，加神曲、炒谷芽、炒麦芽。

简介 清中汤出自《古今医彻》，为治疗脾胃湿热之代表方。黄连、栀子清热泻火；半夏燥湿化痰，降逆止呕；茯苓健脾渗湿；陈皮理气燥湿，健脾化痰；草豆蔻燥湿行气，温中止呕；甘草调和诸药，共奏清热化湿、理气和胃之功。

处方 6　失笑散合丹参饮

方药 蒲黄、五灵各 10g，丹参 15g，檀香 12g，砂仁 6g。

功能与主治 化瘀通络，理气和胃。主治瘀血停胃证。症见胃脘刺痛，痛有定处，按之痛甚，食后加剧，入夜尤甚，或见吐血、黑便；舌质紫暗或有瘀斑，脉涩。

加减 若胃痛甚者，加延胡索、木香、郁金、枳壳；若四肢不温，舌淡脉弱者，加党参、黄芪；便黑加三七、白及；若口干咽燥，舌光无苔，加生地黄、麦冬。

简介 失笑散出自《太平惠民和剂局方》，为治疗瘀血疼痛之基础方。丹参饮出自《时方歌括》，为治疗血瘀气滞之常用方。方中五灵脂苦咸甘温，入肝经血分，功擅通利血脉、散瘀止痛；蒲黄甘平，《神农本草经》谓其"消瘀血"，炒用并能止血；丹参重用以活血祛瘀；檀香、砂仁以温中行气止痛，共奏化瘀通络，理气和胃之功。

使用注意 五灵脂易败胃，脾胃虚弱者及月经期妇女慎用；孕妇禁用。

处方7 一贯煎合芍药甘草汤

方药 沙参、麦冬、当归各10g，生地黄15g，枸杞子12g，川楝子6g，芍药9g，甘草3g。

功能与主治 养阴益胃，和中止痛。主治胃阴不足证。症见胃脘隐隐灼痛，似饥而不欲食，口燥咽干，五心烦热，消瘦乏力，口渴思饮，大便干结；舌红少津，脉细数。

加减 若胃脘灼痛，嘈杂泛酸者，加珍珠粉、牡蛎、海螵蛸；胃脘胀痛较剧，兼有气滞，加厚朴花、玫瑰花、佛手；大便干燥难解，加火麻仁、瓜蒌仁；若阴虚胃热，加石斛、知母、黄连。

简介 一贯煎出自《续名医类案》，为治疗阴虚气滞证之常用方。芍药甘草汤出自《伤寒论》，主治津液受损，阴血不足，筋脉失濡所致诸证。方中重用生地黄滋养肝阴，涵养肝木；枸杞子滋养肝肾；当归补血养肝，且补中有行；沙参、麦冬滋养肺胃之阴，养肺阴以清金制木，养胃阴以培土荣木；少佐一味辛凉之川楝子疏肝泄热，理气止痛；芍药酸寒，养血敛阴，柔肝止痛；甘草甘温，健脾益气，缓急止痛，共奏养阴益胃，和中止痛之功。

处方8 黄芪建中汤

方药 黄芪20g，桂枝9g，芍药、生姜各10g，甘草3g，大枣4枚，饴糖15g。

功能与主治 温中健脾，和胃止痛。主治脾胃虚寒证。症见胃痛隐隐，绵绵不休，喜温喜按，空腹痛甚，得食则缓，劳累或受凉后发作或加重，泛吐清水，神疲纳呆，四肢倦怠，手足不温，大便溏薄；舌淡苔白，脉虚弱或迟缓。

加减 泛吐清水较多，加干姜、制半夏、陈皮、茯苓；泛酸，可去饴糖，加黄连、炒吴茱萸、海螵蛸、瓦楞子；胃脘冷痛，里寒较甚，呕吐，肢冷，加理中丸；若兼有形寒肢冷，腰膝酸软，可用附子理中汤；无泛吐清水，无手足不温者，可改用香砂六君子汤。

简介 黄芪建中汤出自《金匮要略》，为治疗中焦虚寒，肝脾失调，阴阳不和证之常用方。方中重用黄芪补脾益气；饴糖温中补虚，缓急止痛；桂枝温助脾阳，祛散虚寒；芍药滋养营阴，柔缓肝急止腹痛，与桂枝相配，调和营卫、燮理阴阳。佐以生姜，助桂枝温胃散寒；大枣助饴糖补益脾虚；生姜、大枣合用，又可调营卫，和阴阳；甘草益气补虚，调和诸药。诸药合用，可使脾健寒消，肝脾调和，阴阳相生，中气建立，诸症痊愈。

使用注意 呕家，或中满者，不宜使用。

二、中成药

1. 姜枣祛寒颗粒：适用于风寒感冒，胃寒疼痛。使用方法：口服，15～30g，一日2～3次。

2. 归芍六君丸：适用于肝脾不和，脘腹胀痛，食少体倦，呕吐。使用方法：口服，一次9g，一日2次。

3. 虚寒胃痛颗粒：适用于脾胃虚弱所致的胃痛。使用方法：口服，一次10mL，一日3次。

4. 荜铃胃痛颗粒：适用气滞血瘀所致的胃痛。使用方法：开水冲服，一次5g，一日3次。

5. 胃痛定：适用于胃寒痛，胃气痛，食积通。使用方法：口服，一次1片，一日2次。

三、单方验方

1. 葱头生姜饼：连须葱头50g，生姜20g。上药共捣烂炒热布包成饼，乘热敷胃部，每日2次。适用于胃阳虚弱证。

2. 行气止痛方：草果仁15g，延胡索12g，乳香3g，没药3g，酒炒五灵脂6g，广木香3g，肉桂3g，高良姜6g。取水2碗，煎至1碗，分2次饭前温服。适用于胃寒疼痛证。

3. 鸡蛋壳甘草方：鸡蛋壳500g，甘草150g。先把鸡蛋壳洗净，然后焙干，但不要焙焦，碾碎成极细粉末，另将甘草研成粉末，两种充分混合均匀。用法：每天口服三次，每次口服7g，饭前一小时用生姜7g煎水送服。

第二节　痞满

痞满，是指以自觉心下痞塞，触之无形，按之柔软，压之无痛为主要症状的病证。临床主要表现为上腹胀满不舒，如延及中下腹部则称为脘腹胀满。痞满的发生主要因感受外邪、内伤饮食、情志失调、体虚久病等，引起营卫不和，气机不畅，或食滞内停，痰湿中阻，或肝郁气滞，横逆犯脾，或运化无力，气机呆滞，进而导致脾胃纳运失职，清阳不升，浊阴不降，升降失司，发为胃痞。痞满的主要病机，概括起来包括外邪、积滞、痰湿、气滞、体虚，既可单独出现，又可相兼为患，致使邪气困阻，脾不升清，胃不降浊，中焦气机壅滞，发为胃痞。西医学中的慢性胃炎、胃下垂和功能性消化不良等属于本病范畴，可参照本节辨证论治。

诊断：①临床以胃脘痞塞，满闷不舒为主症，或伴纳呆、早饱、嗳气，并有按之柔软，压之不痛，望无胀形的特点。②发病缓慢，时轻时重，反复发作，病程漫长。③多由饮食、情志、寒温等因素诱发。④相关检查：电子胃镜、X线钡餐检查、B超、腹部CT、病理组织活检、幽门螺杆菌检查有助于临床诊断与鉴别诊断。

一、辨证用药

处方1　香苏散

方药　香附、紫苏叶各12g，陈皮6g，甘草5g。

功能与主治　理气和中，疏风散寒。主治外寒内滞证。症见脘腹痞闷，不思饮食，嗳气呕恶，恶寒发热，头痛无汗，身体疼痛，大便溏薄；舌苔薄白或白腻，脉浮紧或濡。

加减　若脘痞较甚，痰多苔腻者，加藿香、木香、半夏、砂仁；纳呆食少，加焦三仙、鸡内金、佛手；鼻塞声重，时欲叹息者，加羌活、苍术、紫苏梗、防风；头痛较甚，可加川芎、白芷、细辛。

简介　香苏散出自《太平惠民和剂局方》，为治疗外感风寒而兼气滞的常用方；方中紫苏叶辛温解表，并能理气和中；香附辛苦性平，为疏肝理气解郁之要药；陈皮理气健脾，燥湿和胃；甘草调和药性，诸药合用，共奏温胃散寒，行气止痛之功。

使用注意　本方药性偏温，故兼有里热或素体阴虚者禁用。

处方2　保和丸

方药　山楂、茯苓各15g，半夏、连翘、莱菔子各10g，陈皮、神曲各6g。

功能与主治　消食和胃，行气消痞。主治饮食内停证。症见脘腹痞胀，进食尤甚，嗳腐吞酸，恶食呕吐，或大便不调，矢气频作，臭如败卵；舌苔厚腻，脉滑。

加减 若食积较重，加鸡内金、谷芽、麦芽；脘腹胀满，加枳实、厚朴、槟榔；食积化热，大便秘结，加大黄、枳实，或合用枳实导滞丸；脾虚便溏，加白术、白扁豆，或合用枳实消痞丸。

简介 保和丸出自《丹溪心法》，为治疗"一切食积"轻证之常用方。方中山楂消一切饮食积滞，尤善消肉食油腻之积；麦芽、莱菔子、神曲健脾和胃，理气消食；半夏、陈皮行气化滞，和胃止呕；茯苓利湿健脾，和中止泻；连翘去积滞之热，诸药合用共奏消食、导滞、和胃之功。

🥢 处方3　二陈平胃散

方药 半夏12g，茯苓15g，陈皮6g，甘草3g，苍术、厚朴各10g。

功能与主治 燥湿健脾，化痰理气。主治痰湿中阻证。症见脘腹痞塞不舒，胸膈满闷，头晕目眩，身重困倦，呕恶纳呆，口淡不渴，小便不利；舌苔白厚腻，脉沉滑。

加减 若痰湿盛而胀满甚，加枳实、紫苏梗、桔梗；气逆不降，嗳气不止者，加旋覆花、赭石、枳实、沉香；痰湿郁久化热而口苦、舌苔黄者，改用黄连温胆汤；嘈杂不舒，苔黄腻，脉滑数，改用大黄黄连泻心汤合连朴饮；兼脾胃虚弱者加党参、白术、砂仁。

简介 二陈平胃散由二陈汤和平胃散组合裁化而成，方中半夏辛温而燥，燥湿化痰，降逆和胃，散结消痞；陈皮辛苦温燥，理气行滞，燥湿化痰，乃"治痰先治气，气顺则痰消"之意；茯苓甘淡，渗湿健脾以杜生痰之源；苍术辛香苦温，为燥湿运脾要药，使湿去则脾运有权，脾健则湿邪得化；厚朴辛温而散，长于行气除满；甘草调和诸药，功奏燥湿健脾，化痰理气之功。

使用注意 本方中药物辛苦温燥，易耗气伤津，故阴津不足或脾胃虚弱者及孕妇不宜使用。

🥢 处方4　半夏泻心汤

方药 半夏10g，黄芩、干姜各5g，人参15g，黄连3g，甘草3g，大枣4枚。

功能与主治 辛开苦降，寒热平调。主治寒热错杂证。症见心下痞满，纳呆呕恶，嗳气不舒，肠鸣下利；舌淡苔腻，脉濡或滑。

加减 若恶心呕吐明显者，加生姜、竹茹、旋覆花；纳呆不食，加鸡内金、谷芽、麦芽；嘈杂不舒，可合用左金丸；舌苔厚腻，可去人参、大枣，加砂仁、枳实、瓜蒌；下利较甚，完谷不化者，重用炙甘草，可配合陈皮、炒白术、茯苓。

简介 半夏泻心汤出自《伤寒论》，为治疗中气虚弱、寒热互结、升降失常之基础方，又是寒热平调、辛开苦降、散结除痞法之代表方。方中半夏散结除痞，又善降逆止呕；干姜温中散寒；以苦寒之黄芩、黄连泄热开痞；人参、大枣甘温益气，以补脾虚；甘草补脾和中而调诸药，诸药相伍，使寒去热清，升降复常。

处方5 越鞠丸合枳术丸

方药 苍术、香附、川芎、神曲、栀子各10g，枳实12g，白术6g。

功能与主治 疏肝解郁，和胃消痞。主治肝胃不和证。症见脘腹痞闷，胸胁胀满，心烦易怒，善太息，呕恶嗳气，或吐苦水，大便不爽；舌淡红，苔薄白，脉弦。

加减 若气郁明显，胀满较甚者，酌加柴胡、郁金、厚朴等，或加用五磨饮子；郁而化火，口苦而干者，加黄连、黄芩；呕恶明显，加制半夏、生姜；嗳气甚者，加竹茹、沉香。

简介 越鞠丸出自《丹溪心法》，为治疗气血痰火湿食"六郁"之代表方。枳术丸出自《脾胃论》，为治疗脾虚气滞，饮食停积之常用方。方中香附行气解郁以治气郁；川芎为血中之气药，功善行气活血，以解血郁；苍术燥湿运脾，以解湿郁；栀子清热泻火，以解火郁；神曲消食和胃，以解食郁；枳实破气消积，化痰散痞；白术补气健脾。诸药合用，行气解郁，气行血活，食化脾健，共奏疏肝解郁，和胃消痞之功。

处方6 补中益气汤

方药 人参15g，黄芪20g，白术、当归各10g，陈皮、升麻、柴胡各6g，炙甘草5g。

功能与主治 补气健脾，升清降浊。主治脾胃虚弱证。症见脘腹满闷，时轻时重，喜温喜按，纳呆便溏，神疲乏力，少气懒言，语声低微；舌质淡，苔薄白，脉细弱。

加减 若闷胀较重者，加枳壳、木香、厚朴；四肢不温，便溏泄泻者，加制附子、干姜，或合用理中丸；纳呆厌食者，加砂仁、神曲；舌苔厚腻，湿浊内蕴，加制半夏、茯苓，或改用香砂六君子汤。

简介 补中益气汤出自《内外伤辨惑论》，为治疗气虚发热证及脾虚气陷证之代表方。本方重用黄芪补中气，固表气，且升阳举陷；人参大补元气；炙甘草补脾和中；白术补气健脾，助脾运化，以资气血生化之源；当归以补养营血；陈皮理气和胃，使诸药补而不滞；加少量升麻、柴胡，升阳举陷，助益气之品升提下陷之中气，诸药合用共奏补气健脾，升清降浊之功。

🍃 处方 7　益胃汤

方药　沙参、麦冬各 15g，生地黄 10g，玉竹 12g，冰糖 10g。

功能与主治　养阴益胃，调中消痞。主治胃阴不足证。症见脘腹痞闷，嘈杂，饥不欲食，恶心嗳气，口燥咽干，大便秘结；舌红少苔，脉细数。

加减　若津伤较重者，加石斛、天花粉；腹胀较著者，加枳壳、香橼、厚朴花；食滞者加谷芽、麦芽；便秘者，加火麻仁、玄参。

简介　益胃汤出自《温病条辨》，为滋养胃阴之常用方。方中生地黄、麦冬味甘性寒，养阴清热，生津润燥；北沙参、玉竹养阴生津，助生地黄、麦冬益胃养阴之力；冰糖濡养肺胃，调和诸药，诸药共奏养阴益胃之效。

二、中成药

1. 疏肝益脾胶囊：适用于湿热阻滞而见脾胃虚弱，体倦乏力，肋腹胀满，胃纳欠佳。使用方法：口服，一次 2.5g，一次 3 次。

2. 香砂养胃丸：适用于胃阳不足、湿阻气滞所致的痞满。使用方法：口服，一次 9g，一日 2 次。

3. 气滞胃痛片：肝郁气滞，胸痞胀满，胃脘隐痛。使用方法：口服，一次 1.5g，一日 3 次。

三、单方验方

1. 草果适量，煨黄研末，每次口服 3g，每日 3 次，10 日为 1 疗程。适用于痰浊内阻之痞满。

2. 鸡内金 50g，胡椒 10g。共为细末，每次服 3g，每日 3 次，10 日为 1 疗程。适用于饮食积滞之痞满。

3. 太子参 120g，白术 100g，茯苓 200g，生薏苡仁 200g，紫丹参 100g，杭白芍 150g，广木香 60g，广郁金 100g，粉甘草 50g，共研末备用。每日取药末 60g，水煮取汁代茶，每日数次，15 日为 1 疗程。适用于脾胃虚弱之痞满。

4. 白萝卜 60g。煮汤服，每日 1 剂，10 日为 1 疗程。适用于食滞痞满。

第三节　呕吐

呕吐是由于胃失和降、气逆于上，迫使胃内容物从口而出的病证。古代文献将呕与吐进行了区别：有物有声谓之呕，有物无声谓之吐，无物有声谓之干呕。临床呕与吐常同时发生，很难截然分开，故统称为"呕吐"。呕吐可以单独出现，亦可伴见于多种急慢性疾病中。呕吐的病因主要是外邪犯胃、饮食不节、情志失调、素体脾胃虚弱等病因，扰动胃腑；或胃虚失和，气逆于上则出现呕吐。呕吐病位在胃，与肝脾关系密切，其基本病机为胃失和降，胃气上逆。西医学中的急慢性胃炎、幽门梗阻、食源性呕吐、神经性呕吐、十二指肠壅积症等可参考本病证辨证论治。另外，如肠梗阻、急性胰腺炎、急性胆囊炎、尿毒症、颅脑疾病、酸碱平衡失调、电解质紊乱以及一些急性传染病早期，以呕吐为主要临床表现时，亦可参考本病辨证论治，同时结合辨病处理。对于喷射性呕吐应重视查找病因，采取综合诊疗措施。

诊断：①临床以饮食、痰涎、水液等胃内容物从胃中上涌，自口而出为主症，也有干呕无物者。②常兼有脘腹疼痛或胀满不适，恶心纳呆，泛酸嘈杂，腹泻等症。③体格检查依据疾病不同，视诊可见胃肠型或蠕动波，触诊可见上腹部或中上腹压痛、腹肌紧张等，听诊可见胃内振水音，或肠鸣音活跃、亢进或者减弱等体征改变。④起病或缓或急，常先有恶心欲吐之感，多由饮食、情志、寒温不适，闻及不良气味等因素而诱发，也有由服用化学药物、误食毒物所致者。⑤相关检查：上消化道造影、电子胃十二指肠镜检查、呕吐物的实验室检查、颅脑 CT 或 MRI 等，有助于不同疾病的诊断。

一、辨证用药

处方 1　藿香正气散

方药　藿香 20g，大腹皮、白芷、紫苏叶各 12g，茯苓 15g，厚朴、白术、半夏曲、桔梗各 10g，陈皮 6g，甘草 3g，生姜 3 片，大枣 4 枚。

功能与主治　疏邪解表，化浊和中，降逆止呕。主治外邪犯胃证。症见突然呕吐，频频泛恶，胸脘痞闷，或心中懊恼，伴有恶寒发热，头身疼痛；舌苔白腻，脉濡。

加减　若暑湿犯胃者，可用新加香薷饮；秽浊犯胃者，可用玉枢丹吞服；若见壮热口渴，便秘尿赤者，可加黄芩、黄连、栀子。

简介　藿香正气散出自《太平惠民和剂局方》，为治疗夏月感寒伤湿，脾胃失和证之常用方。方中藿香既以其辛温之性而解在表之风寒，又取其芳香之气而化在里之湿浊，且可辟秽和中而止呕；半夏曲、陈皮理气燥湿，和胃降逆以止呕；白术、茯苓健脾运湿以止泻，共助藿香内化湿浊而止吐泻；大腹皮、厚朴行气化湿，畅中行滞，且寓气行则湿化之义；紫苏叶、白芷辛温发散，助藿香外散风寒，紫苏叶尚可醒脾宽中，行气止呕，白芷兼能燥湿化浊；桔梗宣肺利膈，既益解表，又助化湿；煎用生姜、大枣，内调脾胃，外和营卫；甘草调和药性，并协姜、枣以和中，共奏疏邪解表，化浊和中，降逆止呕之功。

使用注意 方中药物多为辛香温燥之品，阴虚火旺者慎用；若口渴、苔黄而燥者，也不适宜；霍乱吐泻属湿热证者禁服本方。

💊 处方2 保和丸

方药 山楂、茯苓各15g，半夏、连翘、莱菔子各10g，陈皮、神曲各6g。

功能与主治 消食化滞，和胃降逆。主治饮食停滞证。症见呕吐酸腐量多，或吐出未消化的食物，嗳气厌食，脘腹胀满，得食更甚，吐后反快，大便秘结或溏泄，气味臭秽；舌苔厚腻，脉滑实有力。

加减 若因肉食而吐者，重用山楂；因米食而吐者，加谷芽；因面食而吐者，重用莱菔子，加麦芽；因酒食而吐者，加白豆蔻、葛花，重用神曲；因食鱼、蟹而吐者，加紫苏叶、生姜；因豆制品而吐者，加生萝卜汁。

简介 保和丸出自《丹溪心法》，为治疗"一切食积"轻证之常用方。方中山楂消一切饮食积滞，尤善消肉食油腻之积；麦芽、莱菔子、神曲健脾和胃，理气消食；半夏、陈皮行气化滞，和胃止呕；茯苓利湿健脾，和中止泻；连翘去积滞之热，诸药合用功奏消食、导滞、和胃之功。

💊 处方3 小半夏汤合苓桂术甘汤

方药 半夏15g，茯苓12g，白术10g，桂枝6g，甘草3g，生姜3片。

功能与主治 温化痰饮，和胃降逆。主治痰饮内阻证。症见呕吐物多为清水痰涎，或胃部如囊裹水，胸脘痞闷，纳食不佳，头眩，心悸，或逐渐消瘦，或呕而肠鸣；舌苔白滑而腻，脉沉弦滑。

加减 若脘腹胀满，舌苔厚腻者，可加苍术、厚朴；若脘闷不食者，加白豆蔻、砂仁；若胸膈烦闷、口苦、失眠、恶心、呕吐甚者，可去桂枝，加黄连、陈皮。

简介 小半夏汤和苓桂术甘汤皆出自《金匮要略》，方中半夏辛温，燥湿化痰涤饮，又降逆和中止呕；生姜辛温，为呕家之圣药降逆止呕，又温胃散饮，且制半夏之毒；茯苓健脾利水渗湿，杜生痰之源；桂枝温阳化气；白术健脾燥湿；甘草补中益气，其合白术，益气健脾，崇土制水；甘草配桂枝，辛甘化阳，温补中焦，并可调和诸药，共奏温化痰饮，和胃降逆之功。

处方 4　四七汤

方药　半夏 12g，茯苓 15g，紫苏叶、厚朴各 10g，生姜 3 片，大枣 4 枚。

功能与主治　疏肝和胃，降逆止呕。主治肝气犯胃证。症见呕吐吞酸，或干呕泛恶，脘胁胀痛，烦闷不舒，嗳气频频，每因情志不遂而发作或加重；舌边红，苔薄腻或微黄，脉弦。

加减　若胸胁胀满疼痛较甚，加川楝子、郁金、香附、柴胡；若呕吐酸水，心烦口渴，可加山栀子、黄连等；若兼见胸胁刺痛，或呕吐不止，诸药无效，舌有瘀斑者，可酌加桃仁、红花。

简介　四七汤出自《三因极一病证方论》，为治疗痰涎结聚，七情气郁之常用方。方中半夏降逆化痰，散结开郁，且又可和胃止呕；厚朴下气除满；茯苓健脾渗湿，以杜生痰之源，助半夏化痰祛湿；紫苏叶质轻辛温，芳香疏散，可宽中散邪解郁，升降并用，有利于气机条畅，更有宽胸畅中，行气解郁之功；生姜可助半夏降逆和胃止呕，辛散化痰结；大枣可助茯苓健脾，且又可养血柔肝，诸药合用，功效卓著。

使用注意　本方药性温燥，易于伤阴助热，故阴虚津亏或火旺者不宜使用。

处方 5　理中汤

方药　人参、白术、干姜各 10g，甘草 5g。

功能与主治　温中健脾，和胃降逆。主治脾胃虚寒证。症见饮食稍多即欲呕吐，时发时止，食入难化，胸脘痞闷，不思饮食，面色白，倦怠乏力，四肢不温，口干不欲饮或喜热饮，大便稀溏；舌质淡，苔薄白，脉濡弱或沉。

加减　若呕吐较甚，加砂仁、半夏；若呕吐清水不止，可加吴茱萸、生姜；若久呕不止，呕吐之物完谷不化，汗出肢冷，腰膝酸软，舌质淡胖，可加制附子、肉桂等。

简介　理中汤出自《伤寒论》，为治疗中焦脾胃虚寒证之基础方。方中干姜大辛大热，温脾暖胃，助阳祛寒为君药；人参益气健脾，补虚助阳；白术既健脾补虚以助阳，又燥湿运脾以助生化；甘草一与人参、白术以助益气健脾，补虚助阳；二可缓急止痛；三为调和诸药。四药相伍，可温中阳，补脾气，助运化，故曰"理中"。

处方 6　麦门冬汤

方药　人参 15g，麦冬 30g，半夏 10g，粳米 10g，甘草 5g，大枣 4 枚。

功能与主治 滋养胃阴，和胃降逆。主治胃阴亏虚证。症见呕吐反复发作，或时作干呕，恶心，胃中嘈杂，似饥而不欲食，口燥咽干；舌红少津，苔少，脉细数。

加减 若呕吐较剧者，可加竹茹、枇杷叶；若口干、舌红，热甚者，可加黄连；大便干结者，加瓜蒌仁、郁李仁、火麻仁；伴倦怠乏力，纳差舌淡，加太子参、山药、薏苡仁。

简介 麦门冬汤出自《金匮要略》，为治疗肺胃阴伤，火逆上气证之常用方。方中麦冬甘寒清润，养阴生津，滋液润燥，兼清虚热；半夏降逆下气、化痰和胃，一则降逆以止咳呕，二则开胃行津以润肺，三则防大剂量麦冬之滋腻壅滞；人参健脾补气，脾胃气旺自能于水谷之中生化津液，上润于肺；甘草、粳米、大枣甘润性平，合人参和中滋液，培土生金；甘草调和药性，诸药相合，可使肺胃阴复，逆气得降，中土健运，诸症自愈。

二、中成药

1.藿香正气水：适用于外感风寒、内伤湿滞或夏伤暑湿所致的感冒，症见头痛昏重，胸膈痞闷，脘腹胀痛，呕吐泄泻。使用方法：口服，一次5～10mL，一日2次，用时摇匀。

2.大柴胡颗粒：适用于因少阳不和、肝胆湿热所致的右上腹隐痛或胀满不适，口苦，恶心呕吐，大便秘结等症。使用方法：开水冲服，一次8g，一日3次。

3.健脾养胃颗粒：适用于胃肠衰弱，消化不良，呕吐泄泻，腹胀腹痛，面黄肌瘦。使用方法：口服，成人一次9g，儿童一次1.5g，一日2次，周岁以内酌减。

三、单方验方

1.鲜羊奶适量。用法：将羊奶煮沸，每次饮1杯，每日2次。适用于胃阴不足证。

2.陈醋、明矾、面粉各适量。用法：上三味共调成糊状，用时敷于两足心涌泉穴，用纱布包扎固定，一般半小时后可起到止呕作用。适用于胃热证。

3.萝卜1个，蜂蜜50g。用法：将萝卜洗净切丝捣烂成泥，拌上蜂蜜，分2次吃完。适用于脾胃虚弱证。

第四节　呃逆

呃逆是指以喉间频发短促呃呃声响、不能自制为主要表现的病证。呃逆的发生多由外邪犯胃、饮食不当、情志不遂、正气亏虚等，导致胃失和降、胃气上逆、动膈冲喉而发病。呃逆病位以胃、膈为主，与肝、脾、肺、肾密切相关。其病性有虚有实，且虚实寒热之间可相互兼夹或转化。一般偶然发作或属单纯性的呃逆，预后良好；若伴发于久病、重病之时，常属胃气衰败之候。西医学的单纯性膈肌痉挛，其他如胃炎、胃肠神经官能症、胃扩张，以及胸腹手术后等引起的膈肌痉挛出现呃逆，均可参考本病辨证论治。

诊断：①呃逆以气逆上冲，喉间呃呃连声，声短而频，不能自止为主症。其呃声或高或低，或疏或密，间歇不定。②常伴有胸膈痞闷、胃脘不适，或情绪不定。③多有饮食不当、情志不遂、感受冷凉等诱发因素，或有正虚体衰病史。

一、辨证用药

处方 1　丁香散

方药　丁香、柿蒂、高良姜各 10g，炙甘草 5g。

功能与主治　温中散寒，降逆止呃。主治胃中寒冷证。症见呃声沉而有力，胃脘部及膈间不舒，得热则减，遇寒则甚，进食减少，喜食热饮，口淡不渴；舌淡苔薄而润，脉迟缓。

加减　若寒气较重者，加吴茱萸、肉桂；若寒凝气滞，脘腹痞满者，加枳壳、厚朴、香附、陈皮；若寒凝食滞，脘闷嗳腐者，加莱菔子、制半夏、槟榔；若有表寒之邪者，可加紫苏、荆芥、防风、生姜。

简介　丁香散出自《三因极一病证方论》，为治疗胃寒哕逆之常用方。方中丁香辛温芳香，温中降逆，散寒止痛，为治胃寒呕吐呃逆之要药；高良姜辛散温通，能温散寒邪，和胃止呕；柿蒂味苦降泄，专入胃经，善降胃气而为止呃逆之要药，甘草调和诸药，共奏温中散寒，降逆止呃之功。

处方 2　竹叶石膏汤

方药　竹叶 10g，石膏 20g，人参 9g，麦冬 15g，半夏 10g，甘草 3g，粳米 10g。

功能与主治　清火降逆，和胃止呃。主治胃火上逆证。症见呃声洪亮有力，冲逆而出，口臭烦渴，多喜冷饮，脘腹满闷，大便秘结，小便短黄；舌红苔黄或燥，脉滑数。

加减　若呃逆甚，加柿蒂；腑气不通，脘腹痞满者，可加生大黄、厚朴；胸膈烦热，大便秘结者，可用凉膈散。

简介 竹叶石膏汤出自《伤寒论》，为治疗热病后期，余热未清，气阴耗伤证之常用方。方中石膏清热生津，除烦止渴；人参益气生津；麦冬养阴生津清热，二者气阴双补；半夏降逆和胃止呕，其性虽温，但与倍量之麦冬相伍，则温燥之性去而降逆之用存，且亦使人参、麦冬补而不滞；竹叶清热除烦；粳米、甘草养胃和中，与半夏相合可防石膏寒凉伤胃，与人参相伍可益脾养胃；甘草调和诸药，共奏清热生津、益气和胃之效。

使用注意 本方清凉质润，如内有痰湿，或阳虚发热，均应忌用。

处方3　五磨饮子

方药 木香、沉香、槟榔、枳实、乌药各 10g。

功能与主治 理气解郁，降逆止呃。主治气机郁滞证。症见呃逆连声，常因情志不畅而诱发或加重，胸胁满闷，脘腹胀满，或有嗳气纳呆，肠鸣矢气；苔薄，脉弦。

加减 若肝郁明显者，加川楝子、郁金；若心烦口苦，气郁化火者，加栀子、牡丹皮；若气逆痰阻，昏眩恶心者，可用旋覆代赭汤加陈皮、茯苓；若痰蕴化热者，加黄连、竹茹、瓜蒌；若气滞日久成瘀，瘀血内结，胸胁刺痛，久呃不止者，可以血府逐瘀汤加减；若脘腹刺痛者宜膈下逐瘀汤。

简介 五磨饮子出自《医方考》，为治疗七情变动，气逆不降之常用方。方中沉香为主药，温而不燥，行而不滞，顺气降逆以平喘；乌药行气疏肝以解郁，槟榔行气化滞以除满，二药共助沉香降逆气，纳肾气；木香行脾胃之气，枳实疏肝理气，破气消痞除满。五药合用，共奏调理上、中、下三焦之气，具有行气降逆、宽胸快膈、散结开闭之功。

处方4　理中丸

方药 人参、白术、干姜各 10g，甘草 5g。

功能与主治 温补脾胃，和中止呃。主治脾胃阳虚证。症见呃声低长无力，气不得续，泛吐清水，脘腹不舒，喜暖喜按，手足不温，食少乏力，大便溏薄；舌质淡，苔薄白，脉沉细。

加减 若食滞，嗳腐吞酸者，加神曲、麦芽、莱菔子；若脘腹胀满，脾虚气滞者，加半夏、陈皮；若呃声难续，气短乏力，中气大亏者，加黄芪，并增加人参用量；若病久及肾，肾阳亏虚，形寒肢冷，腰膝酸软，呃声难续者，可加肉桂、紫石英、补骨脂、山茱萸、刀豆子。

简介 理中汤出自《伤寒论》，为治疗中焦脾胃虚寒证之基础方。方中干姜大辛大热，温脾暖胃，助阳祛寒为君药；人参益气健脾，补虚助阳；白术既健脾补虚以助阳，又燥湿运脾以助生化；甘草一与人参、白术以助益气健脾，补虚助阳；二可缓急止痛；三为调和诸药。四药相伍，可温中阳，补脾气，助运化，故曰"理中"。

处方5　益胃汤

方药　沙参、麦冬各 15g，生地黄 10g，玉竹 12g，冰糖 10g。

功能与主治　养胃生津，降逆止呃。主治胃阴不足证。症见呃声短促而不连续，口舌干燥，不思饮食，或有烦渴，或食后饱胀，大便干结；舌红苔少，脉细数。

加减　若阴虚火旺，胃火上炎者，可加知母、石斛；若神疲乏力，气阴两虚者，可加党参或西洋参、山药；大便干结者，加当归、蜂蜜。

简介　益胃汤出自《温病条辨》，为滋养胃阴之常用方。方中生地黄、麦冬味甘性寒，养阴清热，生津润燥；沙参、玉竹养阴生津，助生地黄、麦冬益胃养阴之力；冰糖濡养肺胃，调和诸药，诸药共奏养阴益胃之效。

二、中成药

1. 舒肝和胃丸：适用于肝胃不和，呃逆呕吐，两胁胀满，胃脘疼痛。使用方法：口服，一次 1 袋，一日 2 次。

2. 蛇胆陈皮口服液：适用于风寒呃逆多痰。使用方法：口服，一次 10mL，一日 2～3 次。

3. 胃友新片：适用于肝胃郁热引起的呃逆嗳气，吐酸嘈杂。使用方法：口服，一次 1.5g，一日 3 次。

三、单方验方

1. 米醋适量。用法：呃逆发作时服米醋 10～20mL，一般可立即生效，止后复发再服仍效。适用于中焦虚寒证。

2. 柠檬 1 个，酒适量。用法：将鲜柠檬浸在酒中，打呃时吃酒浸过的柠檬（但不能吃柠檬皮）。

3. 刀豆姜茶：刀豆子 10g，绿茶 3g，生姜 3 片，红糖适量。用法：将诸物放入保温杯内，用沸水浸泡片刻，趁热饮用。适用于胃寒证。

4. 芦茅根饮：鲜芦根、鲜茅根各 50g。用法：将 2 味洗净，加水煎 15min，代茶频饮。适用于胃阴不足证。

第五节　噎膈

噎膈是由于食管干涩或食管狭窄导致吞咽食物哽噎不顺，饮食难下，或食而复出的疾患。噎即噎塞，指吞咽之时哽噎不顺；膈为格拒，指饮食不下。噎虽可单独出现，而又每为膈的前驱表现，故临床往往以噎膈并称。噎膈主要与七情内伤、酒食不节、久病年老有关，致气、痰、瘀交阻，津气耗伤、胃失通降而成。本病病位在食管，属胃所主，与肝、脾、肾密切相关，其基本病机为气、痰、瘀交结，阻隔食管、胃脘所致。根据噎膈的临床表现，西医学中的食管癌、贲门癌、贲门痉挛、食管-贲门失弛缓症、食管憩室、食管炎、胃食管反流病、食管狭窄等，均可参照本节内容辨证论治。

诊断：①轻症患者主要为胸骨后不适、烧灼感或疼痛，食物通过有滞留感或轻度梗阻感，咽部干燥或有异物感。重症患者见持续性、进行性吞咽困难，咽下梗阻，食入即吐，吐出黏液或白色泡沫黏痰，严重时伴有胸骨后或背部肩胛区持续性钝痛，进行性消瘦。②常伴有胃脘不适、胸膈疼痛，甚则形体消瘦、肌肤甲错、精神疲惫等。③患者常有情志不畅、酒食不节、年老体弱、进食霉变食物等病史。④体格检查轻症患者一般无明显阳性体征；病程较久者可出现消瘦、上腹部压痛等非特异性阳性体征。⑤相关检查：上消化道造影检查、内窥镜及病理组织学检查、食管脱落细胞检查及胸部 CT 或 MRI 等有助于病变的诊断。

一、辨证用药

处方 1　启膈散

方药　沙参 9g，丹参 9g，茯苓 3g，川贝母（去心）4.5g，郁金 1.5g，砂仁壳 1.2g，荷叶蒂 2 个，杵头糠 1.5g。

功能与主治　开郁化痰，润燥降气。主治痰气交阻证。症见进食梗阻，脘膈痞满，甚则疼痛，情志舒畅则减轻，精神抑郁则加重，嗳气呃逆，呕吐痰涎，口干咽燥，大便艰涩，舌质红，苔薄腻，脉弦滑。

加减　若兼有心烦口苦症者，可加用栀子、黄连、山豆根等；若兼有津伤便秘症，可加增液汤和白蜜等；若兼有泛吐痰涎症，加半夏、陈皮、旋覆花等。

简介　启膈散出自《医学心悟》，本方具有润燥解郁、化痰降逆之效，为治疗肺胃津少、气结痰凝所致噎膈主方。方中主药沙参润肺止咳，养胃生津；辅以川贝母养阴化痰解凝，砂仁壳行气散结；佐以荷叶蒂醒胃，茯苓渗湿健脾，共促脾胃运化，布散水津。郁金、丹参活血化瘀；使以杵头糠引药通咽达胃，化浊和胃降逆。诸药合用，以奏润燥解郁，化痰降逆之功效。临床主要用于治疗食管癌、胃贲门癌、胃食管反流病、贲门失弛缓症、食管功能性疾病等病症。现代研究证实启膈散体外对不同组织来源的多种肿瘤细胞有增殖抑制作用，同时亦可刺激免疫细胞分泌细胞因子，从而促进正常免疫细胞的增殖。

🌿 处方 2　沙参麦冬汤

方药　沙参 10g，玉竹 10g，生甘草 5g，桑叶 6g，生白扁豆 10g，天花粉 10g，麦门冬 10g。

功能与主治　滋阴清热，润燥生津。主治津亏热结证。症见进食时梗涩而痛，水饮可下，食物难进，食后复出，胸背灼痛，形体消瘦，肌肤枯燥，五心烦热，口燥咽干，渴欲饮冷，大便干结，舌红而干，或有裂纹，脉弦细数。

加减　若兼大便干结症，可加火麻仁、瓜蒌仁、何首乌润肠通便；若腹中胀满，大便不通，胃肠热盛，可用大黄甘草汤泻热存阴，但应中病即止，以免重伤津液；若食管干涩，口燥咽干，可饮五汁安中饮以生津养胃。

简介　沙参麦冬汤出自《温病条辨》，本方具有清热生津、滋阴润燥之效，为治疗肺胃阴津不足证之常用方。方中沙参、麦门冬主治燥伤肺胃阴津，有甘寒养阴、清热润燥之功，为君药；玉竹、天花粉为臣药，玉竹养阴润燥，天花粉清热生津，两药相配可加强君药养阴生津、清热润燥之功；同时佐以桑叶滋阴润燥；胃液既耗，脾的运化必受影响，故用生白扁豆健脾胃而助运化。诸药相配，使肺胃之阴得复，燥热之气得除，清不过寒，润不呆滞，共奏清养肺胃，育阴生津之效。临床报道应用本方治疗支气管扩张、口腔溃疡、胃痛、肺结核、阳痿、干燥综合征、剥脱性唇炎、小儿秋季腹泻等证属肺胃阴虚的病证。

使用注意　外感咳嗽及脾胃虚寒者忌用。

🌿 处方 3　通幽汤

方药　桃仁、红花各 0.3g，生地黄、熟地黄各 1.5g，当归身、炙甘草、升麻各 3g。

功能与主治　破结行瘀，滋阴养血。主治瘀血内结证。症见进食梗阻不断加重，饮食不下，面色苍白，精神衰惫，形寒气短，面浮足肿，泛吐清涎，腹胀便溏，舌淡苔白，脉细弱。

加减　若兼瘀阻显著症，可加用三棱、莪术、炙穿山甲、急性子同煎服，增强其破结消癥之力；若兼呕吐痰涎症，可加用海蛤粉、法半夏、瓜蒌等以化痰止呕；若兼呕吐物如赤豆汁者，另服云南白药化瘀止血；若兼服药即吐、难于下咽，可兼含化玉枢丹以开膈降逆，随后再服汤药。

简介 通幽汤出自《脾胃论》，本方具有滋阴养血、破血行瘀之效，适用于瘀血内阻，食道不通，饮食不下，生化乏源，气血不能充养肌肤之噎膈。方用生地黄、熟地黄、当归身滋阴养血润燥，以扶正固本；桃仁泥、红花活血化瘀润燥；升麻通调气机，舒畅胃气而上升清气，下降浊气，使幽门得通，噎塞便秘自然消除；炙甘草益气补中，缓急止痛，调和诸药，全方具有益气养血、行气活血、化瘀消癥之功效。临床主要用于治疗糖尿病性胃轻瘫、慢性萎缩性胃炎、习惯性便秘、中晚期食管癌等病症。实验研究表明，通幽汤有增强人食管癌细胞株 EC9706 细胞中 Caspase-3 介导的细胞凋亡信号转导，诱导细胞凋亡，抑制食管癌 EC9706 细胞的增殖作用。

使用注意 血热者慎用。

🍵 处方 4　补气运脾汤

方药 人参 6g，白术 9g，橘红、茯苓各 4.5g，蜜炙黄芪 3g，砂仁 2.4g，炙甘草 1.2g。

功能与主治 温补脾肾，益气回阳。主治气虚阳微证。症见进食梗阻不断加重，饮食不下，面色苍白，精神衰惫，形寒气短，面浮足肿，泛吐清涎，腹胀便溏，舌淡苔白，脉细弱。

加减 胃虚气逆，呕吐不止者，可加旋覆花、赭石和胃降逆；阳伤及阴，口干咽燥，形体消瘦，大便干燥者，可加石斛、麦冬、沙参滋养津液；泛吐白沫加吴茱萸、丁香、白蔻仁温胃降逆；阳虚明显者加附子、肉桂、鹿角胶、肉苁蓉温补肾阳。

简介 补气运脾汤出自《准绳·类方》卷三引《统旨》，本方具有补气健脾运中的作用，适用于脾肾阳虚、中阳衰微之噎膈。方中人参、白术、蜜炙黄芪、炙甘草、茯苓补脾益气；砂仁、橘红、半夏和胃降逆。诸药合用，共奏补脾益气之功。临床主要用于治疗慢性胃炎、胃及十二指肠溃疡、食管癌、贲门癌等属脾胃阳虚者。

使用注意 本方性温，热病伤津及阴虚燥渴者不宜。

二、中成药

噎膈丸：适用于肺肾阴亏证。使用方法：口服，一次 1 丸，一日 3 次，细嚼后徐徐咽下。

三、单方验方

1. 鹅血方：鹅或鸭颈宰断后即口含颈部，乘热生饮，每日1次，每次100～200mL。适用于热瘀交结证。

2. 守宫散：守宫若干，煅存性为末，每次2～3g，每日3次。适用于痰瘀互结证。

3. 活膈汤方：威灵仙、白蜜各30g，山慈菇10g。水煎3次，每煎分2次服，每4h服1次。适用于痰气交阻证。

4. 治噎丸方：法半夏80g，桃仁30g，栀子30g，黄连10g，蜂蜜150g。前四味药，共研细末，炼蜜和药为丸，每丸6g，每日4次，每次含化1丸。适用于痰热瘀互结证。

第六节　腹痛

腹痛是指胃脘以下、耻骨毛际以上部位发生疼痛为主症的病证。病因主要是由于外感时邪、饮食不节、情志失调、阳气素虚所致。腹中有肝、胆、脾、胰、大小肠、膀胱等脏腑，并为足三阴、足少阳、手足阳明、冲任带等经脉循行之处，以上部位均可为腹痛发病病位。腹痛的基本病机为脏腑气机阻滞，气血运行不畅，经脉痹阻，不通则痛，或脏腑经脉失养，不荣则痛。现代医学之急慢性胰腺炎、肠易激综合征、消化不良、胃肠痉挛、不完全性肠梗阻、肠粘连、肠系膜和腹膜病变、泌尿系结石、肠道寄生虫等，以腹痛为主要表现者，均可参照本节内容辨证施治。

诊断：①凡是以胃脘以下，耻骨毛际以上部位的疼痛为主要表现者，即为腹痛。其疼痛性质各异，若病因外感，突然腹痛，伴发症状明显者，属于急性腹痛；病因内伤，起病缓慢，痛势缠绵者，则为慢性腹痛。临床可据此进一步辨病。②注意与腹痛相关病因，脏腑经络相关的症状。如涉及肠腑，可伴有腹泻或便秘；膀胱湿热可见腹痛牵引前阴，小便淋沥，尿道灼痛；蛔虫作痛多伴嘈杂吐涎，时作时止；瘀血腹痛常有外伤或手术史；少阳表里同病腹痛可见痛连腰背，伴恶寒发热，恶心呕吐。③根据性别、年龄、婚况，与饮食、情志、受凉等关系，起病经过，其他伴发症状，鉴别何脏腑受病，明确病理性质。④相关检查：血常规、腹部B超、腹部X线、腹部CT、结肠镜、大便常规等检查有助于诊断与鉴别诊断。

一、辨证用药

🔖 处方1 良附丸合正气天香散

方药 高良姜（酒洗）9g，香附（醋洗）9g，乌药10g，香附15g，陈皮、紫苏叶、干姜各5g。

功能与主治 散寒温里，理气止痛。主治寒邪内阻证。症见腹痛急暴，得温痛减，遇冷更甚，口干不渴，小便清利，大便自可或溏薄，舌质淡，舌苔白腻，脉象沉紧。

加减 若兼有痛势剧烈、手足逆冷、脉沉细症，可加入附子、肉桂辛热通阳、散寒止痛；若兼有少腹拘急冷痛症，可加入吴茱萸、小茴香、沉香暖肝散寒；若兼有便秘症，可加入附子、大黄温通腑气；若兼有感受寒湿，伴见恶心呕吐，胸闷纳呆，身重倦怠，舌苔白腻症，可加入藿香、苍术、厚朴、白豆蔻、半夏温中散寒、运脾化湿。

简介 良附丸出自《良方集腋》，为治疗气滞寒凝证之常用方；正气天香散出自《医学纲目》，为治疗气滞疼痛证之常用方。方中高良姜、干姜、紫苏叶温中散寒，乌药、香附、陈皮理气止痛。良附丸温里散寒，正气天香散理气温中，两方合用，共凑散寒止痛之效，适用于寒邪阻滞中阳，腹痛拘急、得热痛减的症候。

使用注意 肝胃火郁，甚或出血者忌用。

🔖 处方2 大承气汤

方药 大黄12g，厚朴24g，枳实12g，芒硝9g。

功能与主治 泄热通腑，行气导滞。主治湿热壅滞证。症见腹痛拒按，烦渴引饮，大便秘结，或溏滞不爽，潮热汗出，小便短黄，舌质红，苔黄燥或黄腻，脉滑数。

加减 若兼有湿热偏重、大便不爽症，可去芒硝，加入栀子、黄芩等；若兼有痛引两胁症，可加入郁金、柴胡；若兼有腹痛剧烈、寒热往来、恶心呕吐、大便秘结症，可改用大柴胡汤表里双解。

简介 大承气汤出自《伤寒论》，本方以承气命名，取其有泻热结，承顺胃气之下行，可使塞者通，闭者畅之意，为通里攻下的代表方剂。方中大黄泄热通便荡涤肠胃；芒硝助大黄泄热通便，并能软坚润燥，二药相须为用，峻下热结之力甚强；厚朴、枳实行气散结，消痞除满，并助芒硝、大黄推荡积滞以加速热结之排泄。临床报道本方可用于狂躁症、消化不良致腹胀、中风后便秘、外敷防治术后早期粘连性肠梗、灌肠治疗中枢性高热等里实热证。现代药理研究证明，本方可促进胃肠运动、抑制血清内毒素、降低炎性细胞因子，具有解热、抗感染、抗炎、提高机体免疫力等作用。

使用注意 本方为泻下峻剂，凡气虚阴亏、燥结不甚，以及年老、体弱等应慎用；孕妇忌用；注意中病即止，以免损耗正气。

处方 3　枳实导滞丸

方药 大黄30g，黄芩、黄连各9g，枳实、神曲各15g，茯苓、白术各10g，泽泻6g。

功能与主治 消食导滞，理气止痛。主治饮食积滞证。症见脘腹胀满疼痛，拒按，嗳腐吞酸，厌食呕恶，痛而欲泻，泻后痛减，或大便秘结，舌苔厚腻，脉滑实。

加减 若兼有腹痛胀满症，可加入厚朴、木香行气止痛；若兼有大便自利，恶心呕吐症，可去大黄，加入陈皮、半夏、苍术理气燥湿、降逆止呕；若有食滞不重、腹痛较轻症，可用保和丸消食导滞；若兼有下利后重症，可用木香槟榔丸消食导滞，清热利湿。

简介 枳实导滞丸出自《内外伤辨惑论》，本方有消积导滞、清热祛湿的作用，适用于嗳腐吞酸，恶食呕恶，腹痛胀满之证。方中以枳实消痞导滞为主药，大黄荡涤实积为辅药，两药同用以加强攻下积滞之力；黄连、黄芩清利湿热为佐；茯苓、泽泻渗利湿热，白术健脾燥湿，神曲消食和中为使。各药配合，不但能清除湿热积滞，且可恢复脾胃的运化功能，治疗食积湿热交阻胃肠，脘腹痞闷，腹痛下痢诸症，颇为适宜。本方以三黄泻心汤、枳术汤为基础，加和胃利湿消导之品而成，寓意以消积导滞、清泻湿热而治疗湿热积滞证。临床主要用于治疗急性肠炎、食物中毒、肝硬化腹水、不全性肠梗阻和术后腹胀等。实验研究表明本方具有助消化、调整胃肠机能、利胆抑菌等作用。

使用注意 泄泻无积滞者，不可妄投；痢疾后期正虚阴伤时，则不宜使用；孕妇不宜使用。

处方 4　柴胡疏肝散

方药 陈皮6g，柴胡6g，川芎5g，香附5g，枳壳5g，芍药5g，炙甘草3g。

功能与主治 疏肝解郁，理气止痛。主治肝郁气滞证。症见腹痛胀闷，痛无定处，痛引少腹，或兼痛窜两胁，时作时止，得嗳气或矢气则舒，遇忧思恼怒则剧，舌淡红，苔薄白，脉弦。

加减 若兼有气滞较重，胸肋胀痛症，可加入川楝子、郁金理气化瘀止痛；若兼有痛引少腹、睾丸症，可加入橘核、荔枝核理气止痛；若兼有腹痛肠鸣，气滞腹泻症，可用痛泻要方调肝理脾；若兼有少腹绞痛，阴囊寒疝症，可用天台乌药散理气散寒。

简介 柴胡疏肝散出自《医学统旨》，本方有疏肝行气止痛之效，可用于治疗肝气郁结，腹痛走窜，牵引少腹或两肋之证。方中以柴胡功善疏肝解郁，用以为君。香附理气疏肝而止痛，川芎活血行气以止痛，二药相合，助柴胡以解肝经之郁滞，并增行气活血止痛之效，共为臣药。陈皮、枳壳理气行滞，芍药、炙甘草养血柔肝，缓急止痛，均为佐药。炙甘草调和诸药，为使药。诸药相合，共奏疏肝行气、活血止痛之功。现代应用本方常用于治疗慢性肝炎、慢性胃炎、胆囊炎、肋间神经痛等属肝郁气滞者。

使用注意 本方辛燥，易耗气伤阴，不宜久服；孕妇慎用。

💊 处方 5　少腹逐瘀汤

方药 小茴香 1.5g，干姜 3g，延胡索 3g，没药 6g，当归 9g，川芎 6g，官桂 3g，赤芍 6g，生蒲黄 9g，五灵脂 6g。

功能与主治 活血化瘀，和络止痛。主治瘀血内停证。症见腹痛较剧，痛如针刺，痛处固定，经久不愈，舌质紫暗，脉细涩。

加减 若兼有腹部术后作痛，或跌扑损伤作痛，可加入泽兰、没药、三七活血化瘀；若兼有瘀血日久发热症，可加入丹参、牡丹皮、王不留行凉血化瘀；若兼有腹痛喜温，胁下积块，疼痛拒按症，可用膈下逐瘀汤化瘀通络。

简介 少腹逐瘀汤出自《医林改错》，本方具有活血化瘀、理气止痛之效，适宜治疗腹痛如针刺、痛有定处的血瘀证。方用小茴香、干姜、官桂温经散寒、通达下焦；延胡索、没药利气散瘀，消肿止痛；失笑散（生蒲黄、炒五灵脂）活血通瘀，散结止痛，其中蒲黄生用，重在活血祛瘀，五灵脂用炒，重在止痛而不损胃气；当归、川芎乃阴中之阳药，血中之气药，配合赤芍用于活血行气，散滞调经。全方气血兼顾，温通兼行。临床主要用于治疗慢性盆腔炎、原发性痛经、子宫内膜异位症、输卵管阻塞性不孕症、子宫肌瘤等属瘀血内停证。实验研究表明，本方能调节肠蠕动，促进肠道气体排出；有较明显的镇静、解痉、止痛功效，尤能抑制红细胞和血小板聚集功能，溶解血栓，降低血液黏稠度，改善血液循环及血液的理化性质等作用。

使用注意 孕妇忌服。湿热或阴虚有热者慎用。

💊 处方 6　小建中汤

方药 桂枝 6g，芍药 12g，甘草 3g，生姜 3 片，大枣 4 枚，饴糖 18g。

功能与主治 温中补虚，缓急止痛。主治中虚脏寒证。症见腹痛绵绵，时作时止，喜温喜按，形寒肢冷，神疲乏力，气短懒言，胃纳不佳，面色无华，大便溏薄，舌质淡，苔薄白，脉沉细。

加减 若兼有胃气虚寒，脐中冷痛症，可加入胡芦巴、川花椒、荜澄茄温肾散寒止痛；若兼有面色萎黄、短气神疲症，可加入人参、当归、黄芪调补气血；若兼有便溏症，可加入白术健脾燥湿止泻。

简介 小建中汤出自《伤寒论》，本方具有温中补虚、缓急止痛的功效，可用于治疗形寒肢冷、喜温喜按、腹部隐痛之证。方中重用甘温质润之饴糖为君，温补中焦，缓急止痛。臣以辛温之桂枝温阳气，祛寒邪；酸甘之芍药养营阴，缓肝急，止腹痛。佐以生姜温胃散寒，大枣补脾益气。炙甘草益气和中，调和诸药，是为佐使之用。其中饴糖配桂枝，辛甘化阳，温中焦而补脾虚；芍药配甘草，酸甘化阴，缓肝急而止腹痛。六药合用，温中补虚缓急之中，蕴有柔肝理脾，益阴和阳之意，用之可使中气强健，阴阳气血生化有源，故以"建中"名之。临床常用于治疗胃及十二指肠溃疡，慢性肝炎，神经衰弱，再生障碍性贫血（再障），功能性发热属于中气虚寒、阴阳气血失调者。实验研究表明，本方具有保护胃肠黏膜、护肝利胆、改善外周循环、调节免疫、抗炎解热、镇静镇痛等药理作用。

使用注意 呕吐或中满者不宜使用；阴虚火旺之胃脘疼痛忌用。

二、中成药

1. 保济丸：适用于饮食积滞证。口服，一次 1.2g，一日 3 次。

2. 柴胡舒肝丸：适用于肝气郁滞证。口服，一次 1 丸，一日 2 次。

3. 六味木香胶囊：适用于脾胃气滞证。口服，一次 4～6 粒，一日 1～2 次。

4. 肠炎宁胶囊：适用于湿热内蕴证。口服，一次 5 粒，一日 3～4 次。

5. 桂枝茯苓丸：适用于瘀血内停证。口服，一次 1 丸，一日 1～2 次。

6. 小建中颗粒：适用于脾胃虚寒证。口服，一次 1 袋，一日 3 次。

三、单方验方

1. 升槐升降汤：升麻 30g，槐子 15g，炙黄芪 12g，白术 12g，柴胡 12g，当归 12g，腹皮 30g，木香 6g，炙甘草 9g。水煎服，每日 1 剂。适用于气虚下陷证。

2. 香姜红糖散：广木香 50g，干姜 350g，红糖 120g。木香、干姜碾为粉末，与红糖混合均匀，每次口服 10g，白水送下，3h 1 次，日用 4 次，连服 13 天。适用于脾阳虚弱证。

3. 解毒活血汤：蒲公英 30g，穿心莲 30g，大血藤 15g，黄芩 9g，赤芍

9g，桃仁 9g，川黄连 45g，木香 45g，制乳香、没药各 4.5g。水煎服，每日 1 剂；另用大蒜、芒硝外敷。适用于温热血积、气血瘀滞证。

第七节 痢疾

痢疾是以腹痛，里急后重，下痢赤白脓血为临床特征的病症，属于具有传染性的疾病，多发于夏秋季节。痢疾的主要病因是外感湿热、疫毒之邪，内伤饮食，损及脾胃与肠而致。痢疾的病位在肠，与脾胃有密切关系，可涉及肾。痢疾的基本病机为邪蕴肠腑，气血壅滞，大肠传导失司，脂膜血络受损，化为脓血，发为痢疾。现代医学之细菌性痢疾、阿米巴痢疾、溃疡性结肠炎、放射性结肠炎、细菌性食物中毒等出现类似本节所述痢疾的症状者，均可参照本篇辨证施治。

诊断：①下痢脓血黏液，腹痛，里急后重，大便次数增多。②急性痢疾起病急骤，可伴有恶寒发热；慢性痢疾则反复发作，迁延不愈。③常见于夏秋季节，多有饮食不洁史，或具有传染性。④相关检查：血常规、大便常规、大便隐血、病原学检查、免疫学检查以及乙状结肠镜检查等有助于诊断与鉴别诊断。

一、辨证用药

🍀 处方 1 芍药汤

方药 芍药 30g，当归 15g，黄连 15g，槟榔 6g，木香 6g，炙甘草 6g，大黄 9g，黄芩 15g，肉桂 5g。

功能与主治 清热化湿解毒，调气行血导滞。主治湿热痢。症见腹痛阵阵，痛而拒按，便后腹痛暂缓，痢下赤白脓血，黏稠如胶冻，腥臭，肛门灼热，小便短赤，舌苔黄腻，脉滑数。

加减 若兼食滞症，可加入莱菔子、山楂、神曲消食导滞；若兼有痢下赤多白少，肛门灼热，口渴喜冷饮症，可加入白头翁、黄柏、秦皮直清里热；若兼有痢下白多赤少，舌苔白腻症，可去黄芩、当归，加茯苓、苍术、厚朴、陈皮等运脾燥湿。若兼有痢下鲜红症，可加入加地榆、牡丹皮、仙鹤草、侧柏叶等凉血止血。

简介 芍药汤出自《素问病机气宜保命集》，本方调气行血，清热燥湿止痢，适用于赤多白少，肛门灼热之下痢。方中黄芩、黄连性味苦寒，入大肠经，功擅清热燥湿解毒；重用芍药养血和营、缓急止痛，配以当归养血活血，且可兼顾湿热邪毒熏灼肠络，伤耗阴血之虑；木香、槟榔行气导滞，大黄苦寒沉降，合黄芩、黄连则清热燥湿之功著，合当归、芍药则活血行气之力彰，其泻下通腑作用可通导湿热积滞从大便而去，体现"通因通用"之法。方以少量肉桂，其辛热温通之性，既可助归、芍行血和营，又可防呕逆拒药，属佐助兼反佐之用；炙甘草和中调药，与芍药相配，又能缓急止痛。诸药合用，湿去热清，气血调和，故下痢可愈。本方临床主要用于细菌性痢疾、阿米巴痢疾、急性肠炎、过敏性结肠炎、急性肠炎等属湿热证者。现代药理研究表明，本方有抗炎、抗菌、保护和修复肠黏膜等作用。

使用注意 痢疾初起有表证者，虚寒性下痢者，均禁用本方。

🥣 处方2　白头翁汤合芍药汤

方药 白头翁 10g，黄连 10g，黄柏 10g，秦皮 10g，芍药 30g，当归 15g，黄连 15g，槟榔 6g，木香 6g，炙甘草 6g，大黄 9g，黄芩 15g，肉桂 5g。

功能与主治 清热解毒，凉血止痢。主治疫毒痢。症见发病急骤，壮热，痢下鲜紫脓血，腹痛剧烈，里急后重明显，口渴，头痛，烦躁，或神昏谵语，或痉挛抽搐，或面色苍白，汗冷肢厥，舌质红绛，苔黄燥，或苔黑滑润，脉滑数或微细欲绝。

加减 若兼有食滞症，可加入枳实、山楂、莱菔子消食导滞；若兼有暑湿困表，身重困乏症，可加入藿香、佩兰、荷叶芳香透达，使邪从表解；若兼有积滞甚，痢下臭秽难闻，腹痛拒按症，可急加大承气汤通腑泄浊、消积下滞。

简介 白头翁汤出自《伤寒论》，方用苦寒而入血分的白头翁为君，清热解毒，凉血止痢；黄连苦寒，泻火解毒，燥湿厚肠，为治痢要药；黄柏清下焦湿热，两药共助君药清热解毒，尤能燥湿治痢，共为臣药；秦皮苦涩而寒，清热解毒而兼以收涩止痢，为佐使药。合入芍药汤方增强清热解毒之功，并有调气行血导滞之效，两方合用，共奏清热解毒，凉血止痢之功。白头翁汤现代常用于治疗细菌性痢疾、阿米巴痢疾、急性肠炎、非特异性溃疡性结肠炎、急性坏死性肠炎等属于热毒蕴结证。现代药理研究证实，本方对伤寒杆菌、福氏志贺菌、宋氏志贺菌均有抑制作用。

使用注意 素体脾胃虚弱者当慎用。

🥣 处方3　胃苓汤

方药 苍术 10g，厚朴 10g，陈皮 5g，甘草 5g，白术 10g，桂枝 5g，猪苓 10g，泽泻 10g，生姜 10g，红枣 10g。

功能与主治 温化寒湿，调气和血。主治寒湿痢。症见腹痛拘急，里急后重，痢下赤白黏冻，白多赤少，或纯为白冻，脘胀腹满，头身困重，饮食乏味，舌质淡，苔白腻，脉濡缓。

加减 若兼有痢下白中带赤者，可加入白芍、当归调营和血；若兼有腹胀气滞症，可加入槟榔、木香、炮姜散寒调气；若兼有畏寒恶风表证者，可合用荆防败毒散逆流挽舟、祛邪外出。

简介 胃苓汤出自《丹溪心法》，系平胃散与五苓散的合方，方用平胃散运脾燥湿，合五苓散利水渗湿、标本兼治，具有祛湿和胃，行气利水之功，可用于寒湿内盛、白多赤少之下痢。本方临床主要用于治疗肝硬化腹水、卵巢囊肿、轮状病毒性肠炎、急性肾炎、糖尿病性腹泻、结肠炎等证属寒湿内阻的病症。

使用注意 阴液亏虚者不宜使用本方。

🏵️ 处方4　驻车丸

方药 黄连10g，炮姜5g，当归15g，阿胶10g。

功能与主治 养阴和营，清肠止痢。主治阴虚痢。症见痢下赤白黏冻，或下鲜血黏稠，脐腹灼痛，虚坐努责，日久不愈，至夜转剧，心烦口干，食少，舌红绛少津，苔少或花剥，脉细数。

加减 若兼有口干口渴症，可加入石斛、沙参、天花粉养阴生津；若兼有阴虚火旺，下痢鲜血黏稠，可加入黄柏、秦皮、白头翁清热化湿解毒，加入牡丹皮、赤芍、槐花凉血止血。

简介 驻车丸出自《千金要方》，本方寒热并调，养阴化湿清肠，用于治疗湿热痢久伤阴，下痢鲜血量少，或虚坐努责，口干心烦之阴虚下痢。方中黄连清热燥湿，止痢解毒，为主药，治疗下痢之标热；炮姜温运脾阳，治脾脏之本寒，二药一祛其邪，一扶其正；当归、阿胶滋阴养血，恢复受伤之阴，共呈清热止痢，滋阴养血法则。对痢疾余邪未尽，阴血已伤，脏寒已现者更宜。现代临床常用于治疗慢性菌痢、慢性肠炎、过敏性结肠炎等属阴虚下痢症。

使用注意 湿热、疫毒下痢者禁用。

🏵️ 处方5　桃花汤合真人养脏汤

方药 赤石脂20g，干姜12g，粳米15g，人参9g，当归6g，白术9g，肉豆蔻6g，肉桂3g，炙甘草6g，白芍15g，木香5g，诃子12g，罂粟壳5g。

功能与主治 温补脾肾，收涩固脱。主治虚寒痢。症见久痢缠绵不已，痢下赤白清稀或白色黏冻，无腥臭，甚则滑脱不禁，腹部隐痛，喜按喜温，肛门坠胀，或虚坐努责，便后更甚，食少神疲，形寒畏冷，四肢不温，腰膝酸软，舌淡苔薄白，脉沉细而弱。

加减 若兼有肾阳虚衰，形寒畏冷症，可加入附子、补骨脂温补肾阳；若兼有肛门下坠者，可去木香，加入黄芪、升麻益气举陷；若兼有滑脱不禁者，可加入芡实、莲子、龙骨、牡蛎收敛固脱。

简介 桃花汤温中涩肠，真人养脏汤兼能补虚固脱，两方以人参或党参、白术、粳米益气健脾；干姜、肉桂温阳散寒；当归、白芍和血缓急止痛；木香行气导滞；赤石脂、诃子、罂粟壳、肉豆蔻收涩固脱，两方合用，兼具温补、收涩、固脱之功，颇合病情。现代临床报道本方亦可用于治疗慢性菌痢、慢性结肠炎、腹痛、消化道出血、慢性肾衰腹泻、妇女崩漏、带下等属虚寒下痢症。

使用注意 热痢便脓血，里急后重，肛门灼热者，禁用本方。

处方6 连理汤方

方药 人参15g，白术30g，干姜10g，炙甘草10g，黄连6g。

功能与主治 温中清肠，佐以调气化滞。主治休息痢。症见下痢时发时止，日久难愈，常因饮食不当、感受外邪或劳累而诱发。发作时，大便次数增多，便中带有赤白黏冻，腹痛，里急后重，症状一般不及初痢、暴痢程度重。休止时，常有腹胀食少，倦怠怯冷，舌质淡苔腻，脉濡软或虚数。

加减 若里急后重明显者，可加入槟榔、木香、枳实调气化滞；若偏湿热者，加白头翁、黄柏清湿热；若偏寒湿者，加苍术、草果温中化湿。

简介 连理汤出自《症因脉治》，本方温中祛寒、兼清郁热，用于下痢日久，正虚邪恋，遇劳则发，时发时止之休息痢者。方中干姜大辛大热，温中散寒，振奋脾阳；人参、白术健脾燥湿、补益脾胃之气；黄连清热燥湿，清除肠中余邪；炙甘草缓中以益胃，兼调和诸药。水煎温服，使胃气内充，则清阳敷布，而寒滞自化，升降如常，则泄痢疾之症可愈。临床常用于治疗急慢性肠炎、急慢性胃炎等属脾胃虚寒兼有湿热内蕴者。

处方7 补中益气汤

方药 黄芪15g，人参15g，白术10g，炙甘草15g，当归10g，陈皮6g，升麻6g，柴胡12g，生姜9片，大枣6枚。

功能与主治 补中益气，健脾升阳。主治休息痢之脾气亏虚证。症见腹胀食少，大便溏薄或夹少量黏液，肢体倦怠，神疲乏力，少气懒言，面色萎黄，或脱肛，舌质淡，苔白或腻，脉缓弱。

加减 若兼有腹中痛者，加入白芍柔肝止痛；若兼有头痛症，可加入蔓荆子、川芎、藁本疏风止痛；若兼有腹部胀闷者，可加入木香、枳壳理气解郁。

简介 补中益气汤出自《内外伤辨惑论》，本方补中益气、升阳举陷，用于久痢脾虚气陷，脱肛少气者。方中黄芪味甘微温，入脾肺经，补中益气，升阳固表；配伍人参、炙甘草、白术补气健脾；当归养血和营，协人参、黄芪补气养血；陈皮理气和胃，使诸药补而不滞；少量升麻、柴胡升阳举陷，协助君药以升提下陷之中气，炙甘草调和诸药。临床常用于治疗内脏下垂、慢性胃肠炎、慢性菌痢、脱肛、重症肌无力、慢性肝炎等脾胃气虚或中气下陷者。

使用注意 阴虚发热及内热炽盛者忌用。

🔖 处方8　乌梅丸

方药 乌梅40g，北细辛9g，干姜15g，黄连6g，熟附片（先煎）9g，当归6g，焦黄柏9g，桂枝9g，人参9g，川花椒6g。

功能与主治 温中补虚，清热化湿。主治休息痢之寒热错杂证。症见胃脘灼热，烦渴，腹痛绵绵，畏寒喜暖，下痢稀溏，时夹少量黏冻，饥而不欲食，强食则吐，四肢不温，舌质红，苔黄腻，脉沉缓。

加减 若兼腹痛甚者，可加入白芍、甘草以缓急止痛；若兼有腹部胀满者，加广木香、川楝子理气止痛；若兼有恶心呕吐者，可加入半夏、生姜降逆止呕。

简介 乌梅丸出自《伤寒论》，本方温中补虚，清热燥湿止痢，能治寒热错杂，正气虚弱之久痢。方中乌梅酸温安蛔，涩肠止痢，为君药。川花椒、北细辛性味辛温，辛可伏蛔，温能祛寒并用，共为臣药。熟附片、干姜、桂枝温脏祛寒；人参、当归养气血，共为佐药。全方共奏缓肝调中，清上温下之功。临床主要用于肠蛔虫病、胆道蛔虫病、蛔虫性肠梗阻、慢性痢疾、慢性肠炎、肠易激综合征等证属寒热错杂，正气虚弱者。

使用注意 本方含有马兜铃科植物细辛，肾脏病患者、孕妇、新生儿禁用。

🔖 处方9　少腹逐瘀汤

方药 炒小茴香1.5g，炒干姜3g，延胡索3g，没药6g，当归9g，川芎6g，官桂3g，赤芍6g，生蒲黄9g，炒五灵脂6g。

功能与主治 活血祛瘀，行气止痛。主治休息痢之瘀血内阻证。症见腹部刺痛，拒按，下痢色黑，腹痛固定不移，夜间加重，面色晦暗，或腹部结块，推之不移，舌质紫暗或有瘀斑，脉细涩。

加减 若兼有腹部疼痛，可加入泽兰、没药、三七活血化瘀；若兼有瘀血日久发热症，可加入丹参、牡丹皮、王不留行凉血化瘀；若兼有腹痛喜温，胁下积块，疼痛拒按症，可用膈下逐瘀汤化瘀通络。

简介 少腹逐瘀汤出自《医林改错》，本方功能活血祛瘀，温经止痛，可用治久痢之腹部疼痛瘀血内阻者。方用炒小茴香、炒干姜、官桂温经散寒、通达下焦；延胡索、没药利气散瘀，消肿止痛；失笑散（蒲黄、五灵脂）活血通瘀，散结止痛，其中蒲黄生用，重在活血祛瘀，五灵脂用炒，重在止痛而不损胃气；当归、川芎乃阴中之阳药，血中之气药，配合赤芍用于活血行气，散滞调经。全方气血兼顾，温通兼行。临床主要用于治疗慢性盆腔炎、原发性痛经、子宫内膜异位症、输卵管阻塞性不孕症、子宫肌瘤等证属瘀血内阻者。实验研究表明，本方能调节肠蠕动，促进肠道气体排出；有较明显的镇静、解痉、止痛功效，尤能抑制红细胞和血小板聚集功能，溶解血栓，降低血液黏稠度，改善血液循环及血液的理化性质等作用。

使用注意 孕妇忌服。湿热或阴虚有热者慎用。

二、中成药

1.藿香正气口服液：适用于寒湿痢疾兼表证。口服，一次 5～10mL，一日2 次，用时摇匀。

2.葛根芩连口服液：适用于湿热痢疾。口服，一次 1 支，一日 2 次。

3.克痢痧胶囊：适用于湿热痢疾。口服，一次 2 粒，一日 3～4 次。

4.香连丸：适用于湿热痢疾。口服，一次 3g～6g，一日 2～3 次。

5.安宫牛黄丸：适用于疫毒痢之邪毒内闭证。口服，一次 1 丸，一日 1 次。

三、单方验方

1.新鲜冬青叶 100g，水煎至 500mL，3 次 / 天，20～30mL/ 次。适用于湿热痢。

2.吴茱萸 20g，研为细末，过筛，醋调成膏，敷神阙和双涌泉穴，1 次 / 天。适用于疫毒痢、湿热痢。

3.党参、黄芪、酒制大黄、白芍以等比例配制，研为细末，取药末适量，用蜂蜜调为糊状，填入脐中，盖上塑料纸，以胶布固定，1 次 / 天，每次不超过 2 小时。适用于休息痢之脾虚证。

4.白头翁、苦参、金银花、黄柏、滑石各 60g，加水浓煎至 200mL，保留灌肠 1 次 / 天，连续 3 天。适用于湿热痢、疫毒痢。

第八节　泄泻

泄泻是指以排便次数增多，粪便稀溏，甚至泄如水样为主证的病证。泄者，泄漏之意，大便稀溏，时作时止，病势较缓；泻者，倾泻之意，大便如水倾注而直下，病势较急。泄泻的病因为感受外邪，饮食所伤，情志失调，脾胃虚弱，脾肾阳虚等。泄泻的病位主要在脾胃和大小肠，其中主脏在脾，脾失健运是关键，同时与肝、肾密切相关。泄泻的基本病机为脾胃受损，湿困脾土，肠道功能失司。现代医学之急慢性肠炎、胃肠功能紊乱、肠易激综合征、溃疡性结肠炎、肠结核等均可参照本篇辨证施治。

诊断：①以粪质清稀为诊断的主要依据。或大便次数增多，粪质清稀，甚则如水样；或次数不多，粪质清稀；或泻下完谷不化。②常先有腹胀腹痛，旋即泄泻。腹痛常与肠鸣同时存在。暴泻起病急，泻下急迫而量多；久泻起病缓，泻下势缓而量少，且有反复发作病史。③与感受外邪、饮食不节、情志所伤有关。④相关检查：血常规检查、大便便常规检查、腹部 X 线检查、胃肠镜检查等有助于诊断与鉴别诊断。

一、辨证用药

处方 1　藿香正气散

方药　藿香 20g，大腹皮、白芷、紫苏叶各 12g，茯苓 15g，厚朴、白术、半夏曲、桔梗各 10g，陈皮 6g，甘草 3g，生姜 3 片，大枣 4 枚。

功能与主治　芳香化湿，解表散寒。主治寒湿泄泻。症见泄泻清稀，甚则如水样，有时如鹜溏，腹痛肠鸣，脘闷食少，或兼有恶寒发热，鼻塞头痛，肢体酸痛，苔白腻，脉濡缓。

加减　若兼有表邪偏重，寒热身痛症，可加入荆芥、防风，或用荆防败毒散；若兼有湿邪偏重，腹胀肠鸣，小便不利，苔白厚腻者，可用胃苓汤健脾燥湿，化气利湿；若兼有寒重于湿，腹胀冷痛症，可用理中丸加味。

简介　藿香正气散出自《太平惠民和剂局方》，本方具有疏风散寒、化湿除满功效，适用于腹痛肠鸣之寒湿泄泻证。方中藿香芳香化温，和中止呕，并能发散风寒，紫苏叶、白芷辛香发散，助藿香外散风寒，兼可芳香化浊；厚朴、陈皮、半夏曲行气燥湿，和中消滞；白术、茯苓健脾去湿；大腹皮行气利温；桔梗宣肺利膈；生姜、大枣、甘草调和脾胃，且和药性。诸药合用，共成解表化湿，理气和中之功。临床常用于治疗急性胃肠炎或四时感冒属湿滞脾胃、外感风寒者。实验研究表明，藿香正气散对肠平滑肌有显著的解痉作用，并能加速胃肠蠕动，具有镇吐、镇痛功效。

使用注意 本方重在化湿和胃，解表散寒之力较弱，故服后宜温覆以助解表。湿热霍乱之吐泻，则非本方所宜。

处方2 葛根黄芩黄连汤

方药 葛根15g，炙甘草6g，黄芩9g，黄连9g。

功能与主治 清热利湿。主治湿热证。症见泄泻腹痛，泻下急迫，或泻而不爽，粪色黄褐，气味臭秽，肛门灼热，或身热口渴，小便短黄，舌质红，苔黄腻，脉滑数或濡数。

加减 若热偏重，可加金银花、马齿苋以增清热解毒之力；若兼有湿偏重，胸脘满闷，口不渴，苔微黄厚腻症，可加入薏苡仁、厚朴、茯苓、泽泻、车前子增强清热利湿之力；如兼有发热头痛，脉浮等风热表证，可加金银花、连翘、薄荷疏散风热。

简介 葛根芩连汤出自《伤寒论》，本方解表清里，是治疗湿热泄泻的常用方剂。方中重用葛根，既能发表解肌，以解在表之邪，又能升清阳，止泻利，使表解里和。因里热已炽，故用黄芩、黄连以清里热，甘草协调诸药。四药合用，共奏表里两解，清热止利之功。临床主要用于急性肠炎、细菌性痢疾、肠伤寒、胃肠型感冒等属表证未解、里热甚者。实验研究表明，本方具有抗心律失常、抗菌、降温等作用。

使用注意 下利而不发热，脉沉迟或微弱，病属虚寒者，不宜用。

处方3 保和丸

方药 山楂180g，半夏、茯苓各90g，神曲60g，陈皮、连翘、莱菔子各30g。

功能与主治 消食导滞。主治食滞证。症见泻下稀便，臭如败卵，伴有不消化食物，脘腹胀满，腹痛肠鸣，泻后痛减，嗳腐酸臭，不思饮食，舌苔垢浊或厚腻，脉滑大。

加减 若食滞较重，脘腹胀满，泻而不畅者，可因势利导，据通因通用的原则，可加大黄、枳实、槟榔，或用枳实导滞丸，推荡积滞，使邪有出路，达到祛邪安正的目的。

简介 保和丸出自《丹溪心法》，本方具有消食导滞，和胃除湿功效，适用于饮食过度，宿食内停之食滞证。方中神曲、山楂、莱菔子消食和胃，半夏、陈皮和胃降逆，茯苓健脾祛湿，连翘清热散结。本方临床主要用于治疗急慢性胃炎、肠炎、慢性胆囊炎、消化不良、婴儿腹泻等属食积内停者。现代药理研究表明，本方具有助消化、调节胃肠功能、保肝利胆、镇吐止呕、抗溃疡及抑菌等作用。

使用注意 脾虚食滞者不宜使用。

🔖 处方4 参苓白术散

方药 莲子、薏苡仁各9g，茯苓、人参片、白术、山药各15g，桔梗、砂仁各6g，白扁豆12g，甘草片10g，大枣3枚。

功能与主治 健脾益气，和胃渗湿。主治脾胃虚弱证。症见因稍进油腻食物或饮食稍多，大便次数即明显增多而发生泄泻，伴有不消化食物，大便时泻时溏，迁延反复，饮食减少，食后脘闷不舒，面色萎黄，神疲倦怠，舌淡苔白，脉细弱。

加减 若脾阳虚衰，阴寒内盛，症见腹中冷痛，喜温喜按，手足不温，大便腥秽者，可用附子理中汤以温中散寒；若久泻不愈，中气下陷，症见短气肛坠，时时欲便，解时快利，甚则脱肛者，可合用补中益气汤减当归，并重用黄芪、党参以益气升清，健脾止泻。

简介 参苓白术散出自《太平惠民和剂局方》，本方具有健脾益气、渗湿止泻之功，适用于脾胃气虚夹湿之泄泻。方中人参、白术、茯苓、甘草补气健脾，山药、白扁豆、莲子补脾渗湿；砂仁醒脾；桔梗升清，宣肺利气，用以载药上行。诸药合用，共成健脾益气，和胃渗湿之功。临床主要用于慢性胃肠炎、糖尿病、贫血、小儿消化不良、营养不良性水肿、慢性肝炎、慢性肾炎、蛋白尿久不转阴及其他消耗性疾病辨证属脾胃气虚挟湿者。实验研究表明，本方有调节胃肠运动，改善代谢和提高免疫等作用。

使用注意 泄泻兼有大便不通畅，肛门有下坠感者忌服。

🔖 处方5 痛泻要方

方药 白芍18g，白术6g，陈皮9g，防风5g。

功能与主治 抑肝扶脾，调中止泻。主治肝气乘脾证。症见每逢抑郁恼怒，或情绪紧张之时，即发生腹痛泄泻，腹中雷鸣，攻窜作痛，腹痛即泻，泻后痛减，矢气频作，胸胁胀闷，嗳气食少，舌淡，脉弦。

加减 若肝郁气滞，胸胁脘腹胀痛，可加柴胡、枳壳、香附；若脾虚明显，神疲食少者，加黄芪、党参、白扁豆；若久泻不止，可加酸收之品，如乌梅、五倍子、石榴皮等。

简介 痛泻要方出自《丹溪心法》，本方可调和肝脾，为治疗脾虚肝旺痛泻之主方。方中白术苦温，补脾燥湿，为君药；白芍酸寒，柔肝缓急止痛，与白术配伍，为臣药；陈皮辛苦而温，理气燥湿，醒脾和胃，为佐药；防风燥湿以助止泻，为脾经引经药，故为佐使药。四药合用，能补脾胜湿而止泻，柔肝理气而止痛，使脾健肝和，痛泻自止。本方临床主要用于治疗急慢性肠炎、慢性结肠炎、肠易激综合征等属肝旺脾虚者。现代药理研究表明，本方可缓解胃肠平滑肌痉挛，增强胃肠消化功能，具有一定的抑菌作用。

使用注意 属阳明湿热、热毒的腹痛腹泻者，忌用本方。

🔹 处方6　四神丸

方药 肉豆蔻60g，补骨脂120g，五味子60g，吴茱萸120g。

功能与主治 温补脾肾，固涩止泻。主治肾阳虚衰证。症见黎明之前脐腹作痛，肠鸣即泻，泻下完谷，泻后即安，小腹冷痛，形寒肢冷，腰膝酸软，舌质淡，苔白，脉沉细。

加减 若脾肾寒甚，脘腹冷痛，久利不止，可加附子、炮姜，或合金匮肾气丸温补脾肾。若年老体弱，久泻不止，中气下陷，加黄芪、党参、白术益气升阳健脾，亦可合桃花汤固涩止泻。

简介 四神丸出自《内科摘要》，本方可温脾补肾、涩肠止泻，为脾肾虚寒之五更肾泄主方。方中补骨脂温肾暖脾，为君药；肉豆蔻温脾暖胃，涩肠止泻，为臣药；佐以五味子固肾益气，涩精止泻；吴茱萸温肝肾脾以散寒。诸药合用，温肾暖脾，肾泻自愈。"四神之药，治肾泻有神功也"，故方名"四神丸"。临床主要用于慢性结肠炎、过敏性结肠炎、肠结核、肠易激综合征等属肾阳不足者。实验研究表明，本方有抑制肠蠕动、调整肠道菌群等作用。

使用注意 湿热或热毒痢疾、湿热泄泻者忌用。服药期间禁食生冷、油腻之品。

二、中成药

1. 参苓白术颗粒：适用于脾虚湿胜证。口服，一次3g，一日3次。

2. 补中益气颗粒：适用于脾虚气陷证。口服，一次3g，一日2～3次。

3. 枫蓼肠胃康颗粒：适用于伤食积滞证及湿热泄泻证。开水冲服，一次8g（1袋），一日3次。

4. 痛泻宁颗粒：适用于肝气犯脾证。口服，一次1袋，一日3次。

5. 参倍固肠胶囊：适用于脾肾阳虚证。口服，一次4粒，一日3次，2周为一疗程。

6. 胃肠宁胶囊：适用于中焦虚寒证。口服，一次4～5粒，一日3次。

三、单方验方

1. 五倍子散：五倍子研细粉，每次取药粉 1g，50 度白酒调成糊状，外敷于神阙穴，早晚换药各 1 次。适用于脾肾阳虚证。

2. 白莲肉 30g，薏苡仁 30g，粳米 50g。白莲肉泡水去皮，另两味加水煮作粥，分数次温食。适用于脾虚湿盛证。

3. 藿香梗 10g，薏苡仁 15g，白扁豆 10g，陈皮 5g，山楂炭 10g，茯苓 10g，通草 3g，泽泻 10g，佩兰 10g，川黄连 3g，木香 3g，苍术、白术各 10g。水煎服，每日 1 剂。适用于湿热阻滞证。

4. 黄连 3g，藿香 12g，黄柏 10g，黄芩 10g，山栀子 8g，玄参 15g，广郁金 10g，白术 12g，金银花 15g，连翘 15g，苍术 10g，延胡索 12g，谷芽 15g，麦芽 15g，陈皮 10g，炙甘草 3g。水煎服，每日 1 剂。适用于痰湿郁火证。

第九节　便秘

便秘是指大便秘结，排便周期延长，或周期不长，但粪质干结，排出艰难，或粪质不硬，虽颇有便意，但排便不畅的病证。便秘发病的病因有饮食不节、情志失调、年老体虚、感受外邪引起肠道传导失常。本病的病位主要在大肠，同时与肺、脾、胃、肝、肾等脏腑的功能失调有关。便秘的基本病机为大肠传导失常。现代医学属功能性便秘范畴，同时肠激惹综合征、肠炎恢复期肠蠕动减弱引起的便秘、直肠及肛门疾患引起的便秘、药物性便秘、内分泌及代谢性疾病的便秘等，可参照本节内容辨证论治。

诊断：①排便次数每周少于 3 次，或周期不长，但粪质干结，排出艰难，或粪质不硬，虽频有便意，但排便不畅。②常伴腹胀、腹痛、口臭、纳差及神疲乏力、头眩心悸等症。③常有饮食不节、情志内伤、年老体虚等病史。④相关检查：大便常规、大便隐血试验、胃肠道 X 线检查、肠镜检查、腹部 B 超等检查有助于诊断与鉴别诊断。

一、辨证用药

🔖 处方 1　麻子仁丸

方药　麻子仁 20g，芍药 9g，枳实 9g，大黄 12g，厚朴 9g，苦杏仁 10g。

功能与主治　泻热导滞，润肠通便。主治热秘证。症见大便干结，腹胀腹痛，面红身热，口干口臭，心烦不安，小便短赤，舌红，苔黄燥，脉滑数。

加减 若兼有大便干结而坚硬者，可加入芒硝以软坚通便；若兼有口干舌燥，津伤较甚者，可加入生地黄、玄参、麦冬以养阴生津；若兼有肺热气逆，大便热结者，可加入瓜蒌仁、黄芩、紫苏子清肺降气以通便。

简介 麻子仁丸出自《伤寒论》，本方具有润肠泻热、行气通便之效，为治疗肠胃燥热、脾约便秘证之主方。方中大黄、枳实、厚朴通腑泄热，火麻仁、苦杏仁润肠通便，芍药养阴和营。此方泻而不峻，润而不腻，有通腑气而行津液之效。本方临床常用于治疗虚人及老人肠燥便秘、习惯性便秘、产后便秘、痔疮术后便秘等胃肠燥热者。现代药理研究证明，本方可增强平滑肌的收缩力，刺激肠壁蠕动、润滑肠壁、增加肠腔容积、减少肠道水分过多吸收等作用。

使用注意 本方虽为润肠缓下之剂，但含有攻下破滞之品，津亏血少者不宜常服，孕妇慎用。

处方 2　六磨汤

方药 沉香 10g，槟榔 10g，乌药 10g，木香 10g，枳实 10g，大黄 5g。

功能与主治 顺气导滞，降逆通便。主治气秘证。症见大便干结，或不甚干结，欲便不得出，或便而不爽，肠鸣矢气，腹中胀痛，胸胁满闷，嗳气频作，饮食减少，舌苔薄腻，脉弦。

加减 若气郁日久，郁而化火，可加入黄芩、栀子、龙胆清肝泻火；若气逆呕吐者，可加半夏、旋覆花、赭石；若七情郁结，忧郁寡言者，加白芍、柴胡、合欢皮疏肝解郁；若跌扑损伤，腹部术后，便秘不通，属气滞血瘀者，可加桃仁、红花、赤芍之类活血化瘀。

简介 六磨汤出自《世医得效方》，本方具有调肝理脾、通便导滞之效，为治疗气机郁滞、大便秘结而有热者常用方。方中木香调气，乌药顺气，沉香降气，大黄、槟榔、枳实破气行滞。临床主要用于功能性便秘、功能性消化不良、麻痹性肠梗阻等属于气滞腑实证者。药理研究，本方能兴奋胃肠功能，促进消化液和胆汁分泌，增强肠蠕动等作用。

使用注意 气血不足及肾虚气逆者，本方忌用。

处方 3　大黄附子汤

方药 大黄 9g，附子 12g，细辛 3g。

功能与主治 温里散寒，通便止痛。主治冷秘证。症见大便艰涩，腹痛拘急，胀满拒按，胁下偏痛，手足不温，呃逆呕吐，舌苔白腻，脉弦紧。

加减 若兼有胀痛明显，可加入枳实、厚朴、木香加强理气导滞之力；若兼有腹部冷痛、手足不温症，可加入高良姜、干姜、小茴香增散寒止痛之功。

简介 大黄附子汤出自《伤寒论》，本方具有温散寒凝、泻下冷积之效，为治疗里寒结滞证的常用方。方中用辛热之附子，温阳散寒；细辛走窜发散，除寒散结；大黄得附子、细辛之辛温，寒性得到抑制，专行荡涤肠胃，泻除寒积之滞。大便得解，腑气通畅，则寒积去，阳气行，诸证自可消除。本方临床主要用于急性阑尾炎、急性肠梗阻、睾丸肿痛、胆绞痛、胆囊术后综合征、慢性痢疾、尿毒症等属寒积里实者。现代药理研究表明，本方具有泻下、抗缺氧、抗感染、镇痛作用。

使用注意 大黄用量一般不超过附子。

💊 处方 4 黄芪汤

方药 黄芪 20g，陈皮 10g，火麻仁 15g，白蜜 20g。

功能与主治 补气润肠，健脾升阳。主治气虚秘证。症见粪质并不干硬，也有便意，但临厕排便困难，需努挣方出，挣得汗出短气，便后乏力，体质虚弱，面白神疲，肢倦懒言，舌淡苔白，脉弱。

加减 若气虚较甚，可加人参、白术益气健脾；若气虚下陷脱肛者，可加入人参、升麻、柴胡益气健脾升举；若大便秘结不通者，可加入柏子仁、郁李仁行气润肠通便。

简介 黄芪汤出自《金匮翼》，本方具有补脾肺气、润肠通便之效，适用于脾肺气虚、传导无力、糟粕内停之气虚便秘。方中黄芪补中益气固表，并可补气升阳，兼具健脾益胃之功；火麻仁润肠通便，陈皮可理气健脾，白蜜能润燥解毒、补中缓急。诸药共使，能健脾益气、润肠通便。临床主要用于功能性便秘属于气虚证者。实验研究表明，本方能软化大便、润滑肠道，可抑制肠道痉挛，能促进疲劳肌肉的恢复，有利于机体排便。

💊 处方 5 润肠丸

方药 当归尾 15g，羌活 15g，桃仁 30g，火麻仁 30g，大黄 10g。

功能与主治 滋阴养血，润肠通便。主治血虚秘证。症见大便干结，排出困难，面色无华，心悸气短，头晕目眩，健忘少寐，口唇色淡，舌淡苔少，脉细。

加减 若兼有大便干结如羊屎，可加入蜂蜜、柏子仁、黑芝麻加强润燥通便之功；若兼有面白眩晕症，可加入制何首乌、熟地黄、阿胶养血润肠；若兼有气虚，气短乏力，排便无力者，可加入白术、党参、黄芪益气通便；若兼有阴虚，手足心热，午后潮热，可加入知母、玄参养阴清热。

简介 润肠丸出自《脾胃论》，本方具有养血滋阴、润肠通便之效，为治疗阴血不足，肠失濡润之便秘常用方。方中当归尾滋阴养血，火麻仁、桃仁润肠通便，诸药相合，共成润燥和血疏风之剂。临床应用以劳倦所伤致使大便秘涩，或干燥闭塞不通，全不思食为辨证要点。现代药理学研究证明，本方可提高排便次数，软化肠道内容物等作用。

使用注意 孕妇、体弱及虚寒性便秘患者不宜服用。

处方6　增液汤

方药 玄参30g，麦冬24g，细生地黄24g。

功能与主治 滋阴增液，润肠通便。主治阴虚秘证。症见大便干结，如羊屎状，形体消瘦，头晕耳鸣，两颧红赤，心烦少眠，潮热盗汗，腰酸膝软，舌红少苔，脉细数。

加减 若兼有口干面红，心烦盗汗症，可加入芍药、知母助养阴清热之力；若胃阴不足，口渴纳减者，可加入玉竹、石斛滋阴养液；若阴亏燥结，便结不结者，可加入火麻仁、柏子仁、瓜蒌仁以增润肠之效。

简介 增液汤出自《温病条辨》，本方具有滋阴养液、润肠通便之效，为治疗津亏肠燥所致大便秘结的常用方。方中重用玄参为君药，其性咸寒润下，善滋阴降火，润燥生津。麦冬甘寒滋润，大有滋阴润燥之功；细生地黄滋阴壮水，清热润燥；二药共为臣佐。三药合而用之，大补阴津，即以增水，水满则舟自行。全方药少力专，"妙在寓泻于补，以补药之体，作泻药之用，既可攻实，又可防虚"。临床常用于温热病津亏肠燥便秘，以及习惯性便秘、慢性咽喉炎、复发性口腔溃疡、糖尿病、皮肤干燥综合征、肛裂、慢性牙周炎等证属阴津不足者。

使用注意 阳明实热引起的便秘，则不宜用本方。

处方7　济川煎

方药 当归15g，牛膝6g，肉苁蓉9g，泽泻5g，升麻3g，枳壳3g。

功能与主治 补肾温阳，润肠通便。主治阳虚秘证。症见大便干或不干，排出困难，小便清长，面色㿠白，四肢不温，腹中冷痛，得热痛减，腰膝冷痛，舌淡苔白，脉沉迟。

加减 若兼有神疲纳差，可加入黄芪、党参、白术温补脾胃；若兼有腹中冷痛，便易频频，排除困难，可加入肉桂、白芍温中散寒、缓急止痛。

简介 济川煎出自《景岳全书》，本方具有温补肾阳、润肠通便之效，为治疗肾阳虚弱、津液不足便秘的常用方。方中肉苁蓉味甘咸性温，功能温肾益精，暖腰润肠；当归补血润燥，润肠通便；牛膝补益肝肾，壮腰膝，性善下行；枳壳下气宽肠而助通便；泽泻渗利小便而泄肾浊；妙用升麻以升清阳，清阳升则浊阴自降，相反相成，以助通便之效。诸药合用，既可温肾益精治其本，又能润肠通便以治标。本方临床常用于治疗习惯性便秘、老年便秘、产后便秘等肾虚津亏肠燥者。

使用注意 凡热邪伤津及阴虚者忌用。

二、中成药

1. 麻仁丸：适用于肠热津亏证。使用方法：口服，大蜜丸一次一丸，水蜜丸一次 9g，一日 1～2 次。

2. 枳实导滞丸：适用于饮食积滞、湿热内阻证。使用方法：口服，一次 6～9g，一日 2 次。

3. 通便宁片：适用于实热证。使用方法：口服，一次 4 片，一日 1 次。

4. 芪蓉润肠口服液：适用于气阴两虚、脾肾不足证。使用方法：口服，一次 20mL（1 支），一日 3 次。

5. 滋阴润肠口服液：适用于阴虚内热证。口服，一次 10～20mL，一日 2 次。

三、单方验方

1. 白术 50g。加水 180mL，煎煮 40min，然后用纱布过滤取汁，加蜂蜜 60g，充分摇匀，1 日内服完，每日 1 剂。适用于气虚便秘证。

2. 桑葚子、蜂蜜各 60g。放入容器内，开水浸泡代茶饮，每日 1 剂。适用于血虚便秘证。

3. 火麻仁（捣碎）20g，肉苁蓉 15g。加水 160mL，煎煮 35min，过滤取汁，再加入适量的水和稻米煮成粥食用，每日 1 剂。适用于阳虚便秘证。

4. 苦杏仁、松子仁、火麻仁、柏子仁各 9g。混合捣烂，放入杯内用开水冲泡代茶饮，每日 1 剂。适用于阴虚便秘证。

5. 莱菔叶 30g（捣碎），番泻叶 6g。放入杯内用开水冲泡代茶饮，每日 1 剂。适用于实热便秘证。

6. 黑芝麻 20g，当归 12g，厚朴 9g，火麻仁 12g，郁李仁 12g，川牛膝 9g，肉桂 9g，党参 12g，黄芪 20g，蜂蜜一汤勺。适用于气血不足、肾气亏虚证。

第六章

肾系疾病

第一节　水肿

　　水肿是指因感受外邪，饮食不节，或久病劳倦等，使肺失宣降通调，脾失健运，肾失开合，膀胱气化失常，导致体内水液潴留，泛溢肌肤，引起以眼睑、头面、四肢、腹背甚至全身浮肿为临床特征的一类病证。

　　西医学中的水肿是多种疾病的一个症状，包括肾性水肿、心性水肿、肝性水肿、营养不良性水肿等。本节论及的水肿以肾性水肿为主，包括急慢性肾小球肾炎、肾病综合征、继发性肾小球肾炎等。其他水肿的辨治，如肝性水肿，是以腹水为主症，属于鼓胀范畴；心性水肿常以心悸、胸痛、气急为主症，应参考心悸、喘证等节，并可结合本节内容，辨证施治。

一、辨证用药

🔖 处方1　越婢加术汤

　　方药　麻黄 10g，石膏 30g，白术 12g，甘草 6g，生姜 10g，大枣 15 枚。

　　功能与主治　疏风清热，宣肺利水。主治风水相搏证。症见起病迅速，眼睑浮肿，继则四肢及全身皆肿，尤以面部肿势为著，多有恶风，发热，肢节酸楚，小便不利。偏于风热者，多伴咽喉红肿疼痛，口干而渴，小便短赤，脉浮数或沉数；偏于风寒者，多兼恶寒，咳喘，舌苔薄白，脉浮滑或沉紧。

　　加减　风寒偏盛，可去石膏，加防风、桂枝、紫苏叶祛风散寒，助麻黄辛温解表；咳喘较甚，可加前胡、苦杏仁降气止喘。风热偏盛，可加用板蓝根、桔梗、连翘等，以清咽散结解毒；若热重兼尿少色赤或血尿，加用鲜白茅根清热利尿，凉血止血；若兼尿频、尿急、尿痛，加生地黄、瞿麦、萹蓄、竹叶、鸭跖草以养阴清热、凉血利尿；若见汗出恶风，卫阳已虚者，可改用防己黄芪汤加减，以助卫行水。

简介 越婢加术汤出自《金匮要略》水气病篇，方剂结构体现了发汗、利水两种治法。方中麻黄有发汗解表、宣降肺气、利尿行水三大功效。通过发汗解表，可使腠理开泄而令水从汗孔外排；通过宣降肺气，可启上焦而令水道通调；通过利尿行水，可使体内积水从小便而去。生姜温胃散水，使胃能"游溢精气，上输于脾"；白术输转脾精，使"脾能散精，上归于肺"；通过麻黄宣肺利水作用，使水液能够外出于皮毛，下输于肾系。方中石膏有制约麻黄，不使过汗之意；甘草、大枣有和中护胃之功。诸药合用能呈肺脾同治，宣肺行水之效。

使用注意 方中有麻黄，有收缩血管及升压作用，高血压、心脏病患者慎用。

处方2　麻黄连翘赤小豆汤合五味消毒饮

方药 麻黄 10g，连翘 15g，赤小豆 15g，苦杏仁 10g，桑白皮 15g，金银花 30g，野菊花 30g，蒲公英 30g，紫花地丁 30g，紫背天葵 15g，生姜 10g，甘草 6g，大枣 4 枚。

功能与主治 清热解毒，利湿消肿。主治湿毒浸淫证。症见眼睑浮肿，迅速延及全身，小便不利，尿少色赤，身发疮痍，甚者脓疮溃烂，或见疮痕，恶风发热，舌质红，苔薄黄或黄腻，脉浮数或滑数。

加减 脓毒甚者，可重用蒲公英、紫花地丁加强清热解毒之力；湿盛而皮肤糜烂者，加苦参、土茯苓燥湿清热；风盛而皮肤瘙痒，加白鲜皮、地肤子疏风止痒；血热而红肿甚，加牡丹皮、赤芍清热凉血消肿；大便不通，加大黄、芒硝通腑泄热；水肿较重，加茯苓皮、大腹皮利水消肿。

简介 麻黄连翘赤小豆汤出自《伤寒论》："伤寒淤热在里，身必黄，麻黄连翘赤小豆汤主之。"方中麻黄发汗解表、宣肺利水，连翘疏风清热，苦杏仁宣肺降气，桑白皮泻肺利水，赤小豆利水消肿；生姜既辅助麻黄宣散水气，又助苦杏仁降肺逆；大枣和中。整方体现疏风解表、清热化湿、利水消肿之功，主治风水在表之水肿。故现代临床运用本方并非以治身黄为主，而是广泛用其治疗水肿、皮肤及过敏性疾病。五味消毒饮由金银花、野菊花、蒲公英、紫花地丁、紫背天葵组成，具有清热解毒、散结消肿之效。两方合用主治痈疡疮毒或乳蛾红肿而诱发的水肿。实验研究表明麻黄连翘赤小豆汤能够明显降低 IgA 肾病大鼠的尿蛋白、血清肌酐及尿素氮水平，具有较好的保护肾功能的作用。

使用注意 咳嗽、哮喘等阴水证患者忌服。

🍄 处方 3　胃苓汤合五皮饮

方药　白术 12g，厚朴 12g，猪苓 12g，泽泻 20g，茯苓 15g，苍术 15g，桂枝 15g，生姜皮 9g，桑白皮 9g，陈皮 12g，大腹皮 9g，茯苓皮 9g。

功能与主治　运脾化湿，通阳利水。主治水湿浸渍证。症见周身皆肿，按之没指，小便短少，身体困重，胸闷，纳呆，泛恶，苔白腻，脉沉缓。

加减　上半身肿甚，加麻黄、葶苈子、苦杏仁宣肺泻水；下半身肿甚，加川防己利水消肿；若身寒肢冷、脉沉迟，加干姜、附子温经散寒；若水湿困遏阳气，心阳不振，水气上逆凌心，致心悸不安，胸闷发绀，形寒肢冷，小便不利，肿势严重，舌暗、苔白、脉微结代者，可用真武汤加枳实、丹参以温阳利水；若浊毒内蕴，见有神倦欲睡，泛恶，甚至口有尿味，小便极少或无者，可加附子、制大黄、黄连、半夏解毒降浊。

简介　胃苓汤以白术、茯苓健脾化湿，苍术、厚朴、陈皮健脾燥湿，猪苓、泽泻利尿消肿，桂枝温阳化气行水；五皮饮以桑白皮、陈皮、大腹皮、茯苓皮、生姜皮健脾化湿，行气利水。临床报道五皮饮联合呋塞米治疗肝硬化失代偿期腹腔积液疗效显著，可改善患者肝功能。

🍄 处方 4　疏凿饮子

方药　羌活 9g，木通 12g，泽泻 12g，赤小豆 15g，茯苓皮 30g，大腹皮 15g，槟榔 9g，秦艽 9g，商陆 6g，椒目 9g。

功能与主治　分利湿热。主治湿热壅盛证。症见遍体浮肿，皮肤绷紧光亮，胸脘痞闷，烦热口渴，小便短赤，或大便干结，舌红，苔黄腻，脉沉数或濡数。

加减　若腹满不减，大便不通，可合用己椒苈黄丸，以助攻泻之力，使水从大便而泄；若肿势严重，兼见喘促不得平卧者，加葶苈子、桑白皮泻肺利水；若湿热久羁、化燥伤阴，症见口燥咽干，可加白茅根、芦根，但不宜过用苦温燥湿、攻逐伤阴之品。

简介　本方出自《济生方》，兼用下、消、汗三法，治疗水湿壅盛、表里俱病之阳水实证。方用羌活、秦艽开泄腠理，宣通毛窍，令表闭得开，水从汗泄，为开鬼门之法也。椒目、泽泻、木通、赤小豆、茯苓皮利水渗湿，令水从前阴而泄，为洁净府之法也。商陆以治水肿见长，引水从肠道下出，为泻下逐水之法也。下、消、汗法同用，前后分消，表里同治。大腹皮、槟榔可以增强通利二便之力，又可行气导滞、津气两调。诸药合用能呈泻下逐水，开泄腠理功效。

使用注意　宜用于实证，虚证忌用。如果正虚邪实，宜与补法交替使用。

🍃 处方5　实脾饮

方药　制附子 15g，厚朴 12g，大腹子 15g，草果仁 10g，木香 6g，木瓜 12g，干姜 10g，白术 10g，茯苓 15g，甘草 3g。

功能与主治　健脾温阳利水。主治脾阳虚衰证。症见身肿日久，腰以下为甚，按之凹陷不易恢复，脘腹胀闷，纳减便溏，面色不华，神疲乏力，四肢倦怠，小便短少，舌质淡，苔白腻或白滑，脉沉缓或沉弱。

加减　若上半身肿甚，加麻黄、苦杏仁、葶苈子宣肺泻水；下半身肿甚，去桑白皮，加川花椒、防己入下焦，散湿邪，利水消肿；若身寒肢冷、脉沉迟，加附子、干姜以温经散寒；若因长期饮食失调，脾胃虚弱，精微不化，而见遍体浮肿，面色萎黄，晨起头面较甚，动则下肢肿胀，能食而疲倦乏力，大便如常或溏，小便反多，舌苔薄腻，脉软弱者，属脾气虚弱，气失舒展，不能运化水湿所致，治宜益气健脾，行气化湿，不宜分利伤气，可用参苓白术散加减。

简介　本方用白术、茯苓、甘草补气健脾，干姜、草果温运脾阳，令中焦健运，脾阳振奋，方能运化水湿；制附子温肾助阳，使肾阳得温，才能化气行水。木香、厚朴、草果仁、大腹子醒脾利气，舒畅三焦，有气行则水行、气化则湿化之意。木瓜、茯苓祛湿利水，合甘草以舒经隧之挛，利于水湿下行。全方着重调理脾肾功能，体现了治病求本的配方法度，故名实脾饮。可与己椒苈黄丸合用，成为补泻同施的结构。

使用注意　阳水证忌用。

🍃 处方6　济生肾气丸合真武汤

方药　附子 15g，茯苓 30g，泽泻 30g，熟地黄 15g，芍药 15g，白术 15g，山茱萸 30g，山药 30g，车前子 30g，牡丹皮 30g，官桂 15g，川牛膝 15g，生姜 15g。

功能与主治　温肾化气，利水消肿。主治肾阳衰微证。症见面浮身肿，腰以下为甚，按之凹陷不起，心悸，气促，腰部冷痛酸重，尿量减少或反多，四肢厥冷，怯寒神疲，面色灰滞或㿠白，舌质淡胖，苔白，脉沉细或沉迟无力。

加减　若小便清长量多，去泽泻、车前子，加菟丝子、补骨脂以温固下元；若以面部浮肿为主，表情淡漠，动作迟缓，形寒肢冷，治以温补肾阳，方用右归丸加减；病至后期，因肾阳久衰，阳损及阴，可导致肾阴亏虚，出现以肾阴虚为主，水肿反复发作，精神疲惫，腰酸遗精，口渴干燥，五心烦热，舌红，脉细弱，治当滋补肾阴、兼利水湿，但养阴不宜过于滋腻，以防损伤阳气，反助水邪。

简介 肾为水火之脏，根据阴阳互根原理，善补阳者，必于阴中求阳，则阳得阴助而生化无穷，故本方用六味地黄丸以滋补肾阴；用附子、官桂温补肾阳，两药配合，则补水中之火，温肾中之阳气；用白术、茯苓、泽泻、车前子通利小便；生姜温散水寒之气；芍药开阴结，利小便；川牛膝引药下行，直趋下焦，强壮腰膝。

早期文献报道济生肾气丸可治疗糖尿病、糖尿病肾病、糖尿病视网膜病变、肝硬化、慢性前列腺炎、尿潴留、痛风、输尿管结石伴肾积水、高血压、慢性心力衰竭、骨质疏松症、青光眼等证属肾阳不足，水湿内停的病症。实验研究表明，济生肾气丸具有利尿消肿、延缓衰老、改善骨代谢、促进生殖发育、修复神经系统损伤、调节免疫、调节内分泌等作用。

真武汤是温阳利水的经典名方，现代药理研究表明其有强心、利尿、抗炎、改善肾功能等作用。临床上常用于治疗心力衰竭、慢性肾小球肾炎、肾病综合征、糖尿病肾病等疾病。

使用注意 湿热内停之尿少身肿者忌用。

🌿 处方 7　桃红四物汤合五苓散

方药 桃仁 9g，白芍 9g，川当归 9g，熟地黄 12g，红花 6g，川芎 6g，猪苓 9g，泽泻 15g，白术 9g，茯苓 9g，桂枝 6g。

功能与主治 活血化瘀，利水消肿。主治瘀水互结证。症见水肿延久不退，肿势轻重不一，四肢或全身浮肿，以下肢为主，皮肤瘀斑，腰部刺痛，或伴血尿，舌紫暗，苔白，脉沉细涩。

加减 若全身肿甚，气喘烦闷，小便不利，此为血瘀水盛，肺气上逆，可加葶苈子、泽兰、川椒目以逐瘀泻肺；若见腰膝酸软，神疲乏力，此为脾肾亏虚，可合用济生肾气丸以温补脾肾，利水消肿；若阳气亏虚，可配黄芪、附子益气温阳以助化瘀行水之功。

简介 桃红四物汤以强劲的破血之品桃仁、红花活血化瘀；以熟地黄、川当归滋阴补肝、养血调经；白芍养血和营；川芎活血行气，调畅气血。五苓散方中猪苓、茯苓、泽泻淡渗利湿，白术健脾燥湿，桂枝解表化气。前方活血化瘀，后方通阳行水，适用于水肿兼夹瘀血者或水肿久病之患者。现代药理研究表明桃红四物汤中多种成分具有抗炎、降血脂、扩血管、抗疲劳及耐缺氧、抗休克、补充微量元素等作用。五苓散中多种成分具有利尿、护肝、保肾、抗氧化、保护血管内皮、抗炎与免疫调节等作用。

二、中成药

1. 金匮肾气丸：适用于肾阳不足证。使用方法：每次 6g，每日 2 次。

2.六味地黄丸：适用于肾阴不足证。使用方法：每次 6g，每日 2 次。

三、单方验方

1.麻桂苏蝉白姜汤：麻黄 10g，桂枝 10g，紫苏叶 10g，蝉蜕 6g，白术 30g，生姜 3g。水煎服，每日 1 剂，分 2~4 次温服。治疗发热水肿。

2.泽漆汤：泽漆根 30g，鲤鱼 500g，赤小豆 10g，生姜 20g，茯苓 10g，人参、麦冬、甘草各 6g。水煎服，每日 1 剂，分 2 次温服。治疗水肿病。

第二节　淋证

淋证是指因外感湿热、饮食不节、情志失调、劳伤久病等，导致肾虚、膀胱湿热、气化失司，出现以小便频急，滴沥不尽，尿道涩痛，小腹拘急，痛引腰腹为主症的一类病证。

淋之名称，最早见于《黄帝内经》，《素问·六元正纪大论》称为"淋""淋闷"。汉·张仲景《金匮要略·五脏风寒积聚病脉证并治》称"淋秘"，并指出病机为"热在下焦"。《金匮要略·消渴小便不利淋病脉证并治》中描述了淋证的症状："淋之为病，小便如粟状，小腹弦急，痛引脐中。"西医学中的尿路感染、肾盂肾炎、前列腺炎、尿路结石、肾结核以及各种恶性病变侵犯尿路，表现为尿频、尿急、尿痛等淋证特征者，均可参照本节内容辨证论治。

一、辨证用药

处方 1　八正散

方药　车前子 9g，瞿麦 9g，萹蓄 9g，滑石 9g，山栀子仁 9g，甘草 9g，木通 9g，大黄 9g。

功能与主治　清热利湿通淋。主治热淋。症见小便频数短涩，灼热刺痛，溺色赤黄，少腹拘急胀痛，可伴有寒热、口苦、呕恶以及腹痛拒按、大便秘结等症状，舌质红，苔黄腻和脉滑数。

加减　若兼寒热、呕恶、口苦，加黄芩、柴胡和解少阳；若兼大便秘结、腹胀，可重用生大黄、枳实以通腑泄热；若阳明热盛，加知母、石膏清气分之热；若热毒弥漫三焦，用黄连、黄芩、野菊花、栀子、蒲公英、金银花、连翘以清热解毒；气滞则加青皮、乌药理气导滞；湿热伤阴，可去大黄，加生地黄、知母、白茅根养阴清热。

简介 《太平惠民和剂局方》载本方治"大人、小儿心经邪热，一切蕴毒"，乃取方中山栀子仁、木通、车前子、大黄等药，皆入心经以清热，并可泻火解毒；又合滑石、萹蓄、瞿麦诸清热利湿之品，通利小肠以导心热下行。本方集寒凉降泄之品，纳通腑于清利之中，是治疗热淋的代表方。实验研究表明八正散具有抗炎、抗菌、利尿作用。八正散可抑制急性肾盂肾炎大鼠的炎症反应，提高局部免疫功能，抑制细菌生长。八正散还可有效改善腺性膀胱炎模型大鼠膀胱病变程度。体外研究显示，八正散能抑制和灭活大肠埃希菌、金黄色葡萄球菌、变形杆菌等尿路感染常见致病菌，对左氧氟沙星的抗菌效果具有增效作用。体内研究显示，八正散对大肠埃希菌、变形杆菌感染小鼠具有保护作用，可明显提高感染小鼠存活率。

使用注意 凡劳淋体虚者，不宜使用本方。孕妇慎用。

🔖 处方2　石韦散

方药 车前子12g，瞿麦12g，石韦30g，冬葵子15g，滑石30g，榆白皮15g，木通15g，赤茯苓12g，甘草6g，赤芍18g。

功能与主治 清热利湿，通淋排石。主治石淋。症见尿中时夹砂石，小便艰涩，或排尿时突然中断，尿道疼痛，少腹拘急，往往突发，一侧腰腹绞痛难忍，甚则牵及外阴，尿中带血，舌红，苔薄黄，脉弦或带数。若痛久砂石不去，可伴见虚实夹杂之象，或面色少华，精神萎顿，少气乏力，舌淡边有齿印，脉细而弱；或腰腹隐痛，手足心热，舌红少苔，脉细。

加减 若腰腹绞痛，可加白芍以缓急止痛；若尿中带血，可加小蓟、藕节、生地黄凉血止血；若小腹胀痛，可加木香、乌药行气通淋；若兼瘀滞、舌质紫者，加桃仁、红花、皂角刺破气行血，化瘀散结。石淋日久，神疲乏力，少腹坠胀者，为虚实夹杂，当用补中益气汤加金钱草、海金沙益气通淋；腰膝酸软，腰部隐痛者，加杜仲、续断、补骨脂补肾益气；形寒肢冷，夜尿清长者，加巴戟天、肉桂、肉苁蓉温肾化气；舌红，口干，肾阴亏虚者，配生地黄、熟地黄、麦冬、鳖甲滋养肾阴。

简介 本方是治石淋、砂淋的常用方。以石韦、车前子、瞿麦、滑石、木通、赤茯苓为主药，能呈较强泻火通淋，排除结石功效。榆白皮、冬葵子、滑石三药擅长滑利窍道，赤芍、甘草擅长缓其急迫，均有利于排出结石。此方通过增加尿量，滑利窍道，松弛尿管，达到排石目的。配滑利窍道和松弛尿管药物是与其他通淋方的不同之处。

使用注意 凡劳淋体虚者，不宜使用本方。孕妇慎用。

处方 3　小蓟饮子

方药　生地黄 9g，小蓟 9g，滑石 9g，木通 9g，蒲黄 9g，藕节 9g，淡竹叶 9g，当归 9g，山栀子 9g，甘草各 9g。

功能与主治　清热通淋，凉血止血。主治血淋。症见小便热涩刺痛，尿色深红，或夹有血块，疼痛满急加剧，或见心烦，舌红，苔黄，脉滑数。

加减　若兼血瘀征象，加三七、牛膝、桃仁化瘀止血；出血不止者，加仙鹤草、琥珀粉收敛止血；若久病肾阴不足，虚火扰动阴血，见尿色淡红，尿痛涩滞不显著，腰膝酸软，神疲乏力者，宜滋阴清热、补虚止血，可用知柏地黄丸加减；若肾阴亏耗严重，加熟地黄、麦冬、鳖甲滋养肾阴；若久病脾虚气不摄血，见神疲乏力，面色少华，用归脾汤加仙鹤草、滑石益气养血通淋。

简介　本方出自《济生方》，由导赤散加小蓟、藕节、蒲黄、滑石、山栀子、当归而成。由清心养阴，利水通淋之方变为凉血止血，利水通淋之剂。《重订严氏济生方》亦载一"小蓟饮子"，其组成药物与本方相同，唯方中生地黄用量独重为四两，余药皆为半两，故是方当以生地黄为君，则凉血养阴之功较本方为胜。

使用注意　本方只适用于实证，血淋、尿血日久而兼阴伤者或气不摄血者，不宜使用。孕妇忌用。

处方 4　沉香散

方药　沉香 15g，石韦 15g，滑石 15g，王不留行 15g，当归 15g，冬葵子 9g，白芍 9g，陈皮 3g，甘草 3g。

功能与主治　理气疏导，通淋利尿。主治气淋。症见小便涩滞，淋沥不宜，少腹满痛，甚则胀痛难忍，苔薄白，脉多沉弦。

加减　少腹胀满，上及于胁者，加川楝子、广郁金疏肝理气；兼有瘀者，加益母草、赤芍、红花活血化瘀行水。

简介　沉香散出自《三因极一病证方论》，主治气淋，因五内郁结，气不得舒，阴滞于阳，而致壅闭，小腹胀满，小便不通，大便分泄，小便方利。方用沉香、陈皮疏达肝气，当归、王不留行行气活血，石韦、冬葵子、滑石通利水道，白芍、甘草柔肝缓急。

使用注意　孕妇慎用。

处方 5　萆薢分清饮

方药　萆薢 24g，黄柏 6g，石菖蒲 6g，茯苓 10g，白术 6g，莲子心 6g，丹参 10g，车前子 12g。

功能与主治 清热利湿，分清泄浊。主治膏淋。症见小便浑浊如米泔水，置之沉淀如絮状，上有浮油如脂，或夹有凝块，或混有血液，尿道热涩疼痛，舌红，苔黄腻，脉虚数。

加减 若兼少腹胀痛，可加乌药、青皮疏肝理气；若兼小便带血，加小蓟、藕节、白茅根、茜草凉血止血；若小便黄热而痛甚，加山栀子、野菊花、竹叶清心导火。病久湿热伤阴，加生地黄、麦冬、知母滋养肾阴。膏淋病久不愈，反复发作，淋出如脂，涩痛不甚，形体日渐消瘦，头昏乏力，腰膝酸软，舌淡、苔腻、脉细无力，此为脾肾两虚、气不固摄之象，可用膏淋汤补脾益肾固涩。

简介 方中萆薢既能除湿，又有固精功效，用为主药。车前子、茯苓淡渗利湿，导泄湿浊，疏通堵塞之窍隧；石菖蒲芳香化浊，白术运脾除湿，杜绝脾湿下流。黄柏苦寒坚阴、清泻相火，莲子心味苦入心，清其心火，与萆薢配合，使君相之火不炽，阴精得以蛰藏。佐丹参以行血祛瘀。本方配伍兼顾燥湿导浊、活血行滞、清泻相火三者，对膏淋、白浊具有良效。临床报道表明萆薢分清饮加减治疗慢性非细菌性前列腺炎能有效降低前列腺液中炎症因子水平，具有明显的抗炎作用，进而改善前列腺炎症状。

使用注意 忌食油腻、茶、醋及辛辣刺激性物。

🥄 处方6　无比山药丸

方药 山药 60g，菟丝子 90g，五味子 180g，肉苁蓉 120g，牛膝 30g，熟地黄 30g，巴戟天 30g，山茱萸 30g，茯苓 30g，泽泻 30g，赤石脂 30g。

功能与主治 补脾益肾。主治劳淋。症见病程较长，小便赤涩不甚，但淋沥不已，时作时止，缠绵难愈，遇劳加重或发作，可伴有腰膝酸软，神疲乏力，舌淡，苔白，脉虚弱。

加减 若舌暗或有瘀斑瘀点，为正虚夹瘀之象，加用泽兰、赤芍、红花活血化瘀；若兼五心烦热，可加知母、黄柏、生地黄、夏枯草清热泻火；若腰酸乏力明显，加续断、川杜仲补肾强筋骨；若兼水湿内停，颜面微浮，加白术、薏苡仁、冬瓜皮、鸡血藤行水利气；若畏寒肢冷明显，加用鹿茸粉、肉桂、淫羊藿温补肾阳。

简介 无比山药丸原名为"无比薯蓣丸"，首见于唐《备急千金要方》，"治诸虚百损"。后因"薯蓣"二字讳名改为"山药"，故《太平惠民和剂局方》收录时改为"无比山药丸"。方中用山药益肾健脾，配以熟地黄、山茱萸、五味子培补真阴，肉苁蓉、菟丝子、杜仲、巴戟天温补肾阳，更以赤石脂涩精止遗，泽泻、茯苓泄肾浊，利水湿，阴阳并补，补中有运，补而不滞。实验研究表明，无比山药丸具有减少蛋白尿、减少血尿、延缓衰老、增强记忆力等作用。早期文献报道本方可治疗蛋白尿、血尿、阵发性睡眠性血红蛋白尿、阿尔茨海默病等证属肾虚阳衰的病症。

使用注意 此方服用方法应为细末，炼蜜和丸，每次服 10～20g，食前用温酒或米饮送服。

二、中成药

1. 三金片：适用于湿热证，对膀胱炎尿频尿急明显者效果较好。使用方法：每次 3～5 片，每日 3 次。

2. 滋肾通关胶囊：适用于肾虚湿热证。使用方法：每次 4 片，每日 3 次。

三、单方验方

1. 鲜车前草 50～100g，水煎服。用于热淋初起，湿热之邪不盛者。

2. 穿心莲、金钱草各 30g，水煎服。治湿热内盛之淋证。

3. 竹叶 10g，茶叶 5g，沸水冲泡，每日冲饮。用于排尿不适反复发作，但尿检结果正常或轻微异常者。

第三节　癃闭

癃闭是由于肾和膀胱气化失司导致的以排尿困难，小便点滴而出，甚则闭塞不通为临床特征的一种病证。其中小便不利、点滴而短少，病势较缓者称为"癃"；小便闭塞、点滴全无，病势较急者称为"闭"。癃和闭虽有区别，但都有排尿困难，只是轻重程度上的不同，因此多合称为癃闭。

癃闭的临床表现类似于西医学中各种原因引起的尿潴留和无尿症。其神经性尿闭、尿路结石、膀胱括约肌痉挛、尿路损伤、尿道狭窄、尿路肿瘤、老年人前列腺增生症、脊髓炎等病所出现的尿潴留及肾功能不全引起的少尿、无尿症，皆可参考本节内容辨证论治。

一、辨证用药

处方 1　八正散

方药 车前子 9g，瞿麦 9g，萹蓄 9g，滑石 9g，山栀子仁 9g，甘草 9g，木通 9g，大黄 9g。

功能与主治 清热利湿，通利小便。主治膀胱湿热证。症见小便点滴不通，或量少而短赤灼热，小腹胀满，口苦口黏，或口渴不欲饮，或大便不畅，苔根黄腻，舌质红，脉数。

加减 若舌苔厚腻，加苍术、黄柏。若兼心烦、口舌生疮糜烂，可加用导赤散，以清心火、利湿热；若湿热久恋下焦，肾阴灼伤而出现口干咽燥，潮热盗汗，手足心热，舌光红等症，可改用滋肾通关丸加车前子、生地黄、川牛膝等，以滋肾阴、清湿热而助气化。

简介 方用瞿麦利水通淋，清热凉血，木通利水降火为主；辅以萹蓄、车前子、滑石清热利湿，利窍通淋；以山栀子仁、大黄清热泻火，引热下行；甘草和药缓急，止尿道涩痛。诸药合用，而有清热泻火，利水通淋之功。实验研究表明八正散具有抗炎、抗菌、利尿作用。八正散可抑制急性肾盂肾炎大鼠的炎症反应，提高局部免疫功能，抑制细菌生长。八正散还可有效改善腺性膀胱炎模型大鼠膀胱病变程度。体外研究显示，八正散能抑制和灭活大肠埃希菌、金黄色葡萄球菌、变形杆菌等尿路感染常见致病菌，对左氧氟沙星的抗菌效果具有增效作用。体内研究显示，八正散对大肠埃希菌、变形杆菌感染小鼠具有保护作用，可明显提高感染小鼠存活率。

使用注意 凡劳淋体虚者，不宜使用本方。

🔖 处方 2　清肺饮

方药 茯苓 10g，黄芩 10g，桑白皮 10g，麦冬 10g，车前子 10g，山栀子 10g，木通 10g。

功能与主治 清金降气，通利水道。主治肺热壅盛证。症见全日总尿量极少或点滴不通，咽干，烦渴欲饮，呼吸急促或咳嗽，苔薄黄，脉数。

加减 若兼心烦，舌尖红，口舌生疮，乃为心火旺盛之征象，可加黄连、竹叶以清泻心火；若大便不通，可加苦杏仁、大黄宣肺通腑泄热；若口渴引饮，神疲气短，为气阴两伤之象，可合生脉散益气养阴；若兼有表证，如头痛，鼻塞，脉浮等症，可加薄荷、桔梗以解表宣肺。

简介 清肺饮出自李用粹《证治汇补》卷八，由茯苓、麦冬、黄芩、桑白皮、山栀子、木通、车前子组成。肺为水之上源，方中以黄芩、桑白皮清泄肺热，源清而流自洁；麦冬滋养肺阴，上源有水水自流；车前子、木通、山栀子、茯苓清热而利小便。适用于热在上焦肺经气分而导致的渴而小便闭涩不利。

🔖 处方 3　沉香散

方药 沉香 15g，石韦 15g，滑石 15g，王不留行 15g，当归 15g，冬葵子

9g，白芍 9g，陈皮 3g，甘草 3g。

功能与主治 疏利气机，通利小便。主治肝郁气滞证。症见小便不通，或通而不爽，胁腹胀满，情志抑郁，或多烦易怒，舌红，苔薄黄，脉弦。

加减 若肝郁气滞重，可合六磨汤增强其疏肝理气作用；若气郁化火，舌红，苔薄黄，加牡丹皮、山栀子清肝泻火。

简介 沉香散出自《三因极一病证方论》，主治气淋，因五内郁结，气不得舒，阴滞于阳，而致壅闭，小腹胀满，小便不通，大便分泄，小便方利。方用沉香、陈皮疏达肝气，当归、王不留行行气活血，石韦、冬葵子、滑石通利水道，白芍、甘草柔肝缓急。

🥟 处方 4　代抵当丸

方药 桃仁 120g，大黄 120g，芒硝 30g，莪术 30g，穿山甲 30g，当归尾 30g，生地黄 30g，肉桂 10g。

功能与主治 行瘀散结，通利水道。主治浊瘀阻塞证。症见小便点滴而下，或尿细如线，甚则阻塞不通，小腹胀满疼痛，舌质紫暗或有瘀点，脉涩。

加减 若瘀血较重，加红花、川牛膝、三棱加强活血化瘀；若病久血虚，面色不华，治宜养血行瘀，加黄芪、丹参、赤芍补气养血行瘀；若一时性小便不通，胀闭难忍，可加麝香 0.09～0.1g 置胶囊内吞服，以急通小便，但此药芳香走窜，药力较猛，多用易伤人体正气。孕妇忌服。

简介 代抵当丸出自《证治准绳·类方》，是由桃核承气汤加味而成。大黄、芒硝、桃仁、莪术均以消癥化积见长，辅以当归尾活血、穿山甲通络，六药集于一方，化瘀力量较为显著。肉桂温通，助膀胱气化以通尿闭。佐以生地黄滋阴，既有补其血液而使瘀血变稀，又有预防祛瘀诸药损耗阴血之意。浊瘀阻塞日久不宜猛攻，贵在徐图，操之过急，反易伤正，是以作丸而服，用量甚轻，以期久服见功，不望立竿见影。

使用注意 肉桂用量宜小，以免助热伤阴。大黄之量大于肉桂 10 倍以上，施于瘀阻偏热者宜。孕妇忌服。

🥟 处方 5　补中益气汤合春泽汤

方药 黄芪 24g，人参 15g，白术 10g，炙甘草 6g，陈皮 9g，当归 10g，升麻 6g，柴胡 6g，桂枝 10g，茯苓 15g，猪苓 12g，泽泻 20g。

功能与主治 升清降浊，化气利尿。主治中气不足证。症见时欲小便而不得出，或量少而不爽利，气短，语声低微，小腹坠胀，精神疲乏，食欲不振，舌质淡，脉细弱。

加减 若气虚及阴，脾阴不足，清气不升，气阴两虚，舌质红，可改用补阴益气煎；若血虚者，加熟地黄、当归、鸡血藤以养血补血；若兼小便涩滞，可合滋肾通关丸。

简介 方中人参、黄芪益气；白术健脾运湿；桂枝通阳，以助膀胱之气化；升麻、柴胡升清气而降浊阴；猪苓、泽泻、茯苓利尿渗湿。诸药配合，共奏益气健脾，升清降浊，化气利尿之功。

使用注意 补中益气汤甘温升散，故对阴虚火旺及内热炽盛者忌用。

🌿 处方6 济生肾气丸

方药 附子15g，茯苓30g，泽泻30g，山茱萸30g，山药30g，车前子30g，牡丹皮30g，官桂15g，川牛膝15g，熟地黄15g。

功能与主治 温补肾阳，化气利尿。主治肾阳衰惫证。症见小便不通或点滴不爽，排出无力，面色㿠白，神气怯弱，畏寒怕冷，腰膝冷而酸软无力，舌淡，苔白，脉沉细而尺弱。

加减 若兼有脾虚，可合补中益气汤或春泽汤；若老年患者精血俱亏，病及督脉，形神萎顿，腰脊酸痛，治宜补养精血，助阳通窍，用香茸丸。若因肾阳衰惫，命门火衰，小便量少，甚至无尿、呕吐、烦躁、神昏者，治宜《千金》温脾汤合吴茱萸汤，以温补脾肾。

简介 济生肾气丸，出自宋·《济生方》，本方原名"加味肾气丸"。《济生》加味肾气丸由肾气丸加车前子、牛膝，但方中熟地等"三补""三泻"之品用量锐减，而附子之量倍增，重在温阳利水。故本方可温补肾阳，化气行水，使小便得以通利。

使用注意 阴虚火旺者忌用。

二、中成药

1.通关滋肾丸：适用于热蕴膀胱，小腹胀满，尿闭不通。用法与用量：每次6～9g，每日2～3次。

2.前列通片：适用于急性前列腺炎、前列腺增生所致小便不通。用法与用量：大片4～6片，每日3次。30～45日为1个疗程。

3.补中益气丸：适用于脾气不升证。用法与用量：温开水送服，成人每次6g，每日2次。忌食生冷。

4.金匮肾气丸：适用于肾阳不足证。用法与用量：每次9g，每日3次。

三、单方验方

1.通闭方：肉桂、知母、黄柏、生地黄、竹叶各10g。水煎服，每日3次。

适用于湿热证。

2. 益母皂角汤：益母草 30g，皂角刺、赤芍、乌药各 10g，土茯苓、蒲公英、车前子、玉米须各 20g，甘草梢 5g。水煎服，每日 3 次。适用于尿路阻塞证。

第四节　关格

关格是以脾肾衰惫，气化不利，浊毒壅塞三焦，损伤脾胃，升降失司，致小便不通与呕吐并见为主要表现的危重病证。关格的发生多因水肿、淋证、癃闭等病证久治不愈，或失治误治，迁延日久而引起。病理性质为本虚标实，脾肾虚衰为本，浊毒邪为标。

关格之名，始见于《黄帝内经》，但其论述的关格，一是指脉象，一是指病理，均非指病证，后张仲景在《伤寒论》中正式作为病名提出，该书《平脉法》篇曰："关则不得小便，格则吐逆。"认为关格是以小便不通和呕吐为主证的疾病，属于危重证候。西医学中泌尿系统疾病引起的慢性肾功能不全，可参考本节内容辨证论治。

一、辨证用药

处方1　温脾汤合吴茱萸汤

方药　大黄 12g，干姜 6g，人参 9g，附子 9g，甘草 3g，吴茱萸 9g，大枣 4 枚，生姜 18g。

功能与主治　温补脾肾，化湿降浊。主治脾肾阳虚，湿浊内蕴证。症见小便短少，甚至尿闭，泛恶呕吐，面色晦滞，畏寒怕冷，下肢欠温，大便溏，舌质淡胖，边有齿痕，苔白腻，脉沉细或濡细。

加减　嗜睡，神识昏蒙，可加远志、石菖蒲，甚则用苏合丸芳香开窍。

简介　前方温补脾肾之阳，后方降逆止呕，温中补虚；方中附子与干姜温阳散寒，吴茱萸温胃散寒，下气降浊，生姜温胃散寒止呕，人参、大枣、甘草益气健脾，大黄通腑荡涤，祛除湿浊，可防温散过甚。

处方2　六味地黄丸合羚角钩藤汤

方药　熟地黄 160g、山茱萸（制）80g、牡丹皮 60g、山药 80g、茯苓 60g、泽泻 60g（前方制成丸剂）。羚羊角片（先煎）5g，桑叶 6g，生地黄

15g，钩藤（后入）9g，菊花 9g，茯神 9g，白芍 9g，甘草 3g，淡竹茹 15g。

功能与主治 滋补肝肾，平肝息风。主治肾阴亏虚，阴不制阳，肝风内动证。症见小便短少，甚或尿闭，呕恶，面部烘热，头晕头痛，腰膝酸软，手足搐搦，舌红，苔黄或焦干而黑，脉弦细。

加减 若大便秘结，可加生大黄清热降浊；痰多，加胆南星。

简介 方中六味地黄丸滋补肝肾；羚羊角片（可用山羊角代）、钩藤凉肝息风，清热止痉；白芍、生地黄养阴增液、柔肝舒筋；淡竹茹清热化痰；甘草、白芍酸甘化阴，舒筋缓急。前方滋肾养肝，后方凉肝息风，两方合用，共奏滋阴补肾、平肝息风之功效，主治肝肾阴虚，阴虚阳亢，肝风内动之关格。

处方3　涤痰汤合苏合香丸

方药 制天南星 5g，制半夏 10g，炒枳实 10g，茯苓 15g，橘红 5g，石菖蒲 6g，人参 5g，竹茹 5g，甘草 5g，生姜 5 片；苏合香 50g，安息香 100g，冰片 50g，水牛角 200g，麝香 75g，檀香 100g，沉香 100g，丁香 100g，香附 100g，木香 100g，乳香（制）100g，荜茇 100g，白术 100g，诃子肉 100g，朱砂 100g（后方制成丸剂）。

功能与主治 温阳固脱，豁痰开窍。主治肾气衰微，邪陷心包证。症见小便短少甚者无尿，恶心呕吐，神志昏蒙；胸闷，心前区疼痛，神昏谵语，循衣摸床，面色晦滞唇暗，四肢厥冷，舌质淡紫，苔白腻或灰黑，脉沉细欲绝。

加减 躁狂惊厥，服用紫雪丹；心阳欲脱者，用参附龙牡汤。

简介 涤痰方中制天南星燥湿化痰，兼以祛风为君药；制半夏燥湿化痰，助君祛痰为臣药；炒枳实破气除痞，橘红理气化痰，二者共用，使气行而湿化，茯苓渗湿健脾，人参健脾益气，石菖蒲祛痰开窍，竹茹化痰止呕，共为佐药，甘草调和诸药。

二、中成药

1. 六味地黄丸：适用于肾阴亏损，头晕耳鸣，腰膝酸软。用法与用量：大蜜丸一次 1 丸，一日 2 次。

2. 苏合香丸：适用于痰迷心窍所致的痰厥昏迷、中风偏瘫、肢体不利。用法与用量：一次 1 丸，一日 1～2 次。

三、单方验方

1. 降浊灌肠方：大黄，生牡蛎、六月雪各 30g。浓煎 120mL，每晚 1 次，高位保留灌肠。

2.降痰汤：大黄 30g，桂枝 30g。煎熬成 200mL，保留灌肠。

第五节　阳痿

阳痿是指青壮年男子，由于虚损、惊恐或湿热等原因，致使宗筋驰纵，引起阴茎萎软不举，或临房举而不坚的病证。《灵枢·经筋》称为"阴器不用"，在《素问·痿论》中又称为"宗筋驰纵"和"筋痿"。《景岳全书·阳痿》说"阴痿者，阳不举也"，指出阴痿即是阳痿。西医学的男子性功能障碍和某些慢性疾病表现以阳痿为主，可参考本节内容辨证论治。

一、辨证用药

处方 1　赞育丸

方药　熟地黄、白术各 240g，当归、枸杞子、杜仲、仙茅、巴戟天、山茱萸、淫羊藿、肉苁蓉、韭菜子各 120g，蛇床子、附子、肉桂各 60g（制成丸剂）。

功能与主治　补肾壮阳。主治命门火衰证。症见阳痿精衰，性欲减退，畏寒肢冷，腰膝酸软，阴寒不育，舌淡，苔薄白，脉沉迟。

加减　如滑精频繁，可加金樱子、益智仁补肾固精。

简介　本方群集附子、肉桂、杜仲、仙茅、巴戟天、淫羊藿、肉苁蓉、韭菜子、蛇床子等大队辛热温肾壮阳之品以温壮元阳，补益命火；配以熟地黄、当归，枸杞子、山茱萸等填精补血，阴中求阳，制阳药之温燥；又有白术益气健脾，先后天并补，诸药配伍，共成温补肾阳，填精补血之功。

处方 2　归脾汤

方药　白术、当归、茯苓、黄芪、龙眼肉、远志、酸枣仁各 18g，木香 9g，炙甘草 6g，人参 9g。

功能与主治　补益心脾，益气起痿。主治心脾亏虚证。症见阳事不举，神疲乏力，胃纳不佳，面色萎黄，夜寐不安，失眠健忘，舌质淡，苔薄腻，脉细弱。

加减　脾肾阳虚，可加补骨脂、淫羊藿；形体肥胖，可加薏苡仁、陈皮等。

简介　方中炒黄芪甘温，益气补脾，龙眼肉甘平，既补脾气，又养心血以安神，为君药。人参、白术补脾益气，助炒黄芪益气生血；当归补血养心，助龙眼肉养血安神，为臣药。茯苓、炒酸枣仁、远志宁心安神；木香辛香而散，理气醒脾，与大量益气健脾药配伍，补而不滞，滋而不腻，为佐药。炙甘草补气调中，为佐使药。全方共奏益气补血，健脾养心之功，为治疗思虑过度，劳伤心脾，气血两虚之良方。

使用注意 出血属阴虚血热者，应慎用。

🩺 处方3 龙胆泻肝汤

方药 龙胆 6g，黄芩 9g，栀子 9g，泽泻 12g，木通 6g，车前子 9g，当归 3g，柴胡 6g，生地黄 9g，生甘草 6g。

功能与主治 清化湿热，兴阳祛痿。主治湿热下注证。症见阴茎痿软不举，阴囊潮湿，下肢酸困，小便黄赤或涩滞不利，大便黏滞，舌质红，苔黄腻，脉满数。

加减 精液带血，可加茜草、仙鹤草。

简介 方中龙胆大苦大寒，既泻肝胆实火，又利下焦湿热，泻火除湿，两擅其功，为君药。黄芩、栀子苦寒泻火，清热燥湿，助君药清泻实火，共为臣药。泽泻、木通、车前子清利湿热，使湿热之邪从小便排出；肝经有热，本易耗伤阴血，且方中苦燥渗利之品居多，恐再耗其阴，故用当归、生地黄养血益阴以顾肝体，使苦燥清利不伤阴，上五味为佐药。柴胡疏达肝气以顾肝用，并引诸药入肝经；柴胡与归芍相伍，以补肝体调肝用；甘草益气和中，调和诸药，共兼佐使之用。上药合用，共成清化湿热，兴阳祛痿之剂。

使用注意 本方多为苦寒清利之品，易伤脾胃之气，应中病即止，不宜多服久服；脾胃虚弱者应慎用。

🩺 处方4 逍遥散

方药 甘草 15g，当归、茯苓、白芍、白术、柴胡各 30g；加煨生姜、薄荷少许共煎汤，温服。

功能与主治 疏肝解郁，理气活血。主治肝郁不舒证。症见常因情志不畅而发病，阳痿不举，情绪抑郁或烦躁易怒，胸胁满闷，上腹饱胀，善太息，食少便溏，舌质淡，苔薄白，脉弦或弦滑。

简介 方用柴胡疏肝解郁，条达肝气，以复肝用；当归、白芍养肝补血，助肝用，白芍能养阴缓急以柔肝，当归能活血以助柴胡疏肝郁；白术、茯苓、甘草健脾益气，生化营血；薄荷疏散透达肝经之郁滞；煨生姜降逆和中，辛散达郁；甘草调和药性。全方疏中寓养，气血兼顾，肝脾同调。

二、中成药

1. 六味地黄丸：适用于肾阴亏损，头晕耳鸣，腰膝酸软。用法与用量：大蜜丸一次 1 丸，一日 2 次。

2. 五子衍宗丸：适用于肾虚精亏所致的阳痿不育、遗精早泄。用法与用量：大蜜丸一次 1 丸，一日 2 次。

3. 金锁固精丸：用于肾虚不固，遗精滑泄。用法与用量：一次 15 丸，一日 3 次。

第六节　遗精

遗精是指因肾虚精关不固，或君相火旺，湿热下注等，扰动精室，导致不因性生活而精液自行遗泄的病证，常伴有失眠、腰腿酸软等。遗精有梦遗与滑精之别，无梦而遗精，甚至清醒时精液流出者，名为滑精；有梦而遗精者，名为梦遗。《灵枢·本神》称本病为"精时自下"，并对其病因证治作了论述，指出遗精与情志内伤有密切关系。张仲景《金匮要略》有"梦失精，四肢酸疼，手足烦热，咽干口燥"等描述，并立桂枝加龙骨牡蛎汤治疗阴阳失调所致遗精。西医学中的前列腺炎、精囊炎等疾患，造成以遗精为主要症状者与本病类似，可参照本节辨证论治。

一、辨证用药

处方 1　黄连清心饮合三才封髓丹

方药　黄连、生地黄、酸枣仁、远志、当归、人参、莲子肉、茯神各 10g；天冬、熟地黄各 15g，黄柏 90g，砂仁 45g，甘草 20g（后方制成丸剂）。

功能与主治　清心泄肝。主治君相火旺证。症见梦泄遗精，性欲亢进，易举易泄，心烦寐差，口干喜饮，腰酸耳鸣，潮热颧红，溲黄便结。舌红苔少或薄黄，脉细数。

加减　兼有湿热内蕴，加薏苡仁清热利湿；小溲短赤灼热，加淡竹叶、灯心草泄热通淋；若阴虚内热较重，潮热颧红，可用大补阴丸滋阴降火。

简介　前方黄连清泻心火，生地黄滋阴清热，当归、酸枣仁、茯神、远志养血安神；莲子肉清心健脾，涩精止遗；后方天冬滋阴补肺生水，熟地黄补肾滋阴，黄柏坚阴泻火，砂仁行滞醒脾，甘草既助人参宁心益气，又缓黄柏苦燥之弊。

🔖 处方 2　程氏萆薢分清饮

方药　萆薢 9g，车前子 9g，茯苓 6g，丹参 9g，黄柏、石菖蒲 3g，白术 6g，莲子心 4g。

功能与主治　清热利湿。主治湿热下注证。症见遗精频作，小便黄频急或淋沥不尽，大便不爽，口黏口苦，舌质红，苔黄腻，脉滑数或濡数。

加减　饮食不节，酿痰化热，可合平胃散或三仁汤；小溲赤涩灼热，加灯心草。

简介　方中萆薢、黄柏、车前子清利湿热；莲子心、丹参、石菖蒲清心安神；茯苓、白术健脾利湿；薏苡仁、蒲公英、石韦清热利湿。

🔖 处方 3　妙香散

方药　麝香 3g，木香 75g，山药、茯神、茯苓、黄芪、远志各 30g，人参、桔梗、甘草各 15g，朱砂 9g

功能与主治　调补心脾，益气摄精。主治劳伤心脾。症见遗精时作，劳则加重，兼心悸气短，面色萎黄，失眠健忘，纳少腹胀，四肢倦怠，大便溏薄。舌质淡胖，边有齿印，舌苔薄白，脉细弱。

加减　中气不升，加升麻、柴胡，或改用补中益气汤。

简介　人参、黄芪益气健脾；山药、茯苓健脾摄精；远志、朱砂宁心安神；木香理气醒脾。

🔖 处方 4　金锁固精丸

方药　沙苑子 60g，芡实 60g，莲须 60g，龙骨 30g，牡蛎 30g，莲子 30g。

功能与主治　补肾益精，固涩止遗。主治肾气不固。症见梦遗频作，甚而滑精不禁，伴见形寒肢冷，阳痿早泄，精液清冷，夜尿频多，形寒肢冷。舌淡有齿痕，苔白滑，脉沉细。

加减　兼有心肾不交佐以远志、茯神宁心安神；以阳虚为主加右归丸，以阴虚为主加左归丸。

简介　方中沙苑子温阳补肾，固涩精气，为君药。芡实、莲子补脾固肾涩精，且莲子还可宁心安神，为臣药。龙骨、牡蛎收敛固涩，以增强涩精止遗功效；莲须益肾固精补脾气，共为佐药。诸药配用，既补肾又固精，标本兼顾，而以治标为主。

二、中成药

1.知柏地黄丸：适用于阴虚火旺，遗精，头晕目眩，耳鸣腰酸。用法用量：水蜜丸，一次6g，一日2次。

2.金锁固精丸：适用于肾虚精亏，遗精滑泄。用法用量：一次3g，一日3次。

第七章

儿科疾病

第一节　感冒

　　感冒是以发热、恶寒、鼻塞、流涕、喷嚏、咳嗽、头痛、全身酸痛等肺卫表证为主要临床表现的肺系外感疾病，由于其常因感受外邪为先，所以又称"伤风"。本病一年四季均可发生，尤以冬春之交最为常见。感冒病因以风邪为主，病位在肺卫，病机关键为肺卫失宣。小儿脏腑娇嫩、脾常不足、肝火易亢，患感冒后易出现夹痰、夹滞、夹惊的兼夹证。西医学的急性上呼吸道感染可参照本篇辨证施治。

　　诊断：①病史：气候骤变，冷暖失调，或与感冒患者接触，有感受外邪病史。②临床以发热、恶寒、鼻塞流涕、喷嚏、微咳、头痛、全身酸痛为主症。感冒伴兼夹证者，可见咳嗽加剧，喉间痰鸣；或脘腹胀满，不思饮食，呕吐酸腐，大便失调；或睡卧不宁，惊厥抽搐。③辅助检查包括血常规、病原学检查等可协助诊断。

一、辨证用药

处方1　荆防败毒散

　　方药　羌活，独活，柴胡，前胡，枳壳，茯苓，荆芥，防风，桔梗，川芎，甘草。

　　功能与主治　辛温解表。主治风寒犯表证。症见恶寒，发热，无汗，头痛，身痛，鼻流清涕，喷嚏，咳嗽，舌淡红，苔薄白，脉浮紧，指纹浮红。

　　加减　若兼头痛者，加葛根、白芷；恶寒无汗者，加桂枝、麻黄；咳声重浊者，加白前、紫菀；痰多者，加清半夏、陈皮；呕吐者，加姜半夏、旋覆花；

纳呆、舌苔白腻者，去甘草，加藿香、厚朴；外寒里热者，加黄芩、石膏。风寒夹痰者可加用三拗汤、二陈汤。若兼有脘腹胀满，不思饮食，大便不调，感冒夹滞者可加用保和丸。若兼有惊惕哭闹，睡卧不宁，甚至抽搐，感冒夹惊者，可加用镇惊丸。

简介 本方出自《摄生众妙方》卷八，为发表剂，具有疏风解表、败毒消肿、祛痰止咳之功效，主治外感风寒湿邪。现代研究表明，荆防败毒散对于环磷酰胺所致的免疫功能低下的小鼠腹腔巨噬细胞的吞噬能力均有增强作用，其抗流感病毒的机制，不仅在于直接杀灭流感病毒，而且对于机体的免疫系统同时具有调节作用。

使用注意 本方药性偏温燥、凡里有实热或阴虚内热者不宜用。

处方 2　银翘散

方药 连翘，金银花，薄荷，牛蒡子，荆芥穗，淡豆豉，竹叶，桔梗，生甘草。

功能与主治 辛凉解表。主治风热犯表证。症见发热重，恶风，有汗或少汗，头痛，鼻塞流浊涕，喷嚏，咳嗽，痰稠色白或黄，咽红肿痛，口渴，舌质红，苔薄黄，脉浮数，指纹浮紫。

加减 若兼高热者，加重楼、贯众；咳嗽重，痰稠色黄者，加桑叶、瓜蒌、浙贝母；咽红肿痛者，加虎杖、蒲公英、玄参；大便秘结者，加大黄、枳实。风热夹痰者加用桑菊饮加减，常用桑叶、菊花、鱼腥草、瓜蒌皮、浙贝母等。若症见高热，恶寒，头痛，心烦，目赤咽红，肌肉酸痛，腹痛，或有恶心、呕吐、大便稀薄，舌质红，舌苔黄，脉数，指纹紫，为时疫感冒者，可合用普济消毒饮。

简介 本方出自《温病条辨》，功主辛凉透表，清热解毒。主治温病初起。方所用药物均系轻清之品，加之用法强调"香气大出，即取服，勿过煮"，体现了吴氏"治上焦如羽，非轻莫举"(《温病条辨》)的用药原则。

使用注意 方剂不宜久煎。

处方 3　新加香薷饮

方药 香薷，金银花，连翘，厚朴，白扁豆。

功能与主治 清暑解表。主治暑邪感冒证。症见发热，无汗或汗出热不解，头晕、头痛，鼻塞，身重困倦，胸闷，呕恶，口渴心烦，食欲不振，或有呕吐、泄泻，小便短黄，舌质红，苔黄腻，脉滑数，指纹紫滞。

加减 偏热重者，加黄连、栀子；偏湿重者，加佩兰、藿香；呕吐者，加竹茹、姜半夏；泄泻者，加黄连、苍术。

简介 本方出自《温病条辨》，为辛温复辛凉之剂，主治夏季感寒，暑湿内蕴，寒轻暑重之证。

二、中成药

1. 风寒感冒颗粒：适用于风寒感冒。使用方法：开水冲服，一次 8g，一日 3 次，7 岁以上儿童服成人 1/2 量，3～7 岁服成人 1/3 量。

2. 风热感冒颗粒：适用于风热感冒。使用方法：开水冲服，一次 10g，一日 3 次，7 岁以上儿童服成人 1/2 量，3～7 岁服成人 1/3 量。

3. 藿香正气水：适用于暑湿感冒。使用方法：口服，一次 5～10mL，一日 2 次。

4. 连花清瘟胶囊：适用于时行感冒。使用方法：口服，一次 2～3 粒，一日 3 次。

5. 小儿豉翘清热颗粒：适用于风热感冒夹滞证。使用方法：开水冲服，6 个月至 1 岁，一次 1～2g；1～3 岁，一次 2～3g；4～6 岁，一次 3～4g；7～9 岁，一次 4～5g；10 岁以上，一次 6g；一日 3 次。

6. 小儿金丹片：适用于感冒夹惊证。使用方法：口服，周岁一次 2 片，周岁以下酌减，一日 3 次。

三、单方验方

1. 葱姜橘皮汤：鲜葱白（连须）15g，鲜生姜（连皮）9g，橘皮 10g（鲜者加倍），食糖 20g。使用方法：清水煎 5min，去渣，加糖调和，分 2 次服用。每日 1～2 剂。适用于风寒感冒。

2. 银菊贝母汤：金银花 15g，滁菊花 12g，大贝母 10g，生甘草 4g。使用方法：水煎服。每日 1 剂，日服 2 次。适用于小儿风热感冒。

3. 野菊花、菊花、麦冬各 5g。使用方法：代茶饮。适用于风热感冒。

4. 绿豆 30g，白糖适量。使用方法：绿豆熬汤，加糖，时时饮用。适用于暑湿感冒。

5. 慧红米 30g，白扁豆 30g，粳米 100g。使用方法：煮粥。每日 1 剂，分 2 次服，连服 3 天。适用于暑湿感冒证。

6. 金银花 3g，焦山楂 10g，生甘草 3g，薄荷 3g。使用方法：水煎服。每日 1 剂，日服 2 次。适用于时疫感冒。

第二节　咳嗽

咳嗽是小儿常见的肺系病证，临床以咳嗽为主症。咳以声言，嗽以痰名，有声有痰谓之咳嗽。一年四季均可发生，冬春发病率高。本病病位在肺，常涉及脾，病机为肺失宣降，肺气上逆。咳嗽外感内伤之分，小儿因肺常不足，卫外不固，故临床上以外感咳嗽为多见。本病相当于西医学中的气管炎、支气管炎。

诊断：①常因气候变化而发病，病前多有感冒病史。②临床表现以咳嗽、咯痰为主症。③肺部听诊两肺呼吸音粗糙，可闻及干啰音或不固定的粗湿啰音。④X线、血常规、病原学检查、血肺炎支原体抗体IgG、IgM、痰细菌培养等检查可协助诊断。

一、辨证用药

处方1　杏苏散

方药　紫苏叶，半夏，茯苓，前胡，苦杏仁，苦桔梗，枳壳，橘皮，甘草，生姜，大枣。

功能与主治　疏风散寒，宣肃肺气。主治风寒咳嗽证。症见咳嗽频作，咽痒声重，痰白清稀，鼻塞流清涕，恶寒无汗，发热头痛，全身酸痛，舌质淡红，舌苔薄白，脉浮紧，指纹浮红。

加减　外寒重者，加荆芥、防风、麻黄；痰多清稀者，加金沸草、紫苏子。风寒化热者，加鱼腥草、黄芩、枇杷叶。

简介　本方出自《温病条辨》。外可轻宣凉燥，内可理肺化痰，为治疗凉燥证之代表方。组方配伍苦辛微温，肺脾同治，重在治肺轻宣。

处方2　桑菊饮

方药　桑叶，菊花，苦杏仁，薄荷，桔梗，连翘，芦根，生甘草。

功能与主治　疏风清热，宣肃肺气。主治风热咳嗽证。症见咳嗽不爽，痰黄，鼻流黄涕，咽红，舌质红，苔薄黄，脉浮数，指纹浮紫。

加减　咳嗽重者，合麻杏石甘汤；发热甚者，加生石膏、鱼腥草、黄芩；咳痰多者，加瓜蒌皮、天竺黄、葶苈子；喉核赤肿者，加射干、青果。

简介　本方出自《温病条辨》，本方为治疗风热犯肺咳嗽之常用方。桑菊饮用桑叶、菊花配伍苦杏仁，肃肺止咳之力大，而解表清热之力逊于银翘散，故为"辛凉轻剂"。

🏷️ 处方3 清金化痰汤

方药 黄芩，栀子，知母，桑白皮，瓜蒌仁，贝母，麦冬，橘红，茯苓，桔梗，甘草。

功能与主治 清热泻肺，宣肃肺气。主治痰热咳嗽证。症见咳嗽痰多，色黄黏稠，咯吐不爽，咳剧气促，喉间痰鸣，发热口渴，烦躁不宁，尿少色黄，大便干结，舌质红，苔黄腻，脉滑数，指纹紫滞。

加减 高热者，加生石膏、知母；咳痰多者，加鱼腥草、葶苈子、鲜竹沥；痰中带血，烦躁易怒者，加黛蛤散、夏枯草；口渴甚者，加芦根、天花粉；大便干结者，加瓜蒌、大黄或一捻金。

简介 本方出自《统旨方》。现代药理学研究证实，清金化痰汤药物成分具有抗菌、减毒作用，同时可以减少机体对抗生素的耐药性。临床多用于上呼吸道感染、急慢性支气管炎属痰热证者。

🏷️ 处方4 二陈汤

方药 陈皮，法半夏，茯苓，甘草。

功能与主治 燥湿化痰，宣肃肺气。主治痰湿咳嗽证。症见咳嗽重浊，痰多壅盛，色白而稀，喉间痰声漉漉，胸闷纳呆，神乏困倦，形体虚胖，舌淡红，苔白腻，脉滑，指纹沉滞。

加减 胸闷不适，咳痰不爽者，加枳壳、桔梗；寒湿较重，痰白清稀，舌苔白滑者，加干姜、细辛；纳呆困倦者，加藿香、薏苡仁。

简介 本方出自《太平惠民和剂局方》，方中"陈皮、半夏贵其陈久，则无燥散之患，故名二陈"（《医方集解·除痰之剂》）。现代的实验研究表明此方具有祛痰、镇咳、降血脂、降血糖、延缓衰老等药理作用。

使用注意 本方为治疗湿痰证之基础方。以咳嗽，呕恶，痰多色白易咯，舌苔白腻，脉滑为辨证要点。若阴虚燥咳，痰中带血者，不宜应用本方。

🏷️ 处方5 六君子汤

方药 党参，茯苓，白术，甘草，半夏，陈皮。

功能与主治 益气健脾，燥湿化痰。主治脾胃气虚兼痰湿证。症见久咳不愈，咳嗽无力，痰白清稀，气短自汗，舌淡嫩，边有齿痕，脉细无力，指纹淡。

加减 气虚重者，加黄芪、太子参；咳重痰多者，加苦杏仁、紫菀、款冬花；自汗者，加麻黄根、煅牡蛎。

简介 本方出自《医学正传》，药理研究表明该方具有增强巨噬细胞吞噬功能和机体免疫功能，煎剂可提高肝糖原含量和利血平化的能量代谢率，降低血中胆碱酯酶活性，增强耐寒耐缺氧能力，降低脂质过氧化物含量，抗肿瘤，抗突变，镇咳镇吐，祛痰平喘，抗炎。临床主要用于治疗功能性消化不良、慢性阻塞性肺气肿、胃炎、梅核气等病症。

处方 6 沙参麦冬汤

方药 党参，茯苓，白术，甘草，半夏，陈皮。

功能与主治 清养肺胃，生津润燥。主治燥伤肺胃阴分证。症见干咳无痰，或痰少而黏，或痰中带血，不易咯出，口渴咽干，喉痒声嘶，午后潮热或手足心热，舌质红，舌苔少，脉细数，指纹紫。

加减 低热不退者，加青蒿、地骨皮、胡黄连；久咳痰黏者，重用麦冬，合用泻白散；兼胃阴不足，食少纳差者，加山楂、谷芽、石斛；咳痰带血丝者，加白茅根、生地黄。

简介 本方出自《温病条辨》，此方原治肺阴不足之证，但其咽干、口渴等证象亦属胃阴不足现象，故本方对肺胃津伤均适用。方以甘寒养阴药为主，配伍辛凉清润和甘平培土药品，全方药性平和，清不过寒，润不呆滞，清养肺胃之功甚宏，亦可用于肺炎喘嗽证属阴虚肺热者，以及麻疹收没期证属肺胃阴虚者。

二、中成药

1. 急支糖浆：适用于风热咳嗽。使用方法：口服，3 岁以下每次 2.5mL，1 日 1～2 次；3～6 岁每次 2.5～5mL，1 日 2 次；6～12 岁每次 5～7.5mL，1 日 3 次。

2. 鲜竹沥口服液：适用于风热咳嗽、痰热咳嗽。使用方法：口服，3 岁以下每次 1/2 支，1 日 2 次；3～6 岁每次 1/2～3/4 支，每日 2～3 次；6～12 岁每次 3/4～1 支，每日 2～3 次。

3. 小儿肺热咳喘口服液：适用于风热咳嗽。使用方法：口服，1～3 岁每次 1 支，一日 3 次；4～7 岁一次 1 支，一日 4 次；8～12 岁每次 2 支，一日 3 次。

4. 通宣理气丸：适用于风寒感冒。使用方法：口服（饭后），每次 3～6g，一日 2～3 次。

5. 金振口服液：适用于痰热咳嗽。使用方法：口服，6 个月至 1 岁，一次 5mL，一日 3 次；2 岁～3 岁，一次 10mL，一日 2 次；4 岁～7 岁，一次

10mL，一日 3 次；8 岁～14 岁，一次 15mL，一日 3 次。疗程 5～7 天。

6.橘红痰咳液：适用于痰湿咳嗽。使用方法：口服，一次 10mL，1 日 2～3 次。

三、单方验方

1.萝卜 1 根，葱白 6 根，生姜 15g。使用方法：水三碗先将萝卜煮熟，再放葱白、姜，煮成一碗汤，连渣一次服。适用于风寒咳嗽。

2.葱白 1 根，豆豉 10g。使用方法：捣成泥状敷手心。适用于风寒咳嗽。

3.冰糖 15g，苦杏仁 9g，雪梨 1 个。使用方法：炖服。适用于小儿风热咳嗽。

4.鲜竹沥水。使用方法：口服，每次 5～10mL，每日 3 次。适用于痰热咳嗽。

5.皂荚汤：皂荚（去皮碾成细粉）1.5g，大枣 3 枚。使用方法：水煎服，日服 1 剂，早晚温服。适用于痰热咳嗽。

6.麦冬、生地黄各 15g，五味子 8g，天冬、牛膝各 10g，桑白皮 6g，款冬花、紫苑、桔梗、甘草各 3g。使用方法：水煎服。每日 1 剂，日服 2 次。适用于肺燥咳嗽。

第三节　肺炎喘嗽

肺炎喘嗽是小儿时期常见的肺系疾病之一，以发热、咳嗽、气促、痰鸣为主要临床特征，俗称"马脾风"。本病一年四季均可发生，但多见于冬春季节；任何年龄均可患病，年龄越小，发病率越高，病情越重。病因包括外因和内因两方面。外因责之于感受风邪，或由其他疾病传变而来；内因责之于小儿形气未充，肺脏娇嫩，卫外不固。病位在肺，常累及于脾，重者可内窜心肝。病机关键为肺气郁闭。西医学的小儿肺炎以上述症状为主要临床表现者可参考本病论治。

诊断：①患儿病前常有感冒、咳嗽，或麻疹、水痘等病史。②临床表现起病较急，常见发热、咳嗽、气急、鼻煽、痰鸣等症。新生儿常以不乳、精神萎靡、口吐白沫等症状为主。病情严重时，可见高热不退、喘促不安、烦躁不宁、面色苍白、四肢不温、口唇青紫发绀、脉微细数，甚至昏迷、抽搐等症。③肺部听诊可闻及较固定的中细湿啰音，常伴干性啰音，如病灶融合，可闻及管状呼吸音。④辅助检查如外周血检查（血白细胞检查、C 反应蛋白）、病原学检查（细菌培养、病毒分离、肺炎支原体抗体检测）、影像学检查（胸部 X

线、胸部 CT）等可协助肺炎诊断。

一、辨证用药

处方 1　华盖散

方药　麻黄，紫苏子，桑白皮，橘皮，苦杏仁，赤茯苓，炙甘草。

功能与主治　宣肺化痰，止咳平喘。主治风寒闭肺证。症见恶寒发热，无汗，呛咳气急，痰白而稀，口不渴，咽不红，舌质不红，舌苔薄白或白腻，脉浮紧，指纹浮红。

加减　痰多，苔白腻者，加半夏、莱菔子；若寒邪外束，内有郁热，症见发热口渴，面赤心烦，苔白，脉数者，则宜用大青龙汤。

简介　本方出自宋•《太平惠民和剂局方》，本方有解表散寒，降气化痰功效，是"邪遏喘促之专方"。主治风寒咳嗽上气，痰气不利，苔薄白，脉浮滑。临床主要用于治疗支气管肺炎、咳嗽变异性哮喘、慢性阻塞性肺疾病等病症。

处方 2　麻杏石甘汤

方药　麻黄，苦杏仁，甘草，石膏。

功能与主治　辛凉宣泄，清肺平喘。主治风热闭肺证。症见发热恶风，咳嗽气急，痰黄黏稠，咽红口渴，舌红，苔薄白或黄，脉浮数，指纹浮紫或紫滞。

加减　本方治疗肺炎喘嗽风热闭肺证时，常与银翘散加减合用。若为毒热闭肺，兼见高热不退，咳嗽喘憋，烦躁口渴，舌红而干，舌苔黄燥者，可合用黄连解毒汤。痰多者，可加川贝母、瓜蒌皮、天竺黄；热重者，加黄芩、山栀子、板蓝根、鱼腥草；热重便秘者，加桑白皮、制大黄；热甚伤阴者，加沙参、石斛、生地黄等养阴生津。

简介　本方出自汉•《伤寒论》。原书治"汗出而喘""无大热者"。历代医家在临床实践中发现，本方证之于临床，既有汗出而喘者，又有无汗而喘者。于此，应用中主张不论有汗或无汗，皆可投之。现代药理研究证实，麻杏石甘汤有抗病毒、解热、平喘、镇咳、祛痰、利尿、镇静等多种作用。临床主要用于治疗社区获得性肺炎、小儿急性支气管肺炎、流行性感冒、支气管哮喘、小儿感染性全身炎症反应综合征等病症。

处方 3　五虎汤

方药　麻黄，苦杏仁，甘草，腊茶叶，石膏。

功能与主治 清热宣肺，止咳平喘。主治痰热闭肺之证。症见发热，烦躁，咳嗽喘促，气急鼻煽，喉间痰鸣，口唇青紫，面赤口渴，胸闷胀满，泛吐痰涎，舌质红，舌苔黄腻，脉滑数，指纹紫滞。

加减 痰盛者，加浙贝母、天竺黄、鲜竹沥；热甚者，加黄芩、连翘；热盛便秘，痰壅喘急，加生大黄，或用牛黄夺命散涤痰泻火；面唇青紫者，加丹参、赤芍。

简介 本方出自明·《幼科发挥》。本方为小儿治喘名方，其组成即"麻杏石甘汤"加腊茶叶，主要用于治疗风寒客肺，郁而化热，热伤肺络，肺气不宣之证。临床主要用于治疗小儿肺炎、喘憋性肺炎、婴幼儿哮喘、非典型病原体肺炎等。实验研究表明，五虎汤具有止咳、平喘、化痰等作用。

🫕 处方4　人参五味子汤

方药 人参，白术，白茯苓，五味子，麦冬，炙甘草。

功能与主治 补肺健脾，益气化痰。主治肺脾气虚证。症见咳嗽无力，喉中痰鸣，低热起伏不定，面白少华，动辄汗出，食欲不振，大便溏，舌质偏淡，舌苔薄白，脉细无力，指纹淡。

加减 痰多者，去五味子，加半夏、陈皮、苦杏仁；咳嗽重者，加紫菀、款冬花；动则汗出者，加黄芪、龙骨、牡蛎；汗出不温者，加桂枝、白芍；食欲不振者，加山楂、神曲、麦芽。

简介 本方出自《幼幼集成》，功主益气补中，健脾养胃，养阴清热，补肾养心。临床常用于久嗽脾虚，中气怯弱，面白唇白者。

使用注意 加生姜三片，大枣三枚，水煎，温服。

🫕 处方5　参附龙牡救逆汤

方药 人参，制附子，煅龙骨，煅牡蛎，白芍，炙甘草。

功能与主治 温补心阳，救逆固脱。主治阳脱阴竭证。症见突然面色苍白，口唇青紫，四肢厥冷，烦躁不安，或神萎淡漠，肝脏迅速增大，舌质略紫，苔薄白，脉细弱而数，指纹青紫，可达命关。

加减 亦可用独参汤或参附汤少量频服救急；气阴两竭者，加麦冬、西洋参；肝脏增大者，加红花、丹参。

简介 本方为经验方，本方所治诸症，是由心阳不振，阴液虚脱所致，临床常用于肺炎、腹泻、心力衰竭、急慢性胃肠炎吐泄过多以及某些危重病症出现的休克早期症状。方中以人参大补元气，制附子补心回阳，二者协同，能补益阳气，强心救逆，为君药。臣以煅龙骨、煅牡蛎收敛虚阳。佐以白芍、炙甘草益阴敛汗。炙甘草又能调和诸药，兼为使药。诸药协同，共奏温补心阳、救逆固脱之功。

处方6 羚角钩藤汤

方药 羚角片，霜桑叶，京川贝母，鲜生地黄，双钩藤，滁菊花，茯神木，生白芍，生甘草，淡竹茹。

功能与主治 凉肝息风，增液舒筋。主治肝热生风，邪陷厥阴证。症见壮热烦躁，神昏谵语，四肢抽搐，口噤项强，两目窜视，舌质红绛，指纹青紫，可达命关，或透关射甲。

加减 本方清热凉血解毒之力不足，运用时可酌加水牛角、牡丹皮等。若昏迷痰多者，加石菖蒲、胆南星、竹沥；高热神昏抽搐者，可选加紫雪丹、安宫牛黄丸和至宝丹。

简介 本方出自《通俗伤寒论》，为治疗肝热生风证之常用方。药物配伍咸寒而甘与辛凉合方，清息之中寓辛疏酸甘之意，共成"凉肝息风"之法。临床以高热烦躁，手足抽搐，脉弦数为辨证要点。

使用注意 若温病后期，热势已衰，阴液大亏，虚风内动者，不宜应用。

二、中成药

1. 双黄连口服液：适用于风热闭肺证。使用方法：口服，3岁以下每次半支，1日2次；3~6岁，每次半支，1日3次；6~12岁每次1支，1日3次。

2. 小儿咳喘灵泡腾片：适用于风热闭肺证。使用方法：温水泡服，1~3岁一次1片，用温开水30mL将泡腾片溶解后口服；3~5岁一次1.5片，用温开水60mL将泡腾片溶解后日服；5~7岁一次2片，用温开水100mL将泡腾片溶解后口服；一日3次。

3. 小儿清肺化痰颗粒：适用于痰热闭肺证。使用方法：开水冲服（饭后服用），周岁以下一次3g，1~5岁一次6g，5岁以上一次9~12g，一日2~3次。

4. 养阴清肺膏：适用于阴虚肺热证。使用方法：口服，一次10~20mL，一日2~3次。

5. 玉屏风散颗粒：适用于肺脾气虚证。使用方法：口服，一次1袋，一日3次。

三、单方验方

1. 生姜5g，连须葱白2根，糯米适量。使用方法：将生姜捣烂，连须葱白切碎，与糯米一起煮粥，熟时加入米醋，趁热服之。适用于风寒闭肺型肺炎喘嗽。

2. 冬瓜皮 15g，冬瓜子 15g，麦冬 15g。使用方法：煮汤服之。适用于阴虚肺热证。

3. 葱白 6g，艾叶 6g。使用方法：共捣烂敷脐。适用于小儿肺炎发热。退热作用较好。

第四节　哮喘

哮喘是小儿时期常见的一种反复发作的哮鸣气喘性肺系疾病。哮指声响言，喘指气息言，哮必兼喘，故通称哮喘。临床以反复发作性喘促气急，喉间哮鸣，呼气延长，严重者不能平卧，张口抬肩，摇身撷肚，唇口青紫为特征。常在清晨或夜间发作或加剧。哮喘有明显的遗传倾向，初发年龄以 1～6 岁多见。秋季、春季气候多变时易于发病。哮喘的发病，内因责之于肺、脾、肾不足，痰饮内伏，以及先天禀赋遗传因素，为哮喘发病之夙根；感受外邪、接触异物、饮食不慎、情志失调以及劳倦过度等，是哮喘的诱发因素。病机为外因诱发，触动伏痰，痰随气升，气因痰阻，相互搏结，阻塞气道，宣肃失常，气逆而上，继而出现咳嗽、气喘哮鸣、呼吸困难等症状。本病包括了西医学所称的喘息性支气管炎、支气管哮喘。

诊断：①多有婴儿期湿疹等过敏性疾病史，家族哮喘史。发作与诱发因素有关，如气候骤变、受凉受热、接触或进食某些过敏物质等。②临床表现常突然发作，发作之前，多有喷嚏、咳嗽等先兆症状。发作时喘促、气急、哮鸣、咳嗽，甚者不能平卧、烦躁不安、口唇青紫。③查体可见桶状胸、三凹征，发作时两肺闻及哮鸣音，以呼气时显著，呼气延长。支气管哮喘如有继发感染，可闻及中细湿啰音。④肺功能呼气峰流速（PEF）的日间变异率 >20%、使用支气管扩张剂后其值增加 20% 可以诊断为哮喘。血常规、胸部 X 线、过敏原测试等有助于哮喘的诊断。

一、辨证用药

处方 1　小青龙汤

方药　麻黄，芍药，细辛，干姜，甘草，桂枝，五味子，半夏。

功能与主治　解表散寒，温肺化饮。主治外寒内饮证。症见气喘咳嗽，喉间哮鸣，痰稀色白，多泡沫，形寒肢冷，鼻塞，流清涕，面色淡白，唇青，恶寒无汗，舌质淡红，舌苔白滑或薄白，脉浮紧，指纹红。

加减 咳嗽甚者，加紫菀、款冬花、旋覆花；哮吼甚者，加射干、地龙、僵蚕。痰甚者，可合用三子养亲汤。若外寒不甚，寒饮阻肺者，可用射干麻黄汤加减。

简介 本方出自汉·张仲景《伤寒论》，小青龙汤为治外感风寒，内停水饮之咳喘证的常用方，以恶寒，发热、无汗、喘咳、痰白清稀为辨证要点。临床常用于治疗慢性支气管炎、支气管哮喘、肺气肿，以及慢性支气管炎急性发作、肺炎、肺水肿、肺心病等属于寒饮犯肺者。

使用注意 方中药物多为温燥之品，故阴虚干咳无痰或痰热证者，不宜使用。

处方 2　定喘汤

方药 白果，麻黄，紫苏子，甘草，款冬花，苦杏仁，桑白皮，黄芩，半夏，甘草。

功能与主治 宣降肺气，清热化痰。主治风寒外束，痰热内蕴证。症见咳喘痰多气急，声高息涌，喉间哮吼痰鸣，痰稠黄难咯，胸膈满闷，身热，面赤，鼻塞流黄稠涕，口干，咽红，尿黄，便秘，或微恶风寒，舌苔黄腻，脉滑数，指纹紫。

加减 喘急者，加地龙；痰多者，加胆南星、竹沥；咳甚者，加炙百部、炙款冬花；热重者，加栀子、虎杖、鱼腥草；咽喉红肿者，加重楼、山豆根、板蓝根；便秘者，加瓜蒌、枳实、大黄。若风寒化热者，可予麻杏石甘汤。

简介 本方出自《摄生众妙方》。临床用于支气管哮喘，哮喘性支气管炎，急性支气管炎、慢性支气管炎急性发作者。

使用注意 若新感风寒，虽恶寒发热、无汗而喘，但内无痰热者；或哮喘日久，肺肾阴虚者，皆不宜使用。

处方 3　大青龙汤

方药 麻黄，桂枝，甘草，苦杏仁，生石膏，生姜，大枣。

功能与主治 散寒清热，降气平喘。主治外寒内热证。症见喘促气急，咳嗽痰鸣，咯痰黏稠色黄，胸闷，鼻塞喷嚏，流清涕，或恶寒无汗发热，面赤口渴，夜卧不安，大便干结，小便黄赤，舌质红，舌苔薄白或黄，脉滑数或浮紧，指纹浮红或沉紫。

加减 热重者，加栀子；咳喘哮吼甚者，加桑白皮、葶苈子；痰热明显者，加地龙、黛蛤散、竹沥。

简介 本方出自《伤寒论》。大青龙汤解表清里，其发汗力量比麻黄汤更强，现代临床多用大青龙汤治疗毛孔闭塞、不出汗且身体内热患者。主治呼吸系统疾患，如感冒、支气管炎、哮喘等，亦用于治疗鼻出血、汗腺闭塞症、风湿性关节炎者。

使用注意 服者取微似汗。汗出多者，温粉扑之，一服汗者，停后服。若复服，汗多亡阳，恶风烦躁，不得眠。

🌿 处方 4　苏子降气汤

方药 紫苏子，半夏，前胡，厚朴，陈皮，甘草，当归，生姜，大枣，肉桂。

功能与主治 降气平喘，祛痰止咳。主治上实下虚之痰喘证。症见病程较长，哮喘持续，喘促胸闷，咳嗽痰多，喉中痰吼，动则喘甚，面色少华，畏寒肢冷，神疲纳呆，小便清长，舌质淡，苔薄白或白腻，脉细弱，指纹淡滞。

加减 动则气喘者，加紫石英、诃子；畏寒肢冷者，加附子、淫羊藿；畏寒腹满者，加椒目、厚朴；痰多色白，屡吐不绝者，加白果、芡实；发热咯痰黄稠者，加黄芩、冬瓜子、金荞麦。此方适用于上盛者，若偏于下虚者可予射干麻黄汤合都气丸（《症因脉治》）加减。

简介 本方出自《太平惠民和剂局方》。本方证为痰涎壅肺，肾阳不足所致，即"上实下虚"。其"上实"，是由痰涎上壅于肺，致肺失宣降，症见咳喘痰多，胸膈满闷；其"下虚"，是由下元肾阳虚衰，肾不纳气所致，一见肾虚腰痛脚弱；二见肾不纳气呼多吸少，咳逆短气；三见水气不化，致上泛为痰，外溢为肿等。"上实"为病之标，"下虚"为病之本，治宜治上顾下，但以降逆平喘，止咳祛痰治标急为主，温肾纳气治下虚为辅。

🌿 处方 5　玉屏风散

方药 防风，黄芪，白术。

功能与主治 健脾益气，补肺固表。主治肺脾气虚证。症见咳嗽无力，反复感冒，气短自汗，神疲懒言，形瘦纳差，面白少华或萎黄，便溏，舌质淡胖，舌苔薄白，脉细软，指纹淡。

加减 汗出甚者，加煅龙骨、煅牡蛎；常有喷嚏流涕者，加辛夷、乌梅、白芍；咽痒者，加蝉蜕、僵蚕；痰多者，加浙贝母；纳谷不香者，加焦六神曲、炒谷芽、焦山楂；腹胀者，加莱菔子、枳壳、槟榔；便溏者，加怀山药、炒白扁豆。

简介 本方出自《世医得效方》。玉屏风散常用于治疗或预防小儿及成人反复发作的上呼吸道感染，肾小球肾炎易于伤风感冒而致病情反复发作者，过敏性鼻炎、慢性荨麻疹、支气管哮喘等因外感风邪而反复发作者。研究发现本方能够提高吞噬细胞功能，促进免疫球蛋白的分泌，增加免疫器官重量，对细胞及体液免疫具有促进和保护作用，并对机体的免疫功能呈现双向调整性效应；同时还发现本方能够增强垂体肾上腺皮质功能，促进组织器官病理损害的修复，并有抗病毒和抗感染作用。

处方6　金匮肾气丸

方药　干地黄，山茱萸，山药，泽泻，茯苓，牡丹皮，桂枝，附子。

功能与主治　健脾温肾，固摄纳气。主治脾肾阳虚证。症见动则喘促，咳嗽无力，气短心悸，面色苍白，形寒肢冷，脚软无力，腹胀纳差，大便溏泄，夜尿多，发育迟缓，舌质淡，舌苔薄白，脉细弱，指纹淡。

加减　虚喘明显者，加蛤蚧、冬虫夏草；咳嗽者，加款冬花、紫菀；夜尿多者，加益智仁、菟丝子、补骨脂。

简介　本方出自《金匮要略》。金匮肾气丸是为肾阳不足之证而设，故以补肾助阳为法，"益火之源，以消阴翳"，辅以利水渗湿。方用桂枝、附子温肾助阳，干地黄、山茱萸、山药滋补肝、脾、肾三脏之阴，阴阳相生，刚柔相济，使肾之元气生化无穷；再以泽泻、茯苓利水渗湿，牡丹皮擅入血分，伍桂枝可调血分之滞。诸药合用，助阳之弱以化水，滋阴之虚以生气，使肾阳振奋，气化复常。临床主要用于治疗慢性肾炎、支气管哮喘缓解期、前列腺增生症、男性不育症等病症。

处方7　麦味地黄丸

方药　麦冬，五味子，生地黄，茯苓，山茱萸，山药，牡丹皮，泽泻。

功能与主治　补肾敛肺，养阴纳气。主治肺肾阴虚证。症见喘促乏力，咳嗽时作，干咳或咳痰不爽，面色潮红，形体消瘦，潮热盗汗，口咽干燥，手足心热，便秘，舌红少津，舌苔花剥，脉细数，指纹淡红。

加减　盗汗甚者，加知母、黄柏；呛咳不爽者，加百部、南沙参、款冬花；潮热者，加鳖甲、地骨皮。

简介　原名八仙长寿丸，出自《寿世保元》。本方在六味地黄丸滋肾阴而清肺胃的基础上增加了养阴生津之麦冬、五味子，为治疗肺肾阴虚咳嗽、虚喘的有效成方。对于因咳久伤阴或消耗性疾病导致的咽干、口渴、年高之人阴虚、筋骨柔弱无力等病症疗效更佳。

使用注意　咳嗽痰多，舌苔厚腻者，忌用；感冒发热患者不宜服用。

二、中成药

1. 三拗片：适用于寒性哮喘。使用方法：口服，一次 2 片，一日 3 次。

2. 哮喘宁颗粒：适用于热性哮喘。使用方法：开水冲服，5 岁以下儿童一次 5g，5～10 岁一次 10g，10～14 岁一次 20g；一日 2 次。

3. 小儿宣肺止咳颗粒：适用于外寒内热证。使用方法：开水冲服，1 岁以内一次 1/3 袋，1～3 岁一次 2/3 袋，4～7 岁一次 1 袋，8～14 岁一次 1.5 袋；一日 3 次。3 天为一疗程。

4. 玉屏风口服液：适用于肺脾气虚证。使用方法：3 岁以下小儿每次半支，3 岁以上的儿童的服药剂量可以达到每次一支，一日 3 次。

三、单方验方

1. 冷哮丸：麻黄（泡）、生川乌、细辛、蜀椒、白矾（生）、牙皂（酥炙）、半夏曲、陈胆南星、苦杏仁、生甘草各 30g，紫菀、款冬花各 60g。使用方法：共研为粉末，姜汁调神曲末打糊为丸。每遇发时服 6g，每日 2 次，早晚分服，生姜汤或温开水送下。同时用三建膏方（天雄、附子、川乌各 1 枚，桂心、官桂、桂枝、细辛、干姜、蜀椒各 60g，麻油 1000mL，煎熬去滓，黄丹收膏，摊成加麝香少许）贴肺俞、华盖、腹中穴。适用于冷哮患者。

2. 生石膏 20g，苦杏仁泥 9g，冬瓜仁 15g，鲜竹叶 10 片，竹沥 10～20mL。使用方法：先将前四味加适量清水煎汁去渣，再分数次调入竹沥水，一日量，分 2～3 次饮用。适用于热性哮喘。

3. 白果仁 10g。使用方法：炒后加水煮，再加适量糖或蜂蜜，食果仁饮汤。适用于热性哮喘。

4. 苦杏仁 100g，生姜 100g，胡桃仁 100g，蜂蜜 100g。使用方法：先将胡桃放入火内烧熟，去壳留果仁，生姜和苦杏仁揭烂如泥，加入炼蜜混匀，每日 2 次，每次 10g。适用于脾肺气虚证。

5. 玉竹 10g，梨 1 个（切片）。使用方法：水煎，加糖适量，分 3 次服，连服 3～5 天。适用于缓解期肺脾气虚证。

6. 芡实 30g，核桃仁 20g，红枣 10 个与粳米 50g。使用方法：同煮成粥，分次服食，也可常食。适用于缓解期脾肾两虚证。

7. 橘皮汤：橘皮、麻黄、柴胡、紫苏、苦杏仁各 10g，生姜 6g，石膏 15～30g。使用方法：水煎服。适用于寒包热之哮喘。

第五节　泄泻

泄泻是以大便次数增多，粪质稀薄或如水样为特征的小儿常见病。一年四季均可发病，夏秋季节发病率高，不同季节发生的泄泻，证候表现有所不同。2 岁以下小儿发病率高，是我国婴幼儿最常见的疾病之一。小儿泄泻的病因，以感受外邪、伤于饮食、脾胃虚弱多见，病位主要在脾胃，基本病机为脾虚湿盛。本病轻证治疗得当预后良好；重证则预后较差，可出现气阴两伤，甚至阴竭阳脱；久泻迁延不愈，则易转为慢惊风或疳证。泄泻在西医学称为腹泻，病因分为感染性和非感染性两类。感染性腹泻主要由病毒（如轮状病毒、柯萨奇病毒、埃可病毒等）、细菌（如大肠埃希菌、空肠弯曲菌、耶尔森菌等）引起；非感染性腹泻常由饮食因素（如喂养不当、过敏、乳糖酶缺乏）及消化功能紊乱等引起。

诊断：①有乳食不节、饮食不洁或感受外邪病史。②临床表现：a. 大便次数明显增多，严重者达每日 10 次以上。大便呈淡黄色或清水样；或夹奶块、不消化物，如蛋花汤状；或黄绿稀溏；或色褐而臭，夹少量黏液。同时可伴有恶心、呕吐、纳减、腹痛、发热、口渴等症。b. 重症泄泻，可见小便短少，精神烦躁或萎靡，皮肤干瘪，眼窝、囟门凹陷，啼哭无泪等脱水症状，以及口唇樱红，呼吸深长，腹部胀满，四肢逆冷等症。③辅助检查：a. 大便常规检查可有脂肪球或少量白细胞、红细胞。b. 大便病原学检查可有轮状病毒等病毒检测阳性，或致病性大肠埃希菌等细菌培养阳性。

一、辨证用药

处方 1　葛根黄芩黄连汤

方药　葛根，甘草（蜜炙），黄芩，黄连。

功能与主治　解表清里，清热利湿。主治协热下利证。症见大便水样，或如蛋花汤样，泻下急迫，量多次频，气味秽臭，或见少许黏液，腹痛时作，恶心呕吐，或发热烦躁，口渴尿黄，舌质红，苔黄腻，脉滑数，指纹紫。

加减　发热口渴者，加生石膏、芦根；热重泻频者，加白头翁、马齿苋；湿重水泻者，加藿香、车前子、苍术；泛恶苔腻者，加佩兰；呕吐者，加竹茹、姜半夏；腹痛者，加木香；纳差者，加焦山楂、焦六神曲；小便短赤者，加六一散。

简介　本方出自《伤寒论》，属于和解剂 - 表里双解剂，对于热泻、热痢不论有无表证，皆可用之。以身热下利，苔黄脉数为证治要点。急性肠炎、细菌性痢疾、肠伤寒、胃肠型感冒等属表证未解，里热甚者，均可加减应用。实验研究表明，本方具有抗心律失常作用及抗菌、降温作用。

使用注意　下痢不发热、脉沉迟或微弱者禁用。若虚寒下利者忌用。

处方 2　藿香正气散

方药　大腹皮，白芷，紫苏，茯苓，半夏曲，白术，陈皮，厚朴，苦桔梗，藿香，甘草。

功能与主治　解表化湿，理气和中。主治外感风寒，内伤湿滞证。症见大便清稀，夹有泡沫，臭味不甚，肠鸣腹痛，或伴恶寒发热，鼻流清涕，咳嗽，舌质淡，苔薄白，脉浮紧，指纹淡红。

加减　大便质稀色淡，泡沫多者，加防风炭；腹痛甚，里寒重者，加干姜、木香；夹有食滞者，去甘草、大枣，加焦山楂、鸡内金；小便短少者，加泽泻、车前子；恶寒鼻塞声重者，加荆芥、防风。

简介　本方出自《太平惠民和剂局方》，为解表和中，芳香化湿的常用方。主要用于急性肠胃炎或四时感冒属湿困脾胃，外感风寒者；霍乱吐泻；恶寒发热，头痛，胸膈满闷，脘腹疼痛，舌苔白腻，脉浮或濡缓；以及山岚瘴疟等。此外还有用于流行性腮腺炎、流感等传染性疾病。

处方 3　保和丸

方药　山楂，神曲，半夏，茯苓，陈皮，连翘，莱菔子。

功能与主治　消食和胃，清热化湿。主治食积停滞证。症见大便稀溏，夹有乳凝块或食物残渣，气味酸臭，或如败卵，脘腹胀满，嗳气酸馊，或有呕吐，不思乳食，腹痛拒按，泻后痛减，夜卧不安，舌苔厚腻，或微黄，脉滑实，指纹紫滞。

加减　腹痛者，加木香、槟榔；腹胀者，加厚朴、枳壳；呕吐者，加藿香、生姜。

简介　本方出自《丹溪心法》，为治疗食积的通用方，由于本方药力和缓平稳，故以"保和"命名。临床常用于治疗急慢性胃炎、肠炎、慢性胆囊炎、消化不良、婴儿腹泻等属食积内停者。现代研究表明，本方能抑制小鼠的胃排空及家兔十二指肠自发活动；拮抗乙酰胆碱、氯化钡、组织胺所致家兔和豚鼠离体回肠痉挛性收缩，部分解除肾上腺素对肠管的抑制。能明显提高胃蛋白酶活性，有轻度增加麻醉大白鼠膜腺、胆汁分泌量和膜蛋白的浓度，明显增加胰蛋白排出量。能促进小鼠木糖吸收。

使用注意　本方虽由消导药为主组成，但药力较缓，宜于食积之伤胃轻证者；脾虚食滞者不宜单独应用。

处方 4　七味白术散

方药　人参，茯苓，炒白术，藿香，甘草，木香，葛根。

功能与主治 健脾养胃，益气生津。主治小儿脾胃虚弱证。症见大便稀溏，色淡不臭，多见食后作泻，时轻时重，面色萎黄，神疲倦怠，食欲不振，形体消瘦，舌淡苔白，脉缓弱，指纹淡。

加减 胃纳呆滞，舌苔腻者，加苍术、陈皮、焦山楂；肢冷倦怠，大便清稀不化者，加炮姜、煨益智仁；久泻不止者，加肉豆蔻、石榴皮。

简介 本方出自《小儿药证直诀》，由四君子汤加藿香、木香、葛根组成，以益脾生津，和胃理气。明·儿科医家万全《幼科发挥》中称"白术散乃治泄作渴之神方"。文献报道七味白术散可治疗小儿疳症、慢性消化不良，又有用以治疗小儿多尿、遗尿、流涎、肾病水肿等病症。本方能够促进双歧杆菌、乳酸菌、酵母菌等有益菌的生长，并提高肠道酶活性，改善肠道微生态。

🌿 处方 5　附子理中汤

方药 炮附子，人参，炮姜，炙甘草，白术。

功能与主治 温阳祛寒，益气健脾。主治小儿脾胃虚寒证。症见久泻不止，食入即泻，澄澈清冷，或见脱肛，形寒肢冷，面色白，精神萎靡，寐时露睛，舌淡苔白，脉细弱，指纹色淡。

加减 脱肛者，加炙黄芪、升麻；久泻滑脱不禁者，加诃子、石榴皮、赤石脂。若脾肾阳虚者，可合用四神汤。

简介 本方出自《三因极一病证方论》，《医方考》载："人参、甘草、白术之甘温，所以补虚；干姜、附子之辛热，所以回阳。"实验研究证明附子理中汤能降低大鼠血清 TNF-α 水平，提高大鼠血清 IL-10 水平，调整促炎因子与抗炎因子平衡，从而发挥其抗炎效果。

🌿 处方 6　人参乌梅汤

方药 人参，莲子（炒），炙甘草，乌梅，木瓜，山药。

功能与主治 酸甘化阴，健脾止痢。主治气阴两伤证。症见泻下无度，质稀如水，精神萎弱或心烦不安，眼窝及囟门凹陷，皮肤干燥，啼哭无泪，口渴引饮，小便短少，甚至无尿，唇红而干，舌红少津，苔少或无苔，脉细数。

加减 泻下无度者，加山楂炭、诃子、赤石脂；口渴引饮者，加石斛、玉竹、麦冬；大便热臭加黄连，若病情进一步发展，症见泻下不止，精神萎靡，面色青灰或苍白，冷汗自出，啼哭无泪，尿少或无，四肢厥冷，脉沉细欲绝，为阴竭阳脱证，当予以生脉散合参附龙牡救逆汤加减。

简介 本方出自《温病条辨》，该方只保留了乌梅丸之人参、乌梅，另加莲子、炙甘草、木瓜、山药而成，其功效为酸苦泄肝热，酸甘养胃阴。临床常用于病后体虚及萎缩性胃炎、小儿厌食症、溃疡性结肠炎等。

二、中成药

1. 香连化滞丸：适用于湿热泄。使用方法：口服，每次 2 丸，一日 2 次。

2. 葛根芩连微丸：适用于湿热泻。使用方法：口服，小儿一次 1g，一日 3 次。

3. 小儿香橘丸：适用于脾胃虚弱证。使用方法：温开水送服，一次 1 丸，一日 2 次；周岁以内小儿酌减。

4. 幼泻宁颗粒：适用于脾胃虚寒证。使用方法：冲服，1～6 个月龄婴儿，每次 3～6g；6～12 个月龄者，每次 6g；1～6 岁，每次 12g；一日 3 次。

5. 十味石榴丸：适用于脾肾阳虚证。使用方法：口服，每次 1 丸，一日 2 次。

三、单方验方

1. 鲜马齿苋 30～60g。使用方法：加水煎成 150mL，每次服用 40～60mL，每日 3 次。适用于湿热泄泻。

2. 止泻葛根汤：葛根 6g，藿香 6g，石榴皮 6g，茯苓 10g，白术 10g，乌梅 15g，板蓝根 15g，青黛 2g，草豆蔻 2g。使用用法：水煎服，日一剂，早晚温服。适用于湿热泄泻。

3. 仙人掌根 30g，葱白 12g，艾叶 20g，生姜 6g，鸡蛋清适量。使用方法：将药物捣烂，调拌鸡蛋清，外敷贴患儿肚脐处。适用于风寒型。

4. 生姜 50g，鸡蛋 1 个。使用方法：将生姜捣烂绞汁，将鸡蛋煮熟后取出蛋黄并磨碎，调入姜汁，用温开水送服。适用于脾虚型泄泻。

5. 生山楂 9g，石榴皮 5g，白糖适量。使用方法：将生山楂、石榴皮焙焦黄，共研成细粉，2 次剂量，日 1 次，白糖水送服。适用于伤食泻。

6. 吴茱萸 12g。使用方法：上药研细末，取未熟的热饭（生心饭）适量与药粉混合成饼，温度适中，备用；取药饼放在神阙穴及周围，用纱布绷带固定；时间 10 小时，以晚上敷用为宜。适用于脾肾虚寒型泄泻。

第六节　疳证

疳证是由喂养不当或多种疾病影响，导致脾胃受损，气液耗伤，不能濡养脏腑、经脉、筋骨、肌肤而形成的一种慢性消耗性疾病，临床以形体消瘦，面色无华，毛发干枯，精神萎靡或烦躁，饮食异常，大便不调为特征。"疳"之含义，自古有两种解释：其一曰"疳者甘也"，言其病因，是指小儿恣食肥甘厚腻，损伤脾胃，形成疳证；其二曰"疳者干也"，言其病机、主症，是指气液干涸、形体羸瘦。疳证发病无明显季节性，各年龄段均可罹患，临床多见于5岁以下小儿。引起疳证的病因较多，临床以饮食不节，喂养不当，营养失调，疾病影响以及先天禀赋不足为常见，其病变部位主要在脾胃，可涉及五脏。病机关键为脾胃亏损，津液耗伤。本病经恰当治疗，绝大多数患儿均可治愈，若干疳及疳积重证阶段，因脾胃虚衰，生化乏源，气血亏耗，诸脏失养，必累及其他脏腑，因而出现"眼疳""口疳""疳肿胀"等兼证，临床当注重辨证论治。本病包含西医学的蛋白质-能量营养不良、维生素营养障碍、微量元素缺乏等疾病。

诊断：①既往有喂养不当或病后饮食失调及长期消瘦史。②临床表现：a.形体消瘦：体重比正常同年龄儿童平均值低15%以上，面色不华，毛发稀疏枯黄；严重者干枯羸瘦，体重可比正常平均值低40%以上。b.饮食异常，大便干稀不调，或脘腹胀满等明显脾胃功能失调症状。c.兼有精神萎靡不振，或好发脾气，烦躁易怒，或喜揉眉擦眼，或吮指磨牙等症。③辅助检查可有血红蛋白及红细胞减少。疳肿胀者，血清总蛋白大多在45g/L以下，人血清白蛋白约在20g/L以下。

一、辨证用药

处方1　资生健脾丸

方药　白术、人参、薏苡仁、白茯苓、山楂肉、橘红、神曲、川黄连、白豆蔻、泽泻、桔梗、藿香、甘草、白扁豆、莲子肉、干山药、麦芽、芡实。

功能与主治　健脾开胃，消食止泻，调和脏腑，滋养营卫。主治疳气证。症见形体略瘦，或体重不增，面色萎黄少华，毛发稀疏，不思饮食，腹胀，精神欠佳，性急易怒，大便干稀不调，舌质略淡，苔薄微腻，脉细有力，指纹淡。

加减　食欲不振，腹胀，苔厚腻者，去党参、白术，加苍术、鸡内金、厚朴；性情急躁，夜卧不宁者，加钩藤、黄连；大便稀溏者，加炮姜、肉豆蔻；大便秘结者，加火麻仁、决明子。

简介　本方为缪仲淳方，本方以人参、白术、茯苓、甘草、莲子肉、芡实、山药、白扁豆、薏苡仁之甘平补脾元，陈皮、神曲、山楂、豆蔻仁、桔梗之辛香调胃气，既不补滞，又无燥消，能补能运，臻于至和，用以固胎，永无滑坠，平人服之，亦有调中益胃之功。临床主要用于治疗功能性消化不良、慢性胃炎、溃疡性结肠炎等消化系统疾病，以及小儿厌食、疳积、慢性肾病等病症属脾胃虚弱者。

使用注意 忌桃、李、雀、蛤、生冷。

处方 2　肥儿丸

方药 黄连，胡黄连，白术，山楂，神曲，芦荟，人参，茯苓，甘草，使君子。

功能与主治 消积理脾，和中清热。主治疳积证。症见形体明显消瘦，面色萎黄少华或面白无华，肚腹膨胀，甚则青筋暴露，毛发稀疏结穗，精神烦躁，夜卧不宁，或见揉眉挖鼻，吮指磨牙，动作异常，食欲不振，或善食易饥，或嗜食异物，舌质淡，苔白腻，脉沉细而滑，指纹紫滞。

加减 腹胀明显者，加枳实、木香；大便秘结者，加火麻仁、郁李仁；烦躁不安，揉眉挖鼻者，加栀子、莲子心；多饮善饥者，加石斛、天花粉；恶心呕吐者，加竹茹、姜半夏；胁下痞块者，加丹参、郁金、穿山甲；腹有虫积者，加苦楝皮、使君子、榧子。

简介 本方出自《医宗金鉴》，脾虚虫疫为本方主证。方中使君子、芦荟驱虫消积为君。臣以黄连苦寒清热下蛔，胡黄连清热除湿消疳。佐以人参、白术、甘草、茯苓补脾；山楂、麦芽、神曲消积导滞。

处方 3　八珍汤

方药 人参，白术，白茯苓，当归，川芎，白芍，熟地黄，炙甘草。

功能与主治 益气补血。主治气血两虚之疳证。症见形体极度消瘦，皮肤干瘪起皱，大肉已脱，皮包骨头，貌似老人，毛发干枯，面色白，精神萎靡，懒言少动，啼哭无力，表情冷漠呆滞，夜寐不安，腹凹如舟，杳不思食，大便稀溏或便秘，舌质淡嫩，苔花剥或无，脉沉细弱，指纹色淡隐伏。

加减 四肢欠温，大便稀溏，去熟地黄、当归，加肉桂、炮姜；夜寐不安，加五味子、首乌藤；舌红口干，加石斛、乌梅。若病情进展，出现两目干涩，畏光羞明，眼角赤烂，甚则黑睛混浊，或有夜盲者，为眼疳，方用石斛夜光丸；若口舌生疮，甚或糜烂，面赤心烦，夜卧不宁，五心烦热者，为口疳，方用泻心导赤散；若足踝浮肿，眼睑浮肿，甚或颜面及全身浮肿者，为疳肿胀，方用防己黄芪汤合五苓散。若出现面色苍白，呼吸微弱，四肢厥冷，脉细欲绝，应急施独参汤或参附龙牡救逆汤，并配合西药抢救。

简介 本方出自《正体类要》，为四君子汤与四物汤合方而成。方中人参与熟地黄为君药，人参甘温，大补五脏元气，补气生血，熟地补血滋阴。臣以白术补气健脾，当归补血和血。佐用茯苓健脾养心，芍药养血敛阴，川芎活血行气，以使补而不滞。炙甘草益气和中，另加姜枣煎汤，调和脾胃，以助气血生化，共为佐使。诸药相合，共成益气补血之效。

配伍特点 加生姜三片，大枣五枚，水煎服。

二、中成药

1. 健儿素颗粒：适用于疳气证。使用方法：口服，开水冲服，一次10～15g，一日3次。

2. 化积口服液：适用于疳积证。使用方法：1岁以内每次5mL，2～5岁每次10mL，每日2次；5岁以上儿童，每次10mL，每日3次。

3. 小儿疳积散：适用于疳积证。使用方法：口服，每次9g，一日2次；3岁以下小儿酌减，用热米汤加食糖少许调服。

4. 保和丸：适用于疳积证。使用方法：2岁以下每次2g，2～5岁每次3g，5岁以上每次4g，每日2次。

5. 十全大补丸：适用于干疳证。使用方法：口服，每次服1/2～1丸，每日2次。

6. 明目地黄丸：适用于眼疳证。使用方法：口服，大蜜丸：大于7岁的儿童每次半丸，每日3次；3岁～7岁每次1/3丸。水蜜丸：大于7岁的儿童每次3g，3岁～7岁每次2g，每日2次。

三、单方验方

1. 使君子12g，苦楝皮6g，红枣20g，鸡内金30g。使用方法：将上述4味混合研成细末，调拌蜂蜜冲服，每日3次，连服7日。适用于疳气证。

2. 枳实12g，生栀子6g，槟榔6g，薄荷3g。使用方法：将上述4味混合研成细末，调拌鸡蛋清，外敷贴脐部足心。适用于疳气证。

3. 紫金牛6g，铁线莲3g，山荷叶3g，莱菔子2g。使用方法：将上述4味混合研成细末，调拌鸡蛋后于锅中蒸熟服用，每日1次。适用于疳积证。

4. 牵牛子20g，槟榔20g，山楂60g，木香10g。使用方法：将上述4味加适量水煎煮，沥去残渣后饮服，每日3次。适用于疳积证。

5. 榧子100g，使君子100g。使用方法：将榧子、使君子混合研成细末并炒熟，每次服用10g，加白糖少许。适用于小儿虫性疳积证。

6. 炒芡实、炒白扁豆、炒玉米、炒黄豆各40g，焙鸡内金10g。使用方法：研细末，每次15g，温开水送服，连续服用1～2个月。适用于疳干证。

7. 山楂9g，淮山药15g，白糖25g。使用方法：煎汤饮，每天2～3次，连服5～7天。适用于疳干证。

第七节 营养性缺铁性贫血

营养性缺铁性贫血是指由于体内贮存铁缺乏，导致血红蛋白合成减少所致，临床以皮肤黏膜苍白或苍黄、倦怠乏力、食欲不振、烦躁不安为特征。具有小细胞低色素性、血清铁和转铁蛋白饱和度降低、铁剂治疗效果良好等特点。本病是小儿贫血中最常见的类型，多见于婴幼儿，好发年龄为6个月至3岁。营养性缺铁性贫血病因主要与先天禀赋不足、后天喂养不当、脾胃虚弱，或大病之后失于调养，或急慢性失血有关。病位主要在脾胃，涉及心肝肾，病机关键为气血不足，血虚不荣。轻中度贫血一般预后良好，重度贫血或长期贫血者脏腑失养，影响儿童生长发育，使机体抗病能力下降，易感受外邪。

诊断：①有明确的缺铁病史：铁供给不足、吸收障碍、需要增多或慢性失血等。②临床表现：发病缓慢，皮肤黏膜逐渐苍白或苍黄，以口唇、口腔黏膜及甲床最为明显，神疲乏力，食欲减退，年长儿有头晕等症状。部分患儿可有肝脾肿大。③贫血为小细胞低色素性，平均血红蛋白浓度（MCHC）<31g/L，平均红细胞体积（MCV）<80fl，平均血红蛋白（MCH）<27pg。④3个月至6岁血红蛋白<110g/L，6岁以上血红蛋白<120g/L。⑤血清铁、总铁结合力、转铁蛋白饱和度、红细胞游离原卟啉、血清铁蛋白等异常。⑥铁剂治疗有效。用铁剂治疗4周后，血红蛋白上升20g/L以上。⑦病情分度：a.轻度：血红蛋白6个月至6岁为90～110g/L；6岁以上90～120g/L。红细胞（3～4）×10^{12}/L。b.中度：血红蛋白60～90g/L；红细胞（2～3）×10^{12}/L。c.重度：血红蛋白30～60g/L；红细胞（1～2）×10^{12}/L。d.极重度：血红蛋白<30g/L；红细胞<1×10^{12}/L。

一、辨证用药

处方1 当归补血汤

方药 黄芪，当归。

功能与主治 补气生血。主治气血不足证。症见面色萎黄或苍黄，唇淡甲白，形体消瘦，神疲乏力，食欲不振，肌肉松弛，大便不调，舌质淡，苔白，脉细无力，指纹淡滞。

加减 纳呆者，加鸡内金、焦山楂、炒谷芽；口臭、手足心热，积滞化热者加胡黄连、连翘；便秘者，加决明子、火麻仁；腹胀者，加槟榔、木香；反复外感者，合玉屏风散。

简介 本方出自《内外伤辨惑论》。君以黄芪大补脾肺元气，以资生血之源；臣以当归养血合营，是为补气生血的基础方，也是体现李东垣"甘温除热"治法的代表方。临床常用于妇人经期、产后发热等属血虚阳浮者，以及各种贫血、过敏性紫癜等属血虚气弱者。

使用注意 阴虚发热者禁用。

💊 处方2　归脾汤

方药 白术，当归，茯神，炒黄芪，远志，龙眼肉，酸枣仁，人参，木香，炙甘草，生姜，大枣。

功能与主治 益气补血，健脾养心。主治一为心脾气血两虚证。二为脾不统血证。症见面色萎黄或苍白，唇淡甲白，发黄稀疏，心悸怔忡，头晕目眩，夜寐不安，气短懒言，注意力涣散，体倦乏力，食欲不振，舌质淡红，脉细弱，指纹淡红。

加减 血虚明显者，加鸡血藤、白芍；纳呆者，加焦山楂、鸡内金、陈皮；便溏者，去当归或酌情减量，加苍术、薏苡仁；心悸、夜寐不安者，加柏子仁；脾虚肝旺，肢体震颤者，加白芍、钩藤、磁石；活动后多汗者，加浮小麦、煅牡蛎固涩敛汗。

简介 本方出自《正体类要》。方以甘温益气，辅以养血，佐以安神、理气为结构特征。诸药配伍，心脾同治，重在补脾；气血并补，重在益气。使脾气旺而血有所生、血有所摄，血脉充则神有所舍、血有所归，故方以"归脾"谓之。临床常用于胃及十二指肠溃疡出血、功能性子宫出血、贫血、血小板减少性紫癜、神经衰弱、心脏病等属心脾气血两虚及脾不统血者。

使用注意 阴虚血热者慎用。

💊 处方3　左归丸

方药 熟地黄，山药，枸杞子，山茱萸肉，川牛膝，菟丝子，鹿角胶，龟甲胶。

功能与主治 补肾滋阴，益髓填精。主治真阴肾水不足证。症见面色苍白，毛发枯黄，爪甲色白易脆，耳鸣目涩，盗汗，面色颧红，腰膝酸软，发育迟缓，口舌干燥，肌肤不泽，甚或皮肤瘀斑，吐血衄血，烦躁失眠，四肢震颤，舌质红干，苔少或光剥，脉细数，指纹淡紫。

加减 潮热盗汗者，加地骨皮、鳖甲、白薇等；久病精血大虚、发育迟缓者，加紫河车、益智仁、黄精；目干眼涩者，加石斛、夜明砂；神疲乏力者，加黄芪、太子参；四肢震颤者，加白芍、沙苑子、钩藤。

简介 本方出自《景岳全书》，是六味地黄丸减去"三泻"，加入鹿角胶、龟甲胶、枸杞子、菟丝子、川牛膝而成。组方配伍纯甘壮水，纯补无泻。大量补阴药加少量补阳之品，阳中求阴。临床主要用于老年性慢性支气管炎、高血压、阿尔茨海默病、慢性肾炎、腰肌劳损、不孕症等辨证属真阴亏损者。

使用注意 本方多阴柔滋腻之品，易滞脾碍胃，故脾虚便溏者慎用；长期服用，宜配醒脾助运之品。

🔖 处方 4　右归丸

方药 熟地黄，山药，山茱萸，枸杞子，鹿角胶，菟丝子，杜仲，当归，肉桂，制附子。

功能与主治 温补肾阳，填精益髓。主治肾阳不足证。症见面色白、口唇、爪甲苍白、发黄稀少、精神萎靡、畏寒肢冷、纳呆便溏，或完谷不化、消瘦或浮肿、发育迟缓、舌质淡、苔白、舌体胖嫩、脉沉细无力、指纹淡。

加减 大便溏泄者，减熟地黄，加白术、炮姜、肉豆蔻；下肢浮肿者，加薏苡仁、茯苓、猪苓；若冷汗肢厥脉数、阳气欲脱者，则急予参附龙牡救逆汤。

简介 本方出自《景岳全书》，是肾气丸减去"三泻"，加入鹿角胶、杜仲、枸杞子、菟丝子、当归而成。温补肾阳与填精益髓补血并用，阴中求阳。本方临床主要用于治疗肾病综合征、老年骨质疏松症、精少不育症，以及贫血、白细胞减少症等辨证属肾阳不足者。

使用注意 本方纯补无泻，内有湿浊见舌苔浊腻者，不宜服用。

二、中成药

1. 健脾生血颗粒：适用于心脾两虚证。使用方法：饭后用开水冲服。1岁以内一次2.5g（半袋），成人一次15g（3袋）；一日3次。4周为一疗程。

2. 小儿生血糖浆：适用于贫血各证。使用方法：口服。1～3岁小儿一次10mL（1支），3～5岁一次15mL（1支半），一日2次。

3. 升血颗粒：适用于气血两虚证。使用方法：口服。小儿周岁以内一次5g，1～3岁一次10g，3岁以上及成人一次15g，一日3次。

三、单方验方

1. 鸡血藤30～60g。使用方法：每日一次，水煎服。适用于贫血各型。
2. 连衣花生200g，红枣30～50g。使用方法：红枣、花生同放锅中加水适量煮至花生烂熟即可。吃红枣、花生，喝汤。适用于脾胃两虚型贫血。
3. 生黄芪15g，党参10g，白术10g，陈皮6g。使用方法：浓煎，加糖制成糖浆剂，每次 5mL，每日 3 次。适用于脾胃两虚型贫血。

4. 制何首乌、鸡血藤、熟地黄、当归、黄芪、谷芽、麦芽各 30g，焦白术 27g，陈皮 18g，鸡内金、五味子各 18g，红枣 15 枚。使用方法：上药浓煎至 500mL，再加入紫河车粉 10g 及白糖、防腐剂适量，瓶装。1 岁以内每次 10～15mL，1～3 岁每次 20～30mL，4～6 岁每次 30～40mL，每日 2～3 次，开水冲服。适用于脾胃两虚型贫血。

5. 党参、白术、茯苓、怀山药、山楂各 10g，大枣 5 枚，蜂蜜 50g，硫酸亚铁 2g。使用方法：浓煎 100mL，加蜂蜜，调服。适用于脾胃两虚型贫血。

6. 阿胶（烊化）、当归、川芎、龙眼肉各 10g，白芍、熟地黄各 15g，黄芪 30g，炙甘草 5g，鸡子黄（先煎化开）2 枚。使用方法：每日 1 剂，水煎服，分 2 次服，每次服后嚼服 8 枚红枣，10 日为 1 个疗程。适用于心脾两虚证贫血。

第八节　惊风

惊风是小儿常见的一种急重病证，临床以抽搐、昏迷为主要症状，又称"惊厥"，俗名"抽风"。其证候可概括为四证八候，四证即痰、热、惊、风；八候指搐、搦、掣、颤、反、引、窜、视。惊风又可分为急惊风与慢惊风，凡起病急暴，八候表现急速强劲，病性属实属阳属热者，为急惊风；起病缓，病久中虚，八候表现迟缓无力，病性属虚属阴属寒者，为慢惊风。慢惊风中若出现纯阴无阳的危重证候，称为慢脾风。若急惊风未获根治，也有可能会演变为慢惊风，本节主要论述急惊风的诊治。急惊风病因主要包括外感风热、感受疫毒及暴受惊恐；病位主要在心肝；病机关键为邪陷厥阴，蒙蔽心窍，引动肝风。本病属西医学小儿惊厥，好发于 1～5 岁儿童，可见于多种疾病之中。

诊断：①病史患儿常有感受风热、疫毒之邪或暴受惊恐病史。②临床表现：a.3 岁以下婴幼儿多见，5 岁以上逐渐减少。b. 以高热、抽风、昏迷为主要表现。可有原发性疾病的特征表现。c. 辅助检查：必要时可行血常规、大便常规、大便培养、脑脊液、脑电图、脑 CT 等检查协助诊断。

一、辨证用药

处方 1　羚犀白虎汤

方药　石膏，知母，粳米，炙甘草，羚羊角，犀角。

功能与主治　清热生津凉营息风。主治气血两燔证。症见壮热汗多，烦躁，斑疹不透，高热烦渴，神昏谵语，抽搐，舌赤，指纹紫滞上冲风关。

加减 若病情轻浅，尚在卫、气分者，可予以银翘散加钩藤、僵蚕、蝉蜕，以疏风清热，息风镇惊。喉间痰鸣者，加天竺黄、胆南星；咽喉肿痛、大便秘结者，加黄芩、大黄；抽搐较重者，加全蝎、蜈蚣。

简介 本方出自《温热经纬》，其组成为白虎汤加羚羊角、犀角。主治气血两燔，高热神昏，抽搐，即热极生风证。用白虎汤清气分阳明之热极，犀角咸寒之品清血分之热极，羚羊角熄肝风以解痉。诸药共用，以达清热凉营息风之功。

🦊 处方2　羚角钩藤汤

方药 羚羊角，桑叶，川贝母，生地黄，双钩藤，菊花，茯神，白芍，生甘草，淡竹茹。

功能与主治 凉肝息风，增液舒筋。主治热盛动风证。麻疹、流行性腮腺炎等疫病过程中，症见高热不退，神昏，四肢抽搐，头痛呕吐，烦躁口渴，舌质红，苔黄，脉数。

加减 热重者，加紫雪丹；昏迷狂躁者，加安宫牛黄丸；痰盛者，加天竺黄、胆南星；大便秘结者，加大黄；抽搐频繁者，加全蝎、蜈蚣。

简介 本方出自《重订通俗伤寒论》。以咸寒而甘与辛凉合方，清息之中寓辛疏酸甘之意，共成"凉肝息风"之法，为治疗肝热生风证之常用方。流行性乙型脑炎、高血压引起的头痛、眩晕、抽搐等属肝经热盛者，均可应用。

使用注意 若热病后期，阴虚风动，而病属虚风者，不宜应用。

🦊 处方3　清瘟败毒饮

方药 生地黄，黄连，黄芩，牡丹皮，石膏，栀子，甘草，竹叶，玄参，犀角，连翘，芍药，知母，桔梗。

功能与主治 清热解毒，凉血泻火。主治暑热疫毒证。症见起病急骤，持续高热，神昏谵语，反复抽搐，头痛项强，呕吐，或嗜睡，或皮肤出疹发斑，口渴便秘，舌质红，苔黄，脉弦数。严重者可发生呼吸困难等危象。

加减 本方治疗小儿急惊风属暑热疫毒证时，常加羚羊角（研末冲服）、钩藤、僵蚕以息风止痉。昏迷较甚者，可选用牛黄清心丸、安宫牛黄丸或紫雪丹；大便秘结者，加大黄、玄明粉；呕吐者，加半夏、竹茹；皮肤瘀斑者，加大青叶、丹参、紫草。

简介 本方出自《疫疹一得》，临床常用于治疗小儿支气管肺炎、手足口病、脓毒症、肾综合征出血热、重型肝炎、银屑病等病症。临床报道亦有用于治疗严重急性呼吸综合征、病毒性脑炎、带状疱疹、系统性红斑狼疮等病症。

使用注意 先煎石膏数十沸，后下诸药。犀角可用水牛角代替。

处方4 黄连解毒汤

方药 黄连，黄芩，黄柏，栀子。

功能与主治 泻火解毒。主治湿热疫毒证。症见持续高热，昏迷，谵妄烦躁，频繁抽搐，腹痛呕吐，大便黏腻或夹脓血，舌质红，苔黄腻，脉滑数。

加减 呕吐腹痛者，加玉枢丹；大便脓血者，可用大黄水煎灌肠；昏迷不醒，反复抽搐者，选用紫雪丹、至宝丹。若出现内闭外脱者，改用参附龙牡救逆汤灌服。

简介 本方出自《肘后备急方》。方组苦寒直折，为清热解毒之剂。临床加减本方常用于败血症、脓毒血症、痢疾、肺炎、泌尿系感染、流行性脑脊髓膜炎、乙型脑炎以及感染性炎症等属三焦火毒证者。药理研究表明，黄连解毒汤具有明显的抗炎、抗菌、抗内毒素、抗氧化、抗脑缺血、抗肿瘤、降血压、降血糖、降血脂、抑制脂肪细胞分化、抑制肝损害等作用。

使用注意 由于本方药物纯寒无热，刚直苦燥，虽然能直泻火热于下，但亦能伤阴耗气，故应中病即止，忌用于阴虚火旺之虚热，凡见舌绛苔光等阴虚证候者不可使用。

处方5 琥珀抱龙丸

方药 琥珀，天竺黄，檀香，人参，茯苓，甘草，枳壳，枳实，朱砂，山药，胆南星，金箔。

功能与主治 息风化痰，镇惊安神。主治小儿急惊风之暴受惊恐证。症见平素情绪紧张，胆小易惊，暴受惊恐后出现惊惕不安，喜投母怀，面色乍青乍白，甚则抽搐、神志不清，大便色青，脉律不整，指纹紫滞。

加减 寐中肢体颤动，惊惕不安者，加磁石；呕吐者，加竹茹、半夏；神疲乏力，唇甲色淡者，加黄芪、当归。

简介 本方出自《活幼新书》。现代常用于治疗小儿高热惊风、流行性脑脊髓膜炎、流行性乙型脑炎等。药理研究表明，本方能抑制中枢神经系统的兴奋性而能镇静、抗惊，并能增强机体免疫力，提高抗病能力。

使用注意 方中朱砂不宜多服、久服。脾肾阳虚之慢惊风者，禁用本方。

二、中成药

1.小儿回春丹：适用于急惊风风热证。使用方法：1岁内每次1～2粒，1～3岁每次3～5粒口服，2h后可重复使用。

2. 八宝惊风散：适用于急惊风疫毒证。使用方法：口服，小儿一次 0.52g，一日 3 次。周岁以内遵医嘱酌减。

3. 牛黄镇惊丸：适用于急惊风疫毒证。使用方法：口服，一次 1 丸，一日 1～3 次；3 岁以内小儿酌减。

4. 小儿惊风散：适用于急惊风暴受惊恐证。使用方法：口服，周岁小儿一次 1.5g，一日 2 次；周岁以内小儿酌减。

三、单方验方

1. 活蚯蚓 10～20 条。使用方法：用清水洗净置碗内，加入白糖 15g，取其所化之水服下。适用于急惊风风热证。

2. 蝉蜕 6g，僵蚕 10g，白糖 10g。使用方法：蝉蜕、僵蚕煎水；取滤液，加入白糖。于抽搐间隙时灌服，一日数次，重者可 1 日服 2 剂。适用于急惊风热盛动风证。

3. 胆南星、石菖蒲、天麻各 6g，竹沥 10g，地龙 5g。使用方法：水煎服，每日一剂。适用于急惊风痰热证。

4. 薄荷、羌活、全蝎、麻黄、甘草、僵蚕、天竺黄、白附子各 50g，竹沥（冲服）。使用方法：各药为末煎服或水煎服。适用于急惊风痰热证。

5. 生石膏 9g，全蝎 3g，僵蚕 3g，朱砂 1g，玄参 9g。使用方法：以上药味共研细粉，每次服 3g，用开水送服；不满 1 周岁小儿服 1g。适用于急惊风各证。

6. 钩藤、天麻、人参各 3g，羚羊角 2g，全蝎 1g，炙甘草 2g。使用方法：将药为末，每服 3g，水煎服。适用于急惊风各证。

7. 乌梅一个。使用方法：外用擦牙，适用于急惊风见牙关紧闭者。

第九节　麻疹

麻疹是感受麻疹时邪（麻疹病毒）引起的急性出疹性时行疾病，临床以发热，咳嗽，鼻塞流涕，眼泪汪汪，口腔两颊黏膜可见麻疹黏膜斑，周身皮肤按序布发红色斑丘疹，疹退时皮肤有糠麸样脱屑和棕色色素沉着斑为特征。本病一年四季均可发病，尤以冬、春季节发病者居多。本病多发生于学龄前儿童，成人亦有发生。患病后一般可获得持久免疫。病因为感受麻疹时邪，病机为邪犯肺脾，肺脾热炽，外发肌肤。按其病程，有顺证逆证的病机变化。正能胜邪，邪毒透发，表现为邪犯肺卫、肺脾热炽、肺胃阴伤等顺证；若正不胜邪，麻毒内陷，则可出现邪毒闭肺、邪毒攻喉、邪陷心肝、内闭外脱等逆证。病变部位主要在肺脾，可累及心肝。西医学亦称"麻疹"，可参考论治。

诊断：①易感儿童，未接种麻疹疫苗，麻疹接触史。②临床表现：典型麻疹临床分三期。a.初热期为2～4天，表现为发热，咳嗽，喷嚏，鼻塞流涕，泪水汪汪，畏光羞明，口腔内两颊黏膜近臼齿处可见多个0.5～1mm麻疹黏膜斑。b.见形期约3～5天，表现为热盛出疹，皮疹按序透发，多起于耳后发际，沿头面颈项、躯干四肢、手足心、鼻准部透发，3～4天出齐；皮疹初为淡红色斑丘疹，后转为暗红色，疹间皮肤颜色正常。邪毒深重者，皮疹稠密，融合成片；邪毒内陷者，可见皮疹骤没，或疹稀色淡。c.收没期为3～5天，皮疹透齐后身热渐平，皮疹渐退，皮肤留下糠麸样脱屑和棕色色素沉着斑。病情严重者可在病程中合并邪毒闭肺、邪毒攻喉、邪陷心肝等逆证。③辅助检查：a.血常规麻疹早期白细胞总数正常或减少。b.血清抗体检测早期检测IgM抗体即可为阳性，恢复期IgG抗体滴定度大于4倍增长有诊断价值。c.细胞学检查和病毒抗原检测鼻咽部吸取物、鼻咽拭子等涂片检查可见多核巨细胞和麻疹病毒抗原。

一、辨证用药

处方1　升麻葛根汤

方药　升麻，白芍，甘草，葛根。

功能与主治　解肌透疹。主治邪郁肌表，肺胃郁热证。症见麻疹初起，疹发不出，发热，口腔两颊近臼齿黏膜处可见麻疹黏膜斑，为0.5～1mm的白色小点，周围红晕，1～2日可累及整个颊黏膜。伴恶风，头身痛，鼻塞流涕，咳嗽，双目畏光、红赤，泪水汪汪，咽红肿痛，精神不振，纳食减少，舌边尖红，苔薄黄，脉浮数，指纹淡紫。

加减　本方清疏之力皆弱，临证可加入薄荷、荆芥、牛蒡子、金银花、蝉蜕等；风寒袭表，不能透发，加防风、荆芥；麻疹未透，色深红者，加紫草、牡丹皮、大青叶。

简介　本方出自《太平惠民和剂局方》。临床主要用于治疗麻疹、荨麻疹、腹泻及药物性肝炎等病症。现代药理研究表明，升麻属植物具有抗肿瘤、治疗骨质疏松、抗过敏等作用；而葛根具有降血压、扩张冠状血管、抗心律失常、降血糖血脂、抗氧化、抑制血小板聚集等多种药理作用。

使用注意　若麻疹已透，或疹毒内陷而见气急而粗、喘息抬肩、鼻翼煽动者，则当禁用。

🏵 处方2 清解透表汤

方药 西河柳，蝉蜕，葛根，升麻，连翘，金银花，紫草根，桑叶，菊花，牛蒡子，甘草。

功能与主治 清热解毒，透疹达邪。主治邪炽肺脾证。症见发热，3～4日后于耳后、发际、颈项、头面、胸腹、四肢顺序出现红色斑丘疹，稠密、紫红，伴壮热、烦躁、咽红肿痛，咳嗽加重，目赤眵多，纳差，口渴欲饮，大便秘结，小便短赤，舌质红绛，苔黄腻，脉洪数，指纹紫。

加减 壮热不退，烦躁不安者，加石膏、知母；皮疹稠密，疹点红赤，紫暗成片者，加牡丹皮、赤芍、丹参；咳嗽气粗，喉间痰鸣者，加桑白皮、苦杏仁、浙贝母；壮热不退，四肢抽搐者，加羚羊角、钩藤；身热不起，皮疹未透，或疹稀色淡者，加黄芪、太子参。

简介 本方为验方。麻为阳毒，以透为顺，以清为要，故以"麻不厌透""麻喜清凉"为指导原则，是历代医家对麻疹治疗原则的经验总结。意指麻疹治疗离不开宣透，因麻为阳毒，其性由内达外，由里出表，务必使腠理开泄，微微汗出，麻毒随之达表为顺。透疹宜取清凉，辛凉透邪解热，不可过用苦寒之品，以免伤正而邪毒内陷。清解透表汤为麻疹顺证见形期的代表方。此时麻疹尚未完全布达仍宜佐以透疹，以免苦寒遏邪之弊，故清解透表汤中桑叶、菊花、金银花、连翘清热解毒，牛蒡子、蝉蜕、西河柳、葛根、升麻等发表透疹，紫草清热凉血解毒透疹，体现了"麻不厌透""麻喜清凉"的治疗原则。

🏵 处方3 沙参麦冬汤

方药 党参，茯苓，白术，甘草，半夏，陈皮。

功能与主治 清养肺胃，生津润燥。主治燥伤肺胃阴分证。症见出疹后3～4日，皮疹按出疹顺序开始消退，皮肤有糠麸样脱屑和色素沉着，发热减退，神宁疲倦，纳食增加，口干少饮，咳嗽减轻，或声音嘶哑，大便干结，舌红少津，苔薄，脉细数，指纹淡紫。

加减 潮热盗汗，手足心热者，加地骨皮、银柴胡；神倦自汗，纳谷不香者，加炒谷芽、炒麦芽、鸡内金；大便干结者，加瓜蒌仁、火麻仁。若病情进展，症见壮热持续，烦躁，精神萎靡，咳嗽气喘、憋闷，鼻翼扇动，呼吸困难，喉间痰鸣，口唇发绀者，为邪毒闭肺，当予麻黄苦杏仁甘草石膏汤；若高热不退，咽喉肿痛或溃烂，吞咽不利，饮水呛咳，声音嘶哑，咳声重浊，声如犬吠，喉间痰鸣，呼吸困难，胸高胁陷，面唇发绀，烦躁不安者，为邪毒攻喉，当予清咽下痰汤；若高热不退，烦躁不安，神昏谵妄，四肢抽搐者，为邪陷心肝，当予羚角钩藤汤。

简介 本方出自《温病条辨》，此方原治肺阴不足之证，但其咽干、口渴等症状亦属胃阴不足现象，故本方对肺胃津伤均适用。方以甘寒养阴药为主，配伍辛凉清润和甘平培土药品，全方药性平和，清不过寒，润不呆滞，清养肺胃之功甚宏，亦可用于咳嗽、肺炎喘嗽等病证属阴虚肺热者。

二、中成药

1. 双黄连口服液：适用于邪犯肺卫证、邪炽肺脾证。使用方法：口服，3岁以下每次半支，1日2次；3～6岁，每次半支，1日3次；6～12岁每次1支，1日3次。

2. 儿童回春颗粒：适用于麻疹出疹期邪炽肺脾证。使用方法：开水冲服，1岁以下婴儿一次1/4袋，1～2岁一次1/2袋，3～4岁一次3/5袋，5～7岁一次1袋，一日2～3次。

3. 玄麦甘桔颗粒（冲剂）：适用于麻疹收没期肺胃阴伤证。使用方法：口服，一次1袋，每日3次。小儿酌减。

4. 小儿羚羊散：适用于邪毒闭肺证、邪陷心肝证。使用方法：口服，1岁一次1/5包，2岁一次1/4包，3岁一次1/3包，一日3次。

5. 安宫牛黄丸：适用于邪陷心肝证。使用方法：口服。一次1丸，一日1次；小儿3岁以内一次1/4丸，4～6岁一次1/2丸，一日1次。

三、单方验方

1. 西河柳30g，马蹄100g，白葛60g；或西河柳30g，加糖冬瓜片。使用方法：水共煎，饮服，每日1剂。适用于初热期小儿麻疹初期疹点不出或不透者。

2. 金银花15g，薄荷5g，鲜芦根30g。使用方法：先煮金银花、芦根15min，后下薄荷煮沸3min，去渣加白糖适量，温服，每天3～4次。适用于初热期邪犯肺卫证。

3. 鲜芦根、鲜白茅根各500g。使用方法：加水2000mL，煎服代茶。适用于见形期邪炽肺脾证。

4. 鲜芦根、雪梨（去皮）、荸荠，（去皮）、鲜藕各500g，鲜麦冬100g。使用方法：榨汁混合，冷饮或温服，每日数次。适用于收没期肺胃阴伤证。

5. 紫草10g，牡丹皮3g，生石膏15g，蝉蜕6g。使用方法：水共煎，每日1剂。适用于热毒内壅，麻疹不能外透者。

6. 枇杷叶、桑根白皮、生石膏各15g。使用方法：水共煎，每日1剂。适用于疹后热咳不止。

第十节　水痘

水痘亦称水花、水疮，是由水痘时邪（水痘-带状疱疹病毒）引起的一种以皮肤出疹为主的急性呼吸道传染病，临床以发热、皮肤黏膜分批出现红色斑丘疹、疱疹、结痂，且同时存在为主要特征。本病一年四季均可发生，以冬春两季发病最多。任何年龄皆可发病，以6～9岁学龄期儿童最为多见。其传染性很强，容易散发流行。水痘一般预后良好，愈后不留瘢痕，患病后可获终身免疫。本病为感受水痘时邪，病位在肺脾，主要病机为时邪蕴郁肺脾，湿热蕴蒸，透于肌表，故有皮肤水痘布露。西医学亦称水痘。

诊断：①常在发病前2～3周有水痘接触病史。②临床表现：典型的水痘分为疹前期和出疹期。a.疹前期起病急，发热，体温大多不高，有咳嗽，清涕，食少等症状。b.出疹期全身皮疹常在1～2天内出现，始见于头皮、面部，为红色斑丘疹，很快变成疱疹，疱疹呈椭圆形，大小不一，内含水液，疱浆清亮，周围红晕，常伴有瘙痒，继而结痂，痂盖脱离后不留瘢痕。皮疹以躯干部较多，四肢较少，分批出现，此起彼落，在同一时期，斑丘疹、疱疹、干痂并见。病情严重者，出现壮热烦躁，神志模糊，咳嗽气喘，口唇发绀，或昏迷、抽搐等症。全身水痘稠密，甚累及口咽、阴部，或皮疹出之不畅，疹色暗紫，疱浆混浊，周围红晕显露，肤痒难忍。③辅助检查：血常规示白细胞总数正常或稍高。

一、辨证用药

处方 1　银翘散

方药　连翘，金银花，薄荷，牛蒡子，荆芥穗，淡豆豉，竹叶，桔梗，生甘草。

功能与主治　辛凉解表。主治邪伤肺卫证。症见发热恶寒，或无发热，鼻塞流涕，喷嚏，咳嗽，1～2天后分批出现皮疹，初为斑疹、丘疹，继而疱疹、结痂，疹色红润，疱疹呈椭圆形，疱浆清亮，根盘红晕，分布稀疏，此起彼伏，以躯干为中心，呈向心性分布，伴有痒感，舌苔薄白，脉浮数，或指纹紫。

加减　银翘散在治疗水痘邪伤肺卫证时，常与六一散合用，本证亦可用三仁汤加减治疗。发热、咽痛者，加桑叶、射干、玄参；咳嗽有痰者，加苦杏仁、浙贝母；皮肤瘙痒者，加防风、蝉蜕、地肤子；疱疹密集色红者，加蒲公英、车前子、六一散。

简介 本方出自《温病条辨》，功主辛凉透表，清热解毒。主治温病初起。所用药物均系轻清之品，加之用法强调"香气大出，即取服，勿过煮"，体现了吴氏"治上焦如羽，非轻莫举"（《温病条辨》）的用药原则。

使用注意 方剂不宜久煎。

处方2　清胃解毒汤

方药 当归，黄连，生地黄，天花粉，连翘，升麻，牡丹皮，赤芍。

功能与主治 清热凉血，解毒渗湿。主治邪炽气营证。症见壮热不退，烦躁不安，口渴欲饮，面红目赤，大便干结，小便短黄，皮疹疹色紫暗，疱浆混浊，根盘红晕明显，分布密集，甚可见出血性皮疹、紫癜，皮疹呈离心性分布，舌红或绛，苔黄糙而干，脉数有力，或指纹紫滞。

加减 皮肤瘙痒，疱疹密集者，加蝉蜕、地肤子、白鲜皮；疱疹密集色红者，加蒲公英；口舌生疮、大便干结者，加大黄、全瓜蒌；津液耗伤，口唇干燥者，加麦冬、芦根。若体虚邪毒化火，正不胜邪，易内陷转为变证，出现高热，咳嗽气喘，鼻扇，口唇青紫等症，为邪毒闭肺之变证，予麻杏石甘汤加减。若突然出现高热，神志模糊，甚至昏迷、抽搐等症，为邪毒内陷心肝之变证，予清瘟败毒饮合安宫牛黄丸。

简介 本方出自《痘疹传心录》。方中升麻清热透疹，连翘、黄连清热解毒；赤芍、牡丹皮、生地黄凉血滋阴；天花粉降火生津，当归补血和血、滋阴润燥。全方共奏清热化湿，凉血解毒之功。

二、中成药

1. 双黄连口服液：适用于邪犯肺卫证、邪炽肺脾证。使用方法：口服，3岁以下每次半支，1日2次；3～6岁，每次半支，1日3次；6～12岁每次1支，1日3次。

2. 清瘟解毒丸：适用于邪伤肺卫证、邪炽气营证。使用方法：口服，一次12g，一日2次；小儿酌减。

3. 小儿清肺颗粒：适用于邪毒闭肺证。使用方法：开水冲服，2～5岁，一次3g；6～9岁，一次4.5g；10～14岁，一次6g，一日3次。

三、单方验方

1. 鲜薄荷、鲜金银花、鲜浮萍、鲜紫苏叶、鲜芦根各30g。使用方法：上药共捣如泥，用时嘱患儿仰卧，取药泥适量，敷贴于患儿肚脐上约1cm厚，外以纱布覆盖，胶布固定，每天换药2次，直至病愈为止。适用于邪犯肺卫证。

2. 金银花、连翘、淡竹叶各6～9g，牛蒡子3～6g，薄荷（后下）、木通、甘草各3~4.5g。使用方法：水煎服，每日1剂，日服2次。适用于邪犯肺卫证。

3. 金银花6g，连翘4.5g，苦杏仁6g，甘草1.5g，升麻3g，苍术3g，赤芍3g，地肤子3g，赤小豆4.5g，薄荷3g。使用方法：水共煎，每日1剂。适用邪伤肺卫证。

4. 蒲公英6g，金银花、连翘各10g，紫花地丁6g，黄芩5g，芦根10g，炒栀子皮3g，薄荷2.4g，蝉蜕3g，木通3g，滑石10g，甘草3g。使用方法：水煎服，每日1剂，日服3次。适用于水痘出痘期湿热证。

第十一节　手足口病

手足口病是由感受手足口病时邪（肠道柯萨奇病毒A组、B组及新肠道病毒71型）引起的急性发疹性传染病，临床以手掌、足跖、口腔及臀部等部位斑丘疹、疱疹，或伴发热为特征。本病一年四季均可发生，但以夏秋季节为多见，任何年龄均可发病，临床尤多见于5岁以下小儿。本病病因为感受手足口病时邪，病位在肺脾两经，病机为邪蕴郁肺脾，外透肌表。西医学又称本病为手足口综合征。多为隐性感染，患儿及带毒者为传染源。

诊断：①病前1~2周有与手足口病患者接触史。②临床表现：a.起病较急，常见手掌、足底、口腔、臀部疱疹及发热等症，部分病例可无发热。b.病情严重者，可见高热不退、头痛烦躁、嗜睡易惊、肢体抖动，甚至喘息、昏迷抽搐、汗出肢冷、脉微欲绝等症。③辅助检查：a.病原学检查：取咽分泌物、疱疹液及粪便，进行肠道病毒（Cox16、EV71等）特异性核酸检测，结果为阳性，或分离出相关肠道病毒。b.血清学检查：急性期与恢复期血清Cox16、EV71等肠道病毒中和抗体有4倍以上的升高。

一、辨证用药

处方1　甘露消毒丹

方药　滑石，黄芩，茵陈，藿香，连翘，石菖蒲，白豆蔻，薄荷，木通，射干，川贝母。

功能与主治　清热解毒，利湿化浊。主治湿温时疫，邪在气分，湿热并重证。症见发热轻微，或无发热，或流涕咳嗽、纳差恶心、呕吐泄泻，口腔、手掌、足跖部疱疹，分布稀疏，疹色红润，根盘红晕不著，疱液清亮，舌质红，苔薄黄腻，脉浮数。

加减　恶心呕吐者，加紫苏梗、竹茹；泄泻者，加泽泻、薏苡仁；高热者，加葛根、柴胡；肌肤痒甚者，加蝉蜕、白鲜皮；咳嗽者，加炙紫菀、前胡；口腔黏膜红肿，疱疹显著者，加蒲公英、桑叶、菊花。

简介 本方出自《医效秘传》。临床主要用于治疗慢性乙型肝炎、高胆红素血症、急性化脓性扁桃体炎、传染性单核细胞增多症、慢性湿疹等病症。临床报道也见于治疗酒精性肝病、咽炎、口腔溃疡、痤疮、支气管肺炎、手足口病、带状疱疹、流行性腮腺炎、流感、非典型病原体肺炎、流行性出血热、梅核气等证属湿温内伏的病症。实验研究表明，甘露消毒丹具有抗炎、抗病毒、调节免疫、调节血脂、调整胃肠功能、保肝利胆、抗肝纤维化等作用。

使用注意 湿热入营、谵语舌绛者，不宜应用本方。剂中的薄荷、白豆蔻皆不可久煎，宜后下。

处方2 清瘟败毒饮

方药 生地黄，黄连，黄芩，牡丹皮，石膏，栀子，甘草，竹叶，玄参，犀角，连翘，芍药，知母，桔梗。

功能与主治 清热解毒，凉血泻火。主治湿热疫毒证。症见身热持续，烦躁口渴，小便黄赤，大便秘结，手掌、足跖、口腔黏膜及四肢、臀部疱疹，痛痒剧烈，甚或拒食，疱疹色泽紫暗，分布稠密，或成簇出现，根盘红晕显著，疱液浑浊，舌质红绛，苔黄厚腻或黄燥，脉滑数。严重者伴嗜睡易惊、肢体抖动、昏迷抽搐，或喘憋发绀、汗出肢冷、脉微欲绝等危证。

加减 大便秘结者，加大黄、玄明粉；口渴喜饮者，加天花粉、麦冬、芦根；烦躁不安者，加淡豆豉、莲子心；疱疹溃烂不愈者，加儿茶、五倍子；高热者，加柴胡、葛根；湿重者，去知母、地黄，加藿香、滑石、竹叶。病之后期，热退疹消，气阴耗伤，症见纳呆神疲、唇干口燥者，以生脉散加味。若出现壮热、神昏、抽搐者，为邪毒内陷厥阴心肝，宜送服安宫牛黄丸或紫雪丹；若见胸闷心悸、咳频气急、口唇发绀、咯吐粉红色泡沫痰者，可予己椒苈黄丸合参附汤加减。变证须配合西医抢救治疗。

简介 本方出自《疫疹一得》，临床常用于治疗小儿支气管肺炎、手足口病、脓毒症、肾综合征出血热、重型肝炎、银屑病等病症。临床报道亦有用于治疗严重急性呼吸综合征、病毒性脑炎、带状疱疹、系统性红斑狼疮等病症。

使用注意 先煎石膏数十沸，后下诸药。犀角可用水牛角代替。

二、中成药

1.清热解毒口服液：适用于外感风温邪毒证。使用方法：口服，每次5～10mL，1日2～3次。

2.清胃黄连丸：适用于湿热蒸盛证。使用方法：开水送服，1次1丸，1

日 2 次。

3. 黄花口服液：适用于湿热蒸盛证。使用方法：饭后口服，2.5~3 岁，每次 5mL；4~6 岁，每次 10mL；7~10 岁，每次 15mL；大于 11 岁，每次 20mL；1 日 2 次，3 日为 1 个疗程。

三、单方验方

1. 汪氏经验方一：金银花、连翘、荆芥、槟榔各 10g，板蓝根 15g，蝉蜕、薄荷（后下）各 6g，六一散（包）12g，生大黄（后下）5g，全瓜蒌 12g。使用方法：水煎服，每日 1 剂，早晚分服。适用于外感风温邪毒证。

2. 汪氏经验方二：金银花、连翘、板蓝根、蝉蜕、桔梗各 5g，淡豆豉、仙鹤草、黄芩、牡丹皮、桑叶、桑白皮、焦山楂、焦神曲各 10g，六一散（包煎）12g。使用方法：水煎服，每日 1 剂，早晚分服。适用于发疹初期。

3. 汪氏经验方三：连翘、沙参、麦冬、玉竹、桑叶、天花粉、白扁豆、焦山楂焦神曲各 10g，淡竹叶 8g，石膏 15g，甘草 3g，法半夏 6g。使用方法：水煎服，每日 1 剂，早晚分服。适用于肺胃阴虚证。

4. 金银花 15g，连翘 15g，藿香 9g，桔梗 6g，黄芩 9g，板蓝根 15g，栀子 6g，赤芍 6g，滑石 15g，竹叶 9g，甘草 6g。使用方法：水煎服，每日 1 剂，早晚分服。适用于外感风温邪毒证。

5. 汪受传经验方：金银花、连翘、淡豆豉、焦神曲各 10g，蝉蜕 5g，板蓝根、薏苡仁、碧玉散（包煎）各 15g，佩兰、藿香各 8g，甘草 3g。使用方法：水煎服，每日 1 剂，早晚分服。适用于风热夹湿，湿重于热证。

第十二节　痄腮

痄腮，是由腮腺炎时邪（流行性腮腺炎病毒）引起的一种时行疾病，临床以发热、耳下腮部肿胀、疼痛为主要临床特征。中医亦称"时行腮肿""温毒""蛤蟆瘟""鸬鹚瘟"等。本病一年四季均可发生，冬春季易于流行。多见于 3 岁以上儿童，尤以学龄儿童高发。预后一般良好，感染后可获终生免疫。主要病因病机为腮腺炎时邪壅阻少阳经脉，凝滞腮部。邪传他经，有窜睾入腹、内陷心肝之变。可引起睾丸肿痛，甚或惊厥等并发症。西医学流行性腮腺炎可参考本节论治。

诊断：①好发于冬春季，发病前 2~3 周有流行性腮腺炎患者接触史。②临床表现：病初可有发热、头痛、呕吐等症状。腮腺肿胀常先起于一侧，2~3 天后对侧亦肿大，肿胀范围以耳垂为中心，边缘不清。表皮不红，触之有弹性及压痛。腮腺管口可见红肿，可有颌下腺、舌下腺肿大。可并发脑膜脑炎、睾丸炎、卵巢炎、胰腺炎等。③辅助检查：a.缺乏腮腺炎或接种过疫苗者需行病原学诊断：取急性期唾液和脑膜炎发生后 5 天内脑脊液分离病毒；特异性 IgM 阳性提示近期感染。b. 特异性抗体：用补体结合试验、血凝抑制试验或 ELISA 法检测双份血清，特异性 IgG ≥ 4 倍增高可建立诊断。特异性 IgM 阳性提示近期感染。

一、辨证用药

处方 1　柴胡葛根汤

方药　柴胡，天花粉，干葛，黄芩，桔梗，连翘，牛蒡子，石膏，甘草，升麻。

功能与主治　解肌散邪，清热解毒。主治温毒外袭证。症见轻微发热、恶寒，一侧或两侧耳下腮部漫肿疼痛，咀嚼不便，或有头痛、咽红、纳少，舌质红，苔薄白或薄黄，脉浮数。

加减　热甚者，加生石膏；咽喉肿痛者，加马勃、玄参、甘草；纳少、呕吐者，加竹茹、陈皮；发热、恶寒者，加白芷、紫苏叶；若肿而坚硬者，加昆布、浙贝母、海藻、海带。

简介　本方出自《外科正宗》。方中用苦平柴胡，入肝胆经，透达与清解少阳之邪，并能疏泄气机之郁，使少阳之邪得以疏散而为君；臣以黄芩、连翘清热解毒，葛根、桔梗疏风清热；佐以石膏、牛蒡子清热利咽，升麻散热解毒；天花粉顾护稚阴；甘草调和诸药为使。诸药合用疏风清热、疏解少阳经络。方以清法为主，以清胆经邪热，辅以汗法散热外出。亦用柴胡与黄芩相伍以和解少阳、疏通少阳经脉。临床常用于腮腺炎、下颌骨骨髓炎、齿槽囊肿等疾病。研究显示本方退热效果迅速而持久。

处方 2　普济消毒饮

方药　黄芩，黄连，陈皮，玄参，桔梗，甘草，柴胡，牛蒡子，连翘，薄荷，马勃，板蓝根，僵蚕，升麻。

功能与主治　清热解毒，疏风散邪。主治热毒蕴结证。症见高热，一侧或两侧耳下腮部肿胀疼痛，坚硬拒按，张口咀嚼困难，或有烦躁不安、口渴欲饮，头痛，咽红肿痛，颌下肿块胀痛，纳少，大便秘结，尿少而黄，舌红苔黄，脉滑数。

加减　热甚者，加生石膏、知母；腮部肿甚者，加蒲公英、海藻、昆布；腮部肿胀、坚硬拒按者，加牡蛎、赤芍、牡丹皮；呕吐者，加竹茹；便秘者，加大黄、玄明粉；口渴唇燥者，重用玄参，加天花粉。若病情进展，出现高热不退，烦躁不安，头痛项强，呕吐，嗜睡神昏，四肢抽搐者，为邪陷心肝，予清瘟败毒饮加减；若腮部肿胀消退后，一侧或双侧睾丸肿胀疼痛，或脘腹、少腹疼痛，为毒窜睾腹，予龙胆泻肝汤加减。

简介 本方出自《东垣试效方》。组方用药清疏兼施，升降并用，既疏邪于外，又解毒于内，并使火热之毒从上而解。现代临床常用于治疗流行性出血热、流行性感冒、手足口病、带状疱疹、小儿传染性单核细胞增多症等传染性疾病。临床研究发现，普济消毒饮还可用于治疗多种热性皮肤病、扁桃体炎、急性病毒性心肌炎、亚急性甲状腺炎、放射性口腔黏膜反应、花粉过敏、鼾症（火郁咽喉证）、周围性面瘫急性期、急性病毒性上呼吸道感染等，而且具有一定降脂降糖效果。

使用注意 本方药物偏于苦寒，素体阴虚或脾虚便溏者均应慎用。

二、中成药

1.腮腺炎片：适用于温毒外袭证。使用方法：周岁以内儿童，每服 1～2 片，1 日 2 次；2～7 岁儿童，每服 2～4 片，1 日 2 次；8 岁以上者，每服 4～6 片，1 日 2 次。

2.蒲地蓝消炎口服液：适用于温毒外袭证。使用方法：口服，每次 5～10mL，每日 3 次。

3.小儿化毒散：适用于热毒蕴结证。使用方法：口服，1 次半支，3 岁以内小儿酌减，1 日 1～2 次。

4.安宫牛黄丸：适用于邪陷心肝证。使用方法：口服，一次 1 丸，一日 1 次；3 岁以内小儿一次 1/4 丸，4～6 岁一次 1/2 丸，一日 1 次。

三、单方验方

1.绿豆 120g，黄豆 60g，白糖 90g。使用方法：水煮绿豆、黄豆至烂，加糖调食。适用于温毒外袭证。

2.鸬鹚瘟方：柴胡 6g，贯众 6g，干葛 3g，竹茹 3g，半夏曲 3g，黄连 2.1g，枳壳 2.1g，甘草 1.2g。使用方法：水煎服，每次 1 剂，早晚温服。适用于热毒蕴结证。

3.青黛粉适量。使用方法：醋调外涂患处，1 日 3～4 次，连用 3～4 天。适用于痄腮各证型。

4.仙人掌（去刺）一片。使用方法：从中剖开或捣烂，外敷患处。适用于痄腮各证型。

5. 重楼根适量。使用方法：研细末，以酒、醋各半调成糊状，轻涂患处。同时内服其干根6～9g水煎，疗效尤佳，一般2～3天可愈。适用于痄腮各证型。

第十三节　维生素D缺乏性佝偻病

维生素D缺乏性佝偻病，是由于儿童体内维生素D不足，致使钙磷代谢失常的一种慢性营养缺乏性疾病。临床以多汗、夜啼、烦躁、枕秃、肌肉松弛、囟门迟闭，甚至鸡胸肋翻。下肢弯曲等为特征。是目前我国儿科重点防治的四病之一。根据本病的临床特征，散见于中医学汗证、五迟、五软、鸡胸、龟背等疾病。本病常发生于冬春两季，多见于3岁以下小儿，尤以6～12个月婴儿发病率较高。本病的发生主要责之于先天禀赋不足、后天调护失宜，或其他因素影响，导致脾肾亏虚。病位主要在脾肾，先天之本不足、后天化生无力，病变亦可涉及五脏。预后一般良好，但易罹患其他疾病，使病程迁延。或因病情较重，治疗失宜，病后可留下某些骨骼畸形。

诊断：①多见于婴幼儿，好发于冬春季节，有维生素D缺乏史。②临床表现：a.发病初期有烦躁夜啼，精神淡漠，纳呆，多汗，枕秃，囟门迟闭，牙齿迟出等。b.病至激期，除初期表现，还可见乒乓球头（颅骨软化）、方颅、肋骨串珠、肋缘外翻、肋膈沟、手镯、鸡胸、漏斗胸、"O"型或"X"型腿、脊柱后突或侧弯等。③理化检查：初期血钙正常或稍低，血磷明显降低，钙磷乘积小于30，血清碱性磷酸酶增高。激期血钙降低，血清碱性磷酸酶明显增高。腕部X线摄片，可见于骺端有毛刷状或杯口状改变，也可见骨质疏松，皮质变薄。

一、辨证用药

处方1　人参五味子汤

方药　人参，白术，白茯苓，五味子，麦冬，炙甘草。

功能与主治　补肺健脾，益气化痰。主治肺脾气虚证。症见多汗，睡眠不宁，囟门开大，发稀易落，面色少华，肌肉松弛，纳呆，大便不调，易反复感冒，舌质淡，苔薄白，指纹淡，脉虚无力。

加减　汗多者，加龙骨、牡蛎；大便不实者，加山药、白扁豆、莲子肉；湿重苔腻者，加苍术、佩兰；睡眠不安，夜惊者，加远志、首乌藤、合欢皮。

简介　本方出自《幼幼集成》，功主益气补中，健脾养胃，养阴清热，补肾养心。临床常用于久嗽脾虚，中气怯弱，面白唇白者。

使用注意 加生姜三片，大枣三枚，水煎，温服。

处方2 益脾镇惊散

方药 人参，白术，茯苓，朱砂，钩藤，甘草。

功能与主治 扶土抑木，理脾平肝。主治脾虚肝旺证。症见面色少华，多汗，夜惊啼哭，甚至抽搐，神疲纳呆，坐立行走无力，舌质淡，苔薄，指纹淡，脉细弦。

加减 汗出浸衣者，加碧桃干、五味子、煅龙骨、煅牡蛎；夜卧不安者，加远志、首乌藤；睡中惊惕者，加珍珠母、僵蚕；抽搐者，加全蝎、蜈蚣，或改用缓肝理脾汤（《医宗金鉴》）。

简介 本方出自《医宗金鉴》，为四君子汤加味而成。方中人参补益元气而为君；臣以钩藤平肝镇惊，朱砂镇心安神；佐以白术、白茯苓、甘草补益脾胃、助运化湿，助人参培土而抑木。诸药合用脾健、肝平、心宁，惊止。临床主要用于惊泻，症见便下色绿或青、睡中惊啼。亦可用于佝偻病、痛证等证属脾虚肝旺者。

使用注意 上药研为细末，每服 6g，灯心草汤调服，或作汤剂水煎服，朱砂另研冲服。

处方3 补天大造丸

方药 紫河车，人参，黄芪，白术，当归，酸枣仁，远志，茯苓，甘草，山药，鹿角胶，枸杞子，熟地黄，白芍，龟甲。

功能与主治 补肾填精，补养气血。主治气血俱虚、肾精尤亏之证。症见面色苍白无华，头汗淋漓，肢软乏力，神情淡漠、呆滞，甚或生长发育迟缓，如出牙、坐立、行走迟缓，囟门不闭，头颅方大，鸡胸，龟背，或见漏斗胸，肋外翻，下肢弯曲，舌质淡，苔少，指纹淡，脉细无力。

加减 汗多者，加龙骨、牡蛎；纳呆食少者，加砂仁、陈皮；智识不聪者，加石菖蒲、郁金；烦躁夜惊者，加茯神、酸枣仁、白芍、钩藤。

简介 本方出自《医学心悟》。全方肺脾肾兼顾，阴阳双补。方中人参、黄芪、白术、山药、茯苓以补肺脾之气；白芍、地黄、当归、枸杞子、龟甲培补阴精以滋养阴血；鹿角胶、紫河车助真阳而填精髓；酸枣仁、远志敛阴止汗、宁心。诸药合用，共其补气养血、补肾填精之功。临床常用于治疗维生素 D 缺乏性佝偻病、发育迟缓、贫血等疾病。药理学研究表明，本方能调节内分泌系统功能，促进生长发育；能调节消化系统功能，促进新陈代谢；能增强免疫功能，提高抗病能力；能增强造血系统功能，促进血红蛋白和红细胞生成。

使用注意 以龟甲、鹿角胶和药，炼蜜为丸。亦可减量用作汤剂。

二、中成药

1. 玉屏风口服液：适用于肺脾气虚证。使用方法：3 岁以下小儿每次半支，3 岁以上的儿童的服药剂量可以达到每次一支，1 日 3 次。

2. 小儿牛黄清心散：适用于脾虚肝旺证。使用方法：口服，周岁以内一次 1 袋，1～3 岁一次 2 袋，3 岁以上酌增，1 日 1～2 次。

3. 龙牡壮骨颗粒：适用于肺脾气虚及脾肾亏损证。使用方法：开水冲服，2 岁以下一次 5g 或 3g（无蔗糖），2～7 岁一次 7.5g 或 4.5g（无蔗糖），7 岁以上一次 10g 或 6g（无蔗糖），1 日 3 次。

4. 六味地黄丸：适用于脾肾亏虚证。使用方法：温开水或温淡盐水送下，每次 6～9g，1 日 2 次。小儿每次 1.5～3g，1 日 2～3 次。

三、单方验方

1. 乌贼骨龟甲汤：海螵蛸 9g，龟甲 12g，红糖适量。使用方法：将海螵蛸与龟甲水煮约半小时，取汤去渣，调入红糖，温热饮用，每日 2 次。适用于肾虚骨弱证。

2. 蛤壳双甲丸：蛤壳、炮穿山甲片、炮鳖甲片各等份，蜂蜜适量。使用方法：将上述前 3 味各研极细末，炼蜜为丸，以米汤送服，每服 10g（小儿减半），1 日 2 次。适用于佝偻病缺钙痉挛抽搐症。

3. 紫河车牡蛎粉：紫河车 1 具，煅牡蛎、黄芪各 30g，蜈蚣 10 条，青盐 10g。使用方法：干燥后研为细粉，分 100 小包。每次温开水冲 1 包，1 日 2 次，连服 1 个月。适用于佝偻病脾肾阳虚证。

4. 鸡金双甲粉：龟甲、鳖甲、鸡内金、鹿角、海螵蛸各等份。使用方法：研成细末。每次服 1g，1 日 2 次。适用于佝偻病脾肺气虚及脾肾亏损证。

5. 黄芪、菟丝子、苍术、麦芽各 10g，牡蛎 30g。使用方法：水煎服，1 日 1 剂，早晚温服。适用于佝偻病脾肺气虚及脾肾亏损证。

6. 黄精蜜膏：取干黄精 100g，蜂蜜 200g。使用方法：干黄精洗净放入锅中，加水浸泡透发，再以小火煎煮至熟烂，加入蜂蜜煮沸，调匀即成，待冷，装瓶备用，每次 1 汤匙。适用于佝偻病肾精不足证。

7. 四粉散：醋炒鱼骨 50g，胎盘粉 7g，炒鸡蛋壳 18g，白糖 25g。使用方法：共研为细末，每次口服 0.5g，每日 3 次，可久服。适用于各型佝偻病。

8. 壮骨散：龙骨、牡蛎、太子参、淫羊藿各 10g。使用方法：共为细末，每次 0.5g，每日 3 次。适用于佝偻病偏肾阳虚证。

第八章

妇产科疾病

第一节　月经病

月经病是指以月经的周期、经期、经量异常为主症，或伴随月经周期，或以绝经前后出现明显症状为特征的疾病。月经病是妇科临床的常见病、多发病，被列为妇科病之首。常见的月经病有月经先期、月经后期、月经先后无定期、月经过多、月经过少、经期延长、经间期出血、崩漏、闭经、痛经、月经前后诸证、绝经前后诸证等。月经病多因寒热湿邪侵袭、情志因素、房劳所伤、饮食失宜、劳倦过度等引起脏腑功能失常，气血失调，间接或直接地损伤冲、任、督、带和胞宫、胞脉、胞络，以及肾 - 天癸 - 冲任 - 胞宫功能失调而致。月经病的诊断多以四诊收集的临床表现为依据，着重月经期、量、色、质的异常及伴随月经周期或绝经前后出现明显不适的症状，同时结合全身症状，运用四诊八纲辨脏腑、气血、经络的寒热虚实。辨治月经病当注意结合相关检查与有关疾病的鉴别，如月经后期、闭经等与生理性停经（如妊娠）相鉴别；经期延长、月经过多、崩漏等与妊娠病、产后病、杂病等引起的阴道出血相鉴别。

一、辨证用药

处方1　补中益气汤

方药　人参15g，黄芪15g，炙甘草15g，当归10g，陈皮6g，升麻6g，柴胡12g，白术10g。

功能与主治　补脾益气，摄血调经。主治脾气虚证，症见月经周期提前，或经量多，色淡红，质清稀；神疲肢倦，气短懒言，小腹空坠，纳少便溏；舌淡红，苔薄白，脉细弱。

加减 若经血量多者，经期去当归之辛温行血，酌加煅龙骨、煅牡蛎、棕榈炭以固涩止血；若心脾两虚，症见月经提前，心悸怔忡，失眠多梦，舌淡，苔白，脉细弱，治宜补益心脾，固冲调经，方选归脾汤（《济生方》）。

简介 本方出自《脾胃论》，为补益剂。补中益气汤主治饮食劳倦所伤，始为热中之证。方中以人参、黄芪益气为君；白术、炙甘草健脾补中为臣；当归补血，陈皮理气，为佐；升麻、柴胡升阳为使。全方共奏补中益气，升阳举陷，摄血归经之效，使月经自调。

使用注意 阴虚发热及内热炽盛者忌用。

处方 2　举元煎

方药 人参 15g，黄芪 15g，白术 10g，升麻 6g，炙甘草 6g。

功能与主治 补气摄血固冲。主治气虚证，症见行经量多，色淡红，质清稀；神疲体倦，气短懒言，小腹空坠，面色㿠白；舌淡，苔薄，脉细弱。

加减 若正值经期，血量多者，酌加棕榈炭、茜草炭、藕节炭以固涩止血；经行有块或伴下腹痛者，酌加泽兰、益母草、五灵脂以化瘀止血止痛；兼见腰骶冷痛，大便溏薄者，为脾肾双亏，酌加鹿角霜、补骨脂、续断、杜仲炭以温补脾肾，固冲止血。

简介 本方出自《景岳全书》，为补益剂。举元煎主治气虚下陷，血崩血脱，亡阳垂危等证。方中人参、黄芪、白术、炙甘草补中益气；升麻助黄芪升阳举陷。全方共奏补气升阳，固脱摄血之效。举元煎实为补中益气汤之缩方，补气力专，又无当归辛温动血之弊。

处方 3　大补元煎

方药 人参 10g，山药 15g，熟地黄 15g，杜仲 15g，当归 15g，山茱萸 15g，枸杞子 10g，炙甘草 10g。

功能与主治 补血填精，益气调经。主治血虚证，症见月经周期延长，量少，色淡红，质清稀，或小腹绵绵作痛；或头晕眼花，心悸少寐，面色苍白或萎黄；舌质淡红，苔薄，脉细弱。

加减 若伴月经量少，可加丹参、鸡血藤养血活血；若经行小腹隐痛，可加白芍、阿胶养血和血。

简介 本方出自《景岳全书》。大补元煎主治男、妇气血大坏，精神失守等证。方中人参大补元气为君，气生则血长；山药、炙甘草补脾气，佐人参以滋生化之源；当归养血活血调经；熟地黄、枸杞子、山茱萸、杜仲滋肝肾，益精血，乃补血贵在滋水之意。诸药合用，大补元气，益精养血。

🏷️ 处方 4　当归地黄饮

方药　当归 10g，熟地黄 15g，山茱萸 6g，山药 10g，杜仲 10g，怀牛膝 10，甘草 6g。

功能与主治　补肾助阳，养血调经。主治肾虚证，症见月经周期延后，量少，色暗淡，质清稀；腰膝酸软，头晕耳鸣，面色晦暗，或面部暗斑；舌淡，苔薄白，脉沉细。

加减　若肾气不足，日久伤阳，症见腰膝酸冷者，可酌加菟丝子、巴戟天、淫羊藿等以温肾阳，强腰膝；带下量多清稀者，酌加鹿角霜、金樱子温肾固涩止带。

简介　本方出自《景岳全书》。当归地黄饮主治肾虚腰膝疼痛等证，方中以当归、熟地黄、山茱萸养血益精；山药、杜仲补肾气以固命门；怀牛膝强腰膝，通经血，使补中有行；甘草调和诸药。全方重在补益肾气，益精养血。

🏷️ 处方 5　滋血方

方药　人参 15g，山药 15g，黄芪 15g，茯苓 10g，川芎 10g，当归 15g，白芍 10g，熟地黄 10g。

功能与主治　养血益气调经。主治血虚证，症见经来血量渐少，或点滴即净，色淡，质稀；或伴小腹隐痛，头晕眼花，心悸怔忡，面色萎黄；舌淡红，脉细。

加减　若面色苍白，重用黄芪，加鸡血藤以益气生血；经来点滴即止，属经血亏少，乃闭经之先兆，宜加枸杞子、山茱萸、丹参、香附以滋养肝肾，填精益血，活血调经。

简介　本方出自《女科证治准绳》。滋血汤主治妇人心肺虚损，血脉虚弱，月水过期。方中人参、山药、黄芪、茯苓益气健脾，以资气血生化之源，使气生血长；四物汤补营养血调经。气充血足则经血调。

🏷️ 处方 6　固阴煎

方药　菟丝子 15g，熟地黄 15g，山茱萸 15g，人参 10g，山药 15g，炙甘草 10g，五味子 10g，远志 10g。

功能与主治　补益肾气，固冲调经。主治肾气虚证，症见月经周期提前，经量或多或少，色淡暗，质清稀；腰膝酸软，头晕耳鸣，面色晦暗或有暗斑；

舌淡暗，苔白润，脉沉细。

加减 若经血量多者，加仙鹤草、血余炭收涩止血；量多色淡者，加艾叶炭、杜仲温经止血；若腰骶酸痛者，酌加杜仲、巴戟天；带下量多者，加鹿角霜、沙苑子、金樱子；腰腹冷痛，小便频数者，加益智仁、补骨脂以温肾固涩。

简介 本方出自《景岳全书》，主治阴虚滑泻、带浊淋遗及经水因虚不固等证。方中菟丝子补肾益精气；熟地黄、山茱萸滋肾益精；人参、山药、炙甘草健脾益气，补后天养先天以固命门；五味子、远志交通心肾，使心气下通，以加强固摄肾气之力。全方共奏补肾益气，固冲调经之效。

🍃 处方 7　两地汤

方药 生地黄 30g，地骨皮 10g，玄参 15g，麦冬 10g，阿胶 15g，白芍 15g。

功能与主治 养阴清热调经。主治阴虚血热证，症见经来先期，量少或量多，色红，质稠；或伴两颧潮红，手足心热，咽干口燥；舌质红，苔少，脉细数。

加减 若正值经期经血量多色红者，加地榆炭、仙鹤草凉血止血；热灼血瘀，经血有块者，加茜草祛瘀止血。

简介 本方出自《傅青主女科》。两地汤主治月经先期、量少，属火热而水不足者。方中生地黄、玄参、麦冬养阴滋液，壮水以制火；地骨皮清虚热，泻肾火；阿胶滋阴补血；白芍养血敛阴。全方重在滋阴壮水，水足则火自平，阴复而阳自秘，则经行如期。

🍃 处方 8　清经散

方药 牡丹皮 15g，地骨皮 20g，白芍 15g，熟地黄 15g，青蒿 10g，黄柏 6g，茯苓 10g。

功能与主治 清热凉血调经。主治阳盛血热证，症见经来先期，量多，色深红或紫红，质黏稠；或伴心烦，面红口干，小便短黄，大便燥结；舌质红，苔黄，脉数或滑数。

加减 若兼见倦怠乏力，气短懒言等症，为失血伤气，血热兼气虚，酌加党参、黄芪以健脾益气；若经行腹痛，经血夹瘀块者，为血热而兼有瘀滞，酌加益母草、蒲黄、三七以化瘀止血。

简介 本方出自《傅青主女科》，为清热凉血调经之剂，主治月经先期量多者。方中牡丹皮、青蒿、黄柏清热泻火凉血；地骨皮、熟地黄清血热而滋肾水；白芍养血敛阴；茯苓行水泄热。全方清热泻火，凉血养阴，使热去而阴不伤，血安则经自调。

处方 9 保阴煎

方药 生地黄 20g，熟地黄 20g，黄芩 15g，黄柏 15g，白芍 15g，山药 15g，续断 15g，甘草 6g。

功能与主治 清热凉血，固冲止血。主治血热证，症见经行量多，色鲜红或深红，质黏稠，或有小血块；伴口渴心烦，尿黄便结；舌红，苔黄，脉滑数。

加减 若热盛津伤，口干而渴者，加天冬、麦冬、南沙参、北沙参等以生津止渴；若兼气短懒言，倦怠乏力，或心悸少寐者，乃失血伤气，气虚血热之象，酌加黄芪、党参、白术以健脾益气；经行有块者，加蒲黄、五灵脂、三七祛瘀止血。

简介 本方出自《景岳全书》。保阴煎主治妇女带浊、遗淋，色赤带血，脉滑多热，便血不止及血崩血淋，或经期太早等阴虚内热动血证。方中生地黄清热凉血；熟地黄、白芍养血敛阴；黄芩、黄柏清热泻火，直折热邪；山药、续断补肝肾，固冲任；甘草调和诸药。全方共奏清热凉血，固冲止血之效。

处方 10 丹栀逍遥散

方药 牡丹皮 10g，栀子 10g，当归 12g，白芍 12g，柴胡 6g，白术 10g，茯苓 10g，煨生姜 6g，薄荷 6g，炙甘草 6g。

功能与主治 疏肝清热，凉血调经。主治肝郁血热证，症见月经提前，量或多或少，经色深红或紫红，质稠，经行不畅，或有块；或少腹胀痛，或胸闷胁胀，或乳房胀痛，或烦躁易怒，口苦咽干；舌红，苔薄黄，脉弦数。

加减 若肝火犯胃，口干舌燥者，加知母、生地黄以养阴生津；若胸胁、乳房胀痛严重者，加郁金、橘核以疏肝通络。

简介 本方出自《内科摘要》。丹栀逍遥散主治肝脾血虚发热，或潮热，晡热，或自汗盗汗，或头痛，目涩，或怔忡不宁，或颊赤口干，或月经不调，肚腹作痛，或小腹重坠，水道涩痛，或肿痛出脓，内热作渴等。方中牡丹皮、栀子、柴胡疏肝解郁，清热凉血；当归、白芍养血柔肝；白术、茯苓、炙甘草健脾补中；薄荷助柴胡疏达肝气。唯煨生姜辛热，非血热所宜，可去而不用。诸药合用，使肝气畅达，肝热得清，热清血宁，则经水如期。

处方 11 温经汤

方药 当归 10g，吴茱萸 15g，桂枝 10g，白芍 10g，川芎 10g，生姜 10g，

牡丹皮 10g，半夏 10g，麦冬 15g，人参 10g，阿胶 10g，甘草 10g。

功能与主治 温阳散寒，养血调经。主治虚寒证，症见月经延后，量少色淡红，质清稀，小腹隐痛，喜暖喜按；腰酸无力，小便清长，大便稀溏；舌淡，苔白，脉沉迟或细弱。

加减 若经行小腹痛者，可酌加巴戟天、淫羊藿、小茴香温肾散寒。

简介 本方出自《金匮要略》。温经汤主治妇人病下血数十日不止，瘀血在少腹不去，暮即发热，少腹里急，腹满，属阳虚不能胜阴者；亦主妇人少腹寒，久不受胎，兼取崩中去血，或月经过多，及至期不来。方中吴茱萸、桂枝温经散寒暖宫，通利血脉；当归、川芎、白芍、阿胶养血活血调经；牡丹皮祛瘀；麦冬、半夏、生姜润燥降逆和胃；人参、甘草补气和中。全方针对寒热虚实错杂，而以冲任虚寒，瘀血阻滞为主的病机，温、清、补、消并用，以温经散寒、养血祛瘀为主。古人认为本方为调经之祖方，临床常用。

🍃 处方 12　乌药汤

方药 乌药 15g，香附 12g，木香 3g，当归 6g，甘草 3g。

功能与主治 理气行滞，和血调经。主治气滞证，症见月经周期延后，量少，色暗红或有血块，小腹胀痛；精神抑郁，经前胸胁、乳房胀痛；舌质正常或红，苔薄白或微黄，脉弦或弦数。

加减 若经量过少、有血块者，加川芎、丹参、桃仁以活血调经；小腹胀痛甚者，加莪术、延胡索以理气行滞止痛；胸胁、乳房胀痛明显者，加柴胡、郁金、川楝子、王不留行以疏肝解郁，理气通络止痛。

简介 本方出自《兰室秘藏》，乌药汤主治妇人血海疼痛。方中乌药理气行滞为君；香附疏肝理气，木香行脾胃滞气为臣；当归养血活血调经为佐；甘草调和诸药为使。全方共奏行气活血调经之效。

🍃 处方 13　苍附导痰丸

方药 茯苓 30g，半夏 10g，陈皮 10g，甘草 6g，苍术 10g，香附 12g，天南星 6g，枳壳 10g，生姜 15g，神曲 10g。

功能与主治 燥湿化痰，理气调经。主治痰湿证，症见月经后期，量少，经血夹杂黏液；形体肥胖，脘闷呕恶，腹满便溏，带下量多；舌淡胖，苔白腻，脉滑。

加减 若脾虚食少，神倦乏力者，加人参、白术以益气健脾；脘闷呕恶者，加砂仁、木香以醒脾理气和胃；白带量多者，加虎杖、车前子以除湿止带；月经久不至者，可加当归、川芎、川牛膝、王不留行以活血行经；痰多黏腻，加胆南星、竹茹清热化痰；腰膝酸软者，加桑寄生、续断补肾调经。

简介 本方出自《叶氏女科证治》。苍附导痰丸主治肥人经闭。方中二陈汤化痰燥湿，和胃健脾；苍术燥湿健脾；香附、枳壳理气行滞；南星燥湿化痰；神曲、生姜健脾和胃，温中化痰。全方有燥湿健脾化痰调经之功。

🍵 处方 14 失笑散加味

方药 蒲黄 20g，五灵脂 20g，益母草 15g，三七 10g，茜草 10g。

功能与主治 活血化瘀止血。主治血瘀证，症见经行量多，色紫暗，有血块；经行腹痛，或平时小腹胀痛；舌紫暗或有瘀点，脉涩。

加减 若经行腹痛甚者，酌加制没药、延胡索、香附以理气止痛；血瘀夹热，经色鲜红或深红者，加藕节、仙鹤草凉血止血。

简介 本方出自《太平惠民和剂局方》，原方主治产后心腹痛欲死，百药不效。方中蒲黄活血止血，五灵脂散瘀止痛，二药合用，有活血散瘀，止痛止血之效。加益母草、三七、茜草加强活血祛瘀止血之功。

🍵 处方 15 桃红四物汤

方药 桃仁 9g，红花 6g，当归 9g，熟地黄 12g，白芍 9g，川芎 6g。

功能与主治 活血化瘀调经。主治血瘀证，症见经行涩少，色紫暗，有血块；小腹胀痛，血块排出后胀痛减轻；舌紫暗，或有瘀斑、瘀点，脉沉弦或沉涩。

加减 若小腹胀痛，加路路通、大血藤、忍冬藤活血通络；小腹冷痛，加肉桂、小茴香以温经止痛；神疲乏力，加党参、白术、黄芪健脾益气。

简介 本方出自《医宗金鉴·妇科心法要诀》。桃红四物汤主治月经先期，血多有块，色紫稠黏者。方中桃仁、红花、川芎活血祛瘀；当归养血调经，活血止痛；白芍养血柔肝；熟地黄补血滋阴。全方有活血化瘀，养血调经之效。

🍵 处方 16 清肝止淋汤

方药 白芍 30g，当归 30g，生地黄 15g，阿胶 9g，牡丹皮 9g，黄柏 6g，牛膝 6g，红枣 10 个，香附 3g，黑豆 30g。

功能与主治 清利湿热，固冲止血。主治湿热证，症见经间期出现少量阴道流血，色深红，质稠，可见白带中夹血，或赤白带下，腰骶酸楚；或下腹时痛，神疲乏力，胸胁满闷，口苦纳呆，小便短赤；舌红，苔黄腻，脉濡或滑数。

加减 若出血多，去牛膝，加侧柏叶、荆芥炭凉血止血；湿盛者，加薏苡仁、苍术健脾燥湿。

简介 本方出自《傅青主女科》，主治赤带。方中白芍、当归、阿胶、黑豆养血补肝；生地黄、牡丹皮凉血清肝；黄柏、牛膝清利湿热；香附理气调血。诸药配合同用，使血旺而火自抑，火退则赤带自愈。

处方 17　清热固经汤

方药 黄芩10g，栀子10g，生地黄15g，地骨皮10g，地榆10g，阿胶15g，藕节15g，棕榈炭10g，龟甲15g，牡蛎15g，生甘草6g。

功能与主治 清热凉血，止血调经。主治实热证，症见经血非时暴下，或淋沥不净又时而增多，血色深红或鲜红，质稠，或有血块；唇红目赤，烦热口渴，或大便干结，小便黄；舌红苔黄，脉滑数。

加减 因外感热邪或过服辛燥助阳之品酿成实热崩漏，症见暴崩，发热，口渴，苔黄，脉洪大有力者，加贯众炭、蒲公英、马齿苋清热解毒，凉血止血；实热耗气伤阴，出现气阴两虚证者，合生脉散加沙参益气养阴；如实热已除，血减少而未止者，当根据证候变化塞流佐以澄源，随证遣方中酌加仙鹤草涩血止血，茜草、益母草化瘀止血。

简介 本方出自《简明中医妇科学》。清热固经汤主治虚热证兼肾阴虚，崩漏量多，色殷红。方中以龟甲、阿胶为君药，滋阴潜阳，补肾养血；生地黄、黄芩、栀子清热凉血，合地骨皮以增养阴、清热、凉血之力；藕节、地榆、棕榈炭功专清热凉血，收涩化瘀；牡蛎育阴潜阳；生甘草清热解毒，调和诸药。诸药配伍，共奏清热凉血，止血调经之功。

处方 18　左归丸

方药 熟地黄24g，山药12g，枸杞子12g，山茱萸12g，川牛膝9g，菟丝子12g，鹿角胶12g，龟甲胶12g。

功能与主治 滋肾益阴，止血调经。主治肾阴虚证，症见月经紊乱无期，出血淋沥不净或量多，色鲜红，质稠；头晕耳鸣，腰膝酸软，或心烦；舌质偏红，苔少，脉细数。

加减 如胁胀痛者，加柴胡、香附、白芍疏肝解郁柔肝；咽干，眩晕者，加玄参、牡蛎、夏枯草养阴平肝清热；心烦，寐差者，加五味子、柏子仁、首乌藤养心安神；阴虚生热而热象明显者，参照崩漏虚热证治疗。

简介 本方出自《景岳全书》。左归丸主治真阴肾水不足证。方中重用熟地黄滋肾填精，大补真阴；山药补脾益阴，滋肾固精；枸杞子补肾益精，养肝明目；山茱萸养肝滋肾，涩精敛汗；龟甲胶、鹿角胶二胶，为血肉有情之品，峻补精髓，龟甲胶偏于补阴，鹿角胶偏于补阳，在补阴之中配伍补阳药，取"阳中求阴"之义；菟丝子益肝肾、强腰膝、健筋骨。诸药配伍，共奏滋肾益阴，止血调经之功。

处方 19　右归丸

方药　附子 6g，肉桂 6g，熟地黄 24g，山药 12g，山茱萸 9g，枸杞子 12g，菟丝子 12g，鹿角胶 12g，当归 9g，杜仲 12g。

功能与主治　温肾固冲，止血调经。主治肾阳虚证，症见月经紊乱无期，出血量多或淋沥不尽，色淡质清；畏寒肢冷，面色晦暗，腰腿酸软，小便清长；舌质淡，苔薄白，脉沉细。

加减　若腰腿酸软，周身无力，加川续断益肾强腰；久崩不止，出血色淡，量多，宜加党参、黑荆芥、生黄芪或炙黄芪等益气固经。

简介　本方出自《景岳全书》。右归丸主治肾阳不足，命门火衰证。方中以附子、鹿角胶为君药，温补肾阳，填精补髓；臣以熟地黄、枸杞子、山茱萸、山药滋阴益肾，养肝补脾；佐以菟丝子补阳益阴，固精缩尿；杜仲补益肝肾，强筋壮骨；当归养血和血，助鹿角胶以补养精血。诸药配合，共奏温补肾阳，填精止遗之功。

处方 20　少腹逐瘀汤

方药　肉桂 6g，小茴香 3g，干姜 6g，当归 20g，川芎 12g，赤芍 12g，蒲黄 15g，五灵脂 12g，没药 12g，延胡索 6g。

功能与主治　温经散寒，化瘀止痛。主治寒凝血瘀证，症见经前或经期，小腹冷痛拒按，得热痛减，或周期后延，经血量少，色暗有块；畏寒肢冷，面色青白；舌暗，苔白，脉沉紧。

加减　若小腹冷痛较甚，加艾叶、吴茱萸散寒止痛；若寒凝气闭，痛甚而厥，四肢冰凉，冷汗淋漓，加附子、细辛、巴戟天回阳散寒；若伴肢体酸重不适，苔白腻，或有冒雨、涉水、久居阴湿之地史，乃寒湿为患，应酌加苍术、茯苓、薏苡仁、羌活以健脾除湿。

简介　本方出自《医林改错》。少腹逐瘀汤主治"小腹积块疼痛"或"经血见时，见腰酸少腹胀，或经血一月见三五次，接不断，断而又来，其色或紫，或黑，或块，或崩漏，兼少腹疼痛，或粉红兼白带，皆能治之"。方中肉桂、干姜、小茴香温经散寒；当归、川芎、赤芍养营活血；蒲黄、五灵脂、没药、延胡索化瘀止痛。寒散血行，冲任、子宫血气调和流畅，自无疼痛之虞。

🔹 处方 21　膈下逐瘀汤

方药　当归 9g，川芎 6g，赤芍 6g，桃仁 9g，红花 9g，枳壳 4.5g，延胡索 3g，五灵脂 6g，乌药 6g，香附 4.5g，牡丹皮 6g，甘草 9g。

功能与主治　行气活血，化瘀止痛。主治气滞血瘀证，症见经前或经期，小腹胀痛拒按，月经量少，经行不畅，色紫暗有血块，块下痛减，胸胁、乳房胀痛；舌紫暗，或有瘀点，脉弦涩。

加减　若肝气夹冲气犯胃，痛而恶心呕吐者，加吴茱萸、法半夏、陈皮和胃降逆；小腹坠胀不适或前后阴坠胀不适，加柴胡、升麻行气升阳；郁而化热，心烦口苦，舌红苔黄，脉数者，加栀子、郁金清热泻火。

简介　本方出自《医林改错》。膈下逐瘀汤主治积聚成块，疼痛不移，属血瘀之证。方中以桃红四物汤去熟地黄之滋腻，养血活血；枳壳、乌药、香附行气通络；延胡索、五灵脂疏通血脉，化瘀定痛；牡丹皮凉血消瘀；甘草调和诸药。全方理气活血，使经血畅行。

🔹 处方 22　清热调血汤

方药　黄连 6g，牡丹皮 10g，生地黄 15g，白芍 15g，当归 10g，川芎 6g，红花 6g，桃仁 6g，延胡索 10g，莪术 10g，香附 10g。

功能与主治　清热除湿，化瘀止痛。主治湿热蕴结证，症见经前或经期，小腹疼痛或胀痛不适，有灼热感，或痛连腰骶，或平时小腹痛，经前加剧，月经量多或经期长，色暗红，质稠或有血块；平素带下量多，色黄稠臭秽，或伴低热，小便黄赤；舌红，苔黄腻，脉滑数或濡数。

加减　若月经过多或经期延长者，酌加槐花、地榆、马齿苋以清热止血；带下量多者，酌加黄柏、椿皮以清热除湿。

简介　本方出自《古今医鉴》。清热调血汤主治"经水将来，腹中阵阵作痛，乍作乍止，气血俱实"。方中黄连清热燥湿；牡丹皮、生地黄、白芍清热凉血；当归、川芎、桃仁、红花活血化瘀；延胡索、莪术、香附行气活血止痛。

🔹 处方 23　圣愈汤

方药　人参 20g，黄芪 18g，熟地黄 20g，白芍 15g，当归 15g，川芎 8g。

功能与主治　益气养血，调经止痛。主治气血虚弱证，症见经期或经后，小腹隐痛喜按，月经量少，色淡质稀；神疲乏力，头晕心悸，面色苍白，失眠多梦；舌质淡，苔薄，脉细弱。

加减　若月经夹有血块者，酌加蒲黄、五灵脂以活血止痛；若伴有经行便溏，腹痛严重者，可去当归，加茯苓、炒白术以健脾止泻；失眠多梦，心脾虚者，酌加远志、合欢皮、首乌藤，以养心安神；若伴畏寒肢冷，腰腹冷痛，可加肉桂、小茴香、艾叶散寒止痛。

简介 本方出自《医宗金鉴·妇科心法要诀》。圣愈汤主治"月经先期，虚甚者"。方中人参、黄芪补脾益气；熟地黄、白芍、当归、川芎养血和血。气充血沛，子宫、冲任复其濡养，自无疼痛之患。

二、中成药

1. 六味地黄丸：适用于绝经前后诸证属肾阴虚证。使用方法：口服，每次6g，每日2次。

2. 知柏地黄丸：适用于绝经前后诸证属肾阴虚证。使用方法：口服，每次6g，每日2次。

3. 杞菊地黄丸：适用于绝经前后诸证属肾阴虚证、经行眩晕阴虚阳亢证。使用方法：口服，每次9g，每日2次。

4. 坤泰胶囊：适用于绝经前后诸证属心肾不交证或闭经阴虚火旺证。使用方法：口服，每次2g，每日3次。

5. 八珍益母丸：适用于闭经属气血两虚证、痛经气血虚弱兼有瘀滞证、经行眩晕气血虚弱证。使用方法：温水送服，每次6g，每日2次。

6. 桂枝茯苓丸：适用于闭经属气滞血瘀证。使用方法：口服，每次6g，每日1～2次。

7. 少腹逐瘀胶囊：适用于闭经或痛经属寒凝血瘀证。使用方法：口服，每次3粒，每日3次。

8. 元胡止痛片：适用于痛经属气滞血瘀证。使用方法：口服，每次3片，每日3次。

9. 散结镇痛胶囊：适用于痛经属血瘀证。使用方法：口服，每次3粒，每日3次。

10. 三七片：适用于崩漏属血瘀证。使用方法：口服，每次2～6片，每日3次。

11. 云南白药：适用于崩漏属血瘀证或血崩下血如注，夹有瘀血者。使用方法：温开水送服，每次0.25～0.5g，每日4次。

12. 宫血宁胶囊：适用于崩漏属血热证或血崩下血如注，夹有瘀血者。使用方法：温开水送服，每次2粒，每日3次。

13. 正天丸：适用于经行眩晕属血瘀证。使用方法：饭后服用，每次6g，每日2～3次。

三、单方验方

1. 独参汤：西洋参 10g。使用方法：清水煎服，久煎，频服。适用于血崩证血脱急症。

2. 三七末 3～6g。使用方法：温开水冲服，每日 1～2 剂。适用于血崩下血如注，夹有瘀血者。

3. 双料喉风散：含人工牛黄、珍珠、冰片、黄连、青黛、甘草、山豆根等。使用方法：喷于患部，每次适量，每日 4～5 次。适用于经行口糜局部外用。

4. 鲜芦根 30g，鲜茅根 15g。使用方法：水煎服，分 2 次服用，每日 1～2 剂。用于经行吐衄阴虚伤津者。

5. 经行鼻衄量多时也可用药棉浸京墨塞于鼻孔，同时令患者仰头坐位，冷敷额部。

四、针灸

1. 体针：①绝经前后诸证属肾阴虚者取肾俞、心俞、太溪、三阴交、太冲，毫针刺，用补法。肾阳虚者取关元、肾俞、脾俞、章门、足三里，毫针刺，用补法。②崩漏取关元、三阴交、隐白、三阴交、肾俞、足三里穴，根据不同病情采用补法或泻法，每天 1～2 次，每次留针 20～30min，10 次为 1 疗程。③经行眩晕属气血虚弱证：治以益气养血。取穴风池、太阳、百会、脾俞、肝俞、血海。阴虚阳亢证：治以育阴潜阳。取穴太冲、行间、风池、百会、合谷。痰浊上扰证：治以化湿涤痰。取穴中脘、解溪、内关、足三里。④经行口糜治以清热泻火。体穴选太冲、公孙、内庭、内关、人迎。耳穴选口、肾、脾、胃、心、三焦、内分泌。⑤经行眩晕针取穴风池、内关、太阳、足三里。

2. 耳针：①绝经前后诸证取内分泌、卵巢、神门、交感、皮质下、心、肝、脾等穴，可用耳穴埋针、埋豆，每次选用 4～5 穴，每周 2～3 次。②崩漏取内分泌、卵巢、子宫、皮质下等穴，可用耳穴埋针、埋豆，每次选用 4～5 穴，每周 2～3 次。③经行眩晕取额、枕、太阳、皮质下、耳尖、神门。

3. 艾灸：崩漏取百会、大敦（双）、隐白（双）等穴，每次取 2～3 穴，每穴灸 5～7 壮，7 次为 1 疗程。

4. 头针：经行眩晕取感觉区上 1/5，血管舒缩区上 1/2。前头痛者加感觉区下 2/5，后头痛、头顶痛者不加配穴。

5. 崩漏针灸止血：艾灸百会，针刺大敦、隐白、断红穴。

6. 经行鼻衄量多时令患者仰卧，头低位，额部用冷毛巾敷，同时用拇指按压迎香穴。

第二节 带下病

带下病是指带下量明显增多或减少，色、质、气味发生异常，或伴全身或局部症状者。带下一词，有广义、狭义之分。广义带下是泛指女性经、带、胎、产、杂病而言。由于这些疾病都发生在带脉之下，故称为"带下病"。狭义带下又分为生理性带下及病理性带下。生理性带下属于妇女体内的一种阴液，是由胞宫渗润于阴道的色白或透明、无特殊气味的黏液，氤氲之时增多。病理性带下即带下病，有带下量多，色、质、气味异常；有带下量少，阴道干涩；或伴全身、局部症状。带下明显增多者称为带下过多；带下明显减少者称为带下过少。在某些生理情况下也可出现带下增多或带下减少，如月经期前后、排卵期、妊娠期带下增多而无其他不适者，为生理性带下；绝经前后白带量减少，而无不适者，亦为生理现象，不作病论。

一、辨证用药

处方1 完带汤

方药 人参6g，白术30g，白芍15g，山药30g，苍术9g，陈皮2g，柴胡2g，荆芥穗2g，车前子9g，甘草3g。

功能与主治 健脾益气，升阳除湿。主治脾虚证，症见带下量多，色白，质地稀薄，如涕如唾，无臭味；伴面色萎黄或白，神疲乏力，少气懒言，倦怠嗜睡，纳少便溏；舌体胖质淡，边有齿痕，苔薄白或白腻，脉细缓。

加减 若脾虚及肾，兼腰痛者，酌加续断、杜仲、菟丝子温补肾阳，固任止带；若寒湿凝滞腹痛者，酌加香附、艾叶温经理气止痛；若带下日久，滑脱不止者，酌加芡实、龙骨、牡蛎、海螵蛸、金樱子等固涩止带；若脾虚湿蕴化热，带下色黄黏稠，有臭味者，宜健脾除湿，清热止带，方选易黄汤（《傅青主女科》）。

简介 本方出自《傅青主女科》。完带汤主治终年累月下流白物，如涕如唾，不能禁止，甚则臭秽者，所谓白带也。方中人参、白术、山药、甘草益气健脾；苍术、陈皮燥湿健脾，行气和胃；白芍柔肝，柴胡、荆芥穗疏肝解郁，祛风胜湿；车前子利水渗湿。全方脾胃肝经同治，共奏健脾益气，升阳除湿止带之效。

处方2 内补丸

方药 鹿茸6g，肉苁蓉9g，菟丝子12g，潼蒺藜9g，肉桂6g，制附子

6g，黄芪 9g，桑螵蛸 9g，白蒺藜 9g，紫菀茸 9g。

功能与主治 温肾助阳，涩精止带。主治肾阳虚证，症见带下量多，色淡，质清稀如水，绵绵不断；面色晦暗，畏寒肢冷，腰背冷痛，小腹冷感，夜尿频，小便清长，大便溏薄；舌质淡，苔白润，脉沉迟。

加减 若腹泻便溏者，去肉苁蓉，酌加补骨脂、肉豆蔻；若精关不固，精液下滑，带下如崩，谓之"白崩"，治宜补脾肾，固奇经，佐以涩精止带之品，方选固精丸（《仁斋直指方》）。

简介 本方出自《女科切要》。原方主治命门火衰，肾气虚弱，失于温煦，不能封藏，任带失调，精液滑脱之重证。方中鹿茸、肉苁蓉补肾阳，益精血；菟丝子补肝肾，固冲任；潼蒺藜温肾止腰痛；肉桂、制附子补火助阳，温养命门；黄芪补气助阳；桑螵蛸收涩固精；白蒺藜祛风胜湿；紫菀茸温肺益肾。全方共奏温肾培元，固涩止带之功。

🦴 处方3 止带方

方药 猪苓 9g，茯苓 15g，车前子 15g，泽泻 12g，茵陈 15g，赤芍 9g，牡丹皮 9g，黄柏 6g，栀子 6g，川牛膝 9g。

功能与主治 清热利湿止带。主治湿热下注证，症见带下量多，色黄或呈脓性，气味臭秽，外阴瘙痒或阴中灼热；伴全身困重乏力，胸闷纳呆，小腹作痛，口苦口腻；小便黄少，大便黏滞难解；舌质红，舌苔黄腻，脉滑数。

加减 若湿浊偏甚者，症见带下量多，色白，如豆渣状或凝乳状，阴部瘙痒，脘闷纳差，舌红，苔黄腻，脉滑数，治宜清热利湿，化浊止带，方用萆薢渗湿汤（《疡科心得集》）酌加苍术、藿香。

简介 本方出自《世补斋医书》。止带方专用于止带。方中猪苓、茯苓、车前子、泽泻利水渗湿止带；赤芍、牡丹皮清热，凉血活血；黄柏、栀子、茵陈泻火解毒，燥湿止带；川牛膝利水通淋，引诸药下行，使热清湿除带自止。

🦴 处方4 五味消毒饮加减

方药 蒲公英 6g，金银花 15g，野菊花 6g，紫花地丁 6g，天葵子 6g，土茯苓 6g，薏苡仁 9g，黄柏 6g，茵陈 6g。

功能与主治 清热解毒，利湿止带。主治湿毒蕴结证，症见带下量多，色黄绿如脓，或五色杂下，质黏稠，臭秽难闻；伴小腹或腰骶胀痛，烦热头昏，口苦咽干，小便短赤或色黄，大便干结；舌质红，苔黄腻，脉滑数。

加减 若腰骶酸痛，带下臭秽难闻者，酌加贯众、马齿苋、鱼腥草等清热解毒除秽；若小便淋痛，兼有白浊者，酌加萆薢、萹蓄、虎杖、甘草梢以清热解毒，除湿通淋。

简介 本方出自《医宗金鉴》。五味消毒饮主治诸疔，方中蒲公英、金银花、野菊花、紫花地丁、天葵子清热解毒；另加土茯苓、薏苡仁、黄柏、茵陈清热利湿止带。全方合用，共奏清热解毒，除湿止带之功。

🍂 处方5 小营煎

方药 当归6g，白芍6g，熟地黄9g，山药6g，枸杞子6g，炙甘草3g。

功能与主治 补血益精，活血化瘀。主治血瘀津亏证，症见带下量少，阴道干涩，性交疼痛；精神抑郁，烦躁易怒，小腹或少腹疼痛拒按，胸胁、乳房胀痛，经量少或闭经；舌质紫暗，或舌边瘀斑，脉弦涩。

加减 若大便干结者，加火麻仁、冬瓜仁润肠通便；下腹有包块者，加三棱、莪术以消癥散结。

简介 本方出自《景岳全书》。小营煎主治血少阴虚证。方中当归、白芍养血润燥；熟地黄、枸杞子滋阴养血填精；山药健脾滋肾；炙甘草益气健脾。全方共奏活血化瘀，养阴生津之功。

二、中成药

1. 定坤丹：适用于带下过多属气血两虚证。使用方法：每次3.5~7g，每日2次，口服。

2. 康妇炎胶囊：适用于带下过多属湿热下注证、湿毒蕴结证。使用方法：每次3粒，每日2次，口服。

3. 参苓白术散：适用于带下过多属脾虚证。使用方法：每次6~9g，每日2~3次，口服。

4. 知柏地黄丸：适用于带下过多属阴虚夹湿热证。使用方法：每次8丸，每日3次，口服。

5. 金匮肾气丸：适用于带下过多属肾阳虚证。使用方法：水蜜丸每次4~5g（20~25粒），大蜜丸每次1丸，每日2次，口服。

三、针灸

带下过多主穴选阴陵泉、丰隆、带脉等。湿热下注证加行间、丘墟；肾阳虚证加肾俞、关元、命门、太溪；脾虚证加脾俞、足三里、隐白、太白。

第三节 妊娠病

妊娠期间，发生与妊娠有关的疾病，称为妊娠病，又称"胎前病"。妊娠病不但影响孕妇的身体健康，妨碍妊娠的继续和胎儿的正常发育，甚则威胁生命。因此，必须重视妊娠病的预防和发病后的治疗。常见的妊娠病有：妊娠恶阻、异位妊娠、胎漏、胎动不安、堕胎、小产、滑胎、胎萎不长、胎死不下、妊娠咳嗽、难产等。妊娠病的病因病机应结合致病因素和妊娠期母体内环境的特殊改变来认识。常见的发病机理有阴血虚、脾肾虚、冲气上逆和气滞。妊娠病首先要明确妊娠诊断。根据临床表现，结合辅助检查，如妊娠试验、基础体温、B超等，判断是否妊娠。如需保胎可暂不予妇科检查。如病情需要亦择时妇科检查以明确诊断。并注意与激经、闭经、癥瘕等鉴别。妊娠病的治疗应以胎元的正常与否为前提。胎元正常者，宜治病与安胎并举，如因母病而致胎不安者，重在治病，病去则胎自安；若因胎不安而致母病者，重在安胎，胎安则病自愈。安胎之法，以补肾健脾，调理气血为主。

一、辨证用药

处方 1　白术散

方药　白术 15g，茯苓皮 15g，大腹皮 10g，生姜皮 10g，陈皮 10g。

功能与主治　健脾安胎，行水消肿。主治妊娠子肿、面目肿如水状者；症见妊娠数月，面浮肢肿，甚则遍身俱肿，皮薄光亮，按之凹陷；脘腹胀满，气短懒言，口中淡腻，食欲不振，小便短少，大便溏薄；舌体胖嫩，边有齿痕，苔白润，脉沉缓。

加减　若全身肿势甚，则可加猪苓、防己以增强利水消肿之功；若妊娠水肿并伴见胸闷心悸，气喘者，酌加苦杏仁、厚朴以理气宽中平喘；若伴见气短懒言，神疲乏力重者，酌加人参、黄芪以补脾益气；若脾胃气虚，痰饮内停，纳差便溏，酌加山药、薏苡仁健脾化湿，辅以芡实以实脾利湿。

简介　本方用于妊娠子肿、面目肿如水状者，方中白术、茯苓皮健脾除湿利水，又有安胎之功，为君药，其中白术用量较大，亦是取其健脾安胎之功；生姜皮温中理气化饮；大腹皮下气宽中行水；陈皮理气和中。全方有健脾安胎，行水消肿之效。

处方 2　济生肾气汤

方药　熟地黄 24g，山药 15g，山茱萸 15g，牡丹皮 10g，茯苓 10g，泽泻

10g，桂枝 3g，附子 3g，车前子 10g，牛膝 10g。

功能与主治 补肾温阳，化气行水。主治肾阳虚水肿，症见妊娠数月，面浮肢肿，下肢尤甚，按之没指；头晕耳鸣，腰酸无力，下肢逆冷，心悸气短，小便不利，面色晦暗；舌淡，苔白润，脉沉迟。

加减 若腰痛甚者，酌加杜仲、续断、桑寄生固肾安胎。

简介 方中车前子、茯苓、泽泻利水渗湿；桂枝、附子温阳化气，以助膀胱气化，使水湿自小便排出；山药、熟地黄、山茱萸补肾益精化气，熟地黄亦有"阴中求阳"之意，又制桂枝、附子之温燥；牛膝、牡丹皮防血中之滞且引水下行。全方共奏温阳化气，行水消肿之效。

使用注意 该方常制作为蜜丸服用，若制作为蜜丸而用则方中剂量应酌情增加，若制以汤剂则需注意方中附子需先煎。

处方 3　正气天香散

方药 香附 30g，陈皮 10g，乌药 20g，甘草 6g，干姜 10g，紫苏 10g。

功能与主治 理气行滞，化湿消肿。主治寒邪内阻腹痛，症见妊娠数月，肢体肿胀，始肿两足，渐及于腿，皮色不变，压痕不显；头晕胀痛，胸胁胀满，饮食减少；舌暗红，苔白滑或腻，脉弦或滑。

加减 若兼肝郁者，酌加柴胡、佛手疏肝理气。若胁肋隐痛，两目干涩者，加女贞子、墨旱莲柔肝养阴；面色萎黄，头晕眼花者，加龟甲、紫河车填精养血；五心烦热，午后潮热者，加地骨皮、牡丹皮、知母滋阴清热。

简介 香附理气行滞；陈皮、干姜温中行气；紫苏宣上焦之滞；乌药开下焦之郁滞；甘草调和诸药。全方共奏理气行滞，化湿消肿之效。

使用注意 该方剂量为汤剂剂量；该方以散剂为常用，剂量可调至该剂量的 10 倍。将药研为细散状，每次服用 9g，以水调服。

处方 4　杞菊地黄汤

方药 熟地黄 24g，山茱萸 12g，山药 12g，泽泻 9g，茯苓 9g，牡丹皮 9g，枸杞子 9g，菊花 9g。

功能与主治 滋阴补肾，平肝潜阳。主治妊娠子晕属阴虚肝旺证，症见妊娠中晚期，头目眩晕，视物模糊；心中烦闷，颧赤唇红，口燥咽干，手足心热，甚或猝然昏倒；舌红，苔少，脉弦细数。

加减 妊娠子晕阴虚肝旺证常常在此方基础上加龟甲、牡蛎、石决明以滋阴补肾，平肝潜阳。若热象明显者，酌加知母、黄柏滋阴泻火；若口苦心烦重，酌加黄芩、竹茹清热除烦；眩晕昏仆者，酌加钩藤、天麻镇肝息风。

简介 方中熟地黄、枸杞子益肾阴，养精髓；泽泻化清降浊，牡丹皮清泻肝火，与菊花同用，起平肝之功用，山茱萸滋肾益肝，山药滋肾补脾；茯苓利脾祛湿。全方配伍，有滋阴补肾，平肝潜阳之疗效。

使用注意 该药若炼蜜为丸，则可在该汤剂剂量上酌情增加。

🏷 处方5 半夏白术天麻汤

方药 半夏12g，白术30g，天麻15g，陈皮15g，茯苓15g，炙甘草6g，蔓荆子10g，生姜10g，大枣5枚。

功能与主治 健脾利湿，平肝潜阳。主治妊娠子晕属脾虚肝旺证，症见妊娠中晚期，头晕眼花；头胀而重，面浮肢肿，胸闷欲呕，胸胁胀满，纳差便溏；舌红，苔白腻，脉弦滑。

加减 若妊娠中晚期见头晕头胀者加白蒺藜、钩藤、石决明平肝潜阳。

简介 方中二陈汤化湿除痰，白术健脾，天麻息风化痰，蔓荆子载药上行而缓解头晕头胀，生姜、大枣调和营卫。

使用注意 半夏适以制半夏而非生半夏为用。

🏷 处方6 当归芍药散

方药 当归15g，白芍30g，川芎10g，茯苓20g，白术20g，泽泻15g。

功能与主治 健脾渗湿，养血安胎。主治妊娠腹中痛，症见孕期胎水过多，腹大异常，腹部皮肤发亮，下肢及阴部水肿，甚或全身浮肿；食少腹胀，神疲肢软，面色淡黄；舌淡，苔白，脉沉缓。

加减 若兼畏寒肢冷者，酌加黄芪、桂枝以温阳化气行水；腰痛者，酌加杜仲、续断、菟丝子固肾安胎。

简介 方中当归、白芍养血安胎，白术、茯苓健脾益气生血，泽泻淡渗行水。全方共奏养血安胎止痛之功。

🏷 处方7 鲤鱼汤

方药 鲤鱼1条（约500～1000g），白术20g，白芍20g，当归10g，茯苓15g，生姜15g。

功能与主治 健脾渗湿，养血安胎。主治妊娠腹大，胎间有水气，通身肿满。症见孕期胎水过多，腹大异常，腹部皮肤发亮，下肢及阴部水肿，甚或全身浮肿；食少腹胀，神疲肢软，面色淡黄；舌淡，苔白，脉沉缓。

加减 若经行量多或经漏淋沥不止者，加炒蒲黄、五灵脂、三七；月经后期量少者，加丹参、香附；经行腹痛甚者，加乌药、延胡索。

简介 方中鲤鱼善行胞中之水而消肿；白术、茯苓、生姜健脾益气渗湿以行水；当归、白芍养血安胎，使水行而不伤胎。全方共奏健脾渗湿，养血安胎之效。

使用注意 鲤鱼去内脏，煎浓汤，去药材，饮汤吃鱼。

处方8 茯苓导水汤

方药 茯苓30g，槟榔10g，猪苓10g，砂仁9g，木香9g，陈皮9g，泽泻9g，白术30g，木瓜10g，大腹皮9g，桑白皮10g，紫苏叶10g。

功能与主治 理气行滞，利水除湿。主治妊娠水肿胀满，喘而难卧。症见孕期胎水过多，腹大异常，胸膈胀满，甚则喘不得卧，肢体肿胀，按之压痕不显；舌红，苔白滑，脉弦滑。

加减 腹胀甚者，酌加枳壳理气消胀满；喘甚不得卧者，酌加桑白皮泻肺行水，下气定喘；下肢肿甚者，酌加防己除湿消肿。

简介 方中茯苓、猪苓、白术、泽泻健脾行水；木香、砂仁、紫苏叶醒脾理气；大腹皮、桑白皮、陈皮消胀行气；木瓜、槟榔行气除湿。全方共奏理气行滞，利水除湿之效。

使用注意 砂仁后下。

处方9 紫苏饮

方药 紫苏30g，陈皮15g，大腹皮15g，当归9g，白芍15g，川芎15g，人参15g，甘草3g。

功能与主治 疏肝健脾，理气行滞。主治妊娠胎气上逼，胸膈胀满疼痛者。症见妊娠期胸腹胀满，甚或喘急不安；心悸乏力，烦躁易怒，食少嗳气，大便溏薄；舌淡红，苔薄腻，脉弦滑。

加减 若湿浊上泛，胎气迫肺，喘息不安者，加茯苓、瓜蒌皮降逆平喘。

简介 方中紫苏、陈皮、大腹皮宽中下气；当归、白芍养血柔肝，川芎活血行气；人参、甘草益气扶脾。全方共奏疏肝健脾，理气行滞之功。

处方10 芦根汤

方药 芦根30g，竹茹20g，陈皮15g，麦冬15g，前胡15g。

功能与主治 清肺胃热，降逆化痰。主治胎气上逆肺胃积热证。症见妊娠期胸腹胀满，甚或喘息不安；咳痰黄稠，口渴口臭，小便短赤，大便秘结；舌红，苔黄，脉滑数。

简介 方中芦根清热泻火除烦，与竹茹清热除烦合用清肺胃之热，麦冬归肺胃经，清热生津；前胡降气化痰，陈皮燥湿化痰。全方发挥清肺胃热，降逆化痰之功。

🎑 处方 11　肾气丸

方药 桂枝 3g，附子 3g，熟地黄 24g，山茱萸 12g，山药 12g，茯苓 9g，牡丹皮 9g，泽泻 9g。

功能与主治 温肾助阳，化气行水。主治妊娠肾阳虚衰，气化失常，小便不通。症见妊娠期间，小便不通，或频数量少；小腹胀满而痛，坐卧不安，腰膝酸软；舌淡，苔薄润，脉沉细无力。

加减 若见妊娠小便不通伴腰膝酸软者去牡丹皮、附子，加巴戟天、菟丝子。

简介 以附子、桂枝为主药，各取少量，取"少火生气"之意，二药相合，温肾助阳化气，共为君药，补命门之火，引火归元，同时桂枝助膀胱气化；肾为水火之脏，再辅以熟地黄等药物滋补肾阴。山茱萸、山药补肝脾益精血，共为臣药。君臣相伍，一阳一阴，阳得阴生则温而不燥，阴得阳化则滋而不腻。即所谓"善补阳者，必于阴中求阳"。佐以泽泻通调水道；茯苓健脾渗湿；牡丹皮清泻肝火；此三泻意义在于化水并使水有出口，同时寓泻于补，以防滋腻过盛。诸药合用，温肾助阳，化气行水之功。

使用注意 附子需先煎。该方若以丸剂制备剂量可酌情增加。

🎑 处方 12　益气导溺汤

方药 党参 15g，白术 6g，白扁豆 9g，茯苓 9g，桂枝 30g，升麻 3g，桔梗 6g，通草 6g，乌药 6g。

功能与主治 补中益气，导溺举胎。主治妊娠气虚下陷，小便不通。症见妊娠期间，小便不通，或频数量少；小腹胀急疼痛，坐卧不安，面色白，神疲倦怠，头重眩晕；舌淡，苔薄白，脉虚缓。

加减 若气虚甚者，加黄芪、山药等。

简介 党参、白术、白扁豆、茯苓补气健脾以载胎；升麻、桔梗举陷升上以启下，升提举胎，启下通小便；乌药温肾散寒，温宣下焦之气；桂枝助膀胱，温阳化气；通草化气行水而通溺。全方共奏益气导溺之效。

处方 13　知柏地黄汤

方药　知母 9g，黄柏 9g，牡丹皮 9g，熟地黄 24g，山茱萸 12g，怀山药 12g，泽泻 9g，茯苓 9g。

功能与主治　滋阴清热，润燥通淋。主治妊娠小便淋痛，阴虚津亏之证。症见妊娠期间，小便频数，淋沥涩痛，量少色黄；午后潮热，手足心热，大便干结，颧赤唇红；舌红，苔少或无苔，脉细数。

加减　若潮热显著者，酌加麦冬、五味子、地骨皮滋阴清热；尿中带血者，酌加女贞子、墨旱莲、小蓟滋阴清热，凉血止血。

简介　方中熟地黄滋肾阴，益精髓；山茱萸滋肾益肝；山药滋肾补脾；意为"三补"，三药合用发挥滋阴之功。泽泻泻肾降浊，通利水道；牡丹皮泻肝火；茯苓渗脾湿；意为"三泻"，清热又防滋阴生腻。知母、黄柏归经，清肾之伏火，黄柏清下焦之热。全方可发挥滋阴清热，润燥通淋之功。

处方 14　导赤散

方药　生地黄 20g，甘草梢 20g，木通 20g，淡竹叶 20g。

功能与主治　清心泻火，润燥通淋。主治心经火热。症见妊娠期间，小便频数，艰涩刺痛，尿短赤；面赤心烦，渴喜冷饮，甚则口舌生疮；舌红，苔薄黄，脉滑数。

加减　若在妊娠期间，心火偏亢，传入膀胱，热灼津液，则加麦冬、玄参滋阴补液。小便热痛甚者，酌加黄芩、栀子以清热解毒；尿中带血者，酌加地榆、大蓟、小蓟以凉血止血。

简介　生地黄清热养阴生津；木通清心火，通利小便；淡竹叶清心除烦，引热下行；甘草梢清热止淋，直达病所。全方共奏清心泻火，润燥通淋之功。

处方 15　加味五淋散

方药　黑栀子 10g，赤茯苓 15g，当归 10g，白芍 10g，黄芩 10g，甘草梢 6g，生地黄 10g，泽泻 9g，车前子 9g，木通 3g，滑石 3g。

功能与主治　清热利湿，润燥通淋。主治阴肿。症见妊娠期间，小便频数，尿色黄赤，艰涩不利，灼热刺痛；口苦咽干，渴喜冷饮，胸闷食少，带下黄稠量多；舌红，苔黄腻，脉滑濡数。

加减　若热盛毒甚者，酌加金银花、野菊花、蒲公英、紫花地丁清热解毒；尿中带血者，酌加大蓟、小蓟、侧柏叶、地榆以凉血止血。

简介　黑栀子、黄芩、滑石、木通清热泻火通淋；赤茯苓、泽泻、车前子利湿通淋；白芍、甘草梢养阴清热，又可缓急止痛；当归、生地黄养血安胎。全方共奏清热利湿，润燥通淋之功。

🍄 处方 16　佛手散

方药　当归 30g，川芎 30g，黄芪 30g，北柴胡 15g，前胡 15g。

功能与主治　补气养血，润胎催产。主治妇人胎前产后诸疾。症见产时阵痛微弱，宫缩持续时间短，间歇时间长，宫缩不强，努责无力，产程进展缓慢，或下血量多，色淡；神倦乏力，心悸气短，面色苍白；舌质淡，苔薄，脉虚大或细弱。

加减　若见妇人产时产程经行困难，产妇神疲乏力，则加人参大补元气，以补气摄血，助其产力；加龟甲填精补血，润胎催生。

简介　该方以佛手散为底方，方中当归性温而味甘辛，以养血和血；川芎辛散，行气活血，再加柴胡行气、黄芪补气、前胡下气助产，共奏养血行气催产之功。

🍄 处方 17　催生顺气饮

方药　当归 10g，川芎 15g，肉桂 9g，木香 9g，乌药 6g，陈皮 9g，枳壳 9g，冬葵子 6g，红花 6g，车前子 9g，生芝麻 6g。

功能与主治　行气化瘀，滑胎催产。主治妇人气郁，临产之时胎上逼心，昏晕不省人事；或胞浆先下，子道干涩，儿难转身。症见产时腰腹持续胀痛剧烈，按之痛甚，子宫收缩不协调，宫缩虽强，但间歇不均，无推力，久产不下，血色暗红；精神紧张，烦躁不安，胸闷脘胀，时欲呕恶，面色紫暗；舌暗红，苔薄白，脉弦涩。

加减　若血瘀甚者，加延胡索、没药、姜黄温经化瘀，行气止痛，滑胎催产。

简介　方中当归、川芎、红花活血行气；木香、乌药、陈皮、枳壳行气顺气；车前子、生芝麻、冬葵子滑胎；肉桂温经通脉，催生下胎。全方共奏活血顺气催产之功。

二、中成药

1. 五苓散：适用于子肿脾虚证或胎水肿满脾气虚弱证。使用方法：用于子肿时每次 1 袋，每日 3 次，口服；用于胎水肿满时每次 4.6g，每日 2 次，温开水送服。

2. 济生肾气丸：适用于子肿属肾阳虚证。使用方法：每次 1 丸，每日 2～3

次，口服。

3. 五皮丸：适用于胎水肿满属气滞湿阻证。使用方法：每次 9g，每日 2 次，温开水送服。

4. 金匮肾气丸：适用于妊娠小便不通属肾阳虚证。使用方法：每次 9g，每日 2 次，口服。

5. 补中益气丸：适用于妊娠小便不通属气虚证。使用方法：每次 6g，每日 3 次，口服。

第四节 产后病

产后病是产妇在产褥期内发生的疾病，从胎盘娩出至产妇的各项身体机能恢复至孕前状态的过程称为产褥期，其往往需要 6 周时间。新产妇人多虚多瘀，产后病的病因病机离不开亡血伤津、元气受损、瘀血内阻，其次还要考虑外感六淫或饮食劳作等导致疾病的发生。产后病在诊断上除了基本的辨证论治外，尤其讲究"三审"，一审小腹痛与不痛以查恶露有无停滞，二审大便通与不通以查津液之盛衰，三审乳汁行与不行及饮食情况以查胃气之强弱。故产后的治疗需围绕虚、瘀为关键论治，但又强调以"勿拘于产后，勿忘于产后"为原则，补虚而不滞邪，攻邪而不伤正，勿犯虚虚实实之戒。同时注意产后用药"三禁"，禁大汗以防亡阳，禁峻下以防亡阴，禁通利小便以防亡津液。对于产后急危重症则需及时诊断并积极予以中西医结合治疗。

一、辨证用药

处方 1 参附汤

方药 人参 30g，附子 10g。

功能与主治 益气固脱。主治阳气暴脱之证。症见产时或产后失血过多，面色苍白，气短，心悸愦闷，突然晕眩，甚则昏不知人，眼闭口开，四肢不温甚则手撒肢冷，冷汗淋漓；舌淡，无苔，脉微欲绝或浮大而虚。

加减 若见产后 24h 内阴道大出血不止，可加墨旱莲、黑芥穗、姜炭以收涩止血；若患者神志昏迷，无法口服药物时，可行鼻饲；待患者神志清醒后，应大补气血，方用当归补血汤。

简介 方中人参大补元气，固脱生津；附子温里散寒，回阳救逆。二者合用以达回阳益气固脱之功。

使用注意 先将生姜、大枣用水煎汤，去渣留汁，以汤代水煎煮人参、附子，取汁徐徐饮服。

处方 2　夺命散

方药　没药 9g，血竭 9g。

功能与主治　活血逐瘀。主治血瘀气逆之闭证。症见产后恶露不下，或下亦甚少，突然头晕眼花，不能起坐，少腹疼痛拒按，甚则心下急满，气粗喘促，痰涌气急，神昏口噤，不省人事，两手握拳，牙关紧闭，面色青紫；唇舌紫暗，脉涩。

加减　若产后恶露难下，则可加当归、川芎以增强行血逐瘀之力；若兼胸闷呕哕者，加半夏、胆南星以降逆化痰。

简介　方中没药、血竭活血理气，逐瘀止痛，为妇科常用药。二者合用发挥活血逐瘀之功。

使用注意　上药研为细末，用开水调服。

处方 3　三甲复脉汤

方药　阿胶 9g，白芍 18g，鳖甲 24g，龟甲 30g，牡蛎 15g，麦冬 15g，干地黄 18g，火麻仁 9g，炙甘草 18g。

功能与主治　滋阴养血，柔肝息风。主治温病热邪久羁下焦，热深厥甚，阴血亏虚之证。症见产后出血过多，突然发痉，头项强直，牙关紧闭，四肢抽搐，面色苍白或萎黄；舌淡红，少苔或无苔，脉虚细无力。

加减　若见产后阴道出血不止者，可加党参、黄芪补气摄血，山茱萸、覆盆子敛阴止血；若见产后汗出淋漓者，可加浮小麦、山茱萸、麻黄根收敛止汗。

简介　方中龟甲用量最大，与鳖甲、牡蛎、阿胶发挥滋阴潜阳共为君药；白芍、干地黄、麦冬、火麻仁滋阴养血，为臣药，其功用亦是取"治风先治血"之意；炙甘草补脾和胃发挥后使之功。若津充血足，则筋脉得养，诸证自愈，全方共奏滋阴养血，育阴潜阳，柔肝息风之功。

处方 4　玉真散

方药　白附子 5g，天南星 10g，天麻 10g，羌活 10g，防风 10g，白芷 10g。

功能与主治　解毒镇痉，理血祛风。主治破伤风，为创伤之后，感受风毒之邪。症见产后头项强痛，发热恶寒，牙关紧急，口撮唇紧，口角抽动，面呈苦笑，甚则咬牙缩舌，继而项背强直，角弓反张；舌质淡红，苔薄白，脉浮大而弦。

加减 若邪毒内传攻心，病情急重，伴高热不退，抽搐频繁发作者，应当中西医结合抢救，控制抽搐。

简介 方中白附子、天南星祛风化痰，定搐解痉；天麻息风解痉；羌活、防风、白芷疏散经络风邪，导邪外出。全方合用，使邪毒清、痰得化、抽搐止，共奏解毒镇痉，理血祛风之效。

使用注意 白附子先煎。

🌿 处方5　解毒活血汤

方药 连翘6g，葛根6g，柴胡9g，枳壳6g，当归6g，赤芍9g，生地黄15g，红花15g，桃仁24g，甘草3g。

功能与主治 清热解毒，凉血化瘀。主治瘟毒初起，上吐下泻，转筋。症见产后发热恶寒，或高热寒战，小腹疼痛拒按，心烦气粗，恶露初时量多，继则量少，色紫暗，质如败酱，其气臭秽；口渴喜饮，小便短赤，大便燥结；舌红，苔黄而干，脉数有力。

加减 若产后高热不退，烦渴汗多，尿少色黄，脉虚大而数，为热入气分，耗气伤津之候，应于上方加入石膏、北沙参、石斛或配合白虎加人参汤，以清热养阴生津；若症见产后壮热不退，下腹疼痛而拒按，恶露不畅，秽臭如脓，大便燥结，苔黄而燥，脉弦数，此乃热毒与瘀血互结胞中，阳明腑实，治宜清热解毒，化瘀通腑，方用大黄牡丹汤加蒲公英、败酱草、连翘以清热解毒；若正不胜邪，热入营血，则高热不退，心烦汗出，斑疹隐隐，舌红绛，苔黄燥，脉弦细数，治宜清营解毒，凉血养阴，方用清营汤加蒲公英、败酱草、紫花地丁、玄参、赤芍以增清热解毒凉血之功；若热入心包，持续高热，神昏谵语，昏不识人，甚则昏迷，面色苍白，四肢厥冷，脉微欲绝，热深厥深，治宜凉血解毒，清心开窍，方用清营汤送服安宫牛黄丸或紫雪丹；若冷汗淋漓，四肢厥冷，脉微欲绝，为阴竭阳亡，生命垂危，急当用生脉散、参附汤养阴生津、回阳救逆。

简介 方中柴胡、葛根清热疏泄，升散退热，连翘清热解毒，泻火散结，三者共发挥清热解毒散火之功；辅以生地黄、赤芍清热凉血之用；枳壳理气行滞，辅以当归养血和营，活血行滞；桃仁、红花活血散瘀，祛瘀生新，使其瘀血得化，痛得止；甘草清热解毒，调和药性。诸药合用，共奏清热解毒，凉血祛瘀之效。

💊 处方 6　荆穗四物汤

方药　荆芥穗 9g，防风 9g，川芎 6g，当归 9g，白芍 9g，熟地黄 15g。

功能与主治　养血祛风，散寒解表。主治血虚头晕。症见产后恶寒发热，头痛身疼，鼻塞流涕，咳嗽，无汗；舌淡，苔薄白，脉浮紧。

加减　若产后伴见面瘫口歪，吐字不清，可加天麻、僵蚕祛风通络、息风止痉，并用生黄芪配桂枝以补气行滞，取其气行则血行，血行风自灭之意。

简介　产后多虚，方中四物汤养血扶正；荆芥穗、防风祛风散寒解表。全方共奏养血祛风，散寒解表之功。

💊 处方 7　银翘散

方药　金银花 15g，连翘 15g，竹叶 3g，荆芥穗 3g，牛蒡子 6g，薄荷 6g，桔梗 6g，淡豆豉 6g，甘草 6g，芦根 9g。

功能与主治　辛凉解表，疏风清热。主治温病上焦风热证。症见产后发热，微汗或汗出恶风，可见恶寒；伴见头痛、咳嗽，可夹有黄痰，咽痛口干，口渴欲饮，但恶露正常，无下腹痛；舌红，苔薄黄，脉浮数。

加减　若症见产后往来寒热，胸胁痞满，口苦，咽干作呕，舌苔薄白，脉弦，此乃外邪客于少阳之半表半里，治宜和解表里，方用小柴胡汤；若症见身热汗出淋漓，口渴心烦，倦怠乏力，少气懒言，舌红少津，脉虚数，此乃外感暑热，治宜清暑益气，养阴生津，方用清暑益气汤。

简介　方中金银花、连翘芳香清解，既轻宣透表，又清热解毒，重用为君；牛蒡子、荆芥穗、薄荷、淡豆豉疏散风热、清凉头目、辛散表邪，透热外出，四者合用为臣；桔梗、甘草合用宣肺止咳，竹叶清上焦热、芦根甘凉轻清，清热生津止渴，共为佐药。全方清疏兼顾，为"辛凉平剂"，共奏辛凉解表，疏风清热之功。

使用注意　薄荷后下。

💊 处方 8　生化汤

方药　当归 25g，川芎 9g，桃仁 6g，炮姜 2g，炙甘草 2g。

功能与主治　活血祛瘀，和营除热。主治产后恶露不下，恶露不绝，产后腹痛，产后发热。症见产后乍寒乍热，恶露不下，或下亦甚少，色紫暗有块，小腹疼痛拒按；舌紫暗，或有瘀点、瘀斑，苔薄，脉弦涩有力。或见产后小腹疼痛拒按，得热痛缓；恶露不下或量少，涩滞不畅，色紫暗有块，块下痛减；

舌质紫暗，苔薄，脉沉紧或弦涩。或见产后恶露过期不止，淋沥量少，或突然量多，色暗有块，伴小腹疼痛拒按，块下痛减；舌紫暗，或有瘀点，苔薄，脉弦涩。

加减 如若见产后发热，则加牡丹皮、赤芍、丹参、益母草清热凉血退热；若见产后腹痛，则加乌药、延胡索、川楝子行气止痛；若见产后小腹冷痛或绞痛较甚者，可酌加小茴香、吴茱萸以增行气温经散寒之功；若见产后瘀滞较甚，恶露难下，血块多，块出痛减，加五灵脂、炒蒲黄、延胡索增强行气活血化瘀止痛之效；若见产后小腹胀痛，痛无定处，可加香附、乌药、枳壳理气行滞；若产后腹痛伴见胸胁胀痛者，加郁金、柴胡疏肝理气止痛；若产后腹痛伴气短乏力，神疲肢倦者，加黄芪、党参益气健脾生津补虚。若见产后恶露不绝，则加益母草、茜草、三七、蒲黄活血化瘀。若产后恶露不绝伴口干咽燥，舌红，脉弦数者，酌加地榆、茜草、黄柏、赤芍以清热凉血止血；若产后恶露不绝伴少气懒言，小腹空坠者，加党参、黄芪补气摄血；若产后恶露不绝且瘀久化热，恶露臭秽，兼口干咽燥，加紫草、马齿苋、蒲公英清热化瘀。

简介 方中重用当归养血活血，化瘀生新，且通任冲二脉为君；川芎、桃仁行气活血行瘀为臣；炮姜性温入血分，温养活血、温经止痛为佐；炙甘草补中缓急为使，用黄酒助药力直达病所，加强活血祛瘀之功。诸药相合，具有活血祛瘀，和营除热之效，使瘀血得除，又不致通利太过，发挥祛瘀生新之功。

使用注意 可与黄酒同煎。

🏷️ 处方9 八珍汤

方药 当归 10g，川芎 5g，白芍 10g，熟地黄 15g，人参 10g，白术 10g，茯苓 10g，炙甘草 5g。

功能与主治 养血益气，和营退热。主治血气俱虚，虚劳伤损。症见产时、产后失血过多，头晕眼花，心悸少寐，身有微热，恶露或多或少，色淡质稀，小腹绵绵作痛，喜按；舌淡红，苔薄白，脉细弱。

加减 产时产后失血过多可在原方的基础上酌加枸杞子、黄芪养阴益气摄血；若产后出血过多导致血虚阴亏者，午后热甚，两颧红赤，手足心热，口渴喜饮，小便短黄，大便秘结，舌嫩红，脉细数，可使用加减一阴煎加白薇滋阴养血清热。

简介 方中当归、川芎、白芍养血和血，缓急止痛；熟地黄滋阴养血，养肝血，滋肾精；人参、白术、炙甘草益气健脾摄血；茯苓健脾宁心安神。全方发挥养血益气，和营退热之功。

🍵 处方 10　肠宁汤

方药　当归 30g，熟地黄 30g，阿胶 9g，人参 9g，山药 9g，续断 6g，麦冬 9g，肉桂 3g，甘草 6g。

功能与主治　补血益气，缓急止痛。主治产后血虚肠燥之少腹痛。症见产后小腹隐隐作痛，数日不止，喜按喜揉，面色苍白，头晕眼花，心悸怔忡，恶露量少，色淡红，质稀无块；大便干结；舌质淡，苔薄白，脉细弱。

加减　若见血虚津亏便秘较重者，去肉桂温燥之品，加肉苁蓉、火麻仁润肠滋液通便；若腹痛兼有下坠感，为血虚兼气不足，加黄芪、白术、党参、升麻益气升提举陷；若腹痛得温则减者，可酌加吴茱萸、艾叶、小茴香、炮姜温阳行气，暖宫止痛。

简介　方中当归补血和营，活血行滞，既补虚又止痛；熟地黄、阿胶滋阴养血，以助当归补养阴血而调理冲任；麦冬滋养阴液，养阴润燥；人参、山药、甘草补气健脾，所谓气能生血，益气以生血之源；续断补肾养肝，益先天之本，壮津血；肉桂温通血脉，散寒止痛。诸药合用，使血气旺盛，冲任得养，共奏补血益气，缓急止痛之功。

使用注意　产后腹痛属血瘀气滞者，不宜使用本方。

🍵 处方 11　少腹逐瘀汤

方药　肉桂 3g，小茴香 1.5g，干姜 3g，当归 9g，川芎 6g，赤芍 6g，蒲黄 9g，五灵脂 6g，没药 6g，延胡索 3g。

功能与主治　温经散寒，化瘀止痛。主治少腹寒凝血瘀证。症见产后小腹冷痛，得热痛减，不喜揉按，面色青白，四肢不温；恶露量少，色紫暗有块；舌质暗淡，苔白，脉沉紧。

加减　若产后小腹冷痛较甚，得温痛减，则可酌加艾叶、吴茱萸散寒止痛；若产后腹痛痛甚而厥，四肢冰凉，冷汗淋漓，此为寒凝气闭，可加附子、细辛、巴戟天回阳救逆散寒；若产后腹痛伴肢体酸重不适，苔白腻，或有冒雨、涉水、久居阴湿之地史，乃寒湿为患，应酌加苍术、茯苓、薏苡仁、羌活以健脾除湿，祛风散寒。若用治慢性盆腔炎者，可加大血藤、败酱草、蒲公英、地丁活血化瘀清热；若伴有发热者，加金银花、连翘清热解毒。

简介　方中肉桂、干姜、小茴香温经散寒，通达下焦；当归、川芎、赤芍养营活血，当归、川芎乃阴中之阳药，血中之气药，配合赤芍补血行气活血，散滞调经；蒲黄、五灵脂、没药、延胡索化瘀止痛，利气散瘀。其中五灵脂用炒，重在止痛而不损胃气；蒲黄生用，重在活血祛瘀。寒散血行，冲任、子宫血气调和流畅，自无疼痛之虞。全方有活血祛瘀、温经散寒、散结止痛之功效。

🔖 处方 12　补中益气汤

方药　人参 10g，黄芪 15g，炙甘草 5g，当归 10g，陈皮 6g，升麻 3g，柴胡 3g，白术 10g。

功能与主治　益气摄血固冲。主治脾虚气陷证。症见产后恶露过期不止，量多，色淡红，质稀，无臭味；或见产后乳汁自出，量少，质清稀，乳房柔软无胀感；面色㿠白，精神倦怠，四肢无力，气短懒言，小腹空坠；舌质淡，苔薄白，脉细弱。

加减　若产后恶露过期不止，则加阿胶、艾叶、海螵蛸化瘀止血。若伴见腰膝酸软，头晕耳鸣者，此乃肝肾不足，酌加菟丝子、金樱子、续断、巴戟天等补肝肾，固冲任。若产后乳汁自出则加芡实、五味子补气养血，佐以固摄。

简介　方中以黄芪补气升阳为君；人参、白术、炙甘草健脾补中为臣，补中益气，燥湿健脾，辅助增强黄芪之力，以求脾胃元气得充则清阳可升，而无脾湿下流之虞；当归补血活血，陈皮行滞理气，为佐；升麻、柴胡升阳，升清举陷为使。全方共奏益气摄血固冲之效。

🔖 处方 13　保阴煎

方药　生地黄 9g，熟地黄 9g，黄芩 6g，黄柏 6g，白芍 9g，山药 6g，续断 6g，甘草 3g。

功能与主治　养阴清热，凉血止血。主治阴虚内热证。症见产后恶露过期不止，量较多，色鲜红，质黏稠；身热，口燥咽干，面色潮红；舌红苔少，脉细数无力。

加减　若产后恶露不绝，阴虚血少则可在此方的基础上增加煅牡蛎、地榆清热凉血止血；若兼见乳房、少腹胀痛，心烦易怒，恶露夹血块，口苦咽干，脉弦数者，此属肝郁血热之证，治以丹栀逍遥散疏肝解郁，清热止血，酌加生地黄、墨旱莲、茜草清热凉血止血。

简介　方中生地黄清热凉血；熟地黄、白芍养血敛阴；黄芩、黄柏清热泻火，直折热邪；山药、续断补肝肾，固冲任；甘草调和诸药。全方共奏养阴清热，凉血止血之效。

🔖 处方 14　黄芪桂枝五物汤

方药　黄芪 9g，桂枝 9g，白芍 9g，生姜 18g，大枣 10 枚。

功能与主治　补血益气，通络止痛。主治气血不足，营卫虚滞之痹证。症见产后遍身酸痛，肢体麻木，关节酸楚；面色萎黄，头晕心悸；舌淡，苔薄白，脉细无力。

加减 产后多虚多瘀，若见产后身痛则可在此方基础上加当归、丹参养血活血，鸡血藤补血，活血通络；若伴见关节疼痛较重兼有外邪者，加威灵仙、羌活、独活以疏风活络止痛；若以产后上肢疼痛为主，加桑枝宣络止痛；以下肢疼痛加怀牛膝引药下行，补肝肾，强筋骨，利腰膝。

简介 黄芪桂枝五物汤出自张仲景《金匮要略》，原用于治疗血痹症。方中黄芪益气固表，补益卫气，为君药；桂枝散风寒而温通血脉，白芍养血补血和营而通血痹共为臣药，与桂枝合用，调和营卫而和表里；生姜温阳散寒，以助桂枝之力；大枣益气补中，化生气血，养血益气以资黄芪、白芍之功，并调和诸药。全方共奏补血益气，通络止痛之功。

处方 15 身痛逐瘀汤

方药 川芎 6g，桃仁 9g，秦艽 3g，红花 9g，甘草 6g，羌活 3g，没药 6g，当归 9g，香附 3g，五灵脂 6g，牛膝 9g，地龙 6g。

功能与主治 养血活络，行瘀止痛。主治寒凝血瘀之痹证。症见产后遍身疼痛，或关节刺痛，屈伸不利，按之痛甚；小腹疼痛拒按，恶露量少，色暗；舌紫暗，苔薄白，脉弦涩。

加减 产后遍身疼痛可在此方的基础上加毛冬青、忍冬藤、益母草、木瓜活血通络；若伴见身虚弱，则加黄芪、党参益气补虚；若见痛处不温，得温痛减，则加姜黄、桂枝以温经散寒止痛。

简介 方中当归、川芎养血和血为君；桃仁、红花、五灵脂、没药活血逐瘀，行气血，止疼痛为臣；香附行气，使气行则血行；秦艽、羌活、地龙祛风除湿止痛，疏通经络以利关节；牛膝强筋壮骨；甘草调和诸药为使。全方共奏养血活络，行瘀止痛之功。

处方 16 独活寄生汤

方药 独活 9g，桑寄生 6g，细辛 6g，肉桂 6g，防风 6g，秦艽 6g，杜仲 6g，怀牛膝 6g，当归 6g，白芍 6g，干地黄 6g，川芎 6g，人参 6g，茯苓 6g，甘草 6g。

功能与主治 养血祛风，散寒除湿。主治痹证日久，肝肾亏虚，气血不足证。症见产后遍身疼痛，项背不舒为首，关节不利，或痛处游走不定，或冷痛剧烈，恶风畏寒，或感关节肿胀、重着，或肢体麻木；舌淡，苔薄白，脉浮紧。

加减 若见产后周身疼痛，以关节疼痛恶风，游走不定为主者，加羌活祛风通络；若关节重着麻木明显者，酌加苍术、木瓜以燥湿除湿；若产后关节疼痛，活动不利者，加青风藤、伸筋草、络石藤以通络止痛。

简介 方中独活辛苦微温，善祛下焦与筋骨间之风寒湿邪，蠲痹止痛；桑寄生补肝肾，强筋骨，祛风湿，止痹痛，与独活合为君药。细辛、肉桂辛温发散，温里祛寒，通利血脉；防风、秦艽祛风胜湿，舒利关节；杜仲、怀牛膝补益肝肾，强壮筋骨，共为臣药。当归、白芍、干地黄、川芎养血活血；人参、茯苓、甘草补气健脾，扶助正气，均为佐药。甘草调和诸药，又为使药。综合全方，以祛风寒湿药为主，辅以补肝肾、养气血之品，祛邪扶正，标本兼顾。

使用注意 按原方后注的要求，"温身勿冷也"，一般宜在服用汤药后，要注意避风寒，以使身体温热为度。

处方 17 黄芪汤

方药 黄芪 30g，白术 15g，防风 10g，熟地黄 15g，煅牡蛎 30g，茯苓 15g，麦冬 15g，大枣 3 枚，甘草 9g。

功能与主治 益气固表，和营止汗。主治卫气不固自汗证。症见产后汗出过多，不能自止，动则加剧；时有恶风身冷，或有头晕乏力，气短懒言，面色白，倦怠乏力；舌质淡，苔薄白，脉细弱。

加减 若见产后汗出过多，难以自止则可加浮小麦、麻黄根、五味子固涩敛阴止汗；若伴见头晕心悸，唇甲苍白者，则可加党参、何首乌、阿胶益气养血。

简介 方中黄芪益气固表为君；白术、茯苓、甘草益气健脾为臣；熟地黄、麦冬、大枣养血滋阴，煅牡蛎固涩敛汗，防风走表，助黄芪、白术以益气御风，共为佐药。全方共奏补气固表止汗之效。

使用注意 煅牡蛎先煎。

处方 18 生脉散

方药 人参 15g，麦冬 30g，五味子 12g。

功能与主治 益气养阴，生津敛汗。主治气阴两伤证。症见产后睡中汗出，甚则湿透衣衫，醒后即止；面色潮红，头晕耳鸣，口燥咽干，渴不思饮；或五心烦热，腰膝酸软；舌质红，苔少，脉细数。

加减 若产后自汗盗汗难自止，则在此方基础上酌加煅牡蛎、浮小麦、山茱萸、糯稻根益气敛汗，若伴见口燥咽干甚者，加石斛、玉竹养阴生津滋液；若伴见五心烦热甚者，加白薇、地骨皮、生地黄、栀子清热凉血，滋阴除烦。

简介 方中人参补肺益气而生津；麦冬养阴清肺而生津；五味子敛肺止汗

而生津，收耗散之气。三药合用，共奏益气养阴，生津敛汗之功。

💊 处方 19　四物汤

方药　当归 10g，熟地黄 12g，白芍 12g，川芎 8g。

功能与主治　滋阴养血，润肠通便。主治产后虚羸。症见产后大便干燥，数日不解，或解时艰涩难下，腹无胀痛；饮食正常，或伴心悸少寐，肌肤不润，面色萎黄；舌淡，苔薄白，脉细弱。

加减　产后血虚大便难，加肉苁蓉、柏子仁、火麻仁润肠通便，若产后数日不解大便，解时艰涩，大便坚结，伴颧赤咽干，五心烦热，脘中痞满，腹部胀满，小便黄赤，舌质红，苔薄黄，脉细数，为阴虚内热，方用两地汤合麻子仁丸。若精神倦怠，气短乏力者，酌加白术、黄芪以补脾养肺益气；若伴见口燥咽干者，酌加玄参、麦冬、玉竹、石斛以养阴润燥。

简介　四物汤被誉为"妇科第一方"，方中当归养血和血；熟地黄滋阴养血；白芍敛阴养血，柔肝和营；川芎活血行气，畅通气血；四味合用，补而不滞，滋而不腻。全方发挥滋阴养血之功。

💊 处方 20　润燥汤

方药　人参 6g，甘草 6g，枳壳 9g，槟榔 6g，当归 9g，生地黄 9g，火麻仁 15g，桃仁 15g。

功能与主治　补脾益肺，润肠通便。主治产后气血俱虚，大便闭塞不通。症见产后大便数日不解，或努责难出；神倦乏力，气短汗多；舌淡，苔薄白，脉缓弱。

加减　若产后大便秘结难解者，加用白术、生何首乌以益气润肠通便。

简介　方中人参补脾气而益肺气，为君药。枳壳、槟榔理气行滞，以利传导；当归、生地黄养血育阴以润肠；火麻仁、桃仁润肠通便，共为臣药。甘草补脾气，调和诸药，为佐使药。全方共奏补脾益肺，润肠通便的功效。

使用注意　先将上六味煎，后入桃仁泥及槟榔汁调服。

💊 处方 21　玉烛散

方药　熟地黄 18g，当归 9g，白芍 9g，川芎 9g，大黄 9g，芒硝 9g，甘草 9g。

功能与主治　通腑泄热，养血通便。主治血虚发热，大便秘结。症见产后大便艰结，多日不解；身微热，脘腹胀满疼痛，或时有矢气臭秽，口臭或口舌生疮；舌红，苔黄或黄燥，脉弦数。

加减 若脘腹胀甚者，加鸡内金、佛手、枳壳；若伴见心烦口臭、口疮者，加黄芩、栀子、竹叶清热解毒除烦。

简介 方中熟地黄养血调血，大黄泻下通便，两者共为君药；当归、白芍滋阴养血，川芎活血行气，芒硝泄热通便，辅以熟地黄养阴活血、大黄泻下通便，共为臣药；甘草调和诸药，为佐使药。全方共奏通腑泄热，养血通便的功效。

使用注意 大黄后下，芒硝溶服。

🔖 处方 22　补气通脬饮

方药 黄芪 15g，麦冬 9g，通草 9g。

功能与主治 益气生津，宣肺行水。主治气虚不升，膀胱滞塞不通，小便不利。症见产后小便不通，小便胀急疼痛；精神萎靡，气短懒言，倦怠乏力，面色少华；舌淡，苔薄白，脉缓弱。

加减 若产后小便难，伴见多汗，咽干口渴者，酌加沙参、生地黄、葛根以生津益肺，宣上以通下；若伴腰膝酸软者，酌加杜仲、巴戟天、桑寄生、续断以补肾壮腰膝。

简介 方中黄芪补益脾肺之气，气旺则水行；麦冬养阴滋液；通草甘淡利小便。全方共奏益气生津，宣肺行水之功。

🔖 处方 23　济生肾气丸

方药 熟地黄 15g，山药 15g，山茱萸 6g，牡丹皮 10g，茯苓 10g，泽泻 10g，桂枝 6g，附子 6g，车前子 10g，牛膝 6g。

功能与主治 补肾温阳，化气利水。主治肾阳不足，水湿内停证。症见产后小便不通，小便胀急疼痛，坐卧不宁；腰膝酸软，喜温，得温则减，面色晦暗；舌淡，苔白，脉沉细无力，尺脉弱。

加减 若伴见腰痛甚者，酌加巴戟天、杜仲、续断以补肾强腰；若伴见小腹下坠者，酌加黄芪、党参、升麻以益气升阳举陷。

简介 方中车前子、茯苓、泽泻利水渗湿；桂枝、附子温阳化气，以助膀胱气化，使水湿自小便排出；山药、熟地黄、山茱萸补肾益精化气；牛膝、牡丹皮防血中之滞且引水下行。全方共奏补肾温阳，化气利水之效。

使用注意 该方常制作为蜜丸服用，若制作为蜜丸而用则方中剂量应酌情增加，若制以汤剂则需注意方中附子需先煎。

🔖 处方 24　木通散

方药　枳壳 9g，槟榔 9g，木通 15g，滑石 15g，冬葵子 9g，甘草 6g。

功能与主治　疏肝理气，行水利尿。主治产后小便不利。症见产后小便不通，小腹胀痛，痛无定处；情志抑郁，或胸胁、乳房胀痛，烦闷不安；舌淡红，苔薄白，脉弦。

简介　方中枳壳、槟榔理气行滞，气行则水行；木通、滑石、冬葵子利水通小便；甘草和中调和诸药。全方合用，有疏肝理气，行水利尿之效。

🔖 处方 25　加味四物汤

方药　熟地黄 18g，白芍 15g，当归 15g，川芎 15g，蒲黄 15g，桃仁 9g，牛膝 9g，木香 9g，瞿麦 12g，滑石 9g，木通 9g，甘草梢 6g。

功能与主治　养血活血，祛瘀利尿。主治产后热邪夹瘀血流渗胞中，令小便淋闭。症见产程不顺，产时损伤膀胱，产后小便不通或点滴而下，尿色略混浊带血丝；小腹胀满刺痛，乍寒乍热；舌暗，苔薄白，脉沉涩。

简介　方中熟地黄、白芍养血缓急止痛；当归、川芎养血活血；蒲黄、桃仁、牛膝活血祛瘀止痛，引药下行；木香行气通滞，宣通气机；瞿麦、滑石、木通、甘草梢通利小便。

🔖 处方 26　加味五淋散

方药　黑栀子 15g，赤茯苓 15g，当归 12g，白芍 12g，黄芩，甘草梢 9g，生地黄 12g，泽泻 12g，车前子 9g，木通 9g，滑石 9g。

功能与主治　清热利湿通淋。主治孕妇小便频数窘涩，点滴疼痛。症见产时不顺，产后突感小便频急，淋沥不畅，灼热刺痛，小腹疼痛胀急，尿黄赤或混浊；口渴不欲饮，心烦；舌红，苔黄腻，脉滑数。

加减　产后小便灼热频急，可在此方基础上酌加益母草；若见尿色红赤者，为热伤胞络，加小蓟、地榆、白茅根、益母草、墨旱莲以清热利尿止血；若伴见口舌生疮，心烦者，加竹叶以清热除烦；若见小便混浊者，加萆薢、石菖蒲以分清泌浊；若见口苦便干，心烦易怒者，为肝经郁热，加龙胆、茵陈以清肝泄热；若伴见口渴引饮，舌红少津者，加知母、玉竹、石斛以清热养阴生津。

简介　方中黑栀子、黄芩、滑石、木通清热泻火通淋；辅以赤茯苓、泽泻、车前子清热利湿通淋，以增强祛热通淋之功；白芍、甘草梢缓急止痛和中；当归、生地黄养血滋阴清热。全方共奏清热利湿通淋之功。

处方 27 知柏地黄丸

方药 知母 12g，黄柏 9g，牡丹皮 9g，熟地黄 20g，山茱萸 12g，怀山药 12g，泽泻 9g，茯苓 9g。

功能与主治 滋肾养阴通淋。主治阴虚火盛，下焦湿热等证。症见产后小便频数淋沥，尿道灼热疼痛，尿少，尿色深黄；五心烦热，腰膝酸软，头晕耳鸣；舌红，少苔，脉细数。

加减 产后小便淋沥频数，伴见五心烦热者可在此方的基础上酌加猪苓、川牛膝，若潮热明显者，为虚火内盛，加地骨皮、生地黄、玄参以滋阴清热；若伴见心烦少寐者，加酸枣仁、柏子仁以滋阴安神，交通心肾；若伴见尿中带血者，加白茅根、小蓟等以清热凉血止血。

简介 方中熟地黄滋肾阴，益精髓；山茱萸滋肾益肝；怀山药滋肾补脾；三药合用意为"三补"，发挥滋阴之功。泽泻泻肾降浊，可通利水道；牡丹皮泻肝火；茯苓渗脾湿；三药合用意为"三泻"，清热又防滋阴生腻。知母、黄柏可清肾之伏火，黄柏清下焦之热。全方可发挥滋肾养阴通淋之功。

处方 28 沉香散

方药 沉香 18g，石韦 15g，滑石 15g，瞿麦 15g，冬葵子 9g，当归 15g，王不留行 9g，赤芍 15g，白术 15g，甘草 9g。

功能与主治 疏肝清热通淋。主治气淋。症见产后小便艰涩而痛，余沥不尽，尿色红赤；情志抑郁或心烦易怒，小腹胀满，甚或两胁胀痛，口苦咽干，大便干结；舌红，苔黄，脉弦数。

加减 若伴见小腹胀满，胸胁胀痛明显者，加青皮、柴胡、枳壳以疏肝理气止痛；若为恶露日久不止，小腹疼痛者，可加益母草、炒蒲黄、五灵脂以活血化瘀止痛。

简介 方中沉香理气行滞；石韦、滑石、瞿麦、冬葵子行水通淋，通利水道；当归、赤芍、王不留行活血化瘀；白术健脾行水；甘草缓急止痛，调和诸药。全方发挥疏肝清热通淋之功。

处方 29 通乳丹

方药 人参 30g，黄芪 30g，当归 60，麦冬 15g，木通 9g，桔梗 9g，猪蹄 2 个。

功能与主治 补气养血，佐以通乳。主治产后气血两虚，乳汁不下。症见产后乳少，甚或全无，乳汁清稀，乳房柔软，无胀感；面色少华，倦怠乏力，神疲食少；舌质淡，苔薄白，脉细弱。

加减 若伴见食少便溏者，此为脾虚气陷，加炒白术、茯苓、炒白扁豆益气健脾渗湿；若伴见头晕心悸者，此为血虚，加阿胶、白芍、何首乌养血安神。

简介 方中人参、黄芪益气补虚；当归、麦冬养血滋阴增液；桔梗、木通理气通络；猪蹄补血滋养通乳。全方共奏补气养血，通络下乳之功。

🍶 处方30　下乳涌泉散

方药 柴胡30g，青皮15g，当归30g，白芍30g，川芎30g，生地黄30g，天花粉30g，白芷15g，王不留行90g，漏芦15g，通草15g，桔梗15g，甘草9g。

功能与主治 疏肝解郁，通络下乳。主治产妇乳汁不行。症见产后乳少，甚或全无，乳汁浓稠，乳房胀硬、疼痛；胸胁胀满，情志抑郁，食欲不振；舌淡红，苔薄黄，脉弦或弦数。

加减 若伴见乳房胀痛甚者，酌加橘络、丝瓜络、香附以增加理气通络，行气止痛之效；若乳房胀硬疼痛，且局部有热感，触之有块者，加蒲公英、夏枯草、赤芍、路路通以清热通络，散结止痛；若乳房红肿掣痛，伴见高热恶寒，或乳房结块有波动感者，应按"乳痈"诊治。

简介 方中柴胡、青皮疏肝解郁；当归、白芍、川芎养血行血，津血互生，血充则津亦盛，以丰乳之源；生地黄、天花粉清热滋阴；白芷入阳明经，气芳香以散风通窍；王不留行、漏芦发挥通络下乳之功；桔梗、通草理气通络；甘草调和诸药。全方共奏疏肝解郁，通络下乳之效。

使用注意 上药研为细末，每服6～9g，临卧时用黄酒调下。若作汤剂服用则剂量酌情减少。方中王不留行性走窜，中病即止，不宜常服；气血虚弱者慎用。

🍶 处方31　丹栀逍遥散

方药 牡丹皮12g，栀子12g，当归12g，白芍15g，柴胡6g，白术15g，茯苓12g，煨生姜9g，薄荷9g，炙甘草6g。

功能与主治 疏肝解郁，清热敛乳。主治肝郁血虚生热证。症见产后乳汁自出，量多，质稠，乳房胀痛；胸胁胀满，情志抑郁或烦躁易怒，口苦咽干，便秘尿黄；舌质红，苔薄黄，脉弦数。

加减 产后乳汁自出，伴见情志抑郁者则去煨生姜，加夏枯草、生牡蛎、生地黄清热养阴，疏肝解郁，消肿收敛。

简介 方中牡丹皮、栀子、柴胡疏肝解郁，清热凉血；当归、白芍养血柔肝；白术、茯苓、炙甘草健脾补中；薄荷入肝经，助柴胡疏达肝气。唯煨生姜辛热，非血热所宜，可去而不用。诸药合用，发挥疏肝解郁，清热敛乳之功。

使用注意 水煎服，薄荷后下。

🔖 处方 32 天王补心丹

方药 人参 10，玄参 10g，当归 10g，天冬 9g，麦冬 10g，丹参 9g，茯苓 12g，五味子 8g，远志 9g，桔梗 8g，酸枣仁 12g，生地黄 15g，朱砂 3g，柏子仁 10g。

功能与主治 养血滋阴，补心安神。主治阴虚血少，神志不安证。症见产后精神抑郁，情绪低落，沉默寡言，心神不宁，悲伤欲哭，失眠多梦，健忘心悸，恶露量多；神疲乏力，面色苍白或萎黄；舌质淡，苔薄白，脉细弱。

简介 方中生地黄、玄参、天冬、麦冬滋肾养阴液；人参、茯苓益心气；丹参、当归养心血；远志、柏子仁、酸枣仁、五味子养心安神，除烦安眠；桔梗载药上行；朱砂为衣，安心神。全方共奏养血滋阴，补心安神之功。

使用注意 该方以丸剂为多见，亦可水煎服，但需注意朱砂宜入丸、散剂或研磨冲服，不入煎剂。

🔖 处方 33 逍遥散

方药 柴胡 10g，当归 10g，白芍 10g，白术 10g，茯苓 10g，炙甘草 5g，薄荷 3g，煨生姜 3g。

功能与主治 疏肝解郁，养血安神。主治肝郁血虚，内有郁热证。症见产后心情抑郁，或心烦易怒，心神不安，夜不入寐，或噩梦纷纭，惊恐易醒；恶露量或多或少，色紫暗，有血块；胸胁、乳房胀痛，善太息；舌淡红，苔薄，脉弦或弦细。

加减 产后心情抑郁，寐差者可在此方基础上增加首乌藤、合欢皮、磁石、柏子仁镇静安神助眠。

简介 方中柴胡疏肝解郁，薄荷助柴胡疏肝；当归、白芍养血柔肝；白术、茯苓、炙甘草健脾和中；煨生姜温胃行气。全方发挥疏肝解郁，镇静安神之功。

🔖 处方 34 癫狂梦醒汤

方药 桃仁 24g，赤芍 9g，柴胡 9g，香附 6g，青皮 6g，陈皮 9g，大腹皮

9g，桑白皮 9g，紫苏子 12g，木通 9g，半夏 6g，甘草 15g。

功能与主治 活血化瘀，镇静安神。主治癫狂，哭笑不休，詈骂歌唱，不避亲疏者。症见产后抑郁寡欢，默默不语，神思恍惚，失眠多梦；或神志错乱，狂言妄语，如见鬼神，喜怒无常，哭笑不休；恶露不下，或下而不畅，色紫暗，有血块，小腹疼痛，拒按，面色晦暗；舌质紫暗，有瘀斑，苔白，脉弦或涩。

加减 产后情志异常则可在此方的基础上加龙骨、牡蛎、酸枣仁镇静安神。

简介 方中重用桃仁、赤芍活血化瘀；柴胡、香附疏肝解郁，理气行滞；青皮、陈皮、大腹皮、桑白皮、紫苏子理气行气降气；木通泻火行水，通血脉；半夏、甘草和胃调中。诸药合用，共奏活血化瘀，镇静安神之效。

二、中成药

1.产泰口服液：适用于产后腹痛血虚证。使用方法：每次20mL，每日3次，温开水送服。

2.补血益母颗粒：适用于产后腹痛血虚夹瘀证。使用方法：每次12g，每日2次，开水冲服。

3.生化丸：适用于产后腹痛气滞血瘀证。使用方法：每次9g，每日3次，温开水送服。

4.加味生化颗粒：适用于产后恶露不绝血瘀证。使用方法：每次1袋（10g），每日3次，温水冲服。

5.葆宫止血颗粒：适用于产后恶露不绝血热证。使用方法：每次1袋（15g），每日3次，温水冲服。

6.生化丸：适用于产后腹痛气滞血瘀证。使用方法：每次9g，每日3次，温开水送服。

7.益母草冲剂：适用于产后身痛血瘀证。使用方法：每次1～2包，每日2次，温水送服。

8.金鸡虎补丸：适用于产后身痛气虚血亏，肾精不足证。使用方法：每次6g，每日2次，温水送服。

9.安络解痛片：适用于产后身痛血滞经脉证。使用方法：每次3～5片，每日3次，温水送服。

10.黄芪注射液：适用于产后身痛气血虚损证。使用方法：每次4mL，每日2次，肌内注射。

11.人参再造丸：适用于产后身痛气血虚损证。使用方法：每次3g，每日2次，温水送服。

12. 麻仁丸：适用于产后大便难血虚津亏证。使用方法：每日 2 次，每次 5g，吞服。

13. 补血生乳颗粒：适用于产后缺乳气血虚弱证。使用方法：每次 4g，每日 2 次，温开水冲服。

14. 下乳涌泉散：适用于产后缺乳肝郁气滞证。使用方法：每次 1 袋（30g），水煎 2 次，煎液混合后分 2 次口服。

15. 补中益气丸：适用于产后乳汁自出气虚失摄证。使用方法：每次 9g，每日 2～3 次，口服。

16. 加味逍遥丸：适用于产后乳汁自出肝经郁热证。使用方法：每次 9g，每日 2 次，口服。

17. 天王补心丹：适用于产后情志异常心血不足证。使用方法：每次 1 丸，每日 2 次，口服。

18. 逍遥丸：适用于产后情志异常肝郁气滞证。使用方法：每次 1 丸，每日 2 次，口服；或水丸，每次 6～9g，每日 1～2 次，口服。

三、单方验方

1. 猪蹄 2 只，通草 24g。使用方法：同炖，去通草，食猪蹄饮汤。适用于缺乳实证。

2. 陈皮煎水。使用方法：外敷乳房，以宣通气血。适用于缺乳实证。

3. 生黄芪 30g，当归 9g。使用方法：与猪蹄同炖。适用于缺乳虚证。

4. 山楂神曲饮：山楂 10g，神曲 10g。使用方法：山楂、神曲煎汤去渣，入适量红糖，分 3 次服完。适用于乳汁自出实证。

5. 麦芽蝉衣汤：麦芽 60g，蝉蜕 6g。使用方法：水煎去渣，入适量白糖，日服 3～4 次。适用于乳汁自出虚证。

第五节　妇科杂病

妇科杂病是指不属于经、带、胎、产的范畴，但与女性的生理特点、生理解剖息息相关的疾病，其主要包括不孕症、癥瘕、阴挺、阴痒、阴疮、盆腔炎性疾病、子宫内膜异位症和子宫腺肌瘤、多囊卵巢综合征等。不同的疾病发病病因病机不尽相同，其总体离不开先天禀赋不足、气血阴阳失调、感受外邪三个原因而导致脏腑功能失调引起疾病的发生。针对不同的疾病，应仔细审查，辨证论治，寒者热之、热者寒之，实者泻之、虚者补之，燥者润之、湿者燥之。对于现在疾病谱的疾病，根据其疾病特点或可归纳至经、带、胎、产的范畴，参考其诊疗用药方式，结合辨证而施治，灵活变通。

一、辨证用药

🔖 处方 1　毓麟珠

方药　当归 12g，熟地黄 15g，白芍 15g，川芎 6g，人参 20g，白术 12g，茯苓 15g，炙甘草 5g，菟丝子 15g，杜仲 15g，鹿角霜 3g，川花椒 6g。

功能与主治　补益肾气，调补冲任。主治妇人血气俱虚，经脉不调，不受孕者。症见婚久不孕，月经不调或停闭，量多或少，色淡暗质稀；腰酸膝软，头晕耳鸣，精神疲倦，小便清长；舌淡，苔薄白，脉沉细，两尺尤甚。

加减　若婚后不孕，且经来量多者，加阿胶、炒艾叶固冲止血；若见经来量少不畅者，加丹参、鸡血藤活血养血调经；若伴见心烦少寐者，加柏子仁、首乌藤养心安神；若伴见腰酸腿软甚者，此为肾虚之象，加续断、桑寄生补肾强腰。

简介　方中以四物四君子合成为底方，四物汤补血，四君子汤益气；女子以肝为先天，菟丝子、杜仲、鹿角霜温养肝肾；既补先天以益肾精，又补后天以生气血，使精充血足，冲任调摄。佐以川花椒温督脉。全方既温养先天肾气以生精，又培补后天脾胃以生血，精血充足，胎孕乃成。

🔖 处方 2　温胞饮

方药　巴戟天 18g，补骨脂 6g，菟丝子 9g，肉桂 6g，附子 3g，杜仲 9g，白术 15g，山药 9g，芡实 9g，人参 12g。

功能与主治　温肾助阳，调补冲任。主治下部冰冷不孕。症见婚久不孕，或初潮延迟，或月经后期，量少，色淡质稀，甚至停闭，带下量多，清稀如水；腰膝酸冷，性欲淡漠，面色晦暗，大便溏薄，小便清长；舌淡，苔白，脉沉迟。

加减　若伴见小便清长，夜尿多者，加益智仁、桑螵蛸补肾缩小便；若伴见性欲淡漠者，加紫石英、肉苁蓉温肾填精；血肉有情之品如紫河车、龟甲、鹿茸等，具补肾阴阳，通补奇经之效，可适时加味。若伴见有盆腔炎性疾病后遗症者，可合用失笑散治以温肾益气，化瘀止痛。若腰膝酸冷明显，为肾阳虚者，可选内补丸加减；若不孕伴见盆腔炎性疾病后遗症腹痛较甚者，加延胡索、苏木活血化瘀止痛；若夹湿者，则可加薏苡仁、苍术健脾燥湿。

简介　方中巴戟天、补骨脂、菟丝子、杜仲为温肾之品，以温肾暖宫，温肾壮阳；肉桂、附子归肾经，补益命门；人参、白术益气健脾，补益后天之源；

山药、芡实补肾涩精，芡实甘平，补肾益精、收敛固涩，可抑桂、附等辛热之品耗伤精气。全方共奏温肾助阳，暖宫助孕之效。

处方 3　养精种玉汤

方药　当归 30g，白芍 15g，熟地黄 15g，山茱萸 15g。

功能与主治　滋肾养血，调补冲任。主治身瘦水亏火旺不孕。症见婚久不孕，月经先期，量少，色红质稠，甚或闭经，或带下量少，阴中干涩；腰酸膝软，头晕耳鸣，形体消瘦，五心烦热，失眠多梦；舌淡或舌红，少苔，脉细或细数。

加减　若伴见胁肋隐痛，两目干涩者，加女贞子、墨旱莲柔肝养阴；若伴见面色萎黄，头晕眼花者，为精血亏虚之象，加龟甲、紫河车填精养血；若五心烦热，午后潮热者，为阴虚内热，加地骨皮、牡丹皮、知母滋阴清热。

简介　方中当归、白芍养血柔肝；熟地黄补益肾精，益精血；山茱萸滋养肝肾。全方具滋肾养血填精，调补冲任之功。

处方 4　开郁种玉汤

方药　当归 15g，白芍 30g，牡丹皮 9g，香附 9g，白术 15g，茯苓 9g，天花粉 6g。

功能与主治　疏肝解郁，理血调经。主治肝郁不孕。症见婚久不孕，月经周期先后不定，量或多或少，色暗，有血块，经行腹痛，或经前胸胁、乳房胀痛；情志抑郁，或烦躁易怒；舌淡红，苔薄白，脉弦。

加减　若伴见经行腹痛较重者，加延胡索、生蒲黄、山楂活血化瘀止痛；若见心烦口苦者，可加栀子、夏枯草清肝泄热解郁；若伴见胸闷纳少者，加陈皮、砂仁理气健脾和胃；若伴见经前乳房胀痛明显者，可加橘核、青皮、玫瑰花理气通络，行滞止痛。

简介　方中当归、白芍养血柔肝，以实肝体；白术、茯苓健脾培土，以旺后天生化之源；香附理气解郁，以遂肝用，顺其条达之性，肝郁自解，气通则血和，经血自调；牡丹皮凉血活血；天花粉清热生津。二药合用既防郁久化火之变，又制香燥药物伤阴之弊。全方共成疏肝健脾，养血种子之功。

处方 5　苍附导痰汤

方药　茯苓 15g，半夏 12g，陈皮 6g，甘草 9g，苍术 9g，香附 10g，天南星 9g，枳壳 9g，生姜 9g，神曲 9g。

功能与主治 燥湿化痰，理气调经。主治瘟毒初起，上吐下泻，转筋。症见婚久不孕，月经后期，甚或闭经，带下量多，色白质黏；形体肥胖，胸闷呕恶，心悸头晕；舌淡胖，苔白腻，脉滑。经前或经期小腹痛，拒按，盆腔有包块或结节，月经量多，有血块，带下量多，色白质稠；形体肥胖，头晕，肢体沉重，胸闷纳呆，呕恶痰多；舌紫暗，或边尖有瘀斑，苔腻，脉弦滑或涩。

加减 若不孕伴见带下量多者，可加芡实、金樱子固涩止带；若伴见胸闷气短者，加瓜蒌、石菖蒲宽胸利气；若心悸者，则加远志祛痰宁心；不孕，伴见月经后期，闭经者，可加丹参、泽兰养血活血调经。若经行腹痛，经 B 超检查确定为子宫内膜异位症或子宫腺肌瘤则加三棱、莪术。若伴见脾胃虚弱，正气不足者，加党参、黄芪、白术健脾益气；若伴见胸脘痞闷食少者，则加山楂、神曲、鸡内金消积导滞；若伴见腰痛者，加续断、桑寄生补肾强腰。若经 B 超检查确定为多囊卵巢综合征则可用以化痰除湿，通络调经；若月经不行，为顽痰闭塞者，可加浙贝母、海藻、石菖蒲软坚散结，化痰开窍；痰湿已化，血滞不行者，加川芎、当归活血通络；脾虚痰湿不化者，加白术、党参以健脾祛湿；胸膈满闷者，加郁金、薤白以行气解郁。

简介 方中天南星燥湿化痰，祛风散结；枳壳下气行痰；半夏燥湿祛痰；陈皮下气消痰药加强豁痰顺气之力；茯苓渗湿，甘草和中。全方有燥湿化痰，理气调经之功。

🟡 处方 6 少腹逐瘀汤

方药 肉桂 3g，小茴香 1.5g，干姜 3g，当归 9g，川芎 6g，赤芍 6g，蒲黄 9g，五灵脂 6g，没药 6g，延胡索 3g。

功能与主治 活血化瘀止痛。主治少腹寒凝血瘀证。症见婚久不孕，月经后期，经行腹痛，色暗淡，有血块；面色晦暗，形寒肢冷，手足不温，量或多或少，色紫黑，有血块，可伴痛经；平素小腹或少腹疼痛，或肛门坠胀不适；或下腹包块质硬，下腹冷痛或刺痛，拒按，腰骶冷痛，得热痛减，带下量多，色白质稀；或大便不实；舌淡胖而紫暗，有瘀斑、瘀点，苔白，脉沉迟而涩。

加减 若小腹冷痛者，加吴茱萸、乌药温经散寒；若经血淋沥不止者，加茜草、三七粉化瘀止血；若下腹结块者，加鳖甲、炮穿山甲散结消癥；若积块坚牢者加穿山甲；若伴见月经量多者加血余炭、花蕊石；漏下不止者加三七；若伴见月经过少或闭经者加泽兰、牛膝；若经行腹部冷痛者加艾叶、吴茱萸温经散寒，化瘀止痛；若腹痛甚，肢冷出汗者，加川花椒、制川乌温中止痛；若恶心呕吐者，加吴茱萸、半夏、生姜温胃止呕；若腹泻者，加肉豆蔻、藿香、白术健脾止泻。

简介 方中肉桂、干姜、小茴香温经散寒，通达下焦；当归、川芎、赤芍养营活血，当归、川芎乃阴中之阳药，血中之气药，配合赤芍补血行气活血，散滞调经；蒲黄、五灵脂、没药、延胡索化瘀止痛，利气散瘀。其中五灵脂用炒，重在止痛而不损胃气；蒲黄生用，重在活血祛瘀。寒散血行，冲任、子宫血气调和流畅，自无疼痛之虞。全方有活血化瘀止痛之功效。

处方 7 香棱丸

方药 木香 10g，丁香 6g，三棱 10g，枳壳 10g，青皮 10g，川楝子 6g，小茴香 6g，莪术 10g。

功能与主治 行气活血，化瘀消癥。主治积聚、癥块。症见下腹包块质硬，下腹或胀或痛，经期延长，或经量多，经色暗夹血块，经行小腹疼痛；精神抑郁，善太息，胸胁胀闷，乳房胀痛，面色晦暗，肌肤不润；舌质暗，边见瘀点或瘀斑，苔薄白，脉弦涩。

加减 若经行量多或经漏淋沥不止者，加炒蒲黄、五灵脂、三七活血化瘀止血；月经后期量少者，加丹参、香附行气活血；经行腹痛甚者，加乌药、延胡索理气止痛。

简介 方中木香、丁香、小茴香温经理气；青皮疏肝解郁，消积行滞；川楝子、枳壳除下焦之郁结，行气止痛，三者合用破血行气；三棱、莪术行气破血，消癥散结，莪术又可消食化积。诸药合用，共奏行气活血，化瘀消癥之功效。

处方 8 桂枝茯苓丸

方药 桂枝 9g，芍药 15g，桃仁 15g，牡丹皮 9g，茯苓 15g。

功能与主治 活血化瘀，补肾安胎。主治宿有癥病，孕后癥痼害胎，漏下不止。症见下腹包块按之不坚，小腹或胀或满，月经后期或闭经，经质黏稠、夹血块；体形肥胖，胸脘痞闷，肢体困倦，带下量多，色白质黏稠；舌暗淡，边见瘀点或瘀斑，苔白腻，脉弦滑或沉滑。

加减 若见腹部包块夹痰，则可合用苍附导痰丸化痰除湿，活血消癥；若积块不坚，病程已久，可加鸡内金、浙贝母、三棱、莪术；若带下量多者，可加芡实、海螵蛸；若脾虚气弱者，加党参、白术、黄芪。若见腹部包块夹气血两虚，则可合用四君子汤补气活血，化瘀消癥；若经量多，经期酌加阿胶、炮姜；若经漏不止，经期酌加三七、炒蒲黄；若积块较坚，可酌加鸡内金、荔枝核、浙贝母、橘核、川芎等。若见腹部包块兼有肾虚证者，则可合用肾气丸补肾活血，消癥散结，肾气丸以附子、桂枝为主药，各取少量，取"少火生气"之意，补命门之火，引火归原；再辅以熟地黄等药物滋补肾阴；与桂枝茯苓丸合用，共奏补肾活血，消癥散结之效。若积块较坚，加三棱、莪术、血竭；若积块不坚，可加浙贝母、鸡内金软坚散结；若经行腹痛明显，经期可加艾叶、吴茱萸、延胡索温经散寒止痛；若经量多，经期可加三七、炒蒲黄、五灵脂活血化瘀止血。若伴见盆腔炎性疾病后遗症，则可合用少腹逐瘀汤祛寒除湿，化瘀止痛。若下腹冷痛较甚，加乌药、艾叶温经止痛；大便溏薄者，去当归，加炒白术、山药健脾利湿；带下量多、质稀者，加芡实、金樱子以化湿止带。

简介 方中桂枝温经通阳，以促血脉运行而散瘀为君；白芍养肝和营，缓急止痛，或用赤芍活血化瘀消癥为臣；宿有癥块，郁久多能化热，故又配牡丹皮活血化瘀为佐；茯苓健脾益气，宁心安神，渗利下行而益心脾之气，与桂枝同用，通阳开结，伐邪安胎为使。诸药合用，共奏活血化瘀，消癥散结之效。

🍱 处方 9　大黄牡丹汤

方药 大黄 12g，牡丹皮 6g，桃仁 9g，冬瓜仁 30g，芒硝 9g。

功能与主治 清利湿热，化瘀消癥。主治湿热郁滞之肠痈初起。症见下腹积块，小腹或胀或痛，带下量多色黄，月经量多，经期延长，经色暗，有血块，质黏稠，经行小腹疼痛；身热口渴，心烦不宁，大便秘结，小便黄赤；舌暗红，边见瘀点或瘀斑，苔黄腻，脉弦滑数。下腹胀痛或灼痛剧烈，高热，或壮热不退，恶寒或寒战，带下量多，色黄或赤白杂下，味臭秽；口苦烦渴，精神不振，或月经量多或崩中下血，大便秘结，小便短赤；舌红，苔黄厚或黄燥，脉滑数或洪数。

加减 若经血淋沥不尽，经期加三七、炒蒲黄、地榆炭；若经行腹痛，可加延胡索、莪术、五灵脂、蒲黄行气活血化瘀止痛。若伴见盆腔炎性疾病者，可合用五味消毒饮清热解毒，凉血消痈，带下臭秽者，加椿皮、黄柏、茵陈清热利湿止带；若伴见腹胀满者，加厚朴、枳实以理气消胀；盆腔形成脓肿者，加大血藤、皂角刺、白芷消肿排脓。

简介 方中大黄苦寒攻下，泻火逐瘀；牡丹皮凉血清热，活血散瘀，二者合用，共泄湿热，消癥结；芒硝咸寒，软坚散结，泻下清热，协大黄荡涤实热；桃仁性善破血；冬瓜仁甘寒，清肠利湿，排脓散结。诸药合用，发挥清利湿热，化瘀消癥之功。

使用注意 芒硝溶服。

🍱 处方 10　补中益气汤

方药 人参 10g，黄芪 15g，炙甘草 5g，当归 10g，陈皮 6g，升麻 3g，柴胡 3g，白术 10g。

功能与主治 补中益气，升阳举陷。主治脾虚气陷证。症见子宫下移或脱出于阴道口外，劳则加剧；小腹下坠，少气懒言，四肢乏力，面色少华，小便频数，或带下量多，色白质稀；舌淡苔薄，脉虚细。

加减 若见产后少腹疼痛且子宫下移则加金樱子固涩，杜仲、续断补益肾气；若兼带下量多，色黄质黏腻，有臭气，为湿热下注，加黄柏、败酱草、薏苡仁清热利湿；若小便频数或失禁，为膀胱失约，加覆盆子、桑螵蛸固缩小便。

简介 方中以黄芪补气升阳为君；人参、白术、炙甘草健脾补中为臣，补中益气，燥湿健脾，辅助增强黄芪之力，以求脾胃元气得充则清阳可升，而无脾湿下流之虞；当归补血活血，陈皮行滞理气，为佐；升麻、柴胡升阳，升清举陷为使。全方共奏补中益气，升阳举陷之效。

🌿 处方 11　大补元煎

方药 人参6g，山药6g，熟地黄9g，杜仲6g，当归6g，山茱萸6g，枸杞子9g，炙甘草6g。

功能与主治 补肾固脱，益气提升。主治肾虚不约。症见子宫下移或脱出于阴道口外，劳则加剧；小腹下坠，腰膝酸软，头晕耳鸣，小便频数，入夜尤甚；舌淡，苔薄，脉沉弱。

加减 若子宫下移兼腰膝酸冷，为命门火衰，加补骨脂、肉桂温肾壮阳；若兼带下量多，色白质稀，为湿浊下注，加海螵蛸、芡实固涩止带。子宫下脱日久，摩擦损伤，继发湿热，可见红肿溃烂，黄水淋沥，带下量多，色黄如脓，有臭气，伴口渴发热等症状，轻者可于前方中加入清利湿热之黄柏、苍术、土茯苓、车前草等；重者用龙胆泻肝汤或易黄汤清热利湿，待湿热清除后，仍需补气扶正固本。

简介 方中人参大补元气为君，气生则血长；山药、甘草补脾气，佐人参以滋生化之源；当归养血活血调经；熟地黄、枸杞子、山茱萸、杜仲滋肝肾，益精血，乃补血贵在滋水之意。诸药合用，补肾固脱，益气提升。

🌿 处方 12　知柏地黄丸

方药 知母12g，黄柏9g，牡丹皮9g，熟地黄20g，山茱萸12g，怀山药12g，泽泻9g，茯苓9g。

功能与主治 调补肝肾，滋阴降火。主治阴虚火盛，下焦湿热等证。症见阴部干涩，奇痒难忍，或阴部皮肤变白、增厚或萎缩，皲裂破溃；五心烦热，头晕目眩，时有烘热汗出，腰酸膝软；舌红苔少，脉弦细而数。

加减 若见阴部瘙痒难耐伴见五心烦热，则加何首乌、白鲜皮调补肝肾止痒。

简介 方中熟地黄滋肾阴，益精髓；山茱萸滋肾益肝；山药滋肾补脾；三药合用意为"三补"，发挥滋阴之功。泽泻泻肾降浊，可通利水道；牡丹皮泻肝火，茯苓渗脾湿；三药合用意为"三泻"，清热又防滋阴生腻。知母、黄柏可清肾之伏火，黄柏清下焦之热。全方可发挥调补肝肾，滋阴降火之功。

🌿💊 处方 13   龙胆泻肝汤

方药 龙胆 12g，黄芩 10，柴胡 10g，栀子 9g，车前子 12g，木通 3g，泽泻 12g，生地黄 15g，当归 10g，甘草 6g。

功能与主治 泻肝清热，除湿止痒。主治肝胆实火上炎证。症见阴部瘙痒灼痛，带下量多，色黄如脓，稠黏臭秽，头晕目眩，口苦咽干，心烦不宁，便秘溲赤；阴部生疮，灼热结块，甚则溃烂流脓，黏稠臭秽；恶寒发热，头晕目眩，口苦咽干，心烦不宁，便秘尿黄；舌红，苔黄腻，脉弦滑而数。

加减 若见阴痒则加虎杖、苦参除湿止痒；若见阴疮则加土茯苓、蒲公英清热利湿，解毒消疮；若热毒壅盛者，症见发热不退，渴喜冷饮，溃脓臭秽，治宜清热解毒，化瘀除湿，方用仙方活命饮。

简介 龙胆大苦大寒，既能泻肝胆实火，又能利肝经湿热，泻火除湿，故为君药；黄芩、栀子苦寒泻火、燥湿清热，加强君药泻火除湿之力，用以为臣；加以泽泻、木通、车前子利导下行，从膀胱渗泄，导湿热从水道而去。当归、生地黄养血滋阴，使邪去而阴血不伤；柴胡疏畅肝胆之气，并引诸药归于肝胆之经；甘草调和诸药。全方发挥泻肝清热除湿之功。

🌿💊 处方 14   萆薢渗湿汤

方药 萆薢 15g，薏苡仁 18g，黄柏 12g，赤茯苓 18g，牡丹皮 12g，泽泻 12g，通草 12g，滑石 18g。

功能与主治 清热利湿，解毒杀虫。主治湿热下注之臁疮。症见阴部瘙痒，如虫行状，甚则奇痒难忍，灼热疼痛，带下量多，色黄，呈泡沫状，或色白如豆渣状，臭秽；心烦少寐，胸闷呃逆，口苦咽干，小便短赤；舌红，苔黄腻，脉滑数。

加减 若见阴痒难耐，则加白头翁、苦参、防风祛风除湿止痒。

简介 方中萆薢、泽泻、薏苡仁健脾祛湿利浊，清利湿热于下；牡丹皮凉血活血，泻血分之伏火；黄柏、赤茯苓、通草、滑石清热解毒，利湿通淋，使邪从小便去。全方发挥清热解毒利湿之功。

🔖 处方 15 阳和汤

方药 熟地黄 24g，鹿角胶 10g，炮姜 3g，肉桂 3g，麻黄 3g，白芥子 9g，生甘草 3g。

功能与主治 散寒除湿，活血散结。主治阴疽、乳岩、结核等阴凝证。症见阴疮坚硬，皮色不变，日久不愈，脓水淋沥；神疲倦怠，食少纳呆；舌淡，苔白腻，脉细弱。

加减 若正虚邪盛者，症见疮久不敛，心悸气短，治宜托里消毒，方用托里消毒散。

简介 方中重用熟地黄、鹿角胶养血补血，滋阴补阳；辅以肉桂、炮姜、麻黄、白芥子温肾壮阳，温通血脉，助阳活血，且白芥子、麻黄可宣肺化痰散结；生甘草解毒调和诸药。全方共奏散寒除湿，活血散结之功。

使用注意 鹿角胶烊化。

🔖 处方 16 银翘红酱解毒汤

方药 忍冬藤 30g，连翘 30g，大血藤 30g，败酱草 30g，牡丹皮 9g，栀子 12g，赤芍 12g，桃仁 12g，薏苡仁 12g，延胡索 9g，乳香 6g，没药 6g，川楝子 9g。

功能与主治 解毒利湿，活血止痛。主治盆腔炎发热期。症见下腹胀痛拒按，或伴腰骶部胀痛难忍，发热恶寒，或高热不退，带下量多，色黄绿如脓，味臭秽；月经量多，经期延长或淋沥不尽，口苦口腻，大便溏泄，小便短少；舌红，苔黄腻，脉滑数。

加减 如高热兼恶寒者，加大青叶、柴胡解毒退热；便溏热臭者，加秦皮、黄芩、黄连清热利湿；便秘者，加大黄泄热通腑；带多色黄夹有脓血者，加贯众、马齿苋、地榆利湿解毒止血。

简介 方以忍冬藤、连翘、大血藤、败酱草、薏苡仁清热解毒，活血化瘀利湿；牡丹皮、栀子、赤芍、桃仁清热凉血活血；延胡索、川楝子、乳香、没药行气活血止痛。全方共奏解毒利湿，活血止痛之功。

🔖 处方 17 仙方活命饮

方药 金银花 15g，防风 10g，白芷 10g，当归 10g，陈皮 12g，赤芍 10g，穿山甲 15g，天花粉 10g，贝母 10g，乳香 6g，没药 6g，皂角刺 10g，甘草 3g。

功能与主治 清热利湿，活血止痛。主治阳证痈疡肿毒初起。症见：下腹胀痛，或伴腰骶部胀痛，发热，热势起伏或寒热往来，带下量多，色黄味臭；或经期延长或淋沥不止，口腻纳呆，小便黄，大便溏或燥结；舌红，苔黄厚，脉滑数。

加减 若见于盆腔炎性疾病，则去穿山甲、当归、皂角刺，加蒲公英、败酱草、薏苡仁、土茯苓清热利湿，活血止痛。若盆腔炎性疾病伴见低热起伏者，加茵陈、柴胡以除湿清热；若伴见月经量多或淋沥不止者，加马齿苋、贯众、炒地榆利湿凉血止血；形成癥瘕者，加夏枯草、三棱、莪术等消肿散结，化瘀消癥。

简介 方中金银花清热解毒，既能宣散风热，又善清解血毒，重用为君；当归活血化瘀而不伤正，赤芍清热凉血，乳香、没药散瘀消肿止痛，陈皮理气行滞，以上药物共为臣药；防风、白芷发散湿邪，贝母、天花粉清化热痰、软坚散结，穿山甲、皂角刺引经入络，溃坚散结，以上共为佐药；甘草清热解毒，并调和诸药，为使药。诸药合用，共奏清热利湿，活血止痛之功。

🦪 处方18 银甲丸

方药 金银花 20g，连翘 10g，升麻 10g，大血藤 10g，蒲公英 10g，生鳖甲 10g，紫花地丁 10g，生蒲黄 10g，椿皮 10g，大青叶 10g，茵陈 10g，琥珀末 10g，桔梗 10g。

功能与主治 清热利湿，化瘀止痛。主治湿热蕴结下焦诸证。症见少腹胀痛，或痛连腰骶，经行或劳累时加重，或有下腹癥块，带下量多，色黄；脘闷纳呆，口腻不欲饮，大便溏或秘结，小便黄赤；舌暗红，苔黄腻，脉滑或弦滑。

加减 若湿邪甚，腹胀痛者，加茯苓、厚朴、大腹皮行气祛湿；若伴见带下多，黄稠如脓者，加黄柏、车前子清热利湿止带；若便溏者，加白术、薏苡仁健脾燥湿。

简介 方以金银花、连翘、蒲公英、紫花地丁、大血藤、大青叶、升麻等药重在清热解毒；以茵陈、椿皮清热除湿；配伍生鳖甲、生蒲黄、琥珀末活血化瘀，软坚散结；桔梗辛散行气。全方合用，共奏清热除湿，化瘀行滞止痛之效。

使用注意 生鳖甲宜先煎，琥珀末宜冲服。

🦪 处方19 膈下逐瘀汤

方药 当归 9g，川芎 6g，赤芍 6g，桃仁 6g，红花 9g，枳壳 6g，延胡索 3g，五灵脂 6g，乌药 6g，香附 6g，牡丹皮 6g，甘草 9g。

功能与主治 疏肝行气，化瘀止痛。主治膈膜以下血瘀病证。症见下腹胀痛或刺痛，情志不畅则腹痛加重，经行量多有瘀块，瘀块排出则痛缓，胸胁、乳房胀痛，或伴带下量多，色黄质稠，或婚久不孕；舌紫暗或有瘀点，苔白或黄，脉弦涩。或见经前或经期小腹胀痛或刺痛，拒按，甚或前后阴坠胀欲便，经行量或多或少，或行经时间延长，色暗有血块，块下而痛稍减，盆腔有包块或结节；经前心烦易怒，胸胁、乳房胀痛，口干便结；舌紫暗或有瘀斑、瘀点，苔薄白，脉弦涩。

加减 若下腹有包块者，加三棱、莪术活血消癥；若烦躁易怒，口苦者，加栀子、夏枯草疏肝清热；带下量多，黄稠者，加黄柏、薏苡仁、土茯苓利湿止带。若见子宫内膜异位症与子宫腺肌瘤则用以理气活血，化瘀止痛。若疼痛剧烈，加乳香、没药、三棱、莪术活血止痛；痛甚伴有恶心呕吐者，加半夏、白芍柔肝和胃止痛；若月经量多夹块者，去桃仁、红花加生蒲黄、三七、益母草化瘀止血；肛门坠胀，便结者，加制大黄化瘀通腑；若前阴坠胀者，加柴胡、川楝子理气行滞。若经B超确诊为多囊卵巢综合征则可用以理气活血，祛瘀通经。若经血不行者，可加牛膝、卷柏、泽兰等行血通经之品；若寒凝血瘀，见小腹凉，四肢不温者，酌加肉桂、巴戟天、石楠叶以温阳通脉。

简介 方中以桃红四物汤去熟地黄之滋腻，养血活血；枳壳、乌药、香附行气散结止痛；枳实合桃仁，一走气分一走血分，两药合用可通腑泻下、调和气血。延胡索、五灵脂疏通血脉，化瘀定痛；牡丹皮凉血消瘀；甘草调和诸药。全方疏肝行气，化瘀止痛。

处方20 清热调血汤

方药 黄连10g，牡丹皮15g，生地黄15g，白芍15g，当归10g，川芎15g，红花9g，桃仁10g，延胡索10g，莪术10g，香附15g。

功能与主治 清热除湿，化瘀止痛。主治妇人经水将来，腹痛，乍作乍止，气血俱实。症见经前或经期小腹灼热疼痛，拒按，得热痛增，月经量多，色红质稠，有血块或经血淋沥不净，盆腔有包块或结节，带下量多，色黄质黏，味臭；身热口渴，头身肢体沉重刺痛，或伴腰部胀痛，小便不利，便溏不爽；舌质紫红，苔黄而腻，脉滑数或涩。

加减 若见经行腹痛，诊断为子宫内膜异位症或子宫腺肌瘤者则加败酱草、大血藤活血化瘀止痛。若经行质稠，量多夹块者，加贯众、生蒲黄清热化瘀止血；下腹疼痛，有灼热感，带下黄稠者，加黄柏、土茯苓清热除湿。

简介 方中黄连清热燥湿；牡丹皮、生地黄、白芍清热凉血；当归、川芎、桃仁、红花活血化瘀；延胡索、莪术、香附行气活血止痛。全方发挥清热除湿，化瘀止痛之功。

🔖 处方 21　血府逐瘀汤

方药　桃仁 12g，红花 9g，当归 9g，生地黄 9g，川芎 6g，赤芍 6g，柴胡 3g，枳壳 6g，甘草 6g，桔梗 6g，川牛膝 9g。

功能与主治　益气活血，化瘀止痛。主治胸中血府血瘀所致之证。症见经期腹痛，肛门坠胀不适，经量或多或少，或经期延长，色暗淡，质稀或夹血块，盆腔有结节或包块；面色淡而晦暗，神疲乏力，少气懒言，纳差便溏；舌淡胖，边尖有瘀斑，苔薄白，脉沉涩。

加减　若见于经期腹痛，经 B 超检查确定为子宫内膜异位症或子宫腺肌瘤者可加党参、黄芪补中益气。若腹冷痛甚者，加艾叶、小茴香、吴茱萸、附片、干姜以温经止痛；腰腿酸软者，加续断、桑寄生补肝肾，强筋骨。

简介　方中桃红四物汤活血化瘀，养血止痛；四逆散行气和血，疏肝解郁；桔梗开肺气，合枳壳则升降上焦之气，桔梗、枳壳一升一降，宽胸行气，通畅气机，桔梗并能载药上行，兼有使药之用；川牛膝通利血脉，引血下行。全方发挥益气活血，化瘀止痛之功。

🔖 处方 22　归肾丸

方药　菟丝子 15g，杜仲 15g，枸杞子 10g，山茱萸 10g，当归 10g，熟地黄 20g，山药 10g，茯苓 10g。

功能与主治　补肾益气，活血化瘀。主治肾水真阴不足，精衰血少之证。症见经前或经期腹痛，月经先后无定期，经量或多或少，色暗有块，盆腔有结节或包块；腰膝酸软，腰脊刺痛，神疲肢倦，头晕耳鸣，面色晦暗，性欲减退，夜尿频；舌质暗淡，苔白，脉沉细涩。

加减　若经行腹痛，加桃仁、生蒲黄活血化瘀，若经行淋沥不净，加茜草、海螵蛸化瘀止血；小腹冷痛喜温，畏寒肢冷者，属肾阳虚衰，加补骨脂、肉桂、艾叶温肾助阳；若颧红唇赤，手足心热者，加地骨皮、鳖甲养阴清热。

简介　方中菟丝子、杜仲补益肾气，强筋骨；熟地黄、山茱萸、枸杞子滋阴养血，益精填髓，补肝肾，涩精止遗；山药、茯苓健脾和中，渗湿健脾；当归补血调经，活血止痛。全方补肾兼顾肝脾，重在益气活血化瘀，发挥补肾益气，活血化瘀之功。

🔖 处方 23　左归丸

方药　熟地黄 24g，山药 12g，枸杞子 12g，山茱萸 12g，川牛膝 9g，菟丝子 12g，鹿角胶 12g，龟甲胶 12g。

功能与主治 滋肾填精，调经助孕。主治真阴不足证。症见月经初潮迟至，月经后期，量少，色淡质稀，渐至闭经，或月经延长，崩漏不止；婚久不孕，形体瘦小，面额痤疮，唇周细须显现，头晕耳鸣，腰膝酸软，手足心热，便秘溲黄；舌质红，少苔或无苔，脉细数。

加减 若胁胀痛者加柴胡、香附、白芍疏肝解郁柔肝；若咽干，眩晕者，加玄参、牡蛎、夏枯草养阴平肝清热；若心烦，失眠者，加五味子、柏子仁、首乌藤养心安神。

简介 方中重用熟地黄滋肾填精，大补真阴，为君药；山药补脾益阴，滋肾固精；枸杞子补肾益精，养肝明目；山茱萸养肝滋肾，涩精敛汗；龟甲胶、鹿角胶二胶，为血肉有情之品，峻补精髓，龟甲胶偏于补阴，鹿角胶偏于补阳，在补阴之中配伍补阳药，取"阳中求阴"之义；菟丝子益肝肾，强腰膝，健筋骨。全方共奏滋肾填精，调经助孕之功。

使用注意 龟甲胶及鹿角胶烊化。

处方 24 右归丸

方药 附子6g，肉桂6g，熟地黄24g，山药12g，山茱萸12g，枸杞子12g，菟丝子12g，鹿角胶12g，当归9g，杜仲9g。

功能与主治 温肾助阳，调经助孕。主治产后小便不利。症见月经初潮迟至，月经后期，量少，色淡，质稀，渐至闭经，或月经周期紊乱，经量多或淋沥不尽；婚久不孕，形体较胖，腰痛时作，头晕耳鸣，面额痤疮，性毛浓密，小便清长，大便时溏；舌淡，苔白，脉沉弱。

加减 若见多囊卵巢综合征则去肉桂，加补骨脂、淫羊藿以温肾助阳，调经助孕。若患者肾阴亏虚，致肾阴阳两虚，恐其辛热伤肾，去肉桂、附子，加阿胶；兼有月经不至或愆期，为痰湿阻滞脉络所致，可加半夏、陈皮、贝母、香附以理气化痰通络；兼见少腹刺痛不适，月经有血块而块出痛减者，为血滞，可酌加桃仁、红花以活血行滞。

简介 方中以附子、鹿角胶为君药，温补肾阳，填精补髓；臣以熟地黄、枸杞子、山茱萸、山药滋阴益肾，养肝补脾；佐以菟丝子补阳益阴，固精缩尿；杜仲补益肝肾，强筋壮骨；当归养血和血，助鹿角胶以补养精血。诸药配合，共奏温肾助阳，调经助孕之功。

使用注意 附子先煎，鹿角胶烊化。

处方 25 丹栀逍遥散

方药 牡丹皮12g，栀子12g，当归12g，白芍15g，柴胡6g，白术15g，茯苓 12g，煨生姜 9g，薄荷 9g，炙甘草 6g。

功能与主治 疏肝理气，泻火调经。主治肝郁血虚生热证。症见月经稀发，量少，甚则经闭不行，或月经紊乱，崩漏淋漓；毛发浓密，面部痤疮，经前胸胁、乳房胀痛，肢体肿胀，大便秘结，小便黄，带下量多，外阴时痒；舌红，苔黄厚，脉沉弦或弦数。

加减 若湿热之邪阻滞下焦，大便秘结者，加大黄清理通便；若肝气不舒，溢乳者，加夏枯草、炒麦芽以清肝回乳；胸胁满痛者，加郁金、王不留行以活血理气；月经不行者，加生山楂、牡丹皮、丹参以活血通经；若肝经湿热而见月经不行，带下多，阴痒者，可选用龙胆泻肝汤。

简介 方中牡丹皮、栀子、柴胡疏肝解郁，清热凉血；当归、白芍养血柔肝；白术、茯苓、炙甘草健脾补中；薄荷入肝经，助柴胡疏达肝气。唯煨生姜辛热，非血热所宜，可去而不用。诸药合用，发挥疏肝理气，泻火调经之功。

使用注意 薄荷后下。

二、中成药

1. 滋肾育胎丸：适用于不孕属脾肾两虚证。使用方法：每次 5g，每日 3 次，口服。

2. 右归丸：适用于不孕属肾阳虚证。使用方法：每次 1 丸，每日 3 次，口服。

3. 坤泰胶囊：适用于不孕属心肾不交证。使用方法：每次 6g，每日 2 次，口服。

4. 逍遥丸：适用于不孕属肝气郁结证。使用方法：每次 9g，每日 2 次，口服。

5. 定坤丹：适用于不孕属气血不足证。使用方法：每次 3.5～7g，每日 2 次，口服。

6. 少腹逐瘀丸：适用于不孕属瘀滞胞宫证。使用方法：每次 1 丸，每日 2 次，口服。

7. 桂枝茯苓胶囊：适用于癥瘕属血瘀证兼有痰湿证、盆腔炎性疾病后遗症属寒湿瘀滞证、子宫内膜异位症或子宫腺肌瘤属瘀血阻滞证。使用方法：每次 3 粒，每日 3 次，温开水送服。

8. 宫瘤消胶囊：适用于癥瘕属血瘀证。使用方法：每次 3～4 粒，每日 3 次，温开水送服。

9. 大黄䗪虫丸：适用于癥瘕属血瘀证。使用方法：每次 1 粒，每日 3 次，温开水送服。

10. 丹鳖胶囊：适用于癥瘕属气滞血瘀证。使用方法：每次 5 粒，每日 3 次，温开水送服。

11. 妇乐颗粒：适用于盆腔炎性疾病癥瘕属气滞血瘀证。使用方法：每次12g，每日2次，开水冲服。

12. 康妇炎胶囊：适用于产后大便难属血虚津亏证。使用方法：每次3粒，每日2次，口服。

13. 补血生乳颗粒：适用于盆腔炎性疾病属湿热蕴结证、湿毒壅盛证。使用方法：每次4g，每日2次，温开水冲服。

14. 金刚藤胶囊：适用于盆腔炎性疾病属湿热蕴结证。使用方法：每次4粒，每日3次，口服。

15. 康妇消炎栓：适用于盆腔炎性疾病属湿热蕴结证、湿毒壅盛证。使用方法：每次1粒，每日1～2次，直肠纳入。

16. 花红胶囊：适用于盆腔炎性疾病后遗症属湿热瘀结证。使用方法：每次3粒，每日3次，口服。

17. 妇科千金胶囊：适用于盆腔炎性疾病后遗症属湿热瘀结证。使用方法：每次2粒，每日3次，口服。

18. 坤复康胶囊：适用于盆腔炎性疾病后遗症属气滞血瘀证。使用方法：每次3～4粒，每日3次，口服。

19. 妇宝颗粒：适用于盆腔炎性疾病后遗症属肾虚血瘀证。使用方法：每次10g，每日2次，开水冲服。

20. 丹黄祛瘀片：适用于盆腔炎性疾病后遗症属气虚血瘀证。使用方法：每次2～4片，每日2～3次，口服。

21. 散结镇痛软胶囊：适用于子宫内膜异位症或子宫腺肌瘤属痰瘀互结兼气滞证。使用方法：每次4粒，每日3次，口服。

22. 丹鳖胶囊：适用于子宫内膜异位症或子宫腺肌瘤属气滞血瘀证。使用方法：每次5粒，每日3次，口服。

23. 少腹逐瘀胶囊：适用于子宫内膜异位症或子宫腺肌瘤属寒凝血瘀证。使用方法：每次3粒，每日3次，口服。

三、单方验方

大黄、黄芩、黄柏、泽兰叶各30g，黄连15g，冰片3g。使用方法：共研细末，以开水、蜂蜜调敷下腹部，每日1次。适用于急性盆腔炎。

第九章

五官科疾病

第一节　胞睑疾病

　　胞睑，又称眼胞、睥，即西医学所指眼睑，分上、下胞两部分，又名上、下睑，上、下胞之间为睑裂，睑裂联合处外侧为锐眦，又称小眦，内眦为大眦。胞睑覆盖于眼珠前部，司眼之开合，具有保护眼珠、濡润白睛和黑睛及清除眼珠表面灰尘等功能。胞睑的边缘称睑弦，睑弦有排列整齐的睫毛，可以遮挡灰尘和减弱强光对眼珠的刺激。

　　五轮中胞睑属肉轮，内应于脾，脾与胃相表里。胞睑疾病属于外障眼病范畴，外多易受六淫之邪侵袭，内多因脾胃功能失调而发生胞睑病证，内外合邪则更易发病。

　　胞睑病变多表现为胞睑红热肿痛，生疮溃脓；睑弦红赤、烂、痒，倒睫；上胞下垂，胞轮振跳；睑内面血脉红赤模糊，条缕不清，颗粒丛生，或肿核如豆等症。该节主要介绍常见的针眼、胞生痰核、上胞下垂等病。

针眼

　　针眼指胞睑边缘生疖，形如麦粒，伴有红肿热痛，易成脓溃破的眼病。西医学称睑腺炎，又称麦粒肿。

一、辨证用药

处方 1　银翘散

　　方药　连翘 30g，金银花 30g，桔梗 18g，薄荷叶 18g，竹叶 12g，荆芥

12g，淡豆豉 15g，牛蒡子 18，生甘草 15g。

功能与主治 疏风清热，消肿散结。主治风热客睑证。症见胞睑肿胀，痒甚。

加减 若兼有痒甚者，可加用桑叶、菊花以助祛风止痒；若有红肿较甚，加用赤芍、牡丹皮、当归凉血活血，消肿散结。

简介 该方出自《温病条辨》，称本方为"辛凉平剂"，是治疗风热表证的代表方、常用方。现代药理研究银翘散有解热、镇痛、抗炎、抗菌等效果。

使用注意 薄荷叶后下。

🔖 处方2 仙方活命饮

方药 白芷 6g，浙贝母 6g，防风 6g，赤芍药 6g，当归尾 6g，甘草 6g，炒皂角刺 6g，炙穿山甲 6g，天花粉 6g，乳香 6g，没药 6g，金银花 9g，陈皮 9g。

功能与主治 清热解毒，消肿止痛。主治热毒炽盛证。症见胞睑局部红肿灼热，硬结渐大，疼痛拒按，或白睛红赤肿胀突出于睑裂；或伴口渴喜饮、便秘溲赤；舌红苔黄，脉数。

加减 可去方中攻破药物炙穿山甲、炒皂角刺，与五味消毒饮合用以消散硬结，增强清热解毒之功；大便秘结者，加大黄以泻火通腑；若发热、头痛者，为热重毒深或热入营血，可加生地黄、牡丹皮等，以助清热凉血散瘀滞。

简介 该方出自《校注妇人良方》，属清热解毒剂。本方配伍特点以清疏并用，清热解毒为主；气血津同治，行气活血为要。

🔖 处方3 托里消毒散

方药 人参 6g，川芎 3g，白芍 10g，黄芪 15g，当归 10g，白术 10g，茯苓 15g，金银花 10g，白芷 10g，甘草 5g，皂角针 10g，桔梗 10g。

功能与主治 健脾益气，散结消滞。主治脾虚夹邪之证。症见针眼屡发，或针眼红肿不甚，经久难消；或见面色无华，神倦乏力，小儿偏食，纳呆便结；舌淡，苔薄白，脉细数。

加减 若纳呆便结者，加麦芽、山楂、莱菔子等以健脾消食行滞；若硬结小且将溃者，加薏苡仁、桔梗、漏芦、紫花地丁以清热排脓。在针眼未发的间歇期，可选用六君子汤或参苓白术散以调理脾胃，防止复发。

简介 该方出自《医宗金鉴》，为气血双补的补益方。

二、外治法

1.滴眼液：患眼滴鱼腥草滴眼液或抗生素滴眼液，每天 4～6 次。

2. 涂眼药膏：晚上睡前可在患眼涂抗生素眼膏。

3. 湿热敷：冷敷适用于本病初期，硬结未软化时可局部湿热敷以促进血液循环，助炎症消散。

4. 药物敷：如意金黄散外敷，每日 1 次。

5. 手术治疗：脓已成者应行麦粒肿切开引流排脓术。外麦粒肿在眼睑皮肤面切开，切口与睑缘平行，必要时可放置引流条，每日换药至愈；内麦粒肿则在睑结膜面切开，切口与睑缘垂直。

三、针灸

1. 三棱针法：耳尖或合谷、太阳穴三棱针点刺放血，有较好的泻热止痛消肿效果，每日 1 次。

2. 针挑法：适用于针眼反复发作者。在背部肺俞、膏肓及肩胛区附近寻找皮肤上的红点或粟粒样小点 1 个或数个，皮肤常规消毒后以三棱针挑破，挤出少许血水或黏液。隔日 1 次，10 次为 1 个疗程。

胞生痰核 ▶▶▶

胞生痰核指胞睑内生硬核，触之不痛，皮色如常的眼病，又称疣病、睥生痰核。相当于西医学的睑板腺囊肿，亦称霰粒肿，是睑板腺特发性无菌性慢性肉芽肿性炎症。

一、辨证用药

处方　化坚二陈丸

方药　陈皮 10g，半夏 10g，茯苓 15g，僵蚕（炒）6g，川黄连 5g，甘草 5g。

功能与主治　化痰散结。主治痰湿阻结证。症见胞睑内生硬核，皮色如常，按之不痛，与胞睑皮肤无黏连，若大者硬核突起，胞睑有重坠感，睑内呈黄白色隆起；舌苔薄白，脉缓。

加减　若有不欲饮食或脾胃运化功能差者可酌情加炒白术、焦山楂、鸡内金以助健脾消食、化痰散结。

简介　化坚二陈丸出自《医宗金鉴》，主治眼胞及周身痰核。该方以二陈汤为基础，加以炒僵蚕增加化痰散结之功，川黄连以清热燥湿。

二、外治法

1. 滴眼液：若睑内紫红或有肉芽时，可滴抗生素滴眼液，每日 4～6 次。

2. 局部按摩或热敷：适用于本病初起，可促其消散。

3. 手术治疗硬核大或已溃破形成肉芽肿者，宜在局部麻醉下行霰粒肿刮除术。即用霰粒肿夹夹住硬核部位，翻转眼睑，在睑内面做与睑缘相垂直的切口，切开睑结膜及囊肿内壁，刮出囊肿内容物，并向两侧分离囊肿壁，将囊壁摘出。若已在睑内面自溃生肉芽者，先剪除肉芽肿后再摘除囊壁。

上胞下垂 ❯❯❯

上胞下垂系指上胞乏力不能升举，以致睑裂变窄，掩盖部分或全部瞳神的眼病，又名睢目、侵风、眼睑垂缓、胞垂，严重者称睑废。即西医学的上睑下垂。

一、辨证用药

处方 1 右归饮

方药 熟地黄 15g，山药 10g，山茱萸 3g，枸杞子 10g，甘草 3g，杜仲 10g，肉桂 3g，制附子 5g。

功能与主治 温补肾阳，壮火益气。主治命门火衰证。症见自幼双眼上胞下垂，无力抬举，视物时仰首举额张口；常伴耳鸣，腰膝酸软，畏寒肢冷等；舌淡，脉沉细。

加减 若兼有气虚甚症，可加用黄芪，以增补气升阳之效。

简介 该方来自《景岳全书》，方中肉桂、制附子温补肾阳，熟地黄、山药、山茱萸、枸杞子补肾阴，取善补阳者从阴中求阳之意，杜仲强肾益精。

处方 2 补中益气汤

方药 黄芪 9g，甘草 9g，人参 6g，当归身 3g，陈皮 6g，升麻 6g，柴胡 6g，白术 9g。

功能与主治 补中健脾，升阳益气。主治脾虚气弱证。症见上胞提举乏力，掩及瞳神，晨起或休息后减轻，午后或劳累后加重；严重者眼珠转动不灵，视一为二；常伴有神疲乏力、食欲不振，甚至吞咽困难等；舌淡苔薄，脉弱。

加减 若神疲乏力、食欲不振者，加山药、白扁豆、莲子、砂仁以益气温中健脾。

简介 该方为补益剂，出自《脾胃论》。该方配伍健脾与升阳并用，补气与养血兼施，以甘温益气为主。全方均为甘温之品而能治气虚发热证，即所谓"甘温除大热"之法。现代药理研究补中益气汤具有调节肠胃功能、调节免疫及抗溃疡等作用。

处方3 正容汤

方药 羌活 10g，白附子 5g，防风 10g，秦艽 10g，胆南星 5g，半夏 10g，僵蚕 10g，木瓜 10g，甘草 5g，黄松节 10g，生姜 3 片。

功能与主治 祛风化痰，疏经通络。主治风痰阻络证。症见上胞垂下骤然发生，眼珠转动不灵，目偏视，视一为二；头晕，恶心，泛吐痰涎；舌苔厚腻，脉弦滑。

加减 若眼珠转动不灵、目偏视者，宜加川芎、当归、丹参、海风藤以增强养血通络之功；若头晕、泛吐痰涎者，加全蝎、竹沥以助祛风化痰。

简介 该方出自《审视瑶函》。正容汤作为治疗眼科因风证的经验良方，在临床上可还治疗麻痹性斜视、眼睑痉挛及眶上神经痛等。

二、中成药

补中益气丸：适用于脾气虚弱证。使用方法：水丸，口服，一次 6g，一日 2～3 次。

三、外治法

1. 针刺疗法：主穴可选百会、阳白、上星、攒竹、鱼腰、丝竹空、风池。先天不足、命门火衰者加关元、肝俞、三阴交、神阙（灸），脾虚气弱者加足三里、脾俞、胃俞、气海，风痰阻络者加丰隆、太冲、申脉。根据虚实施以补泻。每周 1～2 次，10 日为 1 个疗程。

2. 对重症应考虑手术治疗，如选用上睑提肌缩短术或额肌悬吊术。

第二节　两眦疾病

两眦，即大眦、小眦，为上、下胞睑在内、外侧的联合处，大眦又名内眦，小眦又名外眦、锐眦。其病变多与流泪、泪液潴留等有关。

两眦归属五轮中的血轮，内应于心，由于心与小肠相表里，故两眦疾病多责之心和小肠。病变常因心火过盛，或外邪引动心火，内外合邪而发病。

两眦疾病属常见外障眼病，一般不会导致视力下降。其临床症状多表现为流泪、溢脓，或眦部红肿、痒痛、流脓等。本节介绍流泪症、漏睛、漏睛疮。

流泪症 ▶▶▶

流泪症是指目无赤痛翳膜，泪液不循常道而溢出睑弦的外障眼病。类似于西医学的溢泪，主要是泪道功能不全、泪道狭窄或阻塞等所致。

一、辨证用药

处方 1　止泪补肝散

方药　蒺藜 10g，当归 10g，熟地黄 15g，白芍 10g，川芎 5g，木贼 5g，防风 10g，夏枯草 10g。

功能与主治　补养肝血，祛风散邪。主治血虚夹风证。症见目无赤痛，流泪，迎风更甚，隐涩不适；兼头晕目眩，面色少华；舌淡苔薄，脉细无力。

加减　若流泪迎风更甚者，可加白芷、菊花、白薇等以祛风止泪。

简介　该方出自《银海精微》。方中以补血与祛风药物组成，当归、熟地黄、白芍、川芎补肝养血，蒺藜、木贼、防风、夏枯草祛风为长。

处方 2　八珍汤

方药　人参 10g，白术 10g，茯苓 10g，甘草 6g，熟地黄 15g，当归 10g，川芎 5g，白芍药 10g。

功能与主治　益气养血，收摄止泪。主治气血不足证。症见患眼无红赤肿痛，无时泪下，泪液清冷稀薄，不耐久视；面色无华，神疲体倦，健忘心悸；舌淡，苔薄，脉细弱。

加减　如迎风泪多者，加白芷、防风、羌活以祛风止泪；若冬季、初春寒风刺激时泪多，兼有畏寒肢冷者，酌加巴戟天、细辛、桂枝以温阳祛寒收泪。

简介　八珍汤出自《正体类要》，由四君子汤加四物汤合成，具有益气补血的功效。方中人参与熟地黄为君药，人参大补五脏元气，补气生血，熟地黄补血滋阴。臣以白术补气健脾，当归补血和血。茯苓健脾养心；芍药养血敛阴；川芎活血行气，以使补而不滞；炙甘草益气和中，共为佐使。诸药合用，共成益气补血之效。

处方 3　左归饮

方药　熟地黄 15g，山药 10g，枸杞子 10g，炙甘草 5g，山茱萸 5g，茯苓

10g。

功能与主治 滋肾养肝，固摄止泪。主治肝肾两虚证。症见眼泪常流，拭之又生，或泪液清冷稀薄；兼头昏耳鸣，腰膝酸软；舌淡苔白，脉细弱。

加减 若流泪较甚者，加五味子、防风以收敛祛风止泪；若感泪液清冷者，加巴戟天、肉苁蓉、桑螵蛸以加强温补肾阳之力而助固摄止泪。

简介 该方出自《景岳全书》。本方源于六味地黄丸，为纯甘壮水之剂。主治真阴不足所致之症。真阴不足，故见腰酸遗泄，盗汗，口燥咽干，口渴欲饮，舌光红，脉细数。治宜补益肾阴。故方中重用熟地黄为主，甘温滋肾以填真阴；辅以山茱萸，枸杞子养肝肾，合主药以加强滋肾阴而养肝血之效；佐以茯苓、炙甘草益气健脾，山药益阴健脾滋肾。全方合用有滋肾养肝益脾之功。

二、中成药

杞菊地黄丸：适用于肝肾两虚证。使用方法：一次 8 粒（浓缩丸），一日 3 次。

三、外治法

点眼液选用含硫酸锌的滴眼液。

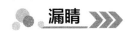
漏睛

漏睛是指以大眦部常有黏液或脓液自泪窍溢出为临床特征的眼病，又名大眦漏、目脓漏、漏睛、脓出外障、热积必溃之病、窍漏等。相当于西医学的慢性泪囊炎。

一、辨证用药

处方 1　竹叶泻经汤

方药 柴胡 12g，栀子 12g，羌活 12g，升麻 5g，炙甘草，黄芩 10g，黄连 5g，大黄 10g，茯苓 10g，泽泻 10g，赤芍 10g，决明子 10g，车前子 10g，青竹叶 5g。

功能与主治 清心利湿。主治心脾积热证。症见不时泪下，内眦头微红潮湿，可见脓液浸渍，拭之又生，脓多且稠；按压睛明穴下方时，有脓液从泪窍溢出；口干欲饮，小便黄赤；舌红苔黄腻，脉滑数。

加减 脓液多且黄稠者，可去羌活，加乳香、没药、天花粉以加强清热排脓、祛瘀消滞的作用。

简介 本方出自《原机启微》，具有外散风热，内清伏火的功效。方中以黄芩、黄连、大黄、栀子清心降火，解毒消脓；决明子、羌活、柴胡、升麻疏风散热，退红消肿；赤芍凉血活血，行滞散结；泽泻、茯苓、车前子、竹叶利尿渗湿，导热下行；炙甘草和胃调中。

使用注意 车前子包煎。

二、外治法

1. 滴眼液：可用清热解毒类滴眼液，如熊胆滴眼液、鱼腥草滴眼液等；或抗生素滴眼液，如0.25%氯霉素滴眼液、0.4%环丙沙星滴眼液等，每日4～6次。

2. 泪道冲洗：可用1%双黄连溶液冲洗泪道，每日或隔日1次；也可用抗生素滴眼液冲洗。

三、其他治法

1. 手术治疗：经药物或泪道探通术治疗不愈者，应行泪囊鼻腔吻合术或鼻内镜下泪囊鼻腔吻合术、泪囊摘除术等相关手术治疗。

2. 泪道探通术：若为婴儿患者，一般先行睛明穴下方皮肤按摩；日久无效者，可于6个月后行泪道探通术，术后用抗生素滴眼液滴眼。

漏睛疮 ▶▶▶

漏睛疮是指大眦睛明穴下方突发赤肿疼痛，继之溃破出脓的眼病。相当于西医学的急性泪囊炎。

一、辨证用药

处方1　银翘散

方药 连翘30g，金银花30g，桔梗18g，薄荷叶18g，竹叶12g，荆芥12g，淡豆豉15g，牛蒡子18g，生甘草15g。

功能与主治 疏风清热，消肿散结。主治风热上攻证。症见患眼热泪频流，内眦部红肿疼痛，其下方隆起，可扪及肿核，疼痛拒按；头痛，或见恶寒发热；舌红苔薄黄，脉浮数。

加减 若肿甚，可加白芷、浙贝母、天花粉加强消肿散结的作用。

简介 该方出自《温病条辨》，称本方为"辛凉平剂"，是治疗风热表证的代表方、常用方。现代药理研究银翘散有解热、镇痛、抗炎、抗菌等效果。

使用注意 薄荷叶后下。

处方 2 黄连解毒汤合五味消毒饮

方药 黄芩 9g，黄连 6g，黄柏 6g，栀子 9g，金银花 20g，野菊花 15g，蒲公英 15g，紫花地丁 15g，紫背天葵子 15g。

功能与主治 清热解毒，消瘀散结。主治热毒炽盛证。症见患处红肿锨热，核硬拒按，疼痛难忍，热泪频流，甚而红肿漫及颜面胞睑；耳前或颌下有肿核及压痛，可兼头痛身热，心烦口渴，大便燥结，小便赤涩；舌质红，苔黄燥，脉洪数。

加减 若大便燥结者，可加大黄以通腑泄热；患处红肿热痛甚者，加郁金、乳香、没药以助活血散瘀、消肿止痛的作用；欲成脓而未溃者，可加皂角刺、穿山甲、白芷以促使脓成溃破的作用。

简介 黄连解毒汤出自《外台秘要》，五味消毒饮出自《医宗金鉴》，两者均具有清热解毒之功。前者主治三焦火毒证，后者主治疔疮初起。

使用注意 脾胃虚弱、大便溏薄者慎用。

处方 3 托里消毒散

方药 生黄芪 15g，皂角刺 10g，金银花 10g，甘草 5g，桔梗 10g，白芷 10g，川芎 3g，当归 10g，白芍 10g，白术 10g，茯苓 15g，人参 6g。

功能与主治 补气养血，托里排毒。主治正虚邪留证。症见患处微红微肿，稍有压痛，时有反复，但不溃破；或溃后漏口难敛，脓液稀少不绝；可伴畏寒肢冷，面色苍白，神疲食少；舌淡苔薄，脉细弱。

加减 若红痛有肿核者，可加野菊花、蒲公英、郁金以助清热消肿、活血止痛的作用；溃后漏口不敛已久，面色苍白者，宜加玄参、天花粉、白蔹以养阴清热、生肌排脓。

简介 该方出自《医宗金鉴》，本方治证乃气血不足所致。方中生黄芪、人参、白术、茯苓、甘草补气健脾；当归、白芍、川芎补血活血；白芷、皂角刺溃疡排脓等。诸药合用，共奏补益和血，托里排脓之功效。

使用注意 若疮疡已溃，脓毒外达者忌用。

二、中成药

1.黄连上清丸：适用于风热上攻证或热毒炽盛证。使用方法：口服，大蜜丸一次 1～2 丸，一日 2 次。

2.牛黄解毒丸：适用于热毒炽盛证。使用方法：口服，水蜜丸一次 2g，大蜜丸一次 1 丸，一日 2～3 次。

3.十全大补丸：适用于正虚邪留证。使用方法：口服，浓缩丸，一次 8～10 丸，一日 3 次。

三、外治法

1.滴眼液：可用清热解毒类滴眼液，如 0.5% 熊胆滴眼液等；或用抗生素滴眼液，如 0.4% 环丙沙星滴眼液等。

2.湿热敷：早期局部宜用湿热敷，每日 2～3 次。

3.药物敷：未成脓者可用如意金黄散调和外敷，或用新鲜芙蓉叶、野菊花、马齿苋、紫花地丁等量，洗净捣烂外敷，以清热解毒，促其消散。

4.手术治疗：已成脓者应切开排脓，并放置引流条，每日换药，待脓尽伤口愈合。若已成漏者，可行泪囊摘除术并切除瘘管。

第三节　白睛疾病

白睛又名白仁、白眼，其表层透明而脆嫩，相当于西医学的球结膜；其里层色白而坚韧，相当于西医学的巩膜。因此，白睛疾病包括了西医学的部分结膜病和巩膜病。

白睛为五轮中的气轮，内应于肺，肺与大肠相表里，故白睛疾患多责之肺及大肠；白睛暴露于外，易受风热外邪及疫疠之气侵袭而发病。病证多有虚实之分，实证多因风寒燥热等邪气侵袭，虚证则多因肺阴虚、肺气不足，目失温煦濡养而致。另大肠积热，肺失宣发肃降，亦可导致白睛疾病。

白睛疾病是常见的外障眼病，多起病急，发展快。主要临床表现为自觉目痒、目痛、碜涩、生眵、流泪；检查可见白睛红赤或浮肿，睑内面红赤、粟粒丛生等，其中白睛红赤是其最基本的临床表现。

风热赤眼

风热赤眼系指因外感风热而猝然发病，以白睛红赤、咳多黏稠、痒痛交作为主要特征的眼病，又名暴风客热。类似于西医学的急性卡他性结膜炎，属急性细菌性结膜炎。

一、辨证用药

处方 1　银翘散

方药　连翘 30g，金银花 30g，桔梗 18g，薄荷叶 18g，竹叶 12g，荆芥 12g，淡豆豉 15g，牛蒡子 18，生甘草 15g。

功能与主治　疏风清热。主治风重于热证。症见痒涩刺痛，羞明流泪，眵多黏稠，白睛红赤，胞睑微肿；可兼见头痛，鼻塞，恶风；舌质红，苔薄白或微黄，脉浮数。

加减　若白睛红赤明显，可加野菊花、蒲公英、紫草、牡丹皮以清热解毒、凉血退赤。

简介　该方出自《温病条辨》，称本方为"辛凉平剂"，是治疗风热表证的代表方、常用方。现代药理研究银翘散有解热、镇痛、抗炎、抗菌等效果。

使用注意　薄荷叶后下。

处方 2　泻肺饮

方药　生石膏 10g，赤芍 10g，黄芩 10g，桑白皮 10g，枳壳 10g，木通 10g，连翘 10g，荆芥 10g，防风 10g，栀子 10g，白芷 10g，羌活 10g，甘草 5g。

功能与主治　清热疏风。主治热重于风证。症见目痛较甚，怕热畏光，眵多黄稠，热泪如汤，胞睑红肿，白睛红赤浮肿；可兼见口渴，尿黄，便秘；舌红，苔黄，脉数。

加减　白睛赤肿浮壅者，重用桑白皮，酌加桔梗、葶苈子以泻肺利水消肿；赤痛甚者，可加生地黄、牡丹皮以清热解毒、凉血退赤；便秘者可加生大黄以通腑泄热。

简介　该方见于《眼科篡要》，方中生石膏、黄芩、桑白皮、栀子清泻肺胃邪；赤芍清热凉血而止痛；木通清热利尿，导热下行；枳壳理气消红肿；甘草调和诸药。

处方 3　防风通圣散

方药　防风 10g，川芎 5g，大黄 10g，赤芍 10g，连翘 10g，麻黄 5g，芒硝 10g，薄荷 5g，当归 10g，滑石 15g，甘草 5g，黑栀子 10g，桔梗 10g，生石膏 12g，荆芥 10g，黄芩 10g，白术 10g，生姜 5g。

功能与主治　疏风清热，表里双解。主治风热并重证。症见患眼焮热疼痛，刺痒交作，怕热畏光，泪热眵结，白睛赤肿；兼见头痛鼻塞，恶寒发热，口渴思饮，便秘溲赤；舌红，苔黄，脉数。

加减 若热毒偏盛者，去麻黄、川芎、当归辛温之品，宜加蒲公英、金银花、野菊花以清热解毒；若刺痒较重者，加蔓荆子、蝉蜕以祛风止痒。

简介 本方见于《黄帝素问宣明论方》，集集汗、下、清、利于一方，分消表里邪热，兼顾气血，祛邪不伤正。

二、中成药

黄连上清丸：适用于热重于风证。使用方法：口服用药，大蜜丸一次 1～2 丸，一日 2 次。

三、外治法

1. 滴眼液：可选用鱼腥草滴眼液，每日 6 次，症状严重者可每小时 2 次；亦可选抗生素滴眼液，如 0.1% 利福平滴眼液、0.25% 氯霉素滴眼液、0.3% 妥布霉素滴眼液、0.3% 氧氟沙星滴眼液等。睡前可涂抗生素眼膏。

2. 中药熏洗法：可根据证型辨证处方，或选用蒲公英、野菊花、黄连、玄明粉等清热解毒之品，煎水熏洗患眼，每日 2～3 次。

3. 针灸治疗：①针刺：以泻法为主，可取合谷、曲池、攒竹、丝竹空、睛明、瞳子髎、风池、太阳、外关、少商，每次选 3～4 穴，每日针 1 次。②放血疗法：点刺眉弓、眉尖、太阳穴、耳尖，放血 2～3 滴以泄热消肿，每日 1 次。③耳针：选眼、肝、目 2、肺穴，留针 20～30min，可间歇捻转，每日 1 次。

天行赤眼 ▶▶▶

天行赤眼系指因外感疫疬之气，白睛暴发红赤、点片状溢血，常累及双眼，能迅速传染并引起广泛流行的眼病，又称天行赤目、天行赤热、天行气运等。天行赤眼类似于西医学的流行性出血性结膜炎，属病毒性结膜炎。

一、辨证用药

🔖 处方 1 　驱风散热饮子

方药 连翘 10g，牛蒡子 10g，羌活 10g，薄荷 5g，大黄 10g，赤芍 10g，防风 10g，当归尾 10g，甘草 3g，栀子 10g，川芎 5g。

功能与主治 疏风清热，兼以解毒。主治疬气犯目证。症见初感疫疬之气，上犯白睛，热伤络脉，故见白睛红赤、点片状溢血等眼症。

加减 宜去方中之羌活、当归尾、川芎，酌加金银花、黄芩、蒲公英、大青叶等以增强清热解毒之力；若无便秘，可去方中大黄；若白睛红赤甚、溢血广泛者，加牡丹皮、紫草以清热凉血退赤。

简介 该方见于《审视瑶函》，为治疗天行赤眼方。

使用注意 薄荷后下。

🔖 处方2 泻肺饮

方药 生石膏 10g，赤芍药 10g，黄芩 10g，桑白皮 10g，枳壳 10g，木通 10g，连翘 10g，荆芥 10g，防风 10g，栀子 10g，白芷 10g，羌活 10g，甘草 5g。

功能与主治 泻火解毒。主治热毒炽盛证。症见患眼灼热疼痛，热泪如汤，胞睑红肿，白睛红赤、弥漫溢血，黑睛星翳；口渴心烦，便秘溲赤；舌红，苔黄，脉数。

加减 若白睛溢血广泛者，酌加紫草、牡丹皮、生地黄以凉血止血；黑睛生星翳者，酌加石决明、木贼、蝉蜕以散邪退翳；若便秘溲赤明显者，酌加生大黄、淡竹叶以清热通腑、利水渗湿。

简介 该方见于《眼科篆要》。

二、外治法

1.滴眼液：鱼腥草滴眼液，每日 6 次，症状严重者可每小时 2 次；亦可选抗病毒滴眼液如阿昔洛韦滴眼液、利巴韦林滴眼液等，配合抗生素滴眼液滴眼。睡前可涂抗病毒眼膏。

2.中药熏洗法：可根据证型辨证处方，或选用大青叶、金银花、蒲公英、菊花等清热解毒之品，煎汤洗患眼，每日 2～3 次。

🔘 白涩症 ≫≫≫

白涩症系指白睛不赤不肿，而以自觉眼内干涩不适，甚则视物昏朦为主症的眼病，又名干涩昏花。白涩症主要与西医学的干眼相类似。干眼为多因素引起的慢性眼表疾病，是由泪液的质、量及动力学异常导致的泪膜不稳定或眼表微环境失衡，可伴有眼表炎症反应、组织损伤及神经异常，造成眼部多种不适症状和（或）视功能障碍。

一、辨证用药

💊 处方1 养阴清肺汤

方药 甘草 5g，白芍 10g，生地黄 15g，薄荷 3g，玄参 10g，麦冬 10g，川贝母 10g，牡丹皮 10g。

功能与主治 滋阴润肺。主治肺阴不足证。症见眼干涩不爽，不耐久视，白睛如常或稍有赤脉，黑睛可有细点星翳，反复难愈；可伴口干鼻燥，咽干，便秘；苔薄少津，脉细无力。

加减 可于方中加太子参、五味子以益气养阴；黑睛有细点星翳者，可加蝉蜕、密蒙花、菊花以明目退翳。

简介 该方见于喉科专著《重楼玉钥》，为治疗阴虚白喉的要药。在眼科常应用于慢性结膜炎、干眼、病毒性角膜炎等。

使用注意 薄荷后下。

💊 处方2 丹栀逍遥散

方药 牡丹皮 6g，栀子 6g，柴胡 10g，当归 10g，白芍 10g，茯苓 10g，白术 10g，甘草 5g，薄荷 3g，生姜 3g。

功能与主治 清肝解郁，养血明目。主治肝经郁热证。症见目珠干涩，灼热刺痛，或白睛微红，或黑睛星翳，或不耐久视；口苦咽干，烦躁易怒，或失眠多梦，大便干或小便黄；舌红，苔薄黄或黄厚，脉弦滑数。

加减 加百合、生地黄以增养阴生津之力；黑睛星翳者，加密蒙花、菊花、珍珠母以明目退翳；或可选鬼针草以助清热解毒、清肝之力。

简介 该方见于《薛氏医案》，为逍遥散的加减。

💊 处方3 生脉散合杞菊地黄丸

方药 人参 9g，麦冬 9g，五味子 6g，枸杞子 15g，菊花 15g，熟地黄 15g，山茱萸 12g，山药 12g，泽泻 9g，茯苓 9g，牡丹皮 9g。

功能与主治 益气养阴，滋补肝肾。主治气阴两虚证。症见目内干涩不爽，目燥乏泽，双目频眨，羞明畏光，白睛隐隐淡红，不耐久视，久视后则诸症加重，甚者视物昏朦，黑睛可有细点星翳，甚者呈丝状，迁延难愈；口干少津，神疲乏力，头晕耳鸣，腰膝酸软；舌淡红，苔薄，脉细或沉细。

加减 可加白芍、当归养血和营，使目得血荣；黑睛生翳者，可加密蒙花、蝉蜕以退翳明目；白睛隐隐淡红者，可加地骨皮、白薇以清热退赤。

简介 杞菊地黄丸见于《麻疹全书》，由六味地黄丸加减而来。

🏷️ 处方 4　桑白皮汤

方药 桑白皮 10g，泽泻 10g，玄参 10g，甘草 3g，麦冬 12g，黄芩 10g，旋覆花 10g，菊花 10g，地骨皮 10g，桔梗 10g，茯苓 10g。

功能与主治 清热利肺。主治肺经热盛证。症见风热赤眼或天行赤眼之后期，微感畏光流泪，有少许眼眵，干涩不爽，白睛少许赤丝细脉而迟迟不退，睑内亦轻度红赤；舌质红，苔薄黄，脉数。

加减 方中可加金银花、赤芍以增清热解毒、凉血散瘀之力；若阴伤而无湿者，可去方中之茯苓、泽泻。

简介 该方见于《审视瑶函》。

二、中成药

1. 杞菊地黄丸：适用于肝经郁热证。使用方法：口服，浓缩丸一次 8 丸，一日 3 次。

2. 桑菊饮颗粒：适用于邪热留恋证。使用方法：口服，一次一袋，一日 3 次。

三、外治法

1. 滴眼液：可滴用人工泪液，如 0.1% 玻璃酸钠滴眼液、泪然滴眼液等，以缓解眼部干涩；环孢素 A 滴眼液，以抑制眼表炎症反应。

2. 中药熏洗或湿热敷：中药煎剂雾化熏洗或湿热外敷。

3. 戴眼罩、眼镜：戴硅胶眼罩、湿房眼镜，以减少泪液蒸发。

4. 手术治疗：重度干眼施行泪道栓塞手术，以减少泪液排泄。也可行自体游离颌下腺移植再造泪腺术，以增加泪液分泌。

🏷️ 胬肉攀睛 ▶▶▶

胬肉攀睛指眼眦部长赤膜如肉，其状如昆虫之翼，横贯白睛，攀侵黑睛，甚至遮盖瞳神的眼病。西医称该病为翼状胬肉，一种向角膜表面生长的与结膜相邻的纤维血管样组织，常发生于鼻侧及睑裂区，属结膜变性疾病。

一、辨证用药

🔖 处方1　栀子胜奇散

方药　蒺藜10，蝉蜕6g，谷精草10g，炙甘草6g，木贼10g，黄芩10g，决明子10g，菊花10g，栀子10g，川芎6g，羌活10g，荆芥穗10g，密蒙花10g，防风10g，蔓荆子10g。

功能与主治　祛风清热。主治心肺风热证。症见患眼眵泪较多，眦痒羞明，胬肉初生，渐渐长出，攀向黑睛，赤脉密布；舌苔薄黄，脉浮数。辨证分析：外感风热，邪客心肺，经络瘀滞，故见眦痒、羞明眵泪、循肉长出、赤脉密布等眼症；舌苔薄黄、脉浮数为心肺风热之候。

加减　若赤脉密布，可加赤芍药、牡丹皮、郁金以散瘀退赤；便秘者去方中羌活、荆芥，酌加大黄以通腑泄热。

简介　该方见于《原机启微》。

🔖 处方2　知柏地黄丸

方药　知母15g，黄柏10g，熟地黄15g，山茱萸10g，山药10g，茯苓10g，泽泻10g，牡丹皮10g。

功能与主治　滋阴降火。主治阴虚火旺证。症见患眼涩痒间作，胬肉淡红菲薄，时轻时重；心中烦热，口舌干燥；舌红少苔，脉细。

加减　若心烦失眠显著者，可加麦冬、五味子、酸枣仁以养心安神。

简介　该方由六味地黄丸加知母、黄柏组成，增加滋阴降火、清热除湿的作用。

二、外治法

1.滴眼液：可用清热解毒之滴眼液或抗生素滴眼液，并同时选用非甾体或糖皮质激素类滴眼液，每日各3～4次。

2.手术治疗：胬肉发展迅速，侵入黑睛，有掩及瞳神趋势者，须进行手术治疗。手术方式包括胬肉切除术、胬肉切除合并结膜瓣转移修补术、胬肉切除合并自体游离结膜瓣移植术等术式。手术原则为角膜创面干净光滑，胬肉结膜下组织切除彻底。

第四节　黑睛疾病

黑睛位于眼珠前端，后方与白睛相连，共同构成眼球外层，使睛珠具有黑白分明的外在特征。其质地清澈透明，在后方棕黑色黄仁的衬托下而成黑色，故称之为黑睛，又有黑眼、黑仁、黑珠、乌珠、乌睛等名称。黑睛具有护卫瞳神及眼内组织的作用，也是保证神光发越的重要组织。黑睛疾病的主要临床表现是星膜翳障，新翳常伴有视力下降、羞涩疼痛、畏光流泪和抱轮红赤或白睛混赤等。

黑睛即西医学的角膜，角膜不仅具有保护眼球的作用还是重要的屈光介质，是光线进入眼内传递到视网膜上的必经之路。角膜分为上皮层、前弹力层、基质层、后弹力层、内皮细胞层。同时，角膜是机体神经末梢分布密度最高的器官之一，故任何深层、浅层的角膜病变都会使疼痛加剧、畏光伴流泪。

聚星障

聚星障系指黑睛浅层骤生多个细小星翳，其形或联缀，或团聚，伴有沙涩疼痛、羞明流泪的眼病。本病常在感冒发热后出现，或在劳累后发病。多单眼为患，亦可双眼同时或先后发生，常易复发，缠绵难愈。本病即为西医学的病毒性角膜炎，尤以单纯疱疹病毒感染所致最为常见，可见于任何年龄。依据其病变形态的不同，分别被命名为树枝状角膜炎、地图状角膜炎等。

一、辨证用药

处方1　银翘散

方药　连翘 30g，金银花 30g，桔梗 18g，薄荷叶 18g，竹叶 12g，荆芥 12g，淡豆豉 15g，牛蒡子 18，生甘草 15g。

功能与主治　疏风清热，退翳明目。主治风热客目证。症见患眼涩痛，羞明流泪，视物模糊较轻；抱轮微红，黑睛浅层点状星翳，或多或少，或疏散或密聚；常伴发热，头痛鼻塞，口干咽痛；舌质红，苔薄黄，脉浮数。

加减　抱轮红赤，热邪较重者，可加赤芍、牡丹皮、密蒙花以清热退赤；羞明多泪者，加蔓荆子、防风、桑叶以祛风清热止泪。

简介　该方出自《温病条辨》，称本方为"辛凉平剂"，是治疗风热表证的代表方、常用方。现代药理研究银翘散有解热、镇痛、抗炎、抗菌等效果。

使用注意　薄荷叶后下。

🔖 处方2   龙胆泻肝汤

方药   龙胆 6g，生地黄 9g，当归 3g，柴胡 6g，木通 6g，泽泻 12g，车前子 9g，栀子 9g，黄芩 9g，生甘草 6g。

功能与主治   清肝泻火，退翳明目。主治肝胆火炽证。症见患眼胞睑红肿，羞涩疼痛，灼热畏光，热泪频流，视物模糊；白睛混赤，黑睛生翳，扩大加深，形如树枝或地图状；或兼头疼胁痛，口苦咽干，烦躁溺赤；舌质红，苔黄，脉弦数。

加减   方中可加蝉蜕、木贼、青葙子，以退翳明目；小便黄赤者，可加瞿麦、萹蓄以清利小便；大便秘结者，加大黄、玄参以通便泄热。

简介   该方见于《医方集解》，该方的配伍特点为：泻中有补，利中有滋，降中寓升，祛邪而不伤正，泻火而不伐胃。现代药理研究其有①保肝：能对抗四氯化碳所致肝血流量及肝清除率下降。②利尿：可使尿量显著增加，但对钠、钾的排泄量则无显著影响。③对消化系统的影响：可减少胆汁流量，抑制肠道推进。此外，本方尚具有抗菌、抗炎、免疫调节、抗过敏、镇静、抗惊厥、抗氧化等作用。

🔖 处方3   三仁汤

方药   苦杏仁 15g，飞滑石 18g，通草 6g，竹叶 6g，白豆蔻 6g，厚朴 6g，薏苡仁 18g，半夏 15g。

功能与主治   清热除湿，退翳明目。主治湿热犯目证。症见眼泪热胶黏，视物模糊，抱轮红赤或混赤，黑睛生翳，状若地图，边缘不齐且表面凸凹不平，病情缠绵，反复发作；伴头重胸闷，口黏纳呆，腹满便溏；舌质红，苔黄腻，脉濡数。

加减   白睛红赤显著者，可加黄连、赤芍、生地黄以清热退赤；黑睛溃烂肿胀甚者，可加龙胆、泽泻、车前子以清利肝经湿热。

简介   该方见于《温病条辨》，方中祛湿清热同用，祛湿为主；宣上、畅中、渗下并举，以分消三焦湿热。

使用注意   舌苔黄腻，热重于湿者亦不宜使用本方。

🔖 处方4   加减地黄丸

方药   生地黄 15g，熟地黄 15g，牛膝 10g，当归 10g，枳壳 10g，苦杏仁 10g，羌活 10g，防风 10g。

功能与主治   滋阴祛风，退翳明目。主治阴虚夹风证。症见患眼干涩不适，羞明较轻，视物模糊；抱轮微红，黑睛生翳日久，迁延不愈，或时愈时发；常伴口干咽燥；舌红少津，脉细或细数。

加减 加菊花、蝉蜕以增退翳明目之功；兼气短乏力、眼内干涩者，可加党参、麦冬以益气生津；抱轮红赤较明显者，可加知母、黄柏以滋阴降火。

简介 该方见于《原机启微》，方中熟地黄滋阴补肾水为君药；肾水不足，相火必盛，故生地黄退相火；牛膝逐败血，当归益新血为臣药；枳壳调和胃气，苦杏仁润燥为佐；羌活、防风祛风邪为使。

二、中成药

1. 蒲地蓝口服液：适用于风热客证，用法：口服，一次 10mL，一日 3 次。
2. 牛黄解毒丸：适用于肝胆火炽证，用法：口服，大蜜丸一次 1 丸，一日 2～3 次。

三、外治法

1. 滴眼液：①抗病毒类滴眼液或眼用凝胶：如 0.1% 阿昔洛韦滴眼液，或 0.05% 环胞苷滴眼液，或 0.15% 更昔洛韦眼用凝胶。并可配合重组人干扰素 α2b 滴眼液。②散瞳类滴眼液或眼用凝胶：如病灶扩大加深，瞳神受累者，用 1% 硫酸阿托品滴眼液或眼用凝胶，或托吡卡胺滴眼液扩瞳。③抗生素类滴眼液：如左氧氟沙星滴眼液、妥布霉素滴眼液。

2. 中药熏眼或湿热敷：可用金银花、野菊花、蒲公英、大青叶、薄荷、紫草、柴胡、秦皮、黄芩等水煎熏眼，或以毛巾浸泡后湿热敷眼部，每日 2～3 次。

3. 已穿孔的患者可选择角膜移植手术。

花翳白陷 ▶▶▶

花翳白陷指黑睛生白翳，四周高起，中间低陷，状如花瓣的眼病。本病多单眼发病，也可双眼先后发生。发病时眼痛剧烈，顽固难愈，最终花翳侵及整个黑睛，广泛结瘢而严重影响视力。

花翳白陷类似于西医学的蚕食性角膜溃疡及边缘性角膜溃疡等病。病因不明，可能与自身免疫异常有关。

一、辨证用药

处方1 加味修肝散

方药 栀子 10g，薄荷 5g，羌活 10g，荆芥 10g，防风 10g，麻黄 5g，大

黄 10g，连翘 10g，黄芩 10g，当归 10g，赤芍 10g，菊花 10g，木贼 5g，桑螵蛸 10g，蒺藜 10g，川芎 5g，甘草 5g。

功能与主治 疏风清热。主治肺肝风热证。症见患眼羞涩疼痛，畏光流泪，视物模糊，抱轮红赤，黑睛边际骤生白翳，渐渐扩大，四周高起，中间低陷；舌边尖红，苔薄黄，脉浮数。

加减 白睛混赤者，可加桑白皮、生地黄、牡丹皮以清热凉血退赤；黑睛生翳渐大者，加龙胆、黄连以助清肝泻火。

简介 该方出自《银海精微》。

🔖 处方 2　银花复明汤

方药 金银花 15g，蒲公英 15g，桑白皮 10g，天花粉 10g，黄芩 10g，黄连 10g，龙胆 10g，生地黄 10g，知母 10g，大黄 10g，玄明粉 10g，木通 10g，蔓荆子 10g，枳壳 5g，甘草 5g。

功能与主治 通腑泄热。主治热炽腑实证。症见患眼视力下降，头目剧痛，羞涩难睁，热泪频流，胞睑红肿，白睛混赤，黑睛生翳溃陷，从四周蔓生，迅速侵蚀整个黑睛，遮掩瞳神，或见黄液上冲、瞳神紧小；多伴发热口渴，溲黄便结；舌红，苔黄，脉数有力。

加减 白睛混赤严重者，可加牡丹皮、赤芍药、夏枯草以清热凉血退赤；伴黄液上冲者，可加用且重用栀子、生石膏、天花粉以清热泻火；大便硬结者，加芒硝、玄参、黄连以软坚泄下。

简介 该方出自《中医眼科临床实践》。

使用注意 玄明粉包煎。

🔖 处方 3　当归四逆汤

方药 当归 9g，桂枝 9g，芍药 9g，细辛 3g，炙甘草 6g，通草 6g，大枣 12g。

功能与主治 温阳散寒。主治阳虚寒凝证。患眼视力下降，头眼疼痛，白睛暗赤，黑睛生翳溃陷，状如蚕蚀，迁延不愈；常兼四肢不温；舌淡苔白滑，脉沉细。

加减 常于方中加丹参、红花以活血通脉，加木贼、蝉蜕、防风以退翳明目；气虚血亏者，加黄芪、熟地黄以益气养血，促进溃陷修复。

简介 该方出自《伤寒论》，方中散寒与温阳并用，养血与通脉兼施，温而不燥，补而不滞。现代药理研究证明有镇痛、抗炎与抗凝的作用。

二、中成药

1. 银翘解毒片：可用于肺肝风热证。口服，一次 4 片，一日 2～3 次。
2. 牛黄解毒丸：可用于热炽腑实证。口服，水蜜丸一次 2g，大蜜丸一次 1 丸，一日 2～3 次。

三、外治法

1. 滴眼液：①激素类或胶原酶抑制剂或免疫抑制剂滴眼液：黑睛边缘溃陷且伴有较多赤丝长入时使用，如 0.02%～1% 氟米龙滴眼液、2% 半胱氨酸滴眼液或 1%～2% 环孢霉素 A 油制剂等。②抗生素类滴眼液：如 0.5% 左氧氟沙星滴眼液，0.3% 妥布霉素滴眼液等，每日 3～4 次，以防止合并细菌感染。③散瞳类滴眼液或眼用凝胶：如 1% 硫酸阿托品滴眼液或眼用凝胶，以防瞳神干缺。
2. 中药熏眼及湿热敷：可用金银花、蒲公英、黄连、当归尾、防风、苦杏仁、龙胆等水煎，过滤药汁，待温度适宜时熏眼，或做湿热敷，每日 2～3 次。

湿翳 ▶▶▶

湿翳系指黑睛生翳，翳形微隆，状似豆腐渣样，干而粗糙的眼病。湿翳类似于西医学的真菌性角膜炎，由镰刀菌、念珠菌、曲霉菌等真菌感染所致，角膜植物性外伤和抗生素、皮质激素、免疫抑制剂的长期大量使用是发病的重要原因。

一、辨证用药

处方 1　三仁汤

方药　苦杏仁 15g，飞滑石 18g，通草 6g，竹叶 6g，白豆蔻 6g，厚朴 6g，薏苡仁 18g，半夏 15g。

功能与主治　化湿清热。主治湿重于热证。症见患眼畏光流泪，疼痛较轻，抱轮微红，黑睛之翳初起，表面微隆，形圆而色灰白；多伴腹胀纳呆，口淡便溏；舌淡，苔白腻而厚，脉缓。

加减　眵泪黏稠者，可加黄芩、茵陈以清热利湿；口淡纳呆较重者，常加茯苓、苍术、陈皮以健脾燥湿和胃。

简介　该方见于《温病条辨》，方中祛湿清热同用，祛湿为主；宣上、畅中、渗下并举，以分消三焦湿热。

使用注意　舌苔黄腻，热重于湿者亦不宜使用本方。

处方 2　甘露消毒丹

方药　飞滑石 15g，绵茵陈 10g，淡黄芩 10g，石菖蒲 10g，川贝母 10g，木通 10g，藿香 10g，射干 10g，连翘 10g，薄荷 5g，白豆蔻 10g。

功能与主治　清热祛湿。主治热重于湿证。症见患眼碜涩不适，疼痛畏光，眵泪黏稠，白睛混赤，黑睛生翳，表面隆起，状如豆腐渣，干而粗糙，或见黄液上冲；常伴便秘溺赤；舌红，苔黄腻，脉濡数。

加减　黄液上冲较甚者，可加薏苡仁、桔梗、玄参以清热解毒排脓；大便秘结者，可加芒硝、生石膏以通腑泄热。

简介　该方见于《温热经纬》，清热与除湿并重；清上、畅中、渗下同施，分消三焦湿热。现代药理研究其有解热、保肝、抗纤维化、抗病毒和调节免疫。

二、中成药

甘露消毒丹：适用于热重于湿证。

三、外治法

1. 点眼液：①抗真菌类滴眼液：首选 5% 那他霉素滴眼液，或 0.1%～0.2% 两性霉素 B 溶液，频频滴眼，可联合 0.5% 氟康唑滴眼液，好转后适当减少用药频率。病情严重者，还可结膜下注射抗真菌药。愈后应继续用药 2 周左右，以防复发。②散瞳类滴眼液或眼用凝胶：如 1% 硫酸阿托品滴眼液或眼用凝胶。

2. 中药熏眼：可用苦参、白鲜皮、车前草、金银花、龙胆、秦皮等水煎熏眼，每日 2～3 次。

3. 手术治疗：对黑睛溃破或即将溃破者，可行结膜瓣遮盖术或角膜移植术。

凝脂翳 >>>

凝脂翳是指黑睛生翳，状如凝脂，多伴有黄液上冲的急重眼病。

多为单眼发病，夏秋收割季节多见，素有漏睛者易患。一般起病急，病情危重，若不及时治疗或处理不当，每易迅速毁坏黑睛，甚至黑睛溃破，黄仁绽出，变生蟹睛恶候，视力发生严重障碍，甚或失明，愈后视力多受影响。

凝脂翳相当于西医学的细菌性角膜炎，常见的致病菌有葡萄球菌、铜绿假单胞菌、肺炎链球菌、大肠埃希菌等。

一、辨证用药

🔖 处方 1　新制柴连汤

方药　柴胡 10g，川黄连 5g，黄芩 10g，赤芍 10g，蔓荆子 10g，栀子 10g，木通 10g，荆芥 10g，防风 10g，甘草 5g，龙胆 10g。

功能与主治　祛风清热，退翳明目。主治风热壅盛证。症见病变初起，头目疼痛，羞明流泪，视力减退，抱轮红赤，黑睛生翳如星，色呈灰白，边缘不清，上覆薄脂；舌质红，苔薄黄，脉浮数。

加减　若见白睛混赤者，可加金银花、蒲公英、千里光等以清热解毒。

简介　该方见于《眼科篹要》，方中龙胆、川黄连、黄芩、栀子清泻肝热，荆芥、防风、蔓荆子祛风清热；柴胡辛凉祛风，又可引药入肝；赤芍凉血以退热，木通利尿清热，甘草调和诸药。

🔖 处方 2　四顺清凉饮子

方药　当归身 10g，龙胆 10g，黄芩 10g，柴胡 10g，羌活 10g，木贼 5g，黄连 5g，桑白皮 10g，车前子 10g，生地黄 15g，赤芍 10g，枳壳 10g，炙甘草 6g，熟大黄 10g，防风 5g，川芎 5g。

功能与主治　泻火解毒，退翳明目。主治里热炽盛证。症见头目剧痛，羞明难睁，热泪如汤，眵多黏稠，视力障碍，胞睑红肿，白睛混赤浮肿，黑睛生翳，窟陷深阔，凝脂大片，神水混浊，黄液上冲，眵泪、凝脂色黄或黄绿；常伴发热口渴，溲赤便秘；舌红，苔黄厚，脉弦数或脉数有力。

加减　常加金银花、野菊花、蒲公英以清热解毒；眼赤热肿痛较重者，可加牡丹皮、玄参以凉血化瘀；口渴便秘明显者，可加天花粉、生石膏、芒硝以增清热生津、泻火通腑之功。黄液上冲者，可用眼珠灌脓方加减。

简介　该方出自《审视瑶函》，方中龙胆、柴胡清肝胆之火，黄芩、桑白皮清肺火，黄连清心火，生地黄、赤芍清血热，当归身、川芎行气活血，羌活、木贼、防风祛风退翳，车前子清利小便，大黄、枳壳通利大便，使热除之，甘草调和诸药。

🔖 处方 3　滋阴退翳汤或托里消毒散

方药　滋阴退翳汤：知母 10g，生地黄 15g，玄参 15g，麦冬 10g，蒺藜 10g，菊花 5g，木贼 5g，菟丝子 10g，蝉蜕 10g，青葙子 10g，甘草 5g。

托里消毒散：生黄芪 15g，皂角刺 10g，金银花 10g，甘草 5g，桔梗 10g，白芷 10g，川芎 3g，当归 10g，白芍 10g，白术 10g，茯苓 15g，人参 6g。

功能与主治 滋阴退翳。主治气阴两虚证。症见眼痛羞明较轻，眼内干涩，抱轮微红，黑睛溃陷，凝脂减薄，但日久不敛；常伴口燥咽干，或体倦便溏；舌红脉细数，或舌淡脉弱。

加减 偏于阴虚者，用滋阴退翳汤；偏于气虚者，用托里消毒散去陈皮，加蝉蜕、木贼以祛风退翳。

简介 该方见于《眼科临床笔记》。

二、中成药

1. 银翘解毒片：适用于风热壅盛证。使用方法：口服，一次 4 片，一日 2～3 次。

2. 牛黄解毒丸：适用于里热炽盛证。使用方法：口服，水蜜丸一次 2g，大蜜丸一次 1 丸，一日 2～3 次。

第五节　瞳神疾病

瞳神又名瞳子、瞳仁、金井等，简称瞳。瞳神有狭义和广义之分，狭义瞳神指黄仁中央能展缩的圆孔，相当于西医学之瞳孔；广义瞳神是瞳孔及瞳孔后眼内各部组织的总称，包括瞳神本身，围成瞳神的黄仁、神水、晶珠、神膏、视衣及目系等组织。瞳神结构复杂而精细，为眼内产生视觉的重要部分。

瞳神紧小 ▶▶▶

瞳神紧小是指黄仁受邪，以瞳神持续缩小、展缩不灵，伴有目赤疼痛、畏光流泪、黑睛内壁沉着物、神水混浊、视力下降为主要临床症状的眼病，又称瞳神焦小、瞳神缩小、瞳神细小等。

瞳神紧小类似于西医学的急性前葡萄膜炎，瞳神干缺类似于慢性前葡萄膜炎。西医学认为其主要发病机制为自身免疫反应。

一、辨证用药

处方 1　新制柴连汤

方药 柴胡 10g，川黄连 5g，黄芩 10g，赤芍 10g，蔓荆子 10g，栀子

10g，木通 10g，荆芥 10g，防风 10g，甘草 5g，龙胆 10g。

功能与主治 祛风清热。主治肝经风热证。症见起病较急，眼珠疼痛，畏光流泪，视物稍模糊；轻度抱轮红赤，黑睛后壁可见少许粉尘状物附着，神水轻度混浊，黄仁晦暗，纹理不清，瞳神稍有缩小，展缩欠灵；舌苔薄黄，脉浮数。

加减 若目珠红赤较甚者，加生地黄、牡丹皮、茺蔚子以凉血活血、退赤止痛；神水混浊较明显者，加泽泻、猪苓以利水泄热。

简介 该方见于《眼科篡要》。方中龙胆、川黄连、黄芩、栀子清泻肝热，荆芥、防风、蔓荆子祛风清热；柴胡辛凉祛风，又可引药入肝；赤芍凉血以退热，木通利尿清热，甘草调和诸药。

处方 2　龙胆泻肝汤

方药 龙胆 6g，生地黄 9g，当归 3g，柴胡 6g，木通 6g，泽泻 12g，车前子 9g，栀子 9g，黄芩 9g，生甘草 6g。

功能与主治 清泻肝胆实火。主治肝胆火炽证。症见眼珠疼痛拒按，痛连眉骨颞颥，畏光流泪，视力急降；白睛混赤，黑睛后壁可见点状或羊脂状沉着物，神水混浊，或黄液上冲、血灌瞳神；黄仁肿胀，纹理不清，展缩失灵，瞳神缩小或瞳神干缺，或见神膏内细尘状混浊；或伴口舌生疮，阴部溃疡，口苦咽干，小便黄赤，大便秘结；舌红苔黄，脉弦数。

加减 眼珠疼痛、白睛混赤甚者，加牡丹皮、赤芍药、茜草以清热凉血、退赤止痛；若见黄液上冲者，加蒲公英、紫花地丁、败酱草以清热解毒、排脓止痛；伴口苦咽干、大便秘结者，加天花粉、大黄以清热生津、泻下攻积。

简介 该方见于《医方集解》，该方的配伍特点为：泻中有补，利中有滋，降中寓升，祛邪而不伤正，泻火而不伐胃。现代药理研究发现该方能①保肝：能对抗四氯化碳所致肝血流量及肝清除率下降。②利尿：可使尿量显著增加，但对钠、钾的排泄量则无显著影响。③对消化系统的影响：可减少胆汁流量，抑制肠道推进。此外，本方尚具有抗菌、抗炎、免疫调节、抗过敏、镇静、抗惊厥、抗氧化等作用。

处方 3　抑阳酒连散

方药 独活 6g，生地黄 15g，黄柏 10g，防己 10g，知母 10g，蔓荆子 10g，前胡 10g，甘草 6g，防风 10g，栀子 10g，黄芩 10g 寒水石 10g，羌活 10g，白芷 10g，黄连 6g。

功能与主治 祛风清热除湿。主治风湿夹热证。症见病情较缓，病势缠绵，反复发作。眼珠坠胀疼痛，眉棱骨胀痛，畏光流泪，视力缓降；抱轮红赤或白睛混赤，黑睛后壁有点状或羊脂状物沉着，神水混浊，黄仁肿胀，纹理不清；瞳神缩小或瞳神干缺，或瞳神区有白膜附着，或见神膏内有细尘状、絮状混浊；常伴头闷身重，肢节肿胀，酸楚疼痛；舌红苔黄腻，脉濡数。

（加减） 神水混浊甚者，加车前子、薏苡仁、泽泻以健脾渗湿；风热偏重，赤痛较甚者，去羌活、独活、白芷，加荆芥、茺蔚子以清热除湿。

（简介） 该方见于《原机启微》，具有抑阳缓阴之功效。主治神水紧小，渐如莱子许，及神水外围相类虫蚀者，然皆能睹物不昏，微有吒噪羞涩之证。

（使用注意） 无。

🩹 处方4 知柏地黄丸

（方药） 知母 9g，黄柏 9g，熟地黄 24g，山茱萸 12g，山药 9g，茯苓 9g，泽泻 9g，牡丹皮 9g。

（功能与主治） 滋阴降火。主治虚火上炎证。症见病势较轻或病至后期，目痛时轻时重，眼干不适，视物昏花，或见抱轮红赤，黑睛后壁沉着物小而量少，神水混浊不显，黄仁干枯不荣，瞳神干缺，晶珠混浊；可兼头晕失眠，五心烦热，口干咽燥；舌红少苔，脉细数。

（加减） 眠差者，加酸枣仁以养血安神；腰膝酸软者，加女贞子、墨旱莲以补肝益肾。

（简介） 该方由六味地黄丸加知母、黄柏组成，增加了滋阴降火、清热除湿的作用。

二、中成药

1. 龙胆泻肝丸：用于肝胆火炽证。使用方法：口服，一次 3～6g，一日 2 次。

2. 知柏地黄丸：用于虚火上炎证。使用方法：口服，一次 8 丸，一日 3 次。

3. 杞菊地黄丸：用于肝肾亏虚证。使用方法：口服，大蜜丸一次 1 丸，一日 2 次。

三、外治法

1. 睫状肌麻痹剂：防止和拉开虹膜后黏连，解除睫状肌及瞳孔括约肌的痉挛，减轻充血、水肿，缓解疼痛等症状。

2. 糖皮质激素眼部应用。

3. 中药湿热敷：将内服方的药渣用布包裹，在温度适宜时即可进行眼部药物熨敷，以利退赤止痛。

4.针刺疗法：①肝经风热者，针用泻法，选睛明、申脉、太冲、曲泉、合谷。②肝胆火炽者，针用泻法，选太冲、风池、睛明、太阳、印堂。③风湿夹热者，针用泻法，选合谷、曲池、承泣、攒竹、风池。④虚火上炎者，针用补法，选睛明、四白、三阴交、行间、肝俞、太溪等。均每日1次，留针30min，10日为1个疗程。

五风内障 ▶▶▶

五风内障类似于西医学的青光眼，其中绿风内障类似于急性闭角型青光眼急性发作期，青风内障类似于原发性开角型青光眼和急性闭角型青光眼临床前期，黄风内障类似于绝对期青光眼，黑风内障类似于慢性闭角型青光眼，乌风内障类似于继发性青光眼。本节主要介绍绿风内障和青风内障。

绿风内障

绿风内障是指以眼珠变硬，瞳神散大，瞳色淡绿，视力锐减，并伴有恶心呕吐、头目剧痛为主要临床特征的眼病，又名绿风、绿盲、绿水灌瞳等。本病是常见的致盲眼病之一，发病急，病情危重，应及时治疗。多见于40岁以上的中老年人，可双眼先后或同时发病，女性居多，多因情志波动或劳累过度诱发。绿风内障类似于西医学的急性闭角型青光眼急性发作期。

一、辨证用药

处方1　绿风羚羊饮

方药　玄参10g，防风10g，茯苓10g，知母10g，黄芩10g，细辛10g，桔梗10g，羚羊角3g，车前子10g，大黄10g。

功能与主治　清热泻火，平肝息风。主治风火攻目证。症见发病急骤，视力锐减，头痛如劈，目珠胀硬，胞睑红肿，白睛混赤肿胀，黑睛雾状水肿，前房极浅，黄仁晦暗，瞳神中度散大，展缩不灵，房角关闭甚或黏连；多伴有恶心、呕吐等全身症状；舌红苔黄，脉弦数。

加减　头痛甚者，宜加钩藤、菊花、白芍以增息风止痛之功；伴有恶心、呕吐者，可加陈皮、半夏以降逆止呕；目珠胀硬、神水积滞者，常加猪苓、通草、泽泻以利水泄热。

简介　该方见于《医宗金鉴》，方中羚羊角（山羊角）清肝热，熄肝风，为方中主药；玄参、知母、黄芩清热降火，凉血退赤；茯苓、车前子利水渗湿；以利小便，大黄通便泻火，二便通，则邪热从二便而出；防风、细辛上达头目，祛风止痛；桔梗载药上浮。

💊 处方 2 丹栀逍遥散合左金丸

方药 牡丹皮 6g，栀子 6g，柴胡 10g，当归 10g，白芍 10g，茯苓 10g，白术 10g，甘草 5g，薄荷 3g，生姜 3g，黄连 18g，吴茱萸 3g。

功能与主治 疏肝解郁，泻火降逆。主治气火上逆证。眼部症状与绿风羚羊饮所治症状相同，伴有胸闷嗳气，恶心、呕吐，口苦；舌红苔黄，脉弦数。

加减 胸闷胁肋胀者，加枳壳、香附以行气止痛；目珠胀甚者，加石决明以平肝清热。

简介 丹栀逍遥散见于《薛氏医案》，在逍遥散的基础上加上牡丹皮与栀子，牡丹皮清热凉血，活血祛瘀；栀子泻火除热，清热利湿，凉血解毒。左金丸出自《丹溪心法》。

💊 处方 3 将军定痛丸

方药 黄芩 10g，僵蚕 5g，陈皮 5g，天麻 10g，桔梗 10g，青礞石 10g，白芷 10g，薄荷 10g，大黄 10g，半夏 10g。

功能与主治 降火逐痰。主治痰火郁结证。眼症与绿风羚羊饮所治症状相同，常伴身热面赤，动辄眩晕、呕吐痰涎；舌红苔黄，脉弦滑。

加减 若动辄眩晕、呕吐甚者，加天竺黄、竹茹、藿香等以清火化痰、降逆止呕。

简介 该方出自《审视瑶函》。方中以大黄为君，性苦寒而泄热，清降痰邪，直折火势，导痰火下行，痰火去而胀痛止，有斩关夺门之功，故号将军，本方也因此而名"将军定痛丸"。半夏燥湿化痰，降逆止呕，为化痰要药，与君药合用清泄痰热；黄芩清肝泄热解毒，助大黄泻火之功；天麻平肝息风，善治头痛头风、头晕目眩诸症，与大黄、半夏同用则化痰息风、降泄风痰，以上三味共为臣药。僵蚕息风化痰止痉，相助天麻；陈皮燥湿化痰，相助半夏；青礞石重队性猛，坠痰息风、平肝下气，与大黄苦泄同用则逐痰力大；白芷散风止痛；薄荷清利头目，以上五味共为佐药。桔梗祛痰，更为诸药舟楫，载药上行，能引苦峻之药上行头目，为使药。黄芩、天麻酒洗，引药入肝，清降肝火肝风。本方降、泄、攻、逐力猛，用于治疗痰火上攻之病。

使用注意 薄荷后下。

二、中成药

益脉康（灯盏细辛）：口服。一次 1 粒，一日 3 次。

三、其他治疗

急救治疗

1. 滴眼液　①缩瞳剂：用 1%～2% 毛果芸香碱滴眼液，急性发作时每 3～5min 滴 1 次，共 3 次；然后每 30min 滴 1 次，共 4 次；以后改为每小时滴 1 次。②马来酸噻吗洛尔或盐酸倍他洛尔滴眼液，每日 2 次。③碳酸酐酶抑制剂：如 1% 布林佐胺滴眼液，每日 2～3 次，全身副作用较少。④糖皮质激素类滴眼液：可用 1% 醋酸泼尼松龙滴眼剂滴眼，每日 3 次，急性发作时每小时 1 次。

2. 全身用药　①高渗脱水剂：可选用甘露醇、山梨醇及甘油等，如用 20% 甘露醇溶液静脉快速滴注。②碳酸酐酶抑制剂：能抑制房水分泌，可选用乙酰醋胺（醋氮酰胺）或醋甲唑胺口服，注意磺胺类过敏、肾功能及肾上腺皮质功能严重减退者禁用。

如用药后眼压下降不明显，可行前房穿刺术以降低眼压。

3. 外治法　针刺疗法：可缓解头眼疼痛及恶心、呕吐等全身症状，对视功能有一定保护作用。主穴：睛明、上睛明、风池、太阳、四白、合谷、神门、百会。配穴：风火攻目证选曲池、外关；气火上逆证选行间、太冲；痰火郁结证选丰隆、足三里等。恶心呕吐明显者加内关、胃俞以上均用捻转提插的泻法，行手法至有明显针感后出针，或留针 10min。疼痛严重者可于大敦、合谷、角孙、太阳等穴点刺放血。

青风内障

青风内障是指起病隐伏，自觉症状不明显，或时有轻度眼胀及视物昏矇，视野渐窄，终致失明的慢性内障眼病，又名青风、青风障症等。本病初起时病情轻，病势缓，视力下降不明显，极易被患者忽略，当发展至行走碰物撞人，视野缩窄，已损害目系，邪坚病固，治疗就极为困难。一般多为双眼受累，亦可双眼同时或先后发病。青风内障类似于西医学的原发性开角型青光眼（急性闭角型青光眼临床前期不在此讨论），正常眼压性青光眼可参考本病治疗。

一、辨证用药

🔖 处方 1　逍遥散

方药　柴胡 10g，当归 10g，白芍 10g，茯苓 10g，白术 10g，甘草 5g，薄

荷 3g，生姜 3g。

功能与主治 疏肝解郁。主治肝郁气滞证。症见时有视物昏朦，目珠微胀，轻度抱轮红赤，或瞳神稍大，眼底视盘杯盘比＞0.6，或两眼视盘杯盘比差值＞0.2；可见视野缺损，眼压偏高；或兼情志不舒，心烦口苦；舌红苔黄，脉弦细。

加减 可加香附行气以助解气郁；加川芎、丹参活血祛瘀以理血郁；加车前子以利水明目。若头眼时有胀痛、视力渐降者，可加菊花、白芷以清肝明目止痛。

简介 该方见于《太平惠民和剂局方》，为疏肝养血的代表方，又是妇科调经的常用方。现代药理研究其有镇静、镇痛，抗惊厥、抗抑郁与保肝的作用。

🔖 处方 2 温胆汤合五苓散

方药 陈皮 9g，半夏 6g，茯苓 9g，甘草 5g，枳实 6g，竹茹 6g，桂枝 9g，白术 9g，猪苓 9g，泽泻 15g。

功能与主治 温阳化痰，利水渗湿。主治痰湿泛目证。症见早期偶有视物昏朦，或瞳神稍大，眼胀时作，目珠逐渐变硬，眼底视盘杯盘比增大，或两眼视盘杯盘比差值＞0.2；严重时视盘苍白，可见视野缺损，甚或呈管状，眼压偏高，可伴头昏眩晕，恶心欲呕；舌淡苔白腻，脉滑。

加减 若痰湿上泛、头眼胀痛者，可加川芎、车前草、通草以活血利水渗湿。

简介 温胆汤见于《三因极一病证方论》，具有理气化痰，清胆和胃的功效。五苓散见于《伤寒论》，具有利水渗湿，温阳化气的功效。

🔖 处方 3 加减驻景丸

方药 楮实子 10g，菟丝子 10g，枸杞子 10g，车前子 10g，五味子 5g，当归 10g，熟地黄 10g，花椒 5g。

功能与主治 补益肝肾，活血明目。主治肝肾亏虚证。症见患病日久，视物不清，瞳神稍大，视野缺损或呈管状，视盘苍白；可伴头晕失眠，腰膝无力，舌淡苔薄，脉细沉无力；或面白肢冷，精神倦怠，舌淡苔白，脉细沉。

加减 视力日减、视野渐窄者，加党参、白芍、川芎、当归等以益气养血；若见面白肢冷、精神倦怠、偏肾阳虚者，可用肾气丸加减。

简介 该方见于《银海精微》。方中枸杞子、楮实子、菟丝子滋肾补肝明目，阴阳双补；五味子益气生津，补虚明目；车前子利水除湿，使补而不滞；

熟地黄补血滋阴，当归活血养血；花椒温中而补肾阳。诸药合用，共奏补益之剂。

使用注意 车前子包煎。

二、中成药

1. 益脉康（灯盏细辛）：口服。一次 1 粒，一日 3 次。
2. 逍遥丸：适用于肝郁气滞证，口服（浓缩丸），1 次 8 丸，一日 3 次。
3. 六味地黄丸：适用于肝肾亏虚证，口服，一次 6g，一日 2 次。

圆翳内障

圆翳内障是指随年龄增长而出现的晶珠逐渐混浊，视力缓慢下降，渐至失明的慢性眼病。此病相当于西医学的老年性白内障，是晶状体老化后的退行性变，也是全球主要致盲眼病之一，其发生与环境、营养、代谢和遗传等多种因素有关。

一、辨证用药

处方 1 杞菊地黄丸

方药 枸杞子 15g，菊花 15g，熟地黄 15g，山茱萸 12g，山药 12g，泽泻 9g，茯苓 9g，牡丹皮 9g。

功能与主治 补益肝肾，清热明目。主治肝肾亏虚证。症见视物模糊，视力缓降，晶珠混浊；或头昏耳鸣，少寐健忘，腰酸腿软，口干；舌红苔少，脉细。或见耳鸣耳聋，潮热盗汗，虚烦不寐，口咽干痛，小便短黄，大便秘；舌红少津，苔薄黄，脉细弦数。

加减 若肝血不滋、阴精不荣于上、少寐口干者，宜加女贞子、墨旱莲以补益肝肾之阴；若阴亏虚火上炎、潮热虚烦、口咽干燥者，可用知柏地黄丸加地骨皮、石斛清虚热而明目。

简介 杞菊地黄丸见于《麻疹全书》，由六味地黄丸加减而来。

处方 2 四君子汤

方药 人参 9g，白术 9g，茯苓 9g，甘草 9g。

功能与主治 益气健脾，利水渗湿。主治脾气虚弱证。症见视物模糊，视力缓降，或视近尚明而视远模糊，晶珠混浊；伴面色萎黄，少气懒言，肢体倦怠；舌淡苔白，脉缓弱。

加减 若大便稀溏者，宜加薏苡仁、白扁豆、车前子以利水渗湿；纳差食少者，加山药、神曲、鸡内金、薏苡仁等以补脾和胃渗湿。

简介 该方见于《太平惠民和剂局方》。方中甘温之人参益气健脾为君。臣以苦温之白术健脾燥湿，合人参健脾助运之力尤彰。佐以甘淡之茯苓健脾渗湿。炙甘草助参、术益气补中，并调和诸药，为佐使药。合而成方，"温和脾胃，进益饮食，辟寒邪瘴雾气"，犹如宽厚平和之君子，故有"四君子汤"之名。现代药理研究显示四君子汤有调节胃肠激素、调节免疫、延缓衰老等作用。

💊 处方3 石决明散

方药 石决明20g，决明子15g，赤芍10g，青葙子10g，麦冬10g，羌活10g，栀子10g，木贼5g，大黄10g，荆芥10g。

功能与主治 清热平肝，明目退障。主治肝热上扰证。症见视物不清，视力缓降，晶珠混浊，或有眵泪，目涩胀；时有头昏痛，口苦咽干，便结；舌红苔薄黄，脉弦或弦数。

加减 因邪热为患而口苦便结者，去方中性味辛温的羌活；肝热不甚，无口苦便结者，可去方中栀子、大黄；肝热夹风而头昏痛者，可酌加黄芩、桑叶、菊花、蔓荆子、钩藤、刺蒺藜以助清热平肝、明目退障之功；若口苦咽干甚者，加生地黄、玄参以清热生津。

简介 该方见于《普济方》。方中以石决明、决明子清热平肝，明目退翳为君；栀子、大黄、赤芍以清热凉血，导热下行为臣；木贼、青葙子明目退翳；荆芥、羌活以祛风止痛，麦冬养阴明目共为佐使。

二、中成药

1. 杞菊地黄丸：用于肝肾亏虚证，使用方法：口服，大蜜丸一次1丸，一日2次。

2. 知柏地黄丸：用于阴虚火旺证，使用方法：口服，一次1丸，一日2次。

三、外治法

1. 手术：目前，手术治疗仍是各种白内障的主要治疗手段。一千多年以前，我国以及印度等国家就有针拨术治疗白内障的记载。近200多年来白内障的手术技术得到了快速的发展。尤其近几十年内，显微手术和人工晶状体植入技术的发展应用，使白内障手术有了质的飞跃，成为现代眼科学中发展最新最快的领域之一。现在临床上常用的术式是超声乳化白内障摘除术＋人工晶体植入术。

2. 滴眼液：如麝珠明目滴眼液、吡诺克辛滴眼液、谷胱甘肽滴眼剂等，选用其中之一即可。

络阻暴盲 ▶▶▶

络阻暴盲系指患眼外观正常，猝然单眼或双眼视力急剧下降，以视衣可见典型的缺血性改变为特征的致盲眼病。本病发病急骤，多为单眼发病，以中老年人多见，无性别差异，多数患者伴有高血压等心脑血管疾病。此病相当于西医学的视网膜动脉阻塞，因视网膜中央动脉的主干或分支阻塞后，引起其所供应区域的视网膜发生急性缺血，导致视功能急剧损害或丧失。

本病为眼科急重症，抢救应尽早、尽快，以通为要，兼顾脏腑之虚实，辅以益气、行气。眼部体征：外眼如常，眼底检查可见视网膜动脉显著变细，甚则呈线状；静脉亦变细，血柱呈节段状或串珠状；视网膜后极部灰白色混浊水肿，黄斑区呈圆形或椭圆形红色，临床称之为"樱桃红斑"。

一、辨证用药

🔬 处方 1　通窍活血汤

方药　赤芍 3g，川芎 3g，桃仁 10g，红花 5g，老葱 3 根，红枣 10 枚，麝香包 0.16g，黄酒 250g，鲜姜 10g。

功能与主治　行气活血，通窍明目。主治气血瘀阻证。症见眼外观端好，骤然盲无所见，眼底表现符合本病的特征；伴见急躁易怒，胸胁胀满，头痛、眼胀；舌有瘀点，脉弦或涩。

加减　胸胁胀满甚者，加郁金、青皮以行气解郁；视网膜水肿甚者，加琥珀、泽兰、益母草之类以活血化瘀、利水消肿；头昏痛者，加天麻、钩藤、牛膝以平肝、引血下行。

简介　该方出自《医林改错》，由血府逐瘀汤加减而来。

🔬 处方 2　涤痰汤

方药　半夏 10g，胆南星 5g，橘红 5g，枳实 10g，茯苓 15g，人参 5g，石菖蒲 6g，竹茹 5g，甘草 5g，生姜 5g，大枣 10 枚。

功能与主治 涤痰通络，活血开窍。主治痰热上壅证。眼部症状及检查符合本病的特征；形体多较胖，头眩而重，胸闷烦躁，食少恶心，口苦痰稠；舌苔黄腻，脉弦滑。

加减 方中酌加地龙、川芎、郁金、牛膝、泽兰、麝香以助活血通络开窍之力；若热邪较甚，方中去人参、生姜、大枣，酌加黄芩、瓜蒌以清热涤痰。

简介 该方见于《济生方》。方中胆南星燥湿化痰，兼以祛风为君药。半夏燥湿化痰，助君祛痰为臣药。枳实破气除痞，橘红理气化痰，二者共用，使气行而湿化；茯苓渗湿健脾；人参健脾益气；石菖蒲祛痰开窍；竹茹化痰止呕；共为佐药；甘草调和诸药。

🔖 处方 3　天麻钩藤饮

方药 天麻 10g，钩藤 12g，石决明 20g，栀子 10g，黄芩 10g，川牛膝 10g，杜仲 10g，桑寄生 10g，益母草 10g，首乌藤 10g，朱茯神 15g。

功能与主治 滋阴潜阳，活血通络。主治肝阳上亢证。眼部症状及眼底检查符合本病的特征，目干涩；头痛眼胀或眩晕时作，急躁易怒，面赤烘热，心悸健忘，失眠多梦，口苦咽干；脉弦细或数。

加减 可于方中加石菖蒲、丹参、地龙、川芎以助通络活血之力；心悸健忘、失眠多梦者，加珍珠母以镇静安神；五心烦热者，加知母、黄柏、地骨皮以降虚火；视网膜水肿混浊明显者，加车前子、泽兰、郁金以活血利水。

简介 该方见于《杂病证治新义》。

🔖 处方 4　补阳还五汤

方药 黄芪 30～120g，当归尾 6g，赤芍 5g，川芎 3g，桃仁 3g，红花 3g，地龙 3g。

功能与主治 补气养血，化瘀通脉。主治气虚血瘀证。症见发病日久，视物昏朦，动脉细而色淡红或呈白色线条状，视网膜水肿，视盘色淡白；或伴短气乏力，面色萎黄，倦怠懒言；舌淡有瘀斑，脉涩或结代。

加减 心慌心悸、失眠多梦者，加酸枣仁、首乌藤、柏子仁以养心宁神；视衣色淡者，加枸杞子、楮实子、菟丝子、女贞子等以益肾明目；久病情志抑郁者，加柴胡、白芍、郁金以疏肝解郁。

简介 该方见于《医林改错》。本方重用生黄芪大补元气，意在气旺则血行，瘀去而络通，故为君药。当归尾活血通络而不伤血，用作臣药。赤芍、川芎、桃仁、红花协同当归尾以活血祛瘀，为佐药。地龙通经活络，其性善走，可周行全身，配合诸药以消除络脉中的瘀血，为佐使药。

二、急救治疗

1. 血管扩张剂：亚硝酸异戊酯 0.2mL 吸入，每隔 1～2h 再吸 1 次，连用 2～3 次。舌下含化硝酸甘油片，每次 0.3～0.6mg，每日 2～3 次。球后注射妥拉苏林 12.5mg 或硫酸阿托品 1mg。

2. 血管被动扩张：间歇性按摩眼球、前房穿刺、口服乙酰唑胺，以降低眼压。

3. 吸氧：吸入 95% 氧气及 5% 二氧化碳混合气体。

三、中成药

1. 复方丹参滴丸：适用于气血瘀滞证。使用方法：口服或舌下含服，1 次 10 丸，1 日 3 次。

2. 葛根素注射液：适用于气血瘀滞证。使用方法：静脉滴注。

络瘀暴盲 »»»

络瘀暴盲系指因眼底脉络瘀阻，血不循经，溢于络外，导致视力突然下降的眼病。该病归属于"暴盲"范畴。本病多为单眼发病，是导致中老年人视力障碍的常见瞳神疾病。类似于西医学的视网膜中央或分支静脉阻塞。

络瘀暴盲体征病变早期可见视网膜周边部小静脉呈串珠样不规则扩张扭曲，静脉周围白鞘伴生、出血及黄白色渗出；当病情发展至主干静脉时，则主干静脉管径不规则，出现静脉旁白鞘，沿病变静脉周围有大量出血及渗出，视网膜水肿；当出血进入玻璃体时，则发生玻璃体积血，甚至无法窥见眼底；病变晚期视网膜静脉广泛受累，新生血管形成，玻璃体积血反复发生，可引起牵拉性视网膜脱离。

一、辨证用药

处方 1　宁血汤

方药　仙鹤草 30g，墨旱莲 30g，生地黄 20g，栀子炭 10g，白芍 10g，白及 15g，白蔹 15g，侧柏叶 10g，阿胶 10g，白茅根 15g。

功能与主治　清热凉血，止血活血。主治血热伤络证。症见眼外观端好，视力急降，眼底表现符合本病特征；伴心烦失眠，口舌生疮，小便短赤；舌红，脉数。

加减　出血初期舌红脉数者，宜加荆芥炭、白茅根、大蓟、小蓟以凉血止血；眼底出血较多、血色紫暗者，加生蒲黄、茜草、郁金以化瘀止血；视网膜水肿明显者，为血不利化为水，宜加益母草、薏苡仁、车前子以活血利水。

简介 该方见于《中医眼科学》。生地黄、栀子炭、白茅根、侧柏叶、仙鹤草、墨旱莲、白蔹凉血止血；白芍、白及收敛止血；阿胶滋阴止血。

处方2　丹栀逍遥散

方药 牡丹皮6g，栀子6g，柴胡10g，当归10g，白芍10g，茯苓10g，白术10g，甘草5g，薄荷3g，生姜3g。

功能与主治 疏肝清热，凉血止血。主治肝经郁热证。眼症与宁血汤所治症状相同；伴口苦咽干，烦躁易怒；舌红苔黄，脉弦数。

加减 出血初期，可酌加赤芍、墨旱莲、茺蔚子、白茅根以增凉血止血之力；失眠多梦者，加牡蛎、首乌藤以镇静安神。

简介 该方见于《薛氏医案》，在逍遥散的基础上加上牡丹皮与栀子，牡丹皮清热凉血，活血祛瘀；栀子泻火除热，清热利湿，凉血解毒。

处方3　滋阴降火汤

方药 当归10g，川芎5g，生地黄10g，熟地黄10g，黄柏10g，知母10g，麦冬10g，白芍10g，黄芩10g，柴胡10g，甘草梢6g。

功能与主治 滋阴降火，凉血化瘀。主治阴虚火旺证。症见病情迁延，玻璃体积血反复发作；伴头晕耳鸣，五心烦热，口干唇燥；舌质红，脉细数。

加减 出血初期，宜加荆芥炭、白茅根以凉血止血；反复发作日久者，可加浙贝母、海浮石、昆布以软坚散结。

简介 该方见于《审视瑶函》。方中以四物汤（熟地黄、当归、白芍、川芎）为基础，能补养肝血，滋养肝阴；生地黄与熟地黄相配，麦冬与甘草配伍，能清润滋阴，生津增液；知母、黄柏、黄芩降火滋阴；柴胡调理肝气。

二、中成药

1. 丹栀逍遥丸：适用于肝经郁热证，使用方法：一次6～9g，一日2次。
2. 知柏地黄丸：适用于血热伤络证，使用方法：一次1丸，一日2次。
3. 复方血栓通胶囊：适用于气滞血瘀证，使用方法：一次3粒，一日3次。

消渴内障 ▶▶▶

消渴内障系由消渴病引起的内障眼病，消渴病中晚期可引起晶珠混浊、眼底出血、水肿、渗出、新生血管等内眼病变。本病多为双眼先后或同时发病，可对视力造成严重影响。相当于西医学的糖尿病视网膜病。

体征根据眼底表现可分为单纯期和增殖期。单纯期可见微血管瘤、视网膜毛细血管闭塞，有斑点状出血、硬性渗出、棉绒斑，视网膜、黄斑水肿；增殖期还可见视网膜新生血管及视网膜大片出血，出血量多还可引起玻璃体混浊、积血，玻璃体可有灰白色增殖条索，或与视网膜相牵，或可出现视网膜脱离，视网膜可见纤维增殖膜等。

一、辨证用药

处方 1　六味地黄丸合生脉散

方药　人参 9g，麦冬 9g，五味子 9g，熟地黄 24g，山茱萸 12g，山药 9g，茯苓 9g，泽泻 9g，牡丹皮 9g。

功能与主治　益气养阴，活血利水。主治气阴两虚证。症见视力下降，或眼前有黑影飘动，眼底可见视网膜、黄斑水肿，视网膜渗出、出血等；面色少华，神疲乏力，少气懒言，咽干，自汗，五心烦热；舌淡，脉虚无力。

加减　自汗、盗汗者，加黄芪、生地黄、牡蛎、浮小麦以益气固表；视网膜水肿、渗出多者，宜加猪苓、车前子、益母草以利水化瘀；视网膜出血者，可加三七、墨旱莲以活血化瘀。

简介　六味地黄丸见于《小儿药证直诀》，具有滋阴补肾功效。方中重用熟地黄滋阴补肾，填精益髓，为君药。山茱萸补养肝肾，涩精敛汗，取"肝肾同源"之意；山药益脾肾之阴，兼能涩精，共为臣药。君臣配合，滋补肾肝脾之阴，是为"三补"。泽泻利湿泄浊，并防熟地黄之滋腻；牡丹皮清虚热，并制山茱萸之温涩；茯苓健脾渗湿，并助山药以益脾。三药合用，泄湿浊而清虚热，即为"三泻"，均为佐药。该方配伍特点：三阴并补，补肾为主；三补三泻，以补为主；补中寓泻，补而不滞。生脉散出自《医学启源》，由人参、麦冬、五味子组成，具有益气生津，敛汗复脉之功效。

处方 2　加味肾气丸

方药　熟地黄 24g，山茱萸 12g，山药 9g，茯苓 9g，泽泻 9g，牡丹皮 9g，肉桂 3g，炮附子 3g，川牛膝 10g，车前子 15g。

功能与主治　温阳益气，利水消肿。主治脾肾两虚证。症见视力下降，或眼前黑影飘动，眼底可见视网膜水肿、棉绒斑、出血；形体消瘦或虚胖，头晕耳鸣，形寒肢冷，面色萎黄或浮肿，阳痿，夜尿频、量多清长或浑如脂膏，严重者尿少而面色白；舌淡胖，脉沉弱。

加减 视网膜水肿明显者，加猪苓、泽兰以利水渗湿；视网膜棉绒斑多者，宜加法半夏、浙贝母、苍术以化痰散结；夜尿频、量多清长者，酌加巴戟天、淫羊藿、肉苁蓉等以温补肾阳。

简介 该方见于《济生方》，以六味地黄丸为基础方，加以肉桂、炮附子温阳补气，川牛膝、车前子利水消肿。

🔵 处方3　知柏地黄丸合四物汤

方药 知母9g，黄柏9g，熟地黄24g，山茱萸12g，山药9g，茯苓9g，泽泻9g，牡丹皮9g，当归6g，川芎9g，芍药9g。

功能与主治 滋阴补肾，化瘀通络。主治阴虚夹瘀证。症见视力下降，眼前有黑影飘动，眼底可见微血管瘤、出血、渗出等，偶见视网膜新生血管，反复发生大片出血、视网膜增生膜；兼见口渴多饮，心烦失眠，头昏目眩，肢体麻木；舌质暗红有瘀斑，脉细弦或细涩。

加减 视网膜新鲜出血者，可加大蓟、小蓟、生蒲黄、生三七粉以止血通络；陈旧性出血者，加牛膝、葛根、鸡血藤以活血通络；有纤维增生者，宜加生牡蛎、僵蚕、浙贝母、昆布以除痰软坚散结；口渴甚者，加麦冬、石斛以润燥生津。

简介 该方见于《仙授理伤续断秘方》，现代药理研究其有造血与抗缺氧的作用。

🔵 处方4　温胆汤

方药 陈皮10g，半夏10g，茯苓10g，甘草6g，枳实10g，竹茹10g。

功能与主治 健脾燥湿，化痰祛瘀。主治痰瘀阻滞证。症见视力下降，眼前有黑影飘动，眼底视网膜水肿、渗出，视网膜有新生血管、出血，玻璃体可有灰白增生条索或与视网膜相牵，出现视网膜增生膜；形盛体胖，头身沉重，或伴身体某部位固定刺痛，口唇或肢端紫暗；舌紫有瘀斑，苔厚腻，脉弦滑。

加减 方中可加丹参、郁金、山楂、僵蚕以祛痰解郁、活血祛瘀；出现玻璃体灰白增生条索、视网膜增生性改变者，方中去甘草，酌加浙贝母、昆布、海藻、莪术以化痰祛瘀、软坚散结。

简介 温胆汤见于《三因极一病证方论》，具有理气化痰，清胆和胃的功效。

二、中成药

1. 复方丹参滴丸：适用于气血瘀滞证。使用方法：口服或舌下含服，一次10丸，1日3次。

2. 复方血栓通胶囊：适用于气滞血瘀证。使用方法：一次3粒，一日3次。

三、外治法

1. 激光光凝治疗：可根据病情选用局部或全视网膜光凝治疗，其作用是破坏缺氧的视网膜，使其耗氧量减少，避免产生新生血管；同时封闭渗漏的病变血管及微动脉瘤，以减轻视网膜病变的发展。

2. 玻璃体切割手术：主要用于玻璃体积血及机化条索牵拉致视网膜脱离者。

视瞻昏渺 ▶▶▶▶

视瞻昏渺系指中老年人出现的眼外观无异常，但视物昏朦，且日渐加重，终致失明的眼病。相当于西医学的老年性黄斑变性，该病多发生于50岁以上的中老年人，常双眼患病，是发达国家65岁以上老年人致盲的首要原因。近年来随着我国人均寿命和眼科诊断水平的提高，本病的发病率逐年增高，临床上分为干性（萎缩型）和湿性（渗出型）两种类型，前者发病相对较多。其发病可能与年龄、遗传、代谢、吸烟、慢性光损伤、营养不良、免疫异常、心血管疾病等有关。

一、辨证用药

🐾 处方 1　参苓白术散

方药　人参 10g，白术 15g，茯苓 15g，炒甘草 10g，山药 15g，桔梗 10g，白扁豆 15g，莲子肉 10g，薏苡仁 10g，砂仁 5g。

功能与主治　健脾利湿。主治脾虚湿困证。症见视物昏朦，视物变形，黄斑区色素紊乱，玻璃膜疣形成，中心凹反光消失，或黄斑出血、渗出及水肿；可伴胸膈胀满，眩晕心悸，肢体乏力；舌质淡白，边有齿印，苔薄白，脉沉细或细。

加减　水肿明显者，加泽兰、益母草以利水消肿。

简介　本方见于《太平惠民和剂局方》，现代药理研究证实有调节胃肠功能、提高免疫功能及调节肠道菌群等作用。

处方 2　生蒲黄汤合滋阴降火汤

方药　生蒲黄 24g，墨旱莲 24g，丹参 15g，荆芥炭 12g，郁金 15g，川芎 6g，牡丹皮 12g，当归 10g，川芎 6g，生地黄 12g，熟地黄 10g，黄柏 10g，知母 10g，麦冬 10g，白芍 10g，黄芩 10g，柴胡 10g，甘草梢 6g。

功能与主治　滋阴降火。主治阴虚火旺证。症见视物变形，视力突然下降，黄斑部可见大片新鲜出血、渗出和水肿；口干欲饮，潮热面赤，五心烦热，盗汗多梦，腰酸膝软；舌质红，苔少，脉细数。

加减　可于方中加三七粉、郁金以助活血化瘀；若出血日久不吸收者，可加丹参、泽兰、浙贝母等以活血消滞；大便干结者，可加火麻仁以润肠通便。

简介　生蒲黄汤见于《中医眼科六经法要》，生蒲黄、郁金、丹参、川芎活血化瘀，消散离经之血；墨旱莲养阴止血；生地黄、荆芥炭凉血止血；牡丹皮凉血止血，散瘀明目。滋阴降火汤见于《审视瑶函》，方中以四物汤（熟地黄、当归、白芍、川芎）为基础，能补养肝血，滋养肝阴；生地黄与熟地黄相配，麦冬与甘草配伍，能清润滋阴，生津增液；知母、黄柏、黄芩降火滋阴；柴胡调理肝气。

处方 3　化坚二陈丸

方药　陈皮 10g，半夏 10g，茯苓 15g，僵蚕（炒）5g，川黄连 6g，甘草（生）6g。

功能与主治　化痰软坚，活血明目。主治痰瘀互结证。症见视物变形，视力下降，病程日久，眼底可见瘢痕形成及大片色素沉着；伴见倦怠乏力，纳食呆钝；舌淡，苔薄白腻，脉弦滑。

加减　常加丹参、川芎、牛膝等以活血通络；瘢痕明显者，可加浙贝母、鸡内金以软坚散结。

简介　化坚二陈丸出自《医宗金鉴》，主治眼胞及周身痰核。该方以二陈汤为基础，加以炒僵蚕增加化痰散结之功，川黄连以清热燥湿。

处方 4　四物五子丸或加减驻景丸

方药　四物五子丸：熟地黄 15g，当归 10g，地肤子 10g，白芍 10g，菟丝子 10g，川芎 5g，覆盆子 10g，枸杞子 10g，车前子 10g。

加减驻景丸：楮实子 10g，菟丝子 10g，枸杞子 10g，车前子 10g，五味子 5g，当归 10g，熟地黄 10g，花椒 3g。

功能与主治　补益肝肾。主治肝肾两虚证。症见视物模糊，视物变形，眼底可见黄斑区陈旧性渗出，中心凹光反射减弱或消失；常伴有头晕失眠或面白肢冷，精神倦怠，腰膝无力；舌淡红苔薄白，脉沉细无力。

（加减）　常加红花、丹参、牛膝等活血通络；瘢痕明显者，可加鸡内金、煅牡蛎等软坚散结。

（简介）　四物五子丸见于《审视瑶函》，以四物汤为基础，菟丝子、覆盆子、枸杞子、车前子、地肤子五子质柔多润，补肾养精为主，精血足则瞳神得养。

（加减）　驻景丸见于《银海精微》。方中枸杞子、楮实子、菟丝子滋肾补肝明目，阴阳双补；五味子益气生津，补虚明目；车前子利水除湿，使补而不滞；熟地黄补血滋阴，当归活血养血；花椒温中而补肾阳，共奏补益之剂。

二、中成药

1. 参苓白术丸：适用于脾虚湿困证。使用方法：口服，一次 6g，一日 3 次。

2. 知柏地黄丸：适用于阴虚火旺证。使用方法：口服，一次 1 丸，一日 2 次。

3. 杞菊地黄丸：适用于肝肾两虚证。使用方法：口服，一次 8 粒（浓缩丸），一日 3 次。

三、外治法

1. 滴眼液：可选用七叶洋地黄双苷滴眼液滴眼，每次 1 滴，每日 2～3 次。

2. 手术治疗：老年性黄斑变性出现玻璃体积血时，可行玻璃体切除手术治疗。

3. 玻璃体腔注射：本病湿性者，可行玻璃体腔内注射抗新生血管药物。

高风内障 ▸▸▸▸

高风内障系指以夜盲和视野逐渐缩窄为特征的内障眼病。该病名始见于《证治准绳·杂病·七窍门》，又名高风雀目、高风障症、阴风障等。本病多从青少年时期开始发病，先天禀赋不足乃本病发生的主要原因，多为双眼发病。

相当于西医学的原发性视网膜色素变性，是一种慢性、进行性视网膜感光细胞和色素上皮细胞损害的遗传性疾病。有多种遗传方式，可为性连锁隐性遗传、常染色体显性或隐性遗传，也可散发。多为双眼发病，病情缓慢加重，但多数患者最终会残存一定的中心视力。症状发病早期表现为暗适应障碍或夜盲，即入夜或黑暗处视物不清；以后视野日渐缩窄，晚期形成管状视野，最终可致失明。

一、辨证用药

💊 处方 1　明目地黄丸

方药　熟地黄 24g，生地黄 15g，山茱萸 12g，山药 9g，茯苓 9g，泽泻 9g，牡丹皮 9g，柴胡 10g，茯神 10g，当归身 10g，五味子 5g。

功能与主治　滋补肝肾，活血明目。主治肝肾阴虚证。症见夜盲，视野进行性缩窄，眼底表现符合本病特征；伴头晕耳鸣；舌质红少苔，脉细数。

加减　可于方中加用川芎、丹参、牛膝以增活血化瘀通络之功；如多梦盗汗者，加知母、牡丹皮、黄柏等以滋阴清热；眼干涩不适者可加天花粉、玄参以养阴清热活血。

简介　本方见于《审视瑶函》，以六味地黄丸为基础进行加减，以补肝肾为主，加以生地黄、柴胡、麦冬清热而滋阴，当归加以活血之功。

💊 处方 2　补中益气汤

方药　黄芪 9g，甘草 9g，人参 6g，当归身 3g，橘皮 6g，升麻 6g，柴胡 6g，白术 9g。

功能与主治　健脾益气，活血明目。主治脾气虚弱证。眼症同明目地黄丸所治之症；兼见面色无华，神疲乏力，食少纳呆；舌质淡，苔白，脉弱。

加减　方中可加川芎、丹参、三七、鸡血藤等，以助通络活血之功。

简介　该方为补益剂，出自《脾胃论》。该方配伍健脾与升阳并用，补气与养血兼施，以甘温益气为主。全方均为甘温之品而能治气虚发热证，即所谓"甘温除大热"之法。现代药理研究具有调节肠胃功能、调节免疫及抗溃疡等作用。

💊 处方 3　右归丸

方药　熟地黄 24g，山茱萸 12g，山药 9g，枸杞子 9g，鹿角胶 12g，菟丝子 12g，杜仲 12g，当归 9g，肉桂 12g，制附子 9g。

功能与主治　温补肾阳，活血明目。主治肾阳不足证。眼症同明目地黄丸所治之症，伴腰膝酸软，形寒肢冷，夜尿频频，小便清长；舌质淡，苔薄白，脉沉弱。

加减　方中酌加川葛、鸡血藤、牛膝等，以增活血通络之功。

简介　本方见《景岳全书》，配伍特点为峻温命门，纯补无泻；温阳之中辅以滋阴之品，意在"阴中求阳"。

二、中成药

1. 金匮肾气丸：适用于肾阳不足证。使用方法：口服，一次 8 丸，一日 2 次。

2. 明目地黄丸：适用于肝肾阴虚证。使用方法：口服，一次 8～10 丸，一日 3 次。

3. 补中益气丸：适用于脾气虚弱证。使用方法：水丸，口服，一次 6g，一日 2～3 次。

4. 复方丹参滴丸：适用于气血瘀滞证。使用方法：口服或舌下含服，一次 10 丸，1 日 3 次。

三、其他治法

针刺疗法：主穴选睛明、球后、承泣、攒竹、太阳；配穴选风池、完骨、百会、合谷、肝俞、肾俞，脾俞、足三里、三阴交、关元。每次选主穴 2 个，配穴 2～4 个，根据辨证补泻，每日 1 次，留针 30min，10 日为 1 个疗程。

第六节　眼外伤

外伤眼病是指眼珠及其周围组织受外物意外伤害而导致损伤的一类眼病，为眼科常见病、多发病，是常见的致盲因素之一，其预防十分重要。西医学称为眼外伤。

异物入目 >>>>

异物入目是指沙尘、金属碎屑等细小异物进入眼内，黏附或嵌顿于白睛、黑睛表层睑内面的眼病。相当于西医学的结膜、角膜异物。

症状异物黏附于胞睑内面或白睛表面者，碜涩疼痛、流泪等症状相对较轻；若黏附或嵌顿在黑睛表层，则碜涩疼痛、羞明流泪等症状较重。

一、辨证用药

处方　石决明散

方药　石决明 20g，决明子 15g，赤芍 10g，青葙子 10g，麦冬 10g，羌活 10g，栀子 10g，木贼 5g，大黄 10g，荆芥 10g。

功能与主治 疏风清热，平肝退翳。主治邪侵睛伤证。症见异物嵌于黑睛日久或黑睛异物取出术后，患眼羞明流泪，目痛难睁；可见抱轮红赤，黑睛星翳；舌淡红，苔薄，脉浮数。

加减 若无便秘，可去大黄；若热毒炽盛，患眼红肿疼痛明显者，酌加金银花、野菊花、蒲公英、连翘、紫花地丁以助清热解毒、消肿止痛之功。

简介 本方见于《普济方》，方中重用石决明、决明子以清热平肝，明目退翳为君；栀子、大黄、赤芍以清热凉血，导热下行为臣；木贼、青葙子明目退翳；荆芥、羌活以祛风止痛；麦冬养阴明目，共为佐使。

二、外治法

以及时清除异物、防止感染为要。

1. 黏附于睑内、白睛表层的异物，可用氯化钠注射液冲洗，或用无菌盐水棉签或棉球黏出；异物在黑睛表层，可滴0.5%～1%地卡因液1～2次后，用无菌棉签黏出，并涂抗生素眼膏或滴眼液，眼垫包封。

2. 嵌于黑睛表层的异物，可采用角膜异物剔除术，须按无菌操作施行。次日复查，观察有无异物残留，以及创面愈合情况。若见并发凝脂翳者，按凝脂翳处理。

🔬 酸碱伤目 ▶▶▶

酸碱伤目是指因强酸、强碱及其他化学性物质进入或接触眼部并引起眼部组织损伤，以眼睑或眼球蚀烂、剧痛以及视力障碍为主要临床表现的眼病。本病为眼科急重症，其病情的轻重和预后与化学物质的性质、浓度、量的多少，以及与眼接触时间的长短、急救措施是否恰当等因素有关。酸碱伤目即西医学的化学性眼损伤。

本病治疗的关键在于急救冲洗，以彻底清除化学物质、减轻眼部组织损伤、预防并发症、提高视力为原则。

一、辨证用药

💊 处方1 黄连解毒汤合犀角地黄汤

方药 黄芩9g，黄连6g，黄柏6g，栀子9g，犀角15g，生地黄12g，赤芍12g，牡丹皮9g。

功能与主治 清热解毒，凉血散瘀。主治热毒伤目证。症见伤眼羞明流泪，灼热刺痛，视物模糊；胞肿难睁，白睛混赤壅肿，黑睛生翳，或见瞳神紧小，或瞳神干缺；可兼见头痛；舌质红，苔薄黄，脉数。

加减 后期可加青葙子、密蒙花、木贼以退翳明目。

简介 本方见于《备急千金要方》。

🌿 处方 2 甘露饮合消翳汤

方药 熟地黄 10g，麦冬 12g，枳壳 10g，甘草 6g，茵陈 10g，枇杷叶 12g，石斛 10g，黄芩 10g，生地黄 10g，天冬 12g，密蒙花 5g，柴胡 10g，川芎 5g，当归 10g，荆芥穗 10g，防风 5g，木贼 5g，蔓荆子 10g。

功能与主治 养阴清热，退翳明目。主治阴伤成翳证。症见伤已初愈，自觉视物昏矇，目中干涩，羞明不适；白睛红赤已消，黑睛上留有形态不一的翳障；口渴便秘；舌质红，苔薄少津，脉细数。

加减 常加石决明、谷精草以平肝清热退翳；加当归尾、茺蔚子、赤芍以活血行滞而助退翳明目。

简介 本方见于《眼科篹要》。甘露饮方中生地黄、熟地黄、麦冬、天冬、石斛滋阴清润，黄芩、枇杷叶清泻胃中之热，枳壳调畅气机，茵陈清利湿热。诸药配伍，共奏行气利湿，养阴清热之功。消翳汤中荆芥穗、防风、柴胡升发退翳；蔓荆子、密蒙花明目退翳；川芎、当归、枳壳活血退翳；生地黄益血养阴，又防辛散耗阴；甘草协调诸药。两方合用，共奏养阴清热，退翳明目。

二、外治法

1.急救冲洗：最迫切和有效的急救措施是伤后立即就地用清水彻底冲洗，冲洗越迅速、彻底，预后越好。最好就地使用氯化钠注射液或自来水冲洗；若条件不具备，也可用其他清洁干净水冲洗；或让患者将眼部浸于水中，反复开合眼睑。应注意充分暴露穹隆部结膜，冲洗清除残余的化学物质。

2.中和冲洗：在急救处理后可进行中和冲洗。若为酸性伤，可用 2%～3% 碳酸氢钠液冲洗；碱性伤用 3% 硼酸溶液冲洗；石灰致伤用 0.37% 依地酸二钠液冲洗。

3.创面清创处理：在眼部彻底冲洗后即进行适当的创面清创处理，清除颗粒样物质和失活的眼表组织，并进行抗感染治疗。

4.药物治疗：伤后急性期应频滴抗生素滴眼液；如出现瞳神紧小或干缺须用 1% 硫酸阿托品滴眼液或眼药膏散瞳，或酌情给予糖皮质激素类滴眼液。

5.手术治疗：病情严重者应根据病情选择球结膜切开冲洗术、前房穿刺术、结膜囊成形术及角膜移植术等。

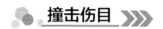

撞击伤目

撞击伤目是指眼部受钝力撞击但无穿破性伤口的眼病。因撞伤部位的不同而有"被物撞打""振胞瘀痛""惊震外障""触伤其气"等病名。其临床表现和预后与钝力的大小、受伤的部位等因素有关。撞击伤目相当于西医学的机械性非穿通性眼外伤。

一、辨证用药

处方1 生蒲黄汤

方药 生蒲黄 24g，墨旱莲 24g，丹参 15g，荆芥炭 12g，郁金 12g，川芎 6g，牡丹皮 12g。

功能与主治 早期止血，后期化瘀。主治撞击络伤证。症见胞睑青紫，肿胀难睁；或白睛溢血，色如胭脂；或眶内瘀血，目珠突出；或血灌瞳神，视力障碍；或眼底出血，变生络瘀暴盲、目系暴盲。

加减 若出血较多者可加血余炭、仙鹤草以加强止血之功；化瘀用祛瘀汤加减，用于受伤后期；若目中积血较多者可加三棱、莪术、枳壳以增强行气祛瘀之力；若有化热倾向、大便秘结者，可加大黄泻下攻积。

简介 生蒲黄汤见于《中医眼科六经法要》。生蒲黄、郁金、丹参、川芎活血化瘀，消散离经之血；墨旱莲养阴止血；荆芥炭凉血止血；牡丹皮凉血止血，散瘀明目。

处方2 血府逐瘀汤

方药 桃仁 12g，红花 9g，当归 9g，川芎 5g，生地黄 9g，赤芍药 6g，牛膝 9g，桔梗 5g，柴胡 3g，枳壳 6g，甘草 3g。

功能与主治 行气活血，化瘀止痛。主治血瘀气滞证。症见上胞下垂，目珠偏斜；或黑睛混浊，瞳神紧小或散大不收；或视衣水肿，视物不清；或眼珠胀痛，眼压升高。

加减 上胞下垂、眼珠偏斜者，可酌加防风、葛根、白芷、白附子、僵蚕以祛风散邪、缓急通络；瞳神散大者宜去柴胡、川芎，加香附、五味子以顺气敛瞳；视衣水肿者，可加茯苓、泽兰、薏苡仁、茺蔚子以祛瘀利水。

简介 本方见于《医林改错》，现代药理研究证实有改善微循环和血液流变性作用，具有抗心律失常、扩张冠状动脉、抗心肌缺血、缺氧等疗效；此外，本方还有抗炎、增强免疫、降血脂等作用。

二、外治法

1. 滴眼液：黑睛混浊者可用熊胆滴眼液，亦可选抗生素滴眼液。

2. 外敷法：胞睑肿胀青紫者 24h 内宜冷敷，或用鲜生地黄、鲜赤芍等量捣碎加鸡蛋清外敷；24h 后则改为热敷。眼珠疼痛者可用生地黄、芙蓉叶、红花等量捣烂，鸡蛋清调匀，隔纱布敷患眼。

3. 手术治疗：前房积血者经药物治疗 4～5 日无吸收迹象且眼压持续上升时，可行前房穿刺术；晶珠混浊、视力严重障碍者，可做白内障囊外摘除联合人工晶体植入术；若合并眶骨、颅底骨折者，须速请有关科室会诊手术。

三、中成药

1. 血府逐瘀胶囊：适用于气滞血瘀证。使用方法：口服，一次 6 粒，一日 2 次。

2. 复方血栓通胶囊：适用于气滞血瘀证。使用方法：一次 3 粒，一日 3 次。

第七节　其他眼病

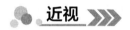 近视 ▶▶▶

近视是指目无不适，视近清楚，视远模糊为特征的眼病。又称"目不能远视""能近怯远症"。至《目经大成》始称近视。近视又称近觑。西医学认为近视是眼在调节放松状态下，平行光线经眼的屈光系统后聚焦在视网膜之前。近视的发生受遗传和环境等多因素的影响。

一、辨证用药

🔖 处方 1　定志丸

方药　人参 5g，茯神 10g，远志 5g，石菖蒲 10g。

功能与主治　补血益气。主治心阳不足证。症见视近清楚，视远模糊，不耐久视；眼底可呈豹纹状改变；或兼见面色不华，神疲乏力；舌质淡，苔薄白，脉细弱。

加减　若有食欲不振者，加麦芽、山楂以健胃消食；心悸重者，加五味子、酸枣仁、柏子仁以养心安神；若伴神倦乏力者，可加白术、黄芪、大枣以健脾益气。

简介 本方见于《审视瑶函》。人参补心气；石菖蒲开心窍；茯苓能交心气于肾；远志能通肾气于心；朱砂色赤，清肝镇心，心属离火，火旺则光能及远也。

🍃 处方 2　当归补血汤

方药 生地黄 10g，熟地黄 15g，当归身 10g，川芎 10g，牛膝 10g，防风12g，炙甘草 12g，白术 12g，天冬 12g，白芍 10g。

功能与主治 补血益气。主治气血不足证。症见视近清楚，视远模糊，不耐久视；眼底可呈豹纹状改变；或兼见面色不华，神疲乏力；舌质淡，苔薄白，脉细弱。

加减 若有眼胀涩者，可加首乌藤、木瓜以养血活络。

简介 本方见于《原机启微》。方中以熟地黄、当归身为君药，补血为主；川芎、牛膝为臣，行气补血；白芍、白术补益脾胃生血，白芍、天冬敛阴使补而不燥；生地黄滋阴补肾、清热凉血，佐以防风升发，甘草调和诸药。

🍃 处方 3　驻景丸

方药 楮实子 20g，菟丝子 15g，枸杞子 12g，车前子 12g，五味子 6g，当归 12g，熟地黄 12g，花椒 6g。

功能与主治 滋补肝肾。主治肝肾两虚证。症见视近清楚，视远模糊，不耐久视，眼前黑花飘动；可见玻璃体液化混浊，眼底可呈豹纹状改变；或有头晕耳鸣，腰膝酸软，寐差多梦；舌质淡，脉细弱或弦细。

加减 若眼底视网膜呈豹纹状改变者，可加太子参、麦冬、五味子以助益气养阴之功。

简介 本方见于《中医眼科六经法要》，为现代著名眼科专家陈达夫的经验方。在临床还应用于肝肾亏虚所致的近视、糖尿病视网膜病变、年龄相关性黄斑变性、视神经萎缩等。

二、外治法

1. 配镜：用凹透镜矫正。配镜的原则是选用使患者获得最佳矫正视力的最低度数镜片。对于外隐斜者应给以完全矫正。

2. 滴眼液：可选用 0.25% 托吡卡胺滴眼液滴眼，每晚临睡前滴眼 1 次。

3. 中药熏洗或湿热敷：伴目倦者可用内服药渣再次煎水过滤，做中药超声雾化熏眼，每次 10~15min，每日 2~3 次。也可用内服药渣热敷眉棱骨，每次 10～15min，每日 1～2 次。

4.针刺疗法：①体针：按眼周局部取穴为主、全身辨证取穴为辅的原则，定期轮换使用穴位。每日针刺 1 组，10 次为 1 个疗程。②耳针：用王不留行籽等压耳穴或耳区痛点，每日自行按摩 3～4 次。③梅花针：可选背部脊椎两侧（华佗夹脊穴），每日 1 次，10 次为 1 个疗程。

5.推拿治疗：取攒竹、鱼腰、丝竹空、四白、睛明等眼周穴为主，可自我推拿或相互推拿。

6.手术治疗：屈光手术角膜屈光手术、晶状体屈光手术。

三、中成药

1.归脾丸：适用于气血不足证。使用方法：口服，大蜜丸每次 1 丸，每日 3 次。

2.六味地黄丸：适用于肝肾亏虚证。使用方法：口服，一次 6g，一日 2 次。

3.杞菊地黄丸：适用于肝经郁热证。使用方法：口服，浓缩丸一次 8 丸，一日 3 次。

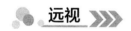 **远视**

远视是指视远清楚，视近模糊，或视远视近均模糊为特征的眼病。古称为能远怯近症。西医学认为远视是当眼调节放松时，平行光线经过眼的屈光系统后聚焦在视网膜之后。典型的远视者视远不清，视近则更不清。

一、辨证用药

处方　杞菊地黄丸

方药　枸杞子 15g，菊花 15g，熟地黄 15g，山茱萸 12g，山药 12g，泽泻 9g，茯苓 9g，牡丹皮 9g。

功能与主治　补益肝肾。主治肝肾不足证。症见视远欠清，视近模糊，或眼酸涩、眉棱骨痛，不耐久视；或兼见头晕耳鸣，腰膝酸软；舌淡红苔薄白，脉细。

加减　若口干咽燥、舌红少苔为阴虚有热者，可用地芝丸加减；若眼酸涩、眉棱骨痛，不耐久视者，可加首乌藤、木瓜以养血活络。

简介　本方见于《医级》，由六味地黄丸加减而来，加枸杞子滋补肝肾，益精明目；菊花平肝明目。还多应用于干眼、糖尿病视网膜病变等。

二、外治法

1.远视眼用凸透镜矫正：配镜的原则是选用使患者获得最佳矫正视力的最高度数镜片。

2.中药湿热敷：可用内服药渣热敷眉棱骨，每次 10～15min，每日 2～3 次。

3.针刺疗法：按眼周局部取穴为主、全身辨证取穴为辅的原则，定期轮换使用穴位。每日针刺 1 组，10 次为 1 个疗程。

4.手术治疗。

🦷 老视 ⋙⋙

老视是一种自然性老化现象，是随着年龄增长而导致晶状体生理性调节力减退而发生的近视力减退，俗称老花眼。多在 40～45 岁以后发生，与年龄、体质、性别、工作性质及屈光状态有关。老视的症状一般有视近困难，阅读需要更强的照明度，视近不能持久，甚至会出现眼胀、流泪、头痛等视疲劳症状。

治疗

1.配镜：由于老花眼是看近不能产生足够的调节，因此，需要在原有远用屈光度数的基础上，增加正镜片作为近附加光度来代替眼睛的调节能力。

2.手术治疗。

🦷 目倦 ⋙⋙

目倦是指过用目力或目力不足而出现视物不能持久，久则视物昏花、头痛、眼胀为主要表现的眼病。

一、辨证用药

💊 处方 1 八珍汤

方药 人参 10g，白术 10g，茯苓 10g，甘草 6g，熟地黄 15g，当归 10g，川芎 5g，白芍 10g。

功能与主治 补养气血，养心安神。主治气血亏虚证。症见久视后视物模糊、眼胀、头晕，眼部检查可有近视、远视或老视；可兼见心悸，健忘，神疲；舌淡苔白，脉沉细。

加减 可加百合、远志以安神定志；头眼胀痛者，加蔓荆子、菊花、延胡索以清利头目、止痛。

简介 八珍汤出自《正体类要》，由四君子汤加四物汤合成，具有益气补血的功效。方中人参与熟地黄为君药，人参大补五脏元气，补气生血，熟地黄补血滋阴。臣以白术补气健脾，当归补血和血。佐以茯苓健脾养心；白芍养血敛阴；川芎活血行气，以使补而不滞；炙甘草益气和中，共为佐使。诸药合用，共成益气补血之效。

🔖 处方2　杞菊地黄丸合柴葛解肌汤

方药 枸杞子15g，菊花15g，熟地黄15g，山茱萸12g，山药12g，泽泻9g，茯苓9g，牡丹皮9g，柴胡9g，葛根12g，甘草6g，黄芩9g，赤芍9g，羌活9g，白芷9g，桔梗6g。

功能与主治 滋养肝肾，益精明目。主治肝肾不足证。症见久视后眼昏花、模糊，目干涩，眼部检查可有近视、远视或老视；兼见头晕目眩，耳鸣，腰膝酸软；舌质淡，苔少，脉细。

加减 若眼干涩者，加北沙参、麦冬以增强养阴之功。

简介 柴葛解肌汤见于《医学心悟》，具有解肌清热功效。方中葛根外透肌热，内清郁热；柴胡既为"解肌要药"，且有疏畅气机之功，可助郁热外达；渚共为君药，故名柴葛解肌汤。现代药理研究其有①解热：对内毒素及内源性致热原（白细胞致热原）诱发的发热均有显著的解热作用。②镇静：能明显减少小鼠自主活动次数。③镇痛：热板法表明，能提高小鼠的痛阈值。

杞菊地黄丸最早记载于《麻疹全书》，原名杞菊六味丸。清代董西园编纂的《医级宝鉴》始载为杞菊地黄丸。由六味地黄丸加枸杞子、菊花而来。

🔖 处方3　知柏地黄丸

方药 知母9g，黄柏9g，熟地黄24g，山茱萸12g，山药9g，茯苓9g，泽泻9g，牡丹皮9g。

功能与主治 滋阴降火，益精明目。主治阴虚火旺证。症见久视后出现视物模糊，眼珠胀痛，眉棱骨痛，目干涩，眼部检查可有近视、远视或老视；可兼见头晕目眩，五心烦热，额赤唇红，口干；舌红苔少，脉细数。

加减 口干喜饮者，宜加石斛、天花粉以生津止渴。

简介 本方出自《医方考》，方中熟地黄、山茱萸、山药补肝脾肾、填精益髓，泽泻利湿化浊，牡丹皮清泄相火，茯苓健脾渗湿，知母滋阴降火，黄柏泻下焦之热，全方共奏滋阴降火之功。

二、外治法

1. 滴眼液：七叶洋地黄双昔滴眼液，每日 3～5 次，每次 1～2 滴。

2. 中药湿热敷：可用内服药渣热敷眉棱骨，每次 10～15min，每日 2～3 次。

3. 针刺疗法：按眼周局部取穴为主、全身辨证取穴为辅的原则，定期轮换使用穴位。每日针刺 1 组，10 次为 1 个疗程。

4. 推拿治疗：选用眼周穴位如攒竹、承泣、睛明、丝竹空、阳白、鱼腰，用手指按摩穴位，轻揉、指压。

第八节 耳部疾病

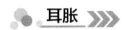 耳胀 ➤➤➤

耳胀是以耳内胀闷堵塞感为主要特征的疾病，本病主要表现为单侧或双侧耳内胀闷堵塞感，病程可长可短，常伴有听力下降、自听增强、耳鸣。耳胀发病外因多为外邪侵袭所致，内因多属肝、胆、脾等脏腑功能失调所致。

一、辨证用药

处方 1 荆防败毒散

方药 羌活、独活、柴胡、前胡、枳壳、茯苓、荆芥、防风、桔梗、川芎各 4.5g，甘草 1.5g。

功能与主治 疏风宣肺，泄热通窍。主治耳胀之风邪袭耳证。症见耳内胀闷堵塞感，常伴有自听增强，听力突然减退；鼓膜微红、内陷或有液平面，鼓膜穿刺可抽出清稀积液，偏于风寒者，全身可见恶寒重、发热轻、头痛、肢体酸痛、鼻塞、流清涕、舌淡、脉浮紧。

加减 若鼻塞甚者，可加用白芷、辛夷；若耳堵塞感甚者可加用石菖蒲以增散邪通窍之功。

简介 本方出自《摄生众妙方》，方中荆芥、防风、羌活、独活祛风解表，除湿止痛；川芎、柴胡行血祛风；桔梗开提肺气，枳壳降气行痰，一升一降，宽胸利气；前胡疏风祛痰，升清降浊，使体内气机恢复正常；茯苓渗湿健脾化痰；甘草调和诸药以为使。诸药合用，具有疏风宣肺，泄热通窍之功。

处方 2　龙胆泻肝汤

方药　龙胆 6g，黄芩 9g，栀子 9g，泽泻 12g，木通 6g，车前子 9g，当归 3g，生地黄（酒炒）9g，柴胡 6g，甘草 6g。

功能与主治　清泻肝胆，利湿通窍。主治耳胀之肝胆湿热证。症见耳内胀闷堵塞感、耳内微痛、自听增强；鼓膜色红、内陷或见液平面，鼓膜穿刺可抽出黄色较黏稠的积液；兼有胸胁胀满、烦躁易怒、口苦口干、舌红、苔黄腻、脉弦数。

加减　若耳堵塞胀闷甚者，可加用石菖蒲、川芎以化浊通窍。

简介　本方出自《医方集解》，方中柴胡、龙胆、黄芩、栀子清肝泻火；泽泻、车前子、木通清热利湿；生地黄、当归滋阴养血，以防过用苦寒伤正；甘草健脾和中。

处方 3　补中益气汤

方药　黄芪 18g，炙甘草 9g，人参 6g，当归 3g，橘皮 6g，升麻 6g，柴胡 6g，白术 9g。

功能与主治　健脾祛湿，化浊通窍。主治耳胀之脾虚湿困证。症见耳内胀闷堵塞感，日久不愈，听力渐降；鼓膜正常或见混浊、增厚、液平面，鼓膜穿刺可抽出积液；伴头晕乏力、自汗出、腹胀、大便时干时稀、肢倦乏力、舌淡红或舌体胖、边有齿印、脉细滑或细缓。

加减　若耳窍积液黏稠量多者，可加用藿香、佩兰以芳香化浊；若积液清稀而量多者，可加用泽泻、桂枝以温化水湿。

简介　本方出自《内外伤辨惑论》。方中重用黄芪为君，补中气，固表气，升阳举陷；人参大补元气；炙甘草补中气，白术补气健脾，助脾运化，以滋气血之源，橘皮理气和胃，使诸药补而不滞，加少量升麻、柴胡升阳举陷。

处方 4　通窍活血汤

方药　赤芍 3g，川芎 3g，桃仁 9g，红花 9g，老葱 3 根，生姜 9g，红枣 7 个，麝香 0.15g，黄酒 250mL。

功能与主治　行气活血，通窍开闭。主治耳胀之气血瘀阻证。症见耳内胀闷堵塞感，日久不愈，甚则如物阻隔，听力明显减退；鼓膜内陷、增厚、有白色钙化灶；伴胸胁胀满、舌质暗淡、舌边有瘀点、脉细涩。

加减 若瘀滞兼脾虚明显时，可用补中益气汤或益气聪明汤配合通气散以健脾益气，活血化瘀通窍。

简介 本方出自《医林改错》，方中麝香芳香醒脑，桃仁、红花、赤芍、川芎活血化瘀，生姜、大枣调和营卫，老葱、黄酒协同麝香通阳开窍，温经散寒。方中诸药相辅相成，共奏活血化瘀通络之功效。

二、中成药

1. 清窍胶囊：适用于耳胀之肝胆湿热型。用法：温开水服用，成人一日3次，一次5粒，儿童酌减。

2. 麻考滴鼻液：适用于耳胀之兼有鼻塞严重者。用法：滴鼻，一日3次，一次2~3滴。

三、单方验方

1. 开窍复聪汤：柴胡10g，香附15g，石菖蒲15g，辛夷10g，泽泻15g，地龙15g，川芎12g，葛根15g，全蝎6g，甘草10g。若有肺气失宣，鼻塞不通者，加苍耳子10g，白芷6g，薄荷10g；有肝胆湿热，鼻流黄浊涕者，加栀子15g；车前子10g，龙胆10g。用法：水煎服，日1剂，分三次，饭后半小时服。

2. 耳胀汤：连翘10g，金银花10g，桔梗15g，薄荷5g，竹叶5g，生甘草5g，荆芥穗10g，牛蒡子10g，苍耳子10g，辛夷5g，白芷10g，石菖蒲10g，柴胡15g，香附10g，川芎10g。用法：每日1剂，水煎2次取汁300mL，分早、晚两次服。7剂为一疗程。

3. 加味四苓散：白芷6g，细辛3g，黄芩10g，泽泻12g，白蒺藜12g，路路通15g，赤芍15g，柴胡10g，茯苓20g，白术8g，枳实8g，甘草6g。服用方法：水煎服，日一剂，分早晚两次温服。

脓耳 ▶▶▶▶

脓耳即耳内化脓，是以耳内流脓、鼓膜穿孔、听力下降为主要特征的疾病，本病主要表现为耳内流白色清稀或黄色黏稠样脓液、量较多，鼓膜穿孔，一侧或双侧听力下降，病程或长或短；可伴有耳痛、发热。耳内流脓后耳痛及发热可减退。其发病外因多为外邪侵袭所致，内因多属肝、胆、脾、肾等脏腑功能失调所致。

一、辨证用药

处方 1　蔓荆子散

方药　蔓荆子 6g，生地黄 6g，赤芍 6g，甘菊 6g，桑白皮 6g，木通 6g，麦冬 6g，升麻 6g，前胡 6g，赤茯苓 6g，炙甘草 6g。

功能与主治　疏风散邪，解毒通窍。主治脓耳之风热外袭证。症见耳内初次流脓、耳痛、听力下降；鼓膜充血、穿孔或溢脓。兼见恶寒发热、头痛、周身不适、鼻塞、舌苔白或薄黄，脉浮数等。

加减　若发热甚者，可加柴胡以助退热；若鼻塞甚者，可加用白芷、辛夷以宣通鼻窍。

简介　本方出自《仁斋直指》，适用于慢性脓耳，耳出浓汁者。服用方法：上药锉散，每服 9g，用水 300mL，加生姜 3 片，红枣 2 枚，煎至 150mL，食后服。

处方 2　龙胆泻肝汤

方药　龙胆 6g，黄芩 9g，栀子 9g，泽泻 12g，木通 6g，车前子 9g，当归 3g，生地黄（酒炒）9g，柴胡 6g，甘草 6g。

功能与主治　清肝泻火、化湿排脓。主治脓耳之肝胆湿热证者。症见耳内疼痛、反复流脓、脓液腥臭，伴疼痛、鼓膜穿孔、听力下降，伴有咽干口苦、小便黄赤、大便干结等症状，舌红、苔黄腻，脉象弦滑或弦数。

加减　若火热炽盛、流脓不畅时，可选用仙方活命饮加减以清热解毒、消肿排脓。

简介　本方出自《医方集解》。方中柴胡、龙胆、黄芩、栀子清肝泻火；泽泻、车前子、木通清热利湿；生地黄、当归滋阴养血，以防过用苦寒伤正；甘草健脾和中。诸药合用苦寒清利，泻中寓补，降中寓升，以清泻肝胆。

使用注意　水煎服；亦可制成丸剂，每服 6～9g，日二次，温开水送下。

处方 3　参苓白术散

方药　莲子肉 9g，薏苡仁 9g，砂仁 6g，桔梗 6g，白扁豆 12g，白茯苓 15g，人参 15g，甘草 10g，白术 15g，山药 15g。

功能与主治　健脾渗湿，益气排脓。主治脓耳之脾虚湿困证。症见耳内闷胀、鼓膜穿孔、耳内反复流脓、脓液稀薄无臭，伴轻度疼痛或无疼痛、听力下降，伴畏寒、口淡、小便清稀、腹胀便溏，舌质淡、苔薄白，边有齿痕，脉细弱。

加减 若鼓膜穿孔不愈合者加制何首乌固精益髓，充养耳窍；若脓液稀薄量多，可加用车前子、泽泻、薏苡仁等渗利水湿之品。

简介 本方出自《太平惠民和剂局方》。方中人参、白术、白茯苓、甘草共为四君子汤，以补脾益气；山药、白扁豆、薏苡仁、砂仁健脾渗湿，芳香醒脾；桔梗开宣肺气，祛痰排脓。诸药合用，共奏健脾化湿，益气排脓之功。

🍂 处方4 金匮肾气丸

方药 熟地黄24g，山药12g，山茱萸12g，泽泻、茯苓、牡丹皮各9g，桂枝、炮附子各3g。

功能与主治 培补肾元，化湿祛浊。主治脓耳之肾虚邪恋证。症见鼓膜穿孔、耳内反复流脓、量不多、脓液呈豆渣样、有恶臭味，听力下降明显，同时伴有头晕头痛、腰膝酸软、疲乏无力，舌质红、苔薄白或少苔，脉细数。

加减 若兼面黄、消瘦等虚劳之象，可加当归、鸡血藤、白芍等养血活血。

简介 本方出自《金匮要略》。方中炮附子大辛大热，温补肾阳，桂枝温阳化气，茯苓淡渗利水，泽泻利水渗湿，化浊降脂，山药补肾涩精，山茱萸补益肝肾，熟地黄养阴生津，牡丹皮清热凉血、活血化瘀。全方阴阳双补，补泻兼施，使得肾气化滋有源，补而不滞，共奏温补肾阳、化气利水之效。

使用注意 附子需炮制。

二、中成药

1.复方黄连滴耳液：适用于急性脓耳。使用方法：滴耳，每日3次，一次2～3滴。

2.干耳滴耳油：适用于肝胆湿热型脓耳。使用方法：先以3%双氧水清洗患耳，拭干，将药液3～5滴沿外耳道后上壁缓缓滴入，1日3次，14天为一疗程。

三、单方验方

1.谷精草合剂：谷精草18g，木贼6g，青葙子9g，辛夷3g，蝉蜕6g，僵蚕6g，前胡9g，桔梗9g，黄芩9g，苦杏仁6g，甘草6g。用法：水煎服，日1剂，分早晚两次温服。

2.耳炎宁：柴胡12g，川芎12g，栀子12g，龙胆10g，当归15g，车前子10g，荆芥12g。若实热者加黄芩12g，鱼腥草30g，清热泻火；虚热者加生地黄 15g，天冬 15g，麦冬 15g，养阴生津。用法：水煎服，日 1 剂，分早晚两次温服。

🦠 耳鸣耳聋 ▶▶▶

耳鸣是指患者自觉耳内鸣响而周围环境中并无相应声源为主要特征的疾病；耳聋是指不同程度的听力障碍，轻者听力下降，重者完全不闻外声。耳鸣、耳聋有虚实之分，实者多因外邪、肝火、痰火、瘀血等实邪蒙蔽清窍；虚者多为脾、肾等脏腑虚损、清窍失养所致。

一、辨证用药

💊 处方 1　银翘散

方药　连翘 30g，金银花 30g，桔梗 18g，薄荷 18g，竹叶 12g，生甘草 15g，荆芥穗 12g，淡豆豉 15g，牛蒡子 18g。

功能与主治　疏风清热，散邪通窍。主治耳聋耳鸣之风热上扰证。症见外感热病中出现耳鸣，如闻风声，或耳聋，伴见发热恶寒、头痛、咽痛、鼻塞流涕、耳内作痒、舌质淡红、苔薄、脉浮。

加减　若无咽痛、口渴者，可去牛蒡子、淡竹叶、芦根；若有头痛甚者，可加蔓荆子。

简介　本方出自《温病条辨》。方中金银花、连翘辛凉透邪，解毒清热；荆芥穗、薄荷、牛蒡子、淡豆豉辛凉宣散，解表祛邪；桔梗、生甘草宣肺气，祛痰排脓。辛凉与辛温相伍，主以辛凉；疏散与清解相配，疏清兼顾。

💊 处方 2　龙胆泻肝汤

方药　龙胆 6g，黄芩 9g，栀子 9g，泽泻 12g，木通 6g，车前子 9g，当归 3g，生地黄（酒炒）9g，柴胡 6g，甘草 6g。

功能与主治　清肝泄热，开郁通窍。主治耳鸣耳聋之肝胆湿热证。症见：耳窍轰鸣或耳聋，心烦易怒，头痛面赤，口苦咽干，或见夜寐不安、多梦，便秘溲赤，舌红，苔黄，脉多弦数。

加减　若有肝气郁结之象较明显而火热之象尚轻者，可选用丹栀逍遥散加减。

简介　本方出自《医方集解》。方中柴胡、龙胆、黄芩、栀子清肝泻火；泽泻、车前子、木通清热利湿；生地黄、当归滋阴养血，以防过用苦寒伤正；

甘草健脾和中。诸药合用苦寒清利，泻中寓补，降中寓升，以清泻肝胆。

🏵 处方3　耳聋左慈丸

方药　煅磁石 30g，熟地黄 24g，山茱萸 12g，牡丹皮 9g，山药 12g，茯苓 9g，泽泻 9g，柴胡 3g。

功能与主治　滋肾降火，潜阳聪耳。主治耳鸣耳聋之肾阴不足证。症见耳鸣日久，声细如蝉，或耳聋，或兼见眩晕、腰膝酸软、颧赤口干、手足心热，舌红，苔少，脉细。

加减　若偏于肾阴虚者，可选用杞菊地黄丸或左归丸加减；若偏于肾阳虚者，可选用右归丸或肾气丸加减。

简介　本方出自《饲鹤亭集方》，是在六味地黄丸基础上加柴胡、煅磁石组成，其中六味地黄丸滋养肝肾之阴，佐以柴胡升阳，磁石潜阳，标本同治，补泻兼施，而收耳窍得聪之功，主治"肾水不足，虚火上升，头晕目眩，耳聋耳鸣"。

🏵 处方4　清气化痰丸

方药　陈皮、苦杏仁、枳实、黄芩、瓜蒌仁、茯苓各 6g，胆南星、制半夏各 9g。

功能与主治　化痰清热，散结通窍。主治耳鸣耳聋之痰火郁结证。症见耳内鸣响，听力下降，头重头昏，或见头晕目眩，胸脘满闷，咳嗽痰多，口苦或淡而无味，二便不畅。舌红，苔黄腻，脉滑数。

加减　临床应用时，可加石菖蒲以开郁通窍。

简介　本方出自《医方考》。方中胆南星清热豁痰为君，瓜蒌仁甘寒质润，长于清热化痰，黄芩清泻肺火，制半夏化痰散结、降逆止呕，苦杏仁降肺气，陈皮、枳实理气化痰，茯苓健脾祛湿，佐以姜汁为丸，既可制半夏之毒，又增祛痰降逆之功。

🏵 处方5　益气聪明汤

方药　黄芪 15g，甘草 15g，芍药 3g，黄柏 3g，人参 15g，升麻 9g，葛根 9g，蔓荆子 4.5g。

功能与主治　益气升清，升阳通窍。主治耳鸣耳聋之清气不升证。症见耳鸣、耳聋，时轻时重，时作时止，休息暂减，遇劳则加重，四肢困倦，劳怯神疲，昏聩食少，便溏，舌淡，苔白腻，脉细弱。

加减 若气虚为主，中气下陷者，可选用补中益气汤加减。

简介 本方出自《东垣试效方》。方中人参、黄芪补脾胃之气，葛根、蔓荆子、升麻升发清阳之气，鼓舞胃气上行头目，补中有散，升中寓降，则五官通利，耳聪目明，芍药养血敛阴，黄柏补肾坚阴，甘草甘缓和药。诸药合用，共具益气升阳、聪耳明目之功效。

二、中成药

1. 骨参舒耳片：适用于脾肾两虚感音神经性听力减退耳鸣。使用方法：口服，每日 3 次，每次 5 片。

2. 葛根空心胶囊：适用于特发性耳聋。使用方法：口服，每日 2～3 次，每次 3～4 粒，1 月为 1 疗程。

三、单方验方

1. 仙鹤草治耳聋：鲜仙鹤草（连根）150g，加冷水适量，用大火煎成浓汁状频饮，每日 1 剂，10 天为 1 疗程。适用于链霉素或其余西药引起的耳鸣耳聋。

2. 通气散：柴胡、香附各 30g，川芎 15g。用法：研为细末，每日早晚用开水冲服 9g。适用于气滞血凝型耳聋，相当于西医的神经性耳聋。

3. 地柏煎：熟地黄 50g，黄柏 9g，石菖蒲 9g。用法：将药物放入砂锅中加水 500mL，浓煎 250mL 温服，每日 1 剂，分早晚两次温服。适用于阴虚火旺所致耳鸣耳聋。

耳眩晕 ▶▶▶

耳眩晕是指由耳病所致的以头晕目眩、天旋地转甚至恶心呕吐为主要特征的疾病。本病的典型表现为旋转性眩晕，指突然发作性眩晕，有运动错觉、自觉天旋地转、站立不稳，体位变动时可诱发或加重；并常伴有自发性眼震、恶心呕吐、出冷汗、面色苍白、耳鸣、耳聋、耳闷等症状，但神志清楚，可反复发作。检查可见外耳道及鼓膜均无特殊异常，听力检查可正常，或为波动性感音性聋，前庭功能检查可见前庭功能亢进或减退、丧失。耳眩晕分虚实，实者可见于风邪、痰浊、肝风等上扰清窍而为病；虚者多为脾、肾等脏腑亏虚而为病。

一、辨证用药

处方 1 桑菊饮

方药 桑叶 7.5g，菊花 3g，苦杏仁 6g，连翘 5g，薄荷 2.5g，桔梗 6g，生

甘草 2.5g，芦根 6g。

功能与主治 疏风清热，凉血止血。主治耳眩晕之风邪外袭证。症见突发眩晕，如立舟船，恶心呕吐。可伴有鼻塞流涕，咳嗽，咽痛，发热恶风。舌质红，苔薄黄，脉浮数。

加减 若有眩晕较甚者，可加天麻、钩藤以息风；呕恶较甚者，可加半夏、竹茹以降逆止呕。

简介 本方出自《温病条辨》，方中桑叶善走肺络，既疏散风热，又清宣肺热凉血止血；菊花清利头目而肃肺；苦杏仁肃降肺气，桔梗开宣肺气，相须为用，一宣一降；薄荷辛凉解表，助君药疏散风热之力；连翘透邪解毒；芦根清热生津，甘草调和诸药。

处方2 半夏白术天麻汤

方药 半夏 9g，天麻 6g，橘红 6g，茯苓 6g，白术 18g，甘草 3g，生姜 1片，大枣 2 枚。

功能与主治 燥湿健脾，涤痰止眩。主治耳眩晕之痰浊中阻证。症见眩晕而见头重如蒙，胸中闷闷不舒，呕恶较甚，痰涎多，或见耳鸣耳聋，心悸，纳呆倦怠。舌苔白腻，脉濡滑。

加减 若有湿重者，倍用半夏，加泽泻；若有痰火互结者，加黄芩、胆南星、黄连。

简介 本方出自《医学心悟》，此方乃二陈汤去乌梅，加天麻、白术、大枣而成。方中半夏燥湿化痰，降逆止呕；天麻善于平肝息风而止眩晕；白术健脾燥湿；茯苓健脾渗湿，以治生痰之本；橘红理气化痰，使气顺痰消；使以甘草调药和中，煎加姜、枣以调脾胃。全方共奏化痰息风，健脾祛湿之功。

处方3 天麻钩藤饮

方药 天麻 9g，钩藤 12g，生决明 18g，山栀子、黄芩各 9g，川牛膝 12g，杜仲、益母草、桑寄生、首乌藤、朱茯神各 9g。

功能与主治 平肝息风，滋阴潜阳。主治耳眩晕之肝阳上扰证。症见眩晕每因情绪波动、心情不舒、烦恼时发作或加重，常兼耳鸣、耳聋，急躁易怒，口苦咽干，面红目赤，胸胁苦满，少寐多梦。舌质红，苔黄，脉弦数。

加减 若眩晕较甚，偏于风盛者，可加龙骨、牡蛎以镇肝息风；偏于火盛者，可加龙胆、牡丹皮以清肝泄热。

简介 本方出自《中医内科杂病证治新义》。方中天麻、钩藤平肝息风；石决明咸寒质重，平肝潜阳，除热明目；川牛膝引血下行；杜仲、桑寄生补益肝肾以治本；山栀子、黄芩清肝降火；益母草活血利水，平肝降阳；首乌藤、朱茯神宁心安神。诸药合用，共奏平肝息风，补益肝肾之功。

使用注意 钩藤后下，生决明应先煎。

🍁 处方 4　杞菊地黄丸合二至丸

方药 熟地黄 24g，山茱萸 12g，枸杞子 9g，怀山药 12g，茯苓 9g，牡丹皮 9g，泽泻 9g，菊花 9g，女贞子 20g，墨旱莲 20g。

功能与主治 滋阴补肾，养肝息风。主治耳眩晕之髓海不足证。症见眩晕经常发作，耳鸣耳聋。腰膝酸软，精神萎靡，失眠多梦，记忆力差，男子遗精，手足心热。舌质嫩红、少苔，脉细数。

加减 眩晕发作时可加入石决明、牡蛎以镇肝潜阳。

简介 杞菊地黄丸是在六味地黄丸的基础上加枸杞、菊花而成，以滋肾养肝明目；二至丸药简力专，补益肝肾，滋阴养血。两方合用，共奏滋阴补肾、养肝息风之功。

🍁 处方 5　真武汤

方药 茯苓 9g，芍药 9g，白术 6g，生姜 9g，炮附子 9g。

功能与主治 温补肾阳，散寒利水。主治耳眩晕之寒水上泛证。症见眩晕时心下悸动，耳鸣耳聋。咳嗽痰稀白，恶心欲呕，或频频呕吐清涎，腰痛背冷，四肢不温，精神萎靡，夜尿频而清长。舌质淡胖，苔白滑，脉沉细弱。

加减 若有寒甚者，可加细辛、桂枝、巴戟天以增温阳散寒之功。

简介 本方出自《伤寒论》。方中炮附子大辛大热，温肾助阳以化气行水，暖脾抑阴以温化水湿；茯苓、白术补气健脾，利水渗湿；生姜温阳散寒；酸收之芍药利小便以行水气，又防炮附子燥热伤阴。全方泻中有补，标本兼顾，共奏温阳利水之功。

二、中成药

1. 眩晕宁片：适用于耳眩晕之痰湿中阻，肝肾不足证。使用方法：口服，每日 3～4 次，每次 2～3 片。

2. 刺五加注射液：适用于耳眩晕之肝肾亏虚证。使用方法：静脉滴注，一次 300～500mg，一日 1～2 次。

三、单方验方

1. 定眩汤：泽泻 30g，白术 30g，葛根 30g，磁石 30g，陈皮 10g，法半夏

20g，藿香 15g，车前子 30g。用法：水煎服，日 1 剂，分早晚两次温服。

2.清肝止眩饮：葛根 30g；柴胡、栀子、夏枯草、菊花、川芎、钩藤、白芷、决明子各 10g。用法：水煎服，日 1 剂，分早晚两次温服。适用于耳眩晕之肝阳上扰证。

第九节　鼻部疾病

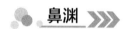 **鼻渊** ▶▶▶

鼻渊，是指以鼻流浊涕、量多不止为主要特征的疾病。本病主要表现为单侧或双侧鼻流浊涕，且量较多，可流向鼻前孔，也可向后流入咽部，常伴有鼻塞及嗅觉减退，部分患者可伴有明显的头痛，头痛的部位常局限于前额、鼻根部或颌面部、头顶部等，检查可见鼻黏膜红肿，尤以中鼻甲、中鼻道为主；或者呈淡红色，中鼻甲肥大或呈息肉样变，中鼻道、嗅沟、下鼻道或后鼻孔可见脓涕。本病分虚实，实证多因外邪侵袭，引起肺、脾胃、胆之病变而发病，虚证多因肺、脾脏气虚损，邪气久羁，滞留鼻窍，致病情缠绵难愈。

一、辨证用药

处方 1　银翘散

方药　连翘 30g，金银花 30g，桔梗 18g，薄荷 18g，竹叶 12g，生甘草 15g，荆芥穗 12g，淡豆豉 15g，牛蒡子 18g。

功能与主治　疏风清热，宣肺通窍。主治肺经风热证。症见鼻塞，鼻涕量多而白黏或黄稠，嗅觉减退，头痛，鼻黏膜红肿，尤以中鼻甲为甚，中鼻道或嗅沟可见黏性或脓性分泌物。可兼有发热恶寒，咳嗽。舌质红，舌苔薄白，脉浮。

加减　若鼻涕量多者，可酌加蒲公英、鱼腥草、瓜蒌等；若鼻塞甚者，可酌加苍耳子、辛夷等；若头痛者，可酌加柴胡、藁本、菊花等。若表证不明显而以肺热为主者，可用泻白散加减。

简介　本方出自吴鞠通《温病条辨》。方中金银花、连翘辛凉透邪，解毒清热；荆芥穗、薄荷、牛蒡子、淡豆豉辛凉宣散，解表祛邪；桔梗、甘草宣肺气，祛痰排脓。辛凉与辛温相伍，主以辛凉；疏散与清解相配，疏清兼顾。

使用注意　现代用法：作汤剂，加芦根 18g，水煎服。

🍀 处方 2　龙胆泻肝汤

方药　龙胆 6g，黄芩 9g，栀子 9g，泽泻 12g，木通 6g，车前子 9g，当归 3g，生地黄（酒炒）9g，柴胡 6g，甘草 6g。

功能与主治　清泄胆热，利湿通窍。主治胆腑郁热证。症见脓涕量多，色黄或黄绿，或有腥臭味，鼻塞，嗅觉减退，头痛剧烈，鼻黏膜红肿胀，中鼻道、嗅沟或鼻底可见有黏性或脓性分泌物潴留，头额、眉棱骨或颌面部可有叩痛或压痛。可兼有烦躁易怒，口苦，咽干，目赤，寐少梦多，小便黄赤等全身症状。舌质红，苔黄或腻，脉弦数。

加减　若鼻塞甚者，可酌加苍耳子、辛夷、薄荷等；若头痛甚者，可酌加菊花、蔓荆子。

简介　本方出自《医方集解》，方中柴胡、龙胆、黄芩、栀子清肝泻火；泽泻、车前子、木通清热利湿；生地黄、当归滋阴养血，以防过用苦寒伤正；甘草健脾和中。

🍀 处方 3　甘露消毒丹

方药　飞滑石 15g，淡黄芩 10g，绵茵陈 11g，石菖蒲 6g，川贝母、木通各 5g，藿香、连翘、白豆蔻、薄荷、射干各 4g。

功能与主治　清热利湿，化浊通窍。主治脾胃湿热证。症见鼻涕黄浊而量多，鼻塞重而持续，嗅觉减退，鼻黏膜肿胀，中鼻道、嗅沟或鼻底见有黏性或脓性分泌物，头昏闷或重胀。倦怠乏力，胸脘痞闷，纳呆食少，小便黄赤。舌质红，苔黄腻，脉滑数。

加减　若鼻塞甚者，可酌加苍耳子、辛夷等；若头痛者，可酌加白芷、川芎、菊花等。

简介　本方出自《医效秘传》。方中藿香、石菖蒲、白豆蔻、薄荷芳香化浊，行气醒脾；飞滑石、绵茵陈、淡黄芩、连翘、木通清热利湿；辅以川贝母、射干止咳利咽。苦寒芳化渗利同用，上解中化下利并行。王世雄称本方为"治湿温时疫之主方"。

使用注意　现代用法：散剂，每服 6~9g；或为丸剂，每服 9~12g；亦可作汤剂，水煎服。

🍀 处方 4　温肺止流丹

方药　人参、荆芥、细辛各 1.5g，诃子、甘草各 3g，桔梗 9g。

功能与主治　温补肺脏，益气通窍。主治肺气虚寒证。症见鼻涕黏白量多，稍遇风冷则鼻塞，嗅觉减退，鼻黏膜淡红肿胀，中鼻甲肥大或息肉样变，中鼻道可见有黏性分泌物。头昏头胀，气短乏力，语声低微，面色苍白，自汗畏风，咳嗽痰多。舌质淡，苔薄白，脉缓弱。

加减 若头额冷痛者，可酌加羌活、白芷、川芎；若自汗恶风者，可酌加黄芪、白术、防风。

简介 本方出自《辨证录》。方中重用石首鱼脑骨，善治鼻渊、鼻鼽、脑漏，为君药；细辛、荆芥、桔梗辛温宣肺，通窍止涕为臣药；久病肺虚，正气虚衰，诃子收敛肺气，人参培补肺气，为佐药；甘草调和诸药为使药。诸药合用，共奏温补肺脏，散寒通窍之功。本方气味温和，功能暖肺，而性带散，又能祛邪。温补并用，散敛结合。

使用注意 现代用法：清水煎，将石首鱼脑骨15g煅末调入服用。

处方5　参苓白术散

方药 莲子肉9g，薏苡仁9g，砂仁6g，桔梗6g，白扁豆12g，白茯苓15g，人参15g，甘草10g，白术15g，山药15g。

功能与主治 健脾利湿，益气通窍。主治脾虚湿困证。症见鼻涕白黏而量多，嗅觉减退，鼻塞较重，鼻黏膜淡红，中鼻甲肥大或息肉样变，中鼻道、嗅沟或鼻底见有黏性或脓性分泌物潴留。食少纳呆，腹胀便溏，脘腹胀满，肢困乏力，面色萎黄，头昏重，或头闷胀。舌淡胖，苔薄白，脉细弱。

加减 若鼻涕浓稠量多者，可酌加陈皮、半夏、枳壳、瓜蒌等；若鼻塞甚者，可酌加苍耳子、辛夷。

简介 本方出自《太平惠民和剂局方》。方中人参、白术、白茯苓、甘草共为四君子汤，以补脾益气；山药、白扁豆、薏苡仁、砂仁健脾渗湿，芳香醒脾；桔梗开宣肺气，祛痰排脓。本方主以甘温补脾，纳芳化渗湿以助运止泻，佐引药入肺以培土生金。

使用注意 现代用法：散剂，每服6～10g，大枣煎汤送服；亦可作汤剂，加大枣3枚，水煎服。

二、中成药

1.鼻渊通窍颗粒：适用于急性鼻渊（急性鼻窦炎）属外邪犯肺证，证见前额或颧骨部压痛，鼻塞时作，流涕黏白或黏黄，或头痛，或发热，苔薄黄或白，脉浮。使用方法：开水冲服，一次15g（1袋），一日3次。

2.藿胆丸：适用于湿浊内蕴、胆经郁火所致的鼻塞、流清涕或浊涕、前额头痛。使用方法：口服，一次3～6g，一日2次。

3.通窍鼻炎胶囊：适用于鼻渊，鼻塞，流涕，前额头痛；鼻炎，鼻窦炎及过敏性鼻炎。使用方法：口服，一次4～5粒，一日3次。

三、单方验方

1. 慢性鼻炎汤（苏崇周教授经验方）：苍耳子10g，白芷20g，葛根15g，麦冬20g，藁本10g，黄芩15g，薄荷10g。用法：每日1剂，水煎服。适用于慢性鼻窦炎。

2. 夏枯草15g，菊花10g。用法：开水泡，代茶饮。

鼻衄 ▶▶▶

鼻衄是指以鼻出血为主要特征的病证。本病主要表现为单侧或双侧鼻出血，可为间歇反复出血，亦可持续出血。出血量多少不一，轻者仅鼻涕中带血；较重者，渗渗而出或点滴而下；严重者，血如泉涌，鼻口俱出，甚则昏厥。鼻衄可分为虚、实两大类。实证者多因火热气逆、迫血妄行而致；虚证者，多因阴虚火旺或气不摄血而致。

一、辨证用药

处方1　桑菊饮

方药　桑叶7.5g，菊花3g，苦杏仁6g，连翘5g，薄荷2.5g，桔梗6g，生甘草2.5g，芦根6g。

功能与主治　疏风清热，凉血止血。主治肺经风热证。症见鼻中出血，点滴而下，色鲜红，量不甚多，鼻腔干燥、灼热感。多伴有鼻塞涕黄，咳嗽痰少，口干。舌质红，苔薄白而干，脉数或浮数。

加减　本方为疏风清热之剂，应用时可加牡丹皮、白茅根、栀子炭、侧柏叶等清热止血。

简介　本方出自《温病条辨》。方中桑叶甘苦性凉，善走肺络，疏散风热，又清宣肺热凉血止血；菊花辛甘性寒，疏散风热，又清利头目而肃肺。二药相须，直走上焦，协同为用，以疏散肺中风热，共为君药。苦杏仁苦降，肃降肺气；桔梗辛散，开宣肺气，相须为用，一宣一降，以复肺之宣降功能，共为臣药。薄荷辛凉解表，助君药疏散风热之力；连翘透邪解毒；芦根清热生津，共为佐药。生甘草调和诸药为使。

处方2　凉膈散

方药　川大黄、芒硝、甘草各12g，山栀子仁、薄荷叶、黄芩各6g，连翘

25g。

功能与主治 清胃泻火，凉血止血。主治胃热炽盛证。症见鼻中出血，量多，色鲜红或深红，鼻黏膜色深红而干。多伴有口渴引饮，口臭，或齿龈红肿、糜烂出血，大便秘结，小便短赤。舌质红，苔黄厚而干，脉洪数或滑数。

加减 若大便通利，可去芒硝；热甚伤津耗液，可加麦冬、玄参、白茅根之类以助养阴清热生津。

简介 本方出自《太平惠民和剂局方》。方中以黄芩、山栀子仁清热泻火；薄荷叶、连翘疏解外邪；川大黄、芒硝、甘草利膈通便。全方清上泻下，使火热清则衄自解。

使用注意 现代用法：上药共为粗末，每服 6～12g，加竹叶 3g，蜜少许，水煎服；亦作汤剂，加竹叶 3g，水煎服。

🦴 处方 3　泻心汤

方药 大黄 15g，黄连 9g，黄芩 6g。

功能与主治 清心泻火，凉血止血。主治心火亢盛证。症见鼻血外涌，血色鲜红，鼻黏膜红赤，伴有面赤，心烦失眠，身热口渴，口舌生疮，大便秘结，小便黄赤，甚则神昏谵语；舌尖红，苔黄，脉数。

加减 若有心烦不寐、口舌生疮者，加生地黄、木通、莲子心以清热养阴，引热下行。

简介 本方出自《奇效良方》。方用大黄、黄芩、黄连苦寒直折，清心泻火。可加白茅根、侧柏叶、茜草根等加强凉血止血之效。

🦴 处方 4　龙胆泻肝汤

方药 龙胆 6g，黄芩 9g，栀子 9g，泽泻 12g，木通 6g，车前子 9g，当归 3g，生地黄 9g，柴胡 6g，甘草 6g。

功能与主治 清肝泻火，凉血止血。主治肝火上炎证。症见鼻衄暴发，量多，血色深红，鼻黏膜色深红。常伴有头痛头晕，口苦咽干，胸胁苦满，面红目赤，烦躁易怒。舌质红，苔黄，脉弦数。

加减 若兼有口干甚者，加麦冬、玄参、知母、葛根等以清热养阴生津。

简介 本方出自《医方集解》。苦寒清利，泻中寓补，降中寓升，以适肝性。可加牡丹皮、仙鹤草、茜草根等加强凉血止血之功；加石膏、黄连、竹茹、青蒿等以清泄上炎之火。若口干甚者，加麦冬、玄参、知母、葛根等以清热养阴生津；若大便秘结者加大黄、芦荟；若暴怒伤肝，或肝火灼阴，致肝阳上亢而见头晕目眩、面红目赤、鼻衄、舌质干红少苔者，可用羚龙汤加减。

使用注意 水煎服；亦可制成丸剂，每服 6～9g，日二次，温开水送下。

处方 5   知柏地黄丸

方药 山药 12g，牡丹皮 9g，白茯苓 9g，山茱萸 12g，泽泻 9g，黄柏 9g，熟地黄 24g，知母 9g。

功能与主治 滋补肝肾，养血止血。主治阴虚火旺证。症见鼻衄色红，量不多，时作时止，鼻黏膜色淡红而干嫩，伴口干少津，头晕眼花，五心烦热，健忘失眠，腰膝酸软，或颧红盗汗；舌红少苔，脉细数。

加减 若肺肾阴虚者，可选用百合固金汤以滋养肺肾。

简介 本方出自《医宗金鉴》。本方能滋阴补肾清虚火，可加墨旱莲、阿胶等滋补肝肾，养血；加藕节、仙鹤草、白及收敛止血；若肺肾阴虚者，可用百合固金汤以滋养肺肾。

处方 6   归脾汤

方药 白术、茯神、黄芪、龙眼肉、酸枣仁各 18g，人参、木香各 9g，炙甘草 6g，当归 3g，远志 3g。

功能与主治 健脾益气，摄血止血。主治气不摄血证。症见鼻衄常发，渗渗而出，色淡红，量或多或少，鼻黏膜色淡，面色无华，少气懒言，神疲倦怠，纳呆便溏；舌淡苔白，脉缓弱。

加减 可加阿胶以补血养血，加白及、仙鹤草以收止血，纳呆者加神曲、麦芽等。此外，不论属何种原因引起的鼻衄，总因鼻中出血而使营血耗伤，故出血多者，每见血虚之象，如面色苍白、心悸、神疲、脉细等，除按以上辨证用药外，还可配合和营养血之法，适当加入黄精、何首乌、桑椹子、生地黄等养血之品。若因鼻衄势猛不止，阴血大耗，以致气随血亡，阳随阴脱，症见汗多肢凉，面色苍白，四肢厥逆，或神昏、脉微欲绝者，宜急用回阳益气、固脱摄血之法，以救逆扶危，可选用独参汤或参附汤。

简介 本方可气血双补，兼养心脾，令脾气健旺，生化有源，统摄之权自复。本方原载于宋·严用和的《济生方》，但无当归、远志。至明·薛己在《内科摘要》中补入此二药，沿用至今。

使用注意 现代用法：加生姜、大枣，水煎服。

二、中成药

1.一清胶囊：清热泻火解毒，化瘀凉血止血，适用火毒血热之鼻衄。使用方法：口服，一次 2 粒，一日 3 次。

2. 龙胆泻肝丸：适用于肝火上炎证。使用方法：口服。一次 3～6g，一日 2 次。

三、单方验方

1. 止血散：棕榈炭、茜草各 30g，红糖 50g。用法：将前 2 味药共研为极细末，放入茶杯中，冲入沸水，并加红糖搅匀，分早、中、晚各服 1 次。一般服药 1～3 次即止血。

2. 龙蓟散：龙骨 100g，大蓟、小蓟各 50g。用法：将上药共研为极细末，贮瓶备用。用时令患者仰头，再取本散少许吹入患侧鼻孔内。不效，隔 10min 再吹 1 次。一般用药 3～5min 即可止血。

第十节　咽喉部疾病

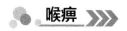
喉痹 ▶▶▶

喉痹是以咽部红肿疼痛或有异物梗阻不适感、喉底或有颗粒状突起为主要特征的疾病。本病分为急喉痹和慢喉痹两种，急喉痹主要表现以咽部灼热疼痛为主，吞咽时尤甚，检查时可见咽部黏膜及悬雍垂、咽侧索充血肿胀，咽后壁或见脓点。此类患者多由外邪侵袭、肺胃热盛所致。慢喉痹主要表现为咽部异物不适感、哽咽不利，或伴咽干、咽痒、咽部微痛，检查时可见咽黏膜及悬雍垂、咽侧索肥厚增生，咽后壁颗粒状突起或融合成片。此类患者由脾、胃、肺、肾等脏腑虚损所致。

一、辨证用药

处方 1　疏风清热汤

方药 金银花、桑白皮各 20g，荆芥、防风、牛蒡子、连翘、赤芍、桔梗、黄芩、天花粉、玄参、甘草各 5g。

功能与主治 疏风清热，解毒利咽。主治风热喉痹初起。症见咽喉部干燥灼热，微红、微肿、微痛，或仅有红点，吞咽感觉不利，其后疼痛逐渐加重，有异物阻塞感。

加减 若痰黄黏稠，疼痛增剧者加射干、瓜蒌皮、天竺黄各 10～15g；发热者加生石膏 30～60g；便秘者加生大黄 10g。

简介 本方出自《中医喉科学讲义》。方中荆芥、防风祛其在表之风邪；金银花、连翘、黄芩、大花粉、赤芍清其里热；玄参、桑白皮、牛蒡子、桔梗、甘草散结解毒，清利咽喉，使风邪热毒清，咽喉利而肿痛自消。

🏺 处方 2 清咽利膈汤

方药 连翘（去心）、生栀子、黄芩、薄荷、防风、荆芥、芒硝各 3g，桔梗、金银花各 4.5g，玄参 6g，生大黄（后下）9g，甘草 2.4g，黄连 1.5g。

功能与主治 泻热解毒，利咽消肿。主治肺胃热盛、风火邪毒郁闭所致的喉痹急症。症见咽部红肿疼痛较剧，吞咽困难，咽部黏膜红肿，咽后壁淋巴滤泡红肿或有脓点，或胸膈不利，发热、烦躁饮冷，口气臭秽、便秘尿黄、舌红、苔黄、脉洪数。

加减 热甚加石膏 30g，羚羊角粉 0.5g（冲服）；咳嗽加前胡、浙贝母各 15g。

简介 本方出自《喉症全科紫珍集》。方中金银花、连翘清热解毒，疏解上焦郁热；荆芥、防风疏表散邪，薄荷为轻清透络之品；黄连、黄芩、生栀子泻火解毒，清三焦之火，引火下行；玄参、桔梗、甘草解毒利咽；生大黄、芒硝相须为用，荡涤胸膈邪热，导热下行。

使用注意 本方为峻泻之剂，当防攻伐太过损伤脾胃，变生他证，应中病即止。

🏺 处方 3 补中益气汤

方药 黄芪 18g，炙甘草 9g，人参 6g，当归 3g，橘皮 6g，升麻 6g，柴胡 6g，白术 9g。

功能与主治 益气健脾，升清利咽。主治脾胃虚弱型慢喉痹。症见咽喉哽咽不利，咽干微痛，痰黏着，伴有口干不欲饮或喜热饮，恶心呃逆，倦怠乏力，少气懒言，或腹胀、大便溏；舌淡红、边有齿印、舌苔薄白，脉细弱。

加减 若兼有咽黏膜肥厚者，可加丹参、川芎、郁金以行气活血；若兼有纳差、腹胀便溏者，可加藿香、砂仁以健脾化湿。

简介 本方出自《内外伤辨惑论》。方中重用黄芪为君，补中气，固表气，升阳举陷；人参大补元气；炙甘草补中气；白术补气健脾，助脾运化，以滋气血之源；橘皮理气和胃，使诸药补而不滞，加少量升麻、柴胡升阳举陷。

💊 处方 4　附子理中汤

方药　炮附子、人参、炮干姜、炙甘草、白术各9g。

功能与主治　补脾益肾，温阳利咽。主治脾肾阳虚之慢喉痹证。症见咽部异物感明显，哽咽不利，微干微痛，痰涎稀白，咽部黏膜色淡红；形寒肢冷、面色苍白、腰膝冷痛、腹胀纳呆、下利清谷、夜尿频而清长，舌淡胖、苔白、脉沉细弱。

加减　若咽部不适，痰涎清稀量多者，可加半夏、白芥子、茯苓等；若兼有腹胀纳呆者，可加用砂仁、木香。

简介　本方出自《伤寒论》。方中炮附子温补脾肾之阳，人参补气健脾，白术健脾燥湿，炮干姜温胃散寒，炙甘草和中补土，调和诸药。

使用注意　炮附子用时注意先煎，用量不可过多。

💊 处方 5　百合固金汤

方药　熟地黄、生地黄、当归身各9g，白芍、甘草各3g，桔梗、玄参各3g，贝母、麦冬、百合各6g。

功能与主治　滋养肺肾，降火利咽。主治肺肾阴虚之慢喉痹证。症见咽部微痛，干痒咳嗽、痰少而黏或痰中带血、灼热或咽部哽咽不利，咽部黏膜暗红、干燥或萎缩，或见手足心热，潮热盗汗、颧红、失眠多梦、舌红、少苔，脉细数。

加减　若兼有喉底颗粒增多者，可加用桔梗、香附、郁金以行气活血，解郁散结；若兼有咽部干燥焮红较重、大便干结者，可用知柏地黄汤加减。

简介　本方出自《慎斋遗书》。方中生地黄、熟地黄为君，滋补肺、肾二阴，百合、麦冬滋养肺阴并润肺止咳；玄参咸寒，协生地黄、熟地黄滋肾，且降虚火，佐以贝母清热润肺，化痰止咳；桔梗载药上行，化痰散结，并利咽喉；当归身、白芍补血敛肺止咳，佐以甘草调和诸药。

💊 处方 6　贝母瓜蒌散合会厌逐瘀汤

方药　贝母9g，瓜蒌6g，天花粉、茯苓、橘红、桔梗各5g，桃仁15g，红花15g，甘草9g，生地黄12g，当归6g，玄参3g，柴胡3g，枳壳6g，赤芍6g。

功能与主治　祛痰化瘀，散结利咽。主治痰凝血瘀之慢喉痹证。症见咽部异物不适感，痰黏着、咳痰不爽或咽微痛，咽干不欲饮；咽黏膜暗红或咽后壁淋巴滤泡增生或融合成片，或见恶心呕吐、胸闷不舒；舌质暗红，或有瘀斑、瘀点，苔薄白或微黄，脉弦滑。

加减 若兼有咽部刺痛、胸胁胀闷者，可加用香附、郁金以行气宽胸。

简介 贝母瓜蒌散出自《医学心悟》，会厌逐瘀汤出自《医林改错》。方中贝母主入肺经，清热化痰，润肺止咳；瓜蒌清热涤痰，利气润燥；天花粉清肺生津，润燥化痰；茯苓健脾渗湿以祛痰；橘红理气顺痰；桔梗为利咽之要药，宣利肺气，化痰止咳；桃仁、红花、赤芍、当归、生地黄养血活血，全方共奏以化痰散瘀。

二、中成药

1. 金嗓利咽胶囊：适用于痰湿内阻，肝郁气滞型喉痹。用法：口服，一次2～4粒，一日2次。

2. 玄麦甘桔颗粒：适用于阴虚火旺，虚火上炎之咽喉肿痛。用法：开水冲服，一次10g，一日3～4次。

3. 牛黄清感胶囊：适用于风邪外袭所致的急喉痹。用法：口服，一次2～4粒，一日3次。

三、单方验方

1. 滋阴清热汤：玄参、牡丹皮、桑叶、浙贝母各15g，生地黄、生石膏各20g，麦冬、白芍各9g，薄荷、甘草、马勃、牛蒡子各6g。用法：每2日1剂，分3次徐徐服下，4周为1疗程。适用于慢性肥厚性咽炎（阴虚火旺型）。

2. 咽喉消肿八味汤：前胡、牛蒡子、炙僵蚕、苦杏仁各9g，生甘草3g，野菊花9～15g，鲜芦根30g，土牛膝根9～15g。用法：水煎服，每日1剂（重2剂），日服3～6次。适用于急喉痹。

乳蛾 ▶▶▶

乳蛾是以咽痛或咽部不适感，喉核红肿、表面有黄白脓点为主要特征的疾病。乳蛾分为急乳蛾和慢乳蛾，急乳蛾主要表现为咽痛剧烈，吞咽困难，痛连耳窍，可伴有高热、头痛、纳差、乏力、便秘等全身症状，检查可见喉核红肿，表面有黄白色脓点，重者腐脓成片，但不超出喉核范围，且易拭去，颌下多有臖核。此类患者多因外感或劳倦，风热之邪外袭或肺胃热盛而为病。慢乳蛾主要表现为咽干痒不适，哽咽不利，或咽痛、低热反复发作为主，检查可见咽部黏膜暗红，喉核色暗红、肥大或萎缩、表面凹凸不平，或有脓栓，或挤压喉核后有白色腐物溢出。此类患者常有急乳蛾反复发作史。

一、辨证用药

处方 1　疏风清热汤

方药　金银花、桑白皮各 20g，荆芥、防风、牛蒡子、连翘、赤芍、桔梗、黄芩、天花粉、玄参、甘草各 5g。

功能与主治　疏风清热，利咽消肿。适用于风热外犯之急乳蛾。症见病初起咽喉干燥灼热、疼痛，吞咽时痛甚，喉核红肿，连及喉关，表面或见少量黄白色脓点；伴有发热、微恶寒、头痛、咳嗽、舌质红、苔薄黄，脉浮数。

加减　若兼有大便秘结者，则加大黄、芒硝；若兼有头痛甚者，则加蔓荆子、白芷。

简介　本方出自《中医喉科学讲义》。方中荆芥、防风祛其在表之风邪；金银花、连翘、黄芩、天花粉、赤芍清其里热；玄参、桑白皮、牛蒡子、桔梗、甘草散结解毒，清利咽喉，使风邪热毒清，咽喉利而肿痛自消。

处方 2　清咽利膈汤

方药　连翘（去心）、生栀子、黄芩、薄荷、防风、荆芥、芒硝各 3g，桔梗、金银花各 4.5g，玄参 6g，生大黄 9g（后下），甘草 2.4g，黄连 1.5g。

功能与主治　清热解毒，利咽消肿。主治肺胃热盛型急乳蛾。症见咽部疼痛剧烈，连及耳根，吞咽时痛甚；喉核红肿，表面有黄白色脓点，甚者腐脓成片，颌下有臖核；高热，口渴引饮，咳痰黄稠，口臭，腹胀，便秘溲黄；舌红，苔黄厚，脉洪大而数。

加减　若兼持续高热者，可加石膏、天竺黄以清热泻火，除痰利咽；若兼肿痛甚者，可含服六神丸以清热解毒，消肿止痛。

简介　本方出自《喉症全科紫珍集》。方中金银花、连翘清热解毒，疏解上焦郁热；荆芥、防风疏表散邪，薄荷为轻清透络之品；黄连、黄芩、生栀子泻火解毒，清三焦之火，引火下行；玄参、桔梗、甘草解毒利咽；大黄、芒硝相须为用，荡涤胸膈邪热，导热下行。

使用注意　本方为峻泻之剂，当防攻伐太过损伤脾胃，变生他证，应中病即止。

处方 3　百合固金汤

方药　熟地黄、生地黄、归身各 9g，白芍、甘草各 3g，桔梗、玄参各 3g，贝母、麦冬、百合各 6g。

功能与主治 养阴清热，滋养肺肾。主治肺肾阴虚之慢乳蛾证。症见咽部干燥，微痒微痛，哽咽不利，午后症状加重；喉核肿大或干瘪，表面不平，色暗红，或有细白星点，挤压喉核时，可有黄白色腐物溢出。午后颧红，手足心热，失眠多梦，或干咳痰少而黏，腰膝酸软，耳鸣眼花，大便干。舌红、少苔，脉细数。

加减 若兼有咽痛者，可加牛蒡子、蝉蜕；若兼有失眠者可加酸枣仁。

简介 本方出自《慎斋遗书》。方中生地黄、熟地黄为君，滋补肺、肾二阴，百合、麦冬滋养肺阴并润肺止咳；玄参咸寒，协而地滋肾，且降虚火，佐以贝母清热润肺，化痰止咳；桔梗载药上行，化痰散结，并利咽喉；当归身、白芍补血敛肺止咳，佐以甘草调和诸药。

处方 4　六君子汤

方药 陈皮 3g，半夏 4.5g，茯苓 3g，甘草 3g，人参 3g，白术 4.5g，大枣2 枚，生姜 3 片。

功能与主治 健脾和胃，益气利咽。适应于脾胃虚弱型慢乳蛾。症见咽干痒不适，异物梗阻感；喉核淡红或暗，肥大或干瘪；易神疲乏力，恶心呕吐，咳嗽痰白，口淡不渴，纳呆便溏。舌质淡，苔白，脉细弱。

加减 若兼有痰湿重者，可加厚朴、石菖蒲；若兼有喉核肿大不消者，可加浙贝母、牡蛎。

简介 本方出自《医学正传》，方中人参大补脾胃之气，白术健脾燥湿，茯苓健脾渗湿，陈皮、半夏燥湿化痰，炙甘草益气和中，调和诸药，全方合奏健脾和胃，益气利咽。

处方 5　会厌逐瘀汤合二陈汤

方药 桃仁 15g，红花 15g，甘草 9g，生地黄 12g，当归 6g，玄参 3g，柴胡 3g，枳壳 6g，赤芍 6g，半夏 15g，橘红 15g，茯苓 9g。

功能与主治 活血化瘀，祛痰利咽。适用于痰瘀互结型慢乳蛾。症见咽干涩不利，或刺痛胀痛，迁延不愈；喉关暗红，喉核肥大质韧，表面凹凸不平；咳嗽痰白，痰黏难咯，胸脘痞闷。舌质暗有瘀点、苔白腻，脉细涩。

加减 若兼有喉核暗红，质硬不消者，可加昆布、生牡蛎。

简介 二陈汤出自《太平惠民和剂局方》，会厌逐瘀汤出自《医林改错》。方中半夏燥湿化痰，散结消痞；橘红理气顺痰；茯苓健脾渗湿；桔梗为利咽之要药，宣利肺气，化痰止咳；桃仁、红花、赤芍、当归、生地黄养血活血，全方共奏以活血散瘀，利咽化痰。

二、中成药

1. 乳蛾清颗粒：适用于肺胃热盛型小儿乳蛾，可有效改善咽痛、咽部脓点及分泌物等症状。用法：开水冲服，5～7 岁，每次 15g，一日 3 次；8～10 岁，每次 15g，一日 4 次；11～14 岁，每次 20g，一日 3 次。

2. 山香圆片：适用于各型乳蛾，能有效清热解毒，利咽消肿。用法：口服，一次 2～3 片，一日 3～4 次；儿童酌减。

三、单方验方

1. 复方络石藤方：络石藤 15g，土牛膝 10g，岗梅根 15g，柴胡 10g，黄芩 6g，薄荷（后下）6g，连翘 10g，野菊花 10g，北苦杏仁 10g，甘草 6g，木蝴蝶 6g，生石膏 30g。若有舌苔厚腻者加神曲 12g，滑石（先煎）20g；若有大便干结者加厚朴 6g，枳实 6g。用法：水煎服，日一剂，分早晚两次服用。适用于小儿急性扁桃体炎。

2. 化扁方：桑叶 10g，玄参 10g，麦冬 10g，前胡 10g，桔梗 10g，板蓝根 10g，射干 10g，知母 6g，炒黄芩 6g，金银花 10g，薄荷 6g，天花粉 10g，青黛 6g，甘草 3g。用法：水煎服，日一剂，分早晚两次服用。适用于急乳蛾，或伴有高热不退、口干渴、衄血或不思食等症。

喉瘖 >>>

喉瘖是以声音不扬，甚则嘶哑失音为主要特征的疾病。急性发作者检查可见喉黏膜及声带充血、肿胀，声门闭合不全或声带活动受限；慢性发作者检查可见喉黏膜及声带暗红、肥厚，有小结或息肉，声门闭合不良或声带松弛无力。喉瘖分虚实，实证多由外邪犯肺，或肺热壅盛，或血瘀痰凝，致声门开合不利，即所谓"金实不鸣"；虚证多因脏腑虚损，咽喉失养，致声门开合不利，即所谓"金破不鸣"。

一、辨证用药

处方 1　六味汤

方药　荆芥穗 9g，薄荷 9g，僵蚕、桔梗、生甘草、防风各 6g。

功能与主治　辛温散寒，宣肺开音。主治风寒外袭之急喉瘖证。症见猝然声音不扬，甚则嘶哑，喉黏膜淡红肿胀，声门闭合不全。偏于风寒者，伴有恶寒发热、头痛无汗、鼻流清涕、口不渴、舌淡红、苔薄白，脉浮紧。

加减 若风寒重者，加紫苏叶、生姜助其宣肺散寒解表。

简介 本方出自《喉科指掌》，方中薄荷、僵蚕宣畅气机，祛风化痰散结，为治喉痹之要药。桔梗配生甘草，宣肺利咽，解毒止痛，又引药力达于病所；生甘草兼能调和诸药。六药相合，散火寒，利咽喉，为治风寒喉痹之代表方。

使用注意 虚火痛者忌服。

🔖 处方 2　泻白散

方药 地骨皮、桑白皮各 30g，炙甘草 3g。

功能与主治 清热宣肺，利咽开音。主治肺热壅盛之急喉瘖证。症见声音嘶哑，甚则失音，咽喉疼痛；喉黏膜及声带深红肿胀，声带上有黄白色分泌物附着，声门闭合不全；身热口渴，咳嗽痰黄，大便秘结。舌质红，苔黄厚，脉数。

加减 若兼有身热口渴甚者，可加葛根、石膏；若无便秘，可去大黄。

简介 本方出自《小儿药证直诀》，方中桑白皮清肺热，泻肺气，平喘咳；地骨皮清泻肺热；炙甘草、粳米养胃和中，培土生金。四药合用，共奏泻肺清热、利咽开音之功。

使用注意 用法：上药锉散，入粳米一撮，水二小盏，煎七分，食前服。

🔖 处方 3　百合固金汤

方药 熟地黄、生地黄、当归身各 9g，白芍、甘草各 3g，桔梗、玄参各 3g，贝母、麦冬、百合各 6g。

功能与主治 滋阴降火，润喉开音。主治肺肾阴虚之慢喉瘖证。症见声音低沉费力、说话不能持久、甚则嘶哑；喉黏膜及声带微红肿，声带边缘肥厚，或喉黏膜及声带干燥、变薄，声门闭合不全；咽喉干涩微痛，干咳痰少而黏，时时清嗓；全身可见颧红唇赤、头晕耳鸣、虚烦少寐、腰膝酸软、手足心热，舌红、少苔，脉细数。

加减 虚火旺甚者，可加黄柏、知母以降火坚阴。

简介 本方出自《慎斋遗书》。方中生地黄、熟地黄为君，滋补肺、肾二阴，百合、麦冬滋养肺阴并润肺止咳；玄参咸寒，协生地黄、熟地黄滋肾，且降虚火，佐以贝母清热润肺，化痰止咳；桔梗载药上行，化痰散结，并利咽喉；当归身、白芍补血敛肺止咳，佐以甘草调和诸药。

🔖 处方 4　补中益气汤

方药 黄芪 18g，炙甘草 9g，人参 6g，当归 3g，橘皮 6g，升麻 6g，柴胡

6g，白术 9g。

功能与主治 补益肺脾，益气开音。主治肺脾气虚之慢喉瘖。症见声嘶日久，语音低沉，高音费力，不能持久，劳则加重；喉黏膜色淡，声门闭合不全；少气懒言，倦怠乏力，纳呆便溏，面色萎黄，唇舌淡红、舌淡胖、边有齿痕、苔白，脉细弱。

加减 若兼有湿重痰多者，可加半夏、茯苓、白扁豆。

简介 本方出自《内外伤辨惑论》。方中重用黄芪为君，补中气，固表气，升阳举陷；人参大补元气；炙甘草补中气；白术补气健脾，助脾运化，以滋气血之源；陈皮理气和胃，使诸药补而不滞；加少量升麻、柴胡升阳举陷。

🌸 处方5　会厌逐瘀汤

方药 桃仁 15g，红花 15g，甘草 9g，桔梗 9g，生地黄 12g，当归 6g，玄参 3g，柴胡 3g，枳壳 6g，赤芍 6g。

功能与主治 行气活血，化痰开音；适用于血瘀痰凝型慢喉瘖。症见声嘶日久，讲话费力，喉内异物感或有痰黏着感，常需清嗓，胸闷不舒；声带色暗红、肥厚，或有小结、息肉；舌质暗红或有瘀点、苔腻，脉细涩。

加减 若痰多者，可加贝母、瓜蒌仁、海浮石以化痰散结。

简介 本方出自《医林改错》。方中桃仁、红花、赤芍活血化瘀，当归、生地黄养血活血，柴胡、枳壳、桔梗梳理气机，调节升降，全共奏行气活血、化痰开音之功。

二、中成药

1.金嗓清音丸：适用于阴虚肺热型慢喉瘖。用法：口服，每次 6～10g，每日 2 次。

2.西洋参胶囊：适用于气阴两虚型慢喉瘖。用法：口服，每次 1～2 粒，每日 3 次。

3.黄氏响声丸：适用于各型慢喉瘖。用法：温开水送服，每次 20～30 粒，每日 3 次。

4.六神丸：适用于急慢性咽喉炎及扁桃体炎。用法：含服，每次 10 粒，每日 3 次。

三、单方验方

1.疏肝利咽汤：郁金、香附、降香、枳壳、射干、桔梗、半夏、海浮石、川贝母各 10g，赭石 15g，瓜蒌皮 15g，赤芍 12g，黄连 6g。用法：水煎服，日一剂，分早晚两次温服。适用各型慢喉瘖的治疗。

2. 会厌逐瘀汤合活血疗哑汤：当归 10g，桃仁 15g，红花 10g，党参 10g，桔梗 15g，诃子 10g，赤芍 10g，怀牛膝 15g，黄芪 15g，玉蝴蝶 10g，蝉蜕 10g，甘草 10g。用法：水煎服，日一剂，分早晚两次温服。适用于喉瘖症见声音嘶哑久治不愈，声带暗红肥厚者。

梅核气 ▶▶▶

梅核气是指以咽部异物阻塞感，如梅核梗阻，咯之不出，咽之不下为主要特征的疾病。主要表现为咽部异物阻塞感，其状如梅核、炙脔，咯之不出，咽之不下，空咽时明显，进食时减轻，但不妨碍正常饮食及呼吸，病程较长，其症状轻重多与情志相关，检查可见咽喉及食道无明显异常。此病多因情志外伤、肝失条达、肝气郁结所致。

一、辨证用药

处方 1　半夏厚朴汤

方药　半夏 12g，厚朴 9g，茯苓 12g，生姜 15g，紫苏叶 6g。

功能与主治　行气散结，降逆化痰。主治梅核气之痰气互结证。症见咽中异物感，自觉喉间多痰，咳吐不爽或见咳嗽痰白；肢倦，脘腹胀满，纳呆嗳气；舌淡胖，苔白腻，脉弦滑。

加减　若兼有精神症状明显、多疑多虑者，可加炙甘草、大枣、浮小麦；若兼有胸闷痰多者，可加瓜蒌仁、薤白。

简介　本方出自《金匮要略》。方中半夏为君，化痰散结，降逆和胃，厚朴下气除满，茯苓健脾渗湿，生姜辛温散结，和胃止呕，且制半夏之毒，紫苏叶芳香行气，理肺疏肝。诸药合用，共奏行气散结，降逆化痰之功。

使用注意　方中多辛温苦燥之品，仅适用于痰气互结而无热者，若见颧红口苦，舌红少苔属于气郁化火，阴伤津少者，虽有梅核气之特征，也不可用本方。

处方 2　逍遥散

方药　甘草 4.5g，当归、茯苓、芍药、白术、柴胡各 9g，烧生姜 3 片，薄荷 6g。

功能与主治　疏肝理气，解郁散结。主治梅核气之肝郁气滞证。症见自觉咽喉有异物梗阻，或如梅核或炙脔，吞之不下，吐之不出，但不碍饮食和呼吸。患者常抑郁多疑，可见胸胁胀满，心烦易怒，善太息。舌质淡红、苔薄白，脉弦。

加减 若兼有烦躁易怒、头痛不适、口干者，可加牡丹皮、栀子；若兼有失眠者，可加合欢花、酸枣仁。

简介 本方出自《太平惠民和剂局方》。方中柴胡为君，疏肝解郁；当归为血中之气药，养血和血；白芍养血敛阴，柔肝缓急；白术、茯苓、甘草健脾益气；加少量薄荷，疏散郁遏之气，透达肝经郁热；烧生姜降逆和中。

二、中成药

1. 柴胡舒肝丸：适用于肝气不疏，胸胁痞闷者。使用方法：口服，一次一丸，一日两次，温开水送下。

2. 逍遥丸：适用于肝郁脾虚所致的郁闷不舒、胸胁胀痛、头晕目眩者。使用方法：口服，一次一丸，一日两次。

三、单方验方

1. 梅核气方（王玉华经验方）：半夏 12g，厚朴 9g，茯苓 12g，生姜 15g，紫苏 6g。用法：水煎服，每日 1 剂，分两次服。注意事项：阴津亏耗或气郁化火者不宜。

2. 消梅解郁方：白术 10g，茯苓 15g，橘红 10g，半夏 10g，紫苏 6g，郁金 10g，山豆根 10g，香附 10g，砂仁 8g，牛蒡子 10g，射干 10g，厚朴 10g，枳壳 10g，桔梗 10g，甘草 3g。用法：水煎服，每日一剂。适用于梅核气之脾虚肝郁、痰凝气滞证。

第十一节　口腔疾病

口疮 ▶▶▶

口疮是指口腔肌膜出现类圆形溃疡并伴灼热疼痛为主要特征的疾病。主要表现为唇、颊、舌等处肌膜发生单个或多个黄白色圆形或椭圆形溃疡，伴灼热疼痛，溃疡大小不等，表面覆有黄白色假膜，周围有红晕。检查可见口腔肌膜白色伪膜覆盖的溃烂面。口疮多见于成人，常反复发作。其病机以心、脾、肾失调为主，上焦实热多为心脾积热，中焦虚寒多为脾肾阳虚，下焦阴火乃肾亏阴虚火旺。

一、辨证用药

🍃 处方 1　凉膈散

方药　川大黄、芒硝、甘草各 12g，山栀子仁、薄荷、黄芩各 6g，连翘 25g，竹叶 3g，蜜少许。

功能与主治　清心泻脾，消肿止痛。主治口疮之心脾积热证。症见口腔肌膜溃疡，周边红肿，灼痛明显，饮食或说话时尤甚，口渴，心烦失眠，大便秘结，小便短黄，舌红，苔黄腻，脉数。

加减　若兼有口渴、咽喉肿痛，可加石膏、桔梗、天花粉；若红肿热甚可加赤芍、牡丹皮以凉血活血。

简介　本方出自《太平惠民和剂局方》，方中连翘轻清透散，清热解毒，透散上焦之热；川大黄、芒硝泻火通便，荡涤中焦躁热内结；黄芩清胸膈郁热；山栀子仁通泻三焦，引火下行；薄荷利咽喉；竹叶清上焦之热；白蜜缓峻，生津润燥，调和诸药。

使用注意　本方虽有通腑之力，但重在清泻胸膈之热，即使无大便秘结，但胸膈灼热如焚者，亦用之。

🍃 处方 2　导赤散合泻黄散加减

方药　石膏 18g，生地黄 15g，防风、栀子、藿香各 10g，生甘草、木通各 6g。

功能与主治　清心泻脾，消肿止痛。主治口疮之心脾积热证。症见口腔肌膜溃疡，周边红肿，灼痛明显，饮食或说话时尤甚，口渴，心烦失眠，大便秘结，小便短黄，舌红，苔黄腻，脉数。

加减　若口干较重，加芦根 30g，麦冬 15g；若伴消化不良，加枳壳 10g，白术 9g；若伴便秘，加火麻仁 30g，瓜蒌壳 12g。

简介　方中石膏清热泻火，生地黄清热凉血，栀子清泻三焦，配伍防风、藿香辛温芳香；木通上清心经之火，下导小肠之热；甘草调和诸药，缓急止痛。

使用注意　石膏要先煎。

🍃 处方 3　知柏地黄丸

方药　熟地黄 24g，山茱萸肉、干山药各 12g，泽泻、牡丹皮、茯苓各

9g，知母、黄柏各 6g。

功能与主治 滋阴补肾，降火敛疮。主治口疮之阴虚火旺证。症见口腔溃疡数量少，周边红肿不甚，疼痛较轻，但此愈彼起，绵延不止；手足心热，失眠多梦，口舌干燥不欲饮；舌红少苔，脉细数。

加减 若虚火甚，稍加肉桂反佐，引火归原；若见心烦不寐，舌质皲裂，心阴不足明显者，可用黄连阿胶汤加枸杞子、酸枣仁、柏子仁以滋阴养血，清火安神。

简介 本方出自《医方考》。方中熟地黄、山茱萸肉、干山药补肝脾肾，填精益髓，泽泻利湿化浊，牡丹皮清泄相火，茯苓健脾渗湿，知母滋阴降火，黄柏泻下焦之热。全方共奏滋阴降火之功。

🔖 处方 4 附子理中汤

方药 炮附子、人参、炮干姜、炙甘草、白术各 9g。

功能与主治 温肾健脾，化湿敛疮。主治口疮之脾肾阳虚证。症见口疮疼痛较轻，色白或暗，周边淡红或不红，久难愈合。倦怠乏力，面色苍白，腰膝或少腹以下冷痛，小便清长，纳呆便溏。舌淡苔白，脉沉迟。

加减 若兼有口疮白浊，为阳虚水泛之象，加肉桂温通经脉，加苍术、五倍子健脾燥湿；若兼有形寒肢冷、夜尿频多，可用金匮肾气丸加减。

简介 本方出自《三因极一病证方论》。炮附子温补脾肾之阳，人参补气健脾，白术健脾燥湿，炮干姜温胃散寒，炙甘草和中补土，调和诸药。

使用注意 炮附子用时注意先煎，用量不可过多。

二、中成药

1. 口腔炎喷雾剂：适用于各型口疮。用法：每日 3～4 次喷于患处。

2. 一清颗粒：适用于火毒血热所致的身热烦躁、目赤口疮、咽喉牙龈肿痛，牙龈炎。用法：开水冲服，一次 1 袋，一日 3～4 次。

3. 双料喉风散：适用于口腔糜烂、咽喉肿痛、牙龈肿痛等症。用法：用生理盐水漱口，清洁口腔后将双料喉风散粉末喷在溃疡面上，使其完全覆盖于溃疡黏膜表面，每日 3 次，用药后 30min 禁食水，睡前加强 1 次。

三、单方验方

1. 李孔定教授治疗口疮的基本处方：生附子研末，用醋、面调敷足心，男左女右，一天一换。用于口疮日久者。

2. 苍倍汤（郑启仲经验方）：苍术 15g，黄柏 12g，五倍子 3g，砂仁 6g，白芷 6g，玄参 10g，肉桂 2g，甘草 6g。用法：水煎服，日一剂。适用于复发性口腔溃疡。

牙宣

牙宣是以龈肉萎缩、牙根宣露、牙齿松动、齿龈间渗出脓血为主要特征的疾病。主要表现为牙龈经常渗血或溢脓，遇冷、热酸痛，咀嚼无力，牙齿松动，时有口臭。检查可见牙龈萎缩、红肿，探之易出血，牙齿稀疏，牙根外露，牙结石附着于牙颈部，牙齿与牙龈之间有牙周袋形成，常有脓液自牙周袋溢出。

一、辨证用药

处方1 清胃散

方药 生地黄、当归身各 6g，牡丹皮 6g，黄连 9g，升麻 6g。

功能与主治 清胃泻火，消肿止痛。主治牙宣之胃火上炎证。症见牙龈红肿疼痛，或齿龈间形成脓肿，口臭，喜冷饮，尿黄，便秘，舌红，苔黄厚，脉洪大或滑数。

加减 龈齿出血，加茜草根、白茅根之类；口臭、便秘，加生大黄、瓜蒌之类；小便黄，酌加栀子、木通之类；舌苔黄厚，酌加黄芩、栀子之类。

简介 本方出自《脾胃论》，方中苦寒泻火黄连为君，直折胃腑之热，升麻清热解毒，升清透发；牡丹皮凉血清热，生地黄凉血滋阴，当归养血活血。全方共奏清胃凉血之效，使上炎之火得降，血分之热得除，热毒内彻得解。

处方2 玉女煎

方药 石膏 9～15g，熟地黄 9～30g，麦冬 6g，知母、牛膝各 5g。

功能与主治 清胃热，滋肾阴，消肿止痛。主治牙宣之胃热阴虚证。症见牙龈红肿疼痛，齿松牙衄，烦热干渴，舌红苔黄而干。

加减 龈齿出血，加茜草根、白茅根之类；口臭、便秘，加生大黄、瓜蒌之类；小便黄，酌加栀子、木通之类；舌苔黄厚，酌加黄芩、栀子之类。

简介 本方出自《景岳全书》，方中石膏辛甘大寒，善清阳明胃热而兼生津止渴，熟地黄滋肾阴，知母生津润燥，牛膝引热下行，又补肝肾。诸药配伍，共奏清胃热、滋肾阴之功。

🏷️ 处方 3　六味地黄汤

方药　熟地黄 24g，山茱萸肉、干山药各 12g，泽泻、牡丹皮、茯苓各 9g。

功能与主治　滋阴补肾，益精固齿。主治牙宣之肾阴亏虚证。症见牙龈萎缩，龈缘微红肿，牙根宣露，牙齿松动，或有牙周出血溢脓，头晕，咽干，腰酸，手足心热，夜寐不安，舌红苔少，脉细数。

加减　可酌加枸杞子、续断、骨碎补健齿；牙周出血溢脓，酌加金银花、牛膝之类；牙齿疼痛者加蜂房。

简介　本方出自《小儿药证直诀》，方中熟地黄、山茱萸肉、干山药补肝脾肾，填精益髓，泽泻利湿化浊，牡丹皮清泄相火，茯苓健脾渗湿。全方补泻兼施，诸药滋补肾之阴精而降相火。

🏷️ 处方 4　八珍汤

方药　当归、川芎、熟地黄、白芍、人参、炙甘草、茯苓、白术各 15g，生姜 5 片，大枣 1 枚。

功能与主治　健脾益气，补血养龈。主治牙宣之气血不足证。症见牙龈萎缩，色淡白，齿缝龈袋或有微量稀脓渗出，牙根宣露，牙齿松动，咀嚼酸软乏力，刷牙吮吸时牙龈易出血，牙龈遇冷酸痛，面色萎黄，倦怠头晕，舌淡，苔薄白，脉细缓。

加减　若有牙龈遇冷酸痛，酌加细辛；齿缝龈袋或有微量稀脓渗出，酌加黄芪、金银花、皂角刺；纳差、便溏酌加白豆蔻、砂仁、薏苡仁；若兼便秘，酌加枳壳、瓜蒌；心悸、多梦少寐，酌加酸枣仁、远志、龙眼肉等。

简介　本方出自《瑞竹堂经验方》，本方由四君子汤与四物汤合方而成，气血并补，全方共奏益气补血之功，能有效改善气血不足之牙宣证。

二、中成药

1.栀子金花丸：适用于肺胃火盛、上蒸于龈所致的牙宣、牙痈、口热口臭、便干尿黄，脉弦实数。用法：口服，一次 9g，一日 1 次。

2.黄连上清片：适用于肺胃火盛，风热内侵，循经上蒸于龈所致的牙宣，牙龈红肿。用法：口服：一次 6 片，一日 2 次。

三、单方验方

1.固齿健周汤：骨碎补 12g，补骨脂 12g，续断 15g，鸡血藤 15g，墨旱莲

15g，知母 10g，黄柏 9g，白术 12g，生地黄 15g，熟地黄 15g，生龙骨（先煎）30g，生牡蛎（先煎）30g，黄芪 15g，茯苓 12g。用法：水煎服，每日 1 剂，分 2 次温服。3 天为 1 个疗程。适用于各类牙宣。

2. 蓝氏牙痛饮：金银花 15g，栀子 15g，连翘 12g，黄柏 18g，知母 9g，生地黄 20g，赤芍 12g，升麻 9g，柴胡 9g，薄荷 9g，细辛 3g，竹叶 20g，川牛膝 12g，生甘草 6g。用法：水煎服，每日一剂，分早晚两次温服，3 天为一个疗程。适用于实火牙痛，症见齿龈红肿，得冷则痛减，受热则痛剧，舌红苔薄白或薄黄，脉浮数等。

第十章

皮肤科疾病

第一节　细菌性皮肤病

黄水疮 >>>

黄水疮是一种常见的传染性、化脓性皮肤疾病，临床以脓疱、脓痂、自觉瘙痒为特征，因脓疱破溃后滋流黄水而得名，又称之为"香瓣疮""滴脓疮"。夏秋季多见，小儿易患此病，好发于暴露部位，有接触传染及自体接种特点，易造成小范围流行，相当于西医的脓疱疮。

一、辨证用药

🍵 处方　解毒清热汤

方药　金银花 10g，连翘 6g，蒲公英 10g，野菊花 10g，大青叶 10g，黄芩 6g，赤芍 6g，六一散 10g。

功能与主治　清热解毒利湿。主治肺胃湿热，外感毒邪证。症见脓疱周围有炎性的红晕，破后结黄痂，严重者伴有发热、口渴、大便干结、小便黄，舌质红，苔黄或白，脉滑数。

加减　大便干结伴有食滞者，加焦槟榔、枳壳或焦三仙；心烦、口舌生疮者，可加黄连、栀子；小便短赤者，可加灯心草、竹叶。

简介　方中金银花、连翘、蒲公英、大青叶清热解毒；黄芩泻肺火，清湿热；野菊花清热降火解毒；赤芍清热凉血；六一散轻利湿热。

二、中成药

龙胆泻肝丸：适用于肝胆湿热证。使用方法：口服，一日 3～6g，一日 2 次。

三、外治法

痂皮厚者，外用化毒散软膏；渗出多者可选用马齿苋水剂、龙胆水剂湿敷。

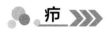

疖

疖是发生在皮肤浅表的根浅而形小的急性化脓性皮肤病，以色红、灼热、疼痛，突起根浅，肿势局限，范围大概在 3cm 左右，出脓即愈为特征。男女老少均可患此病，相当于西医学的疖与疖病。

一、辨证用药

处方　仙方活命饮

方药　金银花 25g，防风 6g，白芷 6g，陈皮 9g，穿山甲 6g，皂角刺 6g，浙贝母 6g，天花粉 6g，甘草 3g，乳香 6g，没药 6g，赤芍 6g，当归 6g。

功能与主治　清热解毒。主治热毒蕴结证。症见轻者疖肿 1～2 个，多者可散发至全身，或簇集于一处，或此愈彼起；可伴有发热，口渴，小便短赤，便秘，舌红苔黄，脉数。

加减　疖肿较甚者，可加用夏枯草消肿散结；热毒甚而见局部红肿热痛明显，可加蒲公英、紫花地丁、野菊花、连翘；脓已成者，可加生黄芪托里排脓。

简介　方中重用金银花清热解毒，且具芳香透散之性而助消痈散结；当归、赤芍活血通滞和营；乳香、没药散瘀消肿止痛；陈皮理气行滞，有助于消肿止痛，白芷、防风辛散疏风透邪，散结消肿，使邪从外透解；穿山甲、皂角刺走窜行散，通行经络，透脓溃坚，解毒消肿；浙贝母、天花粉化痰散结，内消肿毒，甘草清热解毒，调和诸药。

使用注意　本方治疗疖肿时既可内服亦可外敷，疖肿破溃后，不可再服。

二、中成药

1. 三黄片：清热解毒，泻火通便。适用于疖初起及成脓阶段的患者。使用方法：口服，小片一次 4 片，大片一次 2 片，一日 2 次；小儿酌减。

2. 牛黄解毒丸：清热解毒。适用于疖初起及成脓阶段的患者。使用方法：口服，水蜜丸一次 2g，大蜜丸一次 1 丸，一日 2～3 次。

三、外治法

可用如意金黄散外敷。

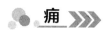

痈是指气血被邪毒壅聚而发生在体表皮肉之间的急性化脓性皮肤病。其特点是光软无头、红肿热痛，发病迅速，结块范围多在 6～9cm，易肿、易脓、易溃、易敛。相当于西医的皮肤浅表脓肿。

一、辨证用药

处方 1　仙方活命饮

方药　金银花 25g，防风 6g，白芷 6g，陈皮 9g，穿山甲 6g，皂角刺 6g，浙贝母 6g，天花粉 6g，甘草 3g，乳香 6g，没药 6g，赤芍 6g，当归 6g。

功能与主治　以消为主，清热解毒，活血化瘀。主治火毒凝结证（初期）。症见局部突然肿胀，光软无头，迅速结块，皮肤发红，灼热肿痛，重者可伴有恶寒发热，头痛，口渴，舌苔黄腻，脉弦滑或洪数。

加减　皮损肿痛剧烈者，可加黄连、野菊花、紫花地丁以加强清热解毒的作用。临床可根据痈疮所在的部位不同，分别加入引经的药物，以提高疗效；如痈疮在头部者可加川芎，在颈项者加桔梗，在胸部者加瓜蒌皮，在胁部者加柴胡，在腰脊者加秦艽，在上肢者加姜黄，在下肢者加牛膝。

简介　方中重用金银花清热解毒，且具芳香透散之性而助消痈散结；当归、赤芍活血通滞和营；乳香、没药散瘀消肿止痛；陈皮理气行滞，有助于消肿止痛，白芷、防风辛散疏风透邪，散结消肿，使邪从外透解；穿山甲、皂角刺走窜行散，通行经络，透脓溃坚，解毒消肿；浙贝母、天花粉化痰散结，内消肿毒，甘草清热解毒，调和诸药。

使用注意　本方治疗疖肿时既可内服亦可外敷，疖肿破溃后，不可再服。

处方 2 仙方活命饮合五味消毒饮

方药 金银花 25g，防风 6g，白芷 6g，陈皮 9g，穿山甲 6g，皂角刺 6g，浙贝母 6g，天花粉 6g，白及 6g，乳香 6g，没药 6g，赤芍 6g，当归 6g，野菊花 10g，蒲公英 10g，紫花地丁 10g，天葵子 10g。

功能与主治 以托为主，和营清热，托里透脓。主治热盛肉腐证（成脓）。症见红热明显，肿势高突，疼痛剧烈，痛如鸡啄，溃后脓出则肿痛渐退；可伴壮热，口渴，便秘，小便短赤等，舌红，苔黄，脉数。

加减 脓出不畅者，加生黄芪、川芎托里排脓。

简介 仙方活命饮清热解毒，活血散瘀。蒲公英擅长清热解毒，兼能消痈散结，紫花地丁能凉血散痈，菊花、天葵子清热解毒，排脓定痛。

处方 3 托里消毒散

方药 人参 6g，川芎 3g，白芍 10g，黄芪 15g，当归 10g，白术 10g，茯苓 15g，金银花 10g，白芷 10g，甘草 5g，皂角 10g，桔梗 10g。

功能与主治 以补为主，益气养血，托毒生肌。主治气血两虚证（溃后），症见溃后脓水稀薄，创面新肉不生，色淡红或暗红，愈合缓慢；伴面色无华，神疲乏力，纳少；舌质淡，苔少，脉沉细无力。

加减 创面色红伴渗出较多者，加苍术、黄柏燥湿清热解毒。

简介 黄芪、人参益气养血；当归、茯苓、金银花活血解毒；川芎、皂角刺、白术、白芍、白芷等活血解毒。

二、中成药

四黄丸：清热解毒，和营消肿，适用于痈疽疔毒患者。使用方法：口服，一次 1 丸，一日两次。

三、外治法

初起者可用金黄散外敷；成脓者宜切开排脓，掺九一丹、太乙膏盖贴，深者可用药线引流；破溃后，改用生肌散收口，可配合棉垫法，若有死骨者，待松动时可用镊子钳出。

发际疮和坐板疮 ▶▶▶▶

发际疮与坐板疮是发生在肌肤浅表部位、范围较小的急性化脓性疾病。发际疮发于项后发际处，坐板疮发生于臀部所坐之处。其临床特点是肿势局限，突起根浅，大小不一，色红，灼热，疼痛，出脓即愈合。相当于西医的多发性毛囊炎。

一、辨证用药

处方　解毒清热汤

方药　金银花 15g，连翘 15g，大青叶 10g，蒲公英 10g，茯苓 10g，薏苡仁 15g，防己 10g，车前草 10g，白鲜皮 15g，防风 10g，甘草 5g。

功能与主治　清热解毒，除湿止痒。主治湿热证。症见头部、躯干、四肢有散在米粒大小淡红色、与毛囊一致的炎性丘疹或小脓疱，自觉疼痛刺痒。舌质微红，苔薄白，脉弦。

加减　疖肿较甚者，加夏枯草散结消肿；脓已成者，加生黄芪托里排脓。

简介　方中金银花、连翘、大青叶、蒲公英清热解毒；茯苓、薏苡仁、防己、车前草健脾除湿；白鲜皮、防风疏风止痒；甘草解毒，调和诸药。

二、中成药

1. 三黄片：清热解毒，泻火通便，适用于痈疡疔疮伴大便秘结患者。使用方法：口服，小片一次 4 片，大片一次 2 片，一日 2 次。

2. 六神丸：清热解毒，消炎止痛，适用于痈疡疔疮无名肿毒患者。使用方法：口服，一日 3 次，一岁每次服 1 粒，二岁每次服 2 粒，三岁每次服 3～4 粒，四岁至八岁每次服 5～6 粒，九岁至十岁每次服 8～9 粒，成人每次服 10 粒。

三、外治法

同疖。

第二节　病毒性皮肤病

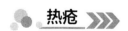
热疮

热疮是一种好发于皮肤黏膜交界处的急性疱疹性皮肤疾病，中医又称之为"火燎疮"。本病好发于唇部、鼻孔周围、面颊以及外生殖器等皮肤黏膜的交界处，其皮损为局限性簇集性小水疱，自觉灼热痒痛。该病有自限性，但容易复发。男女老幼均可以发病，但以成年人多见。相当于西医的单纯疱疹。

一、辨证用药

🍃 处方　解毒清热汤

方药　紫花地丁 15g，野菊花 15g，蒲公英 15g，大青叶 15g，重楼 15g，牡丹皮 10g，赤芍 10g，板蓝根 10g。

功能与主治　清解肺胃湿热。主治肺胃湿热证。症见热病以后，伴随轻微的周身不适、口渴、烦躁，局部刺痒灼热，轻微疼痛或不痛，在口鼻周边或者外阴、臀部、大腿根部发生簇集小水疱，大便干燥，小便黄赤，舌红、苔白、脉弦滑。

加减　伴瘙痒加防风、蝉蜕；发作期加半边莲、白花蛇舌草；中后期加太子参、白术；健脾利湿加茯苓、泽泻；久病加地骨皮、百合、玄参。

简介　方中紫花地丁、野菊花、蒲公英、大青叶、板蓝根清热解毒；重楼、牡丹皮、赤芍凉血解毒。

二、中成药

知柏地黄丸：滋阴清热，适用于热疱反复发作，伴口干唇燥、潮热盗汗者。使用方法：口服，一次 1 丸，一日 2 次。

三、外治法

皮损初期，水疱未破时，可用三黄洗剂外擦；皮损干燥结痂时，可用黄连膏、青黛膏外涂。

🦠 蛇串疮 ▶▶▶

蛇串疮是一种皮肤上出现的成片簇集水疱，沿身体的一侧呈带状分布的急性疱疹性皮肤疾病。因皮损分布犹如蛇行，故名"蛇串疮"。由于大多数患者皮损缠腰而发，故又名"缠腰火丹"，另有医家根据本病的皮损特征称之为"蜘蛛疮""蛇丹""火带疮"等。本病是以簇集水疱，沿一侧神经呈带状分布，伴有明显的神经痛为临床特征。可发生于任何年龄，但以中老年人为多。一年四季都可以发病，但以春秋季节较为多见。通常突然发生，自觉症状明显，愈后不容易复发。相当于西医的带状疱疹。

一、辨证用药

🏷️ 处方 1 龙胆泻肝汤

方药 龙胆 10g，栀子 10g，黄芩 10g，生地黄 15g，大青叶 15g，连翘 10g，生甘草 5g，泽泻 10g，延胡索 10g，车前子 10g。

功能与主治 清热利湿止痛。主治肝经湿热证。症见皮损颜色鲜红，疱壁紧张，灼热疼痛，自觉口苦咽干，口渴，烦躁易怒，食欲欠佳。小便短赤，大便干，舌红，苔薄黄或黄腻，脉弦数。

加减 发生于头面部者加菊花；发生在上肢者加姜黄；发生在下肢者加牛膝；血热明显出现血疱坏死者加白茅根、赤芍、牡丹皮；感染重者加金银花、蒲公英、板蓝根；大便秘结的加大黄；年老体虚加黄芪、党参。

简介 龙胆、栀子、黄芩、生地黄、大青叶、连翘、生甘草清热泻火解毒；延胡索行气止痛；泽泻、车前子清利湿热。

🏷️ 处方 2 除湿胃苓汤

方药 苍术 10g，厚朴 10g，陈皮 10g，茯苓 15g，板蓝根 15g，延胡索 10g，车前子 10g，泽泻 10g，生甘草 5g。

功能与主治 健脾利湿，清热解毒。主治脾虚湿盛证。症见皮损颜色较淡，疱壁松弛，疼痛较轻，口不渴或渴不欲饮，不思饮食，食后腹胀，大便时溏，女性见白带多。舌质淡胖，苔白腻，脉沉缓或滑。

简介 苍术、茯苓、厚朴、陈皮健脾除湿；车前子、泽泻渗湿利水；板蓝根、生甘草清热解毒；延胡索行气活血止痛。

🏷️ 处方 3 活血散瘀汤

方药 鸡血藤 15g，鬼箭羽 15g，红花 10g，桃仁 10g，延胡索 10g，川楝子 10g，木香 10g，陈皮 10g，全丝瓜 10g，忍冬藤 15g。

功能与主治 活血化瘀，行气止痛，清解余毒。主治气滞血瘀证。症见皮损消退后局部疼痛不止，舌质暗，苔薄白，脉弦细。

简介 鸡血藤、鬼箭羽、红花、桃仁活血化瘀；延胡索、川楝子行气止痛；木香、陈皮、全丝瓜行气通络；忍冬藤清解余毒。

二、中成药

1. 龙胆泻肝丸：清利肝胆湿热，适用于肝胆实火上炎、肝胆湿热证患者。

使用方法：口服，一日 3～6g，一日 2 次。

2. 参苓白术丸：健脾益气，适用于脾虚湿盛证患者。使用方法：口服，一次 6g，一天 3 次。

3. 血府逐瘀胶囊：活血祛瘀，行气止痛，适用于气滞血瘀证患者。使用方法：口服，一次 6 粒，一日 2 次。

三、外治法

1. 中药塌渍疗法：水疱、渗出较多时可予解毒祛湿中药湿敷，如黄柏、马齿苋等清热解毒中药煎水后湿敷患处。

2. 疱液抽取术：水疱大且未破溃时，宜在消毒的情况下刺破疱壁、排出疱液，促进愈合；脓疱应予清创处理。

3. 中药涂搽疗法：干燥结痂时，选用祛湿解毒而且无刺激的中药油或软膏外涂。

水痘 ▶▶▶

水痘是因为感染水痘-带状疱疹病毒而引起的一种传染性病毒性皮肤疾病，病毒是通过患者的飞沫或直接接触传播，具有很强的传染性，可引起流行。本病以皮肤、黏膜分批出现斑疹、丘疹、水疱、结痂，分布呈向心性，伴有发热、头痛、全身酸痛等上呼吸道感染的全身症状。任何年龄都可以发病，高发于 6～9 岁，多流行于冬春季节。西医的病名也为水痘。

一、辨证用药

处方 桑菊饮

方药 桑叶 10g，菊花 10g，牛蒡子 5g，苦杏仁 10g，赤芍 10g，板蓝根 15g，金银花 10g，连翘 10g，薏苡仁 15g，车前草 10g，芦根 10g。

功能与主治 清热透表，解毒除湿。主治风热夹湿证。症见发热流涕，身起红色斑丘疹，继而出现水疱，呈向心性分布。舌淡红，苔薄白，脉滑数。

加减 热毒盛者，可加黄连、蒲公英、大青叶；咽红者，可加射干、山豆根；便秘者，加大黄；病后阴虚口干者，可加天花粉、麦冬、沙参。

简介 方中桑叶、菊花、牛蒡子清热透表；苦杏仁宣肺止咳；赤芍凉血；板蓝根、金银花、连翘清热解毒；薏苡仁、车前草健脾利湿；芦根清热透表。

二、中成药

双黄连口服液：疏风解表，清热解毒，适用于水痘邪伤肺卫证患者。使用方法：口服，一次 10mL，一日 3 次，小儿酌减。

三、外治法

可用如意金黄散外敷，一天 2～3 次。

第三节　性传播疾病

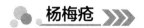 **杨梅疮** >>>>

杨梅疮属于中医学中的"霉疮""疳疮""花柳病"等的范畴，是由梅毒螺旋体引起的一种全身性、慢性性传播疾病。早期以皮肤黏膜损害为主要表现，晚期可造成骨骼、眼部、心血管及中枢神经系统等多器官的组织病变。主要由不洁性交传染，偶尔通过接吻、哺乳，或接触患者污染的衣物、输血等途径间接传染，也可通过母婴传播。相当于西医的梅毒。

一、辨证用药

处方 1　龙胆泻肝汤

方药　龙胆 10g，栀子 10g，黄芩 10g，生地黄 15g，大青叶 15g，连翘 10g，生甘草 5g，泽泻 10g，延胡索 10g，车前子 10g，土茯苓 15g，虎杖 10g，金银花 15g。

功能与主治　清利湿热，解毒驱梅。主治一期梅毒，肝经湿热证。症见外生殖器疳疮质硬而润，伴有口干、口苦，小便短赤，大便秘结，舌质红，苔黄腻，脉弦滑。

加减　脾胃虚寒者，加干姜、陈皮、山药温中健脾和胃。

简介　龙胆、栀子、黄芩、生地黄、大青叶、连翘、金银花、生甘草清热泻火解毒；延胡索行气止痛；泽泻、车前子清利湿热；土茯苓、虎杖除湿解毒。

处方 2　清营汤合桃红四物汤

方药　水牛角 30g，生地黄 15g，玄参 10g，竹叶心 3g，麦冬 10g，丹参

10g，黄连 3g，金银花 10g，连翘 10g，燀桃仁 10g，红花 10g，当归 10g，赤芍 10g，川芎 6g。

功能与主治 凉血解毒，泻热散瘀。主治二期梅毒，血热蕴毒证。证见周身起杨梅疮，色如玫瑰，不痛不痒，或见丘疹、脓疱、鳞屑；兼见口干咽燥，口舌生疮，大便秘结，小便短赤；舌质绛红，苔薄黄或少苔，脉细数。

加减 口舌生疮、脓疱较多者，可加大青叶、千里光等清热解毒。

简介 水牛角、生地黄、赤芍清热凉血；玄参、黄连、金银花、连翘、竹叶心清热解毒；当归、川芎活血养血；燀桃仁、红花、丹参活血化瘀；麦冬养阴生津。

处方 3　地黄饮子

方药 熟地黄 15g，巴戟天 10g，山茱萸 10g，石斛 10g，肉苁蓉 10g，制附子 5g，五味子 5g，官桂 5g，白茯苓 10g，麦冬 10g，菖蒲 10g，远志 10g。

功能与主治 滋补肝肾，填髓息风。主治三期梅毒，肝肾亏损证。患者患病可达数十年之久，逐渐两足瘫痪或痿软不行，肌肤麻木或虫行作痒，筋骨窜痛，伴腰膝酸软，小便困难，舌质淡，苔薄白，脉沉细弱。

加减 心慌气短者，加党参、黄芪补气；神昏失眠者，加首乌藤、酸枣仁养血安神。

简介 熟地黄、山茱萸滋补肾阴；肉苁蓉、巴戟天温补肾阳；配伍附子、肉桂温养肾阳，引火归原；石斛、麦冬、五味子滋养肺肾；石菖蒲、远志、茯苓合用交通心肾。

二、外治法

疳疮部位可外敷鹅黄散；有硬结者外敷冲和膏；溃疡者可掺少许五五丹，外敷玉红膏等。

第四节　过敏性和变应性皮肤病

湿疮 ▶▶▶

湿疮是一种由多种内外因素所引起的有明显渗出倾向的皮肤炎症性皮肤病，因为皮损有渗出倾向，故名湿疹；又因为皮损"瘙痒无时，蔓延不止，抓津黄水，浸淫成片"，所以又名"浸淫疮"。另有医家根据皮损的发病部位和特点而命名为"脐疮""乳头风""肾囊风"等。本病的发病率很高，以多形性皮损、易于渗出、对称分布、自觉瘙痒、反复发作、易成慢性为临床特征。可发生在任何年龄，无明显的季节性，但冬夏季节常常反复，以先天禀赋不耐者居多。相当于西医的湿疹。

一、辨证用药

🟢 处方 1　龙胆泻肝汤

方药　龙胆 10g，黄芩 10g，白茅根 30g，生地黄 15g，大青叶 15g，车前草 30g，生石膏 30g，六一散（布包）30g。

功能与主治　清热利湿止痒。主治湿热浸淫证。症见发病迅速，皮损灼热潮红，剧烈瘙痒，渗出明显，伴身热，心烦，口渴，大便干结，小便短赤，舌红，苔薄白或黄腻，脉滑数。

加减　瘙痒明显者加白鲜皮、苦参；大便干燥者加大黄。

简介　龙胆清利肝胆湿热；黄芩清肺热；白茅根、生地黄凉血清热；车前草、六一散利湿清热；生石膏清胃热；大青叶清热解毒。

🟢 处方 2　除湿胃苓汤

方药　茯苓 15g，白术 10g，黄芩 10g，栀子 6g，泽泻 6g，茵陈 6g，枳壳 6g，生地黄 12g，竹叶 6g，灯心草 3g，甘草 10g。

功能与主治　健脾利湿止痒。主治脾虚湿蕴证。症见发病缓慢，皮损潮红，瘙痒明显，搔抓后糜烂渗出，可见鳞屑；伴有神疲，腹胀便溏，舌质淡红，苔白腻，脉弦缓。

加减　胸闷腹胀者，加豆蔻、厚朴化湿行气温中；倦怠乏力者，加党参健脾益气。

简介　茯苓、白术健脾利湿；黄芩、栀子苦寒泻热；泽泻、茵陈利湿清热；枳壳理气宽胸；生地黄、甘草、竹叶、灯心草清心利水。

🟢 处方 3　当归饮子

方药　当归 10g，白芍 10g，川芎 6g，生地黄 10g，白蒺藜 10g，防风 10g，荆芥 10g，制何首乌 10g，黄芪 10g，炙甘草 5g。

功能与主治　养血润肤止痒。主治血虚风燥证。症见病程日久，皮损粗糙肥厚，剧烈瘙痒，表面有抓痕、血痂、颜色暗或色素沉着。舌质淡、苔白，脉沉缓或滑。

加减 瘙痒明显者加白鲜皮、苦参；睡眠差者，加煅龙骨、珍珠母镇静安神。

简介 当归、川芎、白芍、生地黄养血活血，通络滋阴；制何首乌、荆芥润燥止痒；黄芪补气养血；防风疏风止痒；白蒺藜疏肝解郁，疏风止痒。

二、中成药

1.龙胆泻肝丸：清利肝胆湿热，适用于湿热浸淫患者。使用方法：口服，一次3~6g，一日2次。

2.金蝉止痒胶囊：清热解毒，燥湿止痒，适用于湿热浸淫证。使用方法：口服，一次6粒，一日3次。

3.润燥止痒胶囊：养血滋阴，祛风止痒，适用于血虚风燥证。使用方法：口服，一日4粒，一日3次。

三、外治法

1.红斑丘疹没有渗出者，可外扑止痒粉、六一散、松花粉。

2.糜烂渗出者，可以马齿苋水剂、龙葵水剂湿敷，然后以植物油调祛湿散或新三妙散外用。

3.慢性湿疹皮损肥厚者，可用普连软膏外涂。

瘾疹 ▶▶▶

瘾疹是一种以皮肤突然出现红斑、风团为特点的皮肤病，也有中医文献称之为"赤白游风"，俗称"风疙瘩"。本病以皮肤风团突然出现，发无定处，时起时消，并且消退后不留痕迹，常伴有剧烈瘙痒。可发生于任何年龄，四季均可发生，一般女性患者多于男性。相当于西医的荨麻疹。

一、辨证用药

处方 1　消风散

方药 荆芥10g，防风10g，蝉蜕5g，苦参5g，苍术10g，知母10g，生石膏15g，当归10g，生地黄10g，甘草5g，金银花10g，浮萍10g，赤芍10g，牡丹皮10g，紫草10g。

功能与主治 疏风清热止痒。主治风热证。症见风团颜色鲜红，皮温稍高，自觉瘙痒，遇热加剧，得冷则缓，或伴有发热恶风，舌质红，苔薄黄，脉浮数。

加减 口渴者加玄参、麦冬、芦根清热生津。

简介 荆芥、防风、牛蒡子、蝉蜕辛散透达，疏风散邪；苍术祛风燥湿；苦参清热燥湿，木通渗利湿热；石膏、知母清热泻火。

🌿 处方2 麻黄连翘赤小豆汤

方药 麻黄5g，连翘15g，赤小豆10g，防风10g，浮萍10g，黄芩10g，蝉蜕5g，紫草10g，冬瓜皮10g，生石膏20g，桑白皮10g，白鲜皮10g，甘草5g，路路通10g。

功能与主治 疏风清热，除湿止痒。主治风热夹湿证。症见急性起病，风团呈鲜红色，泛发全身，遇热加重，剧烈瘙痒，伴有黏膜水肿，伴发热、心烦、口渴、大便干结等症，舌红、苔黄，脉滑数有力。

简介 麻黄发汗解表；赤小豆清热利湿；连翘清热解毒；防风、蝉蜕、黄芩疏风清热止痒；浮萍、桑白皮、冬瓜皮健脾除湿；路路通祛风通络止痒；甘草调和诸药。

🌿 处方3 四物四色汤

方药 当归10g，川芎6g，白芍10g，生地黄15g，黄芪15g，制何首乌10g，紫草10g，白鲜皮10g，防风10g，蝉蜕5g，徐长卿10g，炙甘草5g，地骨皮10g，乌梅10g。

功能与主治 养血润肤止痒。主治血虚风燥证。症见病程日久，反复发作，午后或夜间加重，伴心烦易怒，口干、手足心热，正常肤色或淡红色风团，舌淡苔薄，脉沉细。

简介 方中当归、川芎、白芍、生地黄养血活血，制何首乌滋阴润燥；黄芪补气运血；紫草清热凉血，透疹消斑；防风、蝉蜕疏风清热止痒；地骨皮滋阴清热；甘草调和诸药。

二、中成药

1. 玉屏风颗粒：益气固表，适用于气血亏虚，皮疹色淡，遇寒加重，畏风怕冷患者。使用方法：口服，一次1袋，一日3次。

2. 防风通圣颗粒：解表通里，清热解毒，适用于肠胃湿热证患者。使用方法：口服，一次3g，一日2次。

三、其他治疗

1. 中药敷脐疗法：蝉蜕、细辛、防风等份，磨粉敷脐，每日一次。
2. 刺络放血疗法：一般用于急性荨麻疹，可于耳尖、大椎、血海、风池等穴位放血，每日选1~2个穴位放血，可持续3~5日。
3. 自血疗法：适用于自体血清试验（ASST）阳性者，抽取自身全血2~4mL，注入双侧足三里或环跳穴，每周1次，4次为一个疗程。

第五节　物理性及神经功能障碍性皮肤病

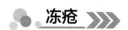 冻疮 ⋙

冻疮是人体遭受寒邪侵袭时所引起的末梢部位的局限性、瘀血性、炎症性皮肤病，其病名源于《诸病源候论·冻烂肿疮》。临床以暴露部位的局限性冻疮最为常见，特点是局部肿胀发凉、瘙痒、疼痛、皮肤紫斑或起水疱、溃烂，天气转暖后可自愈，容易复发。各个年龄段都可发生，但多见于妇女、儿童以及末梢血液循环不良者。西医亦称本病为冻疮。

一、辨证用药

🔶 处方 1　当归四逆汤

方药　当归 10g，桂枝 5g，白芍 10g，细辛 3g，炙甘草 5g，通草 5g，大枣 10g。

功能与主治　温经散寒，养血通络。主治寒凝血瘀证。症见局部麻木冷痛，肤色青紫或暗红，肿胀结块，或有水疱，或发痒，手足清冷；舌质淡，苔薄白，脉沉细。

加减　局部肿胀水疱明显者，加茯苓、车前子利水消肿；局部漫肿暗红者，加桃仁、红花活血化瘀。

简介　方中当归补血行血通络；桂枝温经散寒，活血通脉；白芍益阴敛营，养血和血；通草通血脉而利关节；大枣补血；炙甘草益气调和诸药。

🔶 处方 2　人参养荣汤加减

方药　黄芪 30g，当归 10g，肉桂 10g，炙甘草 5g，橘皮 10g，白术 10g，

党参 15g，白芍 10g，熟地黄 10g，五味子 5g，茯苓 10g，远志 10g，大枣 10g。

功能与主治 益气养血，祛瘀通脉。主治气虚血瘀证。症见神疲乏力，气短懒言，面色无华，疮面不收，疮周暗红漫肿，麻木；舌质淡，苔薄白，脉细弱。

简介 方中熟地黄、白芍、当归养血补血；党参、茯苓、白术益气补血；黄芪、肉桂大补气血；五味子、远志宁心安神；橘皮行气和胃；炙甘草调和诸药。

二、中成药

1. 附子理中丸：温中健脾，适用于冻疮寒凝血瘀证。使用方法：口服，一次 6g，一日 2～3 次。

2. 人参养荣丸：温补气血，适用于冻疮气虚血瘀证。使用方法：口服，一次 1 丸，一天 2 次。

三、外治法

1. 红灵酒：活血消肿止痛，适用于皮损未破溃患者，用棉签蘸药酒在患处揉擦，每日 2 次。

2. 生姜辣椒酊：温经散寒，活血解毒，适用于皮损未破溃者，用棉签蘸药酒在患处揉擦，每日 2～3 次。

摄领疮 ▶▶▶

摄领疮是一种常见的以阵发性的剧痒和皮肤苔藓样改变为特征的一种慢性炎症性皮肤神经功能障碍性疾病。因皮损犹如牛项之皮，厚而且坚，故又称之为"牛皮癣"。皮损以圆形或多角形的扁平丘疹融合成片，搔抓后皮损肥厚，皮沟加深，皮嵴隆起，形成苔藓改变，伴随阵发性瘙痒为临床特征。以 20～40 岁青壮年多发，老年人少见，儿童一般不发病。相当于西医的慢性单纯性苔藓，又称神经性皮炎。

一、辨证用药

处方 1　消风散

方药 荆芥 10g，防风 10g，蝉蜕 5g，火麻仁 10g，苦参 5g，苍术 10g，

知母 10g，生石膏 15g，牛蒡子 10g，木通 5g，当归 10g，生地黄 10g，甘草 5g。

功能与主治 祛风除湿，清热止痒。主治风湿蕴肤证。症见皮损暗红或淡褐色，呈片状分布，粗糙肥厚，剧痒时作，夜间尤甚；舌淡红，苔薄白，脉濡缓。

加减 睡眠欠佳者，可加入首乌藤、酸枣仁养心安神；瘙痒剧烈者可加入全蝎、酒乌梢蛇等搜风止痒。

简介 荆芥、防风、牛蒡子、蝉蜕辛散透达，疏风散邪；苍术祛风燥湿；苦参清热燥湿，木通渗利湿热；石膏、知母清热泻火。

处方2 当归饮子

方药 当归 10g，白芍 10g，川芎 6g，生地黄 10g，白蒺藜 10g，防风 10g，荆芥 10g，制何首乌 10g，黄芪 10g，炙甘草 5g。

功能与主治 养血润燥，息风止痒。主治血虚风燥证。症见皮损色淡或灰白，状如枯木，肥厚粗糙类似牛皮，伴有心悸怔忡，失眠健忘，女子月经不调，舌质淡，苔薄白，脉沉细。

加减 夹瘀者，加桃仁、红花活血化瘀；失眠者，加酸枣仁、丹参等养血安神。

简介 当归、川芎、白芍、生地黄养血活血，通络滋阴；制何首乌、荆芥润燥止痒；黄芪补气养血；防风疏风止痒；刺蒺藜疏肝解郁，疏风止痒。

二、中成药

1. 消风止痒颗粒：消风清热，除湿止痒，适用于风湿蕴肤患者。使用方法：口服，1岁以内一日1袋；1～4岁一日2袋；5～9岁一日3袋；10～14岁一日4袋；15岁以上一日6袋，分2到3次口服。

2. 润燥止痒胶囊：养血滋阴，祛风止痒，润肠通便，适用于血虚风燥证患者。使用方法：口服，一次4粒，一日3次。

三、外治法

1. 中药熏洗疗法：适用于泛发性皮损且皮肤干燥患者。可用当归、丹参、茯苓、白术、白鲜皮等养血润肤、活血化瘀中药煎剂对皮损部位进行熏洗治疗，每日1次，每次20～30min。

2. 针刺疗法：适用于容易摩擦部位的皮损以及瘙痒顽固的患者，可进行皮损周围毫针的点刺治疗。

3.火罐疗法：躯干、四肢皮损肥厚处可走罐治疗，以疏通经络、行气活血、解毒止痒。每日 1 次，一周为一个疗程。

第六节　红斑丘疹鳞屑性皮肤病

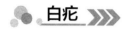 **白疕**

白疕是一种遗传与免疫相关的慢性炎症性皮肤疾病，以浸润性红斑、云母状鳞屑为典型临床表现，又称之为"疕风""松皮癣""干癣"。本病男女老少都可发病，但以青壮年居多，男性略多于女性，具有遗传倾向，发病有一定的季节规律，多为冬季较重，夏季较轻，本病呈慢性经过，容易复发，相当于西医的银屑病。

一、辨证用药

处方 1　凉血活血汤

方药　生槐花 30g，白茅根 30g，生地黄 30g，紫草 15g，赤芍 15g，丹参 15g，鸡血藤 30g。

功能与主治　清热凉血活血。主治血热证。症见皮疹发展迅速，皮肤潮红，皮疹多呈点滴状，新生皮疹不断出现，鳞屑较多，表层容易剥离，基地有点状出血，瘙痒明显，常伴口干舌燥，心烦易怒，大便干，小便黄；舌质红，舌苔黄腻，脉弦滑或数。

加减　风盛痒甚者，加白鲜皮、刺蒺藜、防风；夹湿者，加薏苡仁、茵陈、防己、泽泻；大便燥结者，加大黄、栀子；因咽炎、扁桃体炎诱发者，加大青叶、板蓝根、连翘。

简介　方中生槐花、白茅根、紫草、生地黄清热凉血；赤芍、丹参、鸡血藤凉血活血。

处方 2　养血解毒汤

方药　鸡血藤 30g，当归 15g，丹参 15g，天冬 10g，麦冬 10g，生地黄 30g，土茯苓 30g，蜂房 15g。

功能与主治　养血滋阴润肤。主治血燥证。症见病程较久，皮疹色淡，原有皮损部分消退，舌质淡红，苔少，脉缓或沉细。

加减 脾虚者，加白术、茯苓；风盛瘙痒明显者，加白鲜皮、刺蒺藜、苦参。

简介 方中鸡血藤、当归、丹参养血活血；天冬、麦冬、生地黄滋阴润燥；土茯苓、蜂房散风解毒。

处方3 活血散瘀汤

方药 三棱15g，莪术15g，桃仁15g，红花15g，鸡血藤30g，鬼箭羽30g，白花蛇舌草15g，陈皮10g。

功能与主治 活血化瘀行气。主治血瘀证。症见皮损肥厚，颜色暗红，经久不退。舌质紫暗或见瘀点瘀斑，脉涩或细缓。

加减 月经量少或有血块者，加益母草、丹参。

简介 方中三棱、莪术活血行气，桃仁、红花、鸡血藤、鬼箭羽活血化瘀，白花蛇舌草化瘀解毒，陈皮行气调中。

二、中成药

1. 复方青黛胶囊：清热解毒，化瘀消斑，祛风止痒，适用于白疕进行期血热证患者。使用方法：口服，一次4粒，一日3次。

2. 消银颗粒：清热凉血，养血润燥，祛风止痒。适用于白疕血热风燥和血虚风燥患者。使用方法：开水冲服，一次3.5g，一日3次。

三、外治法

1. 中药涂搽疗法：进行期以凉血解毒为主，可选用凡士林、黄连膏、青黛膏，禁用刺激性强的药物。静止期和退行期以润肤止痒、化瘀散结为主，可选用10%的水杨酸软膏、黄连膏外用，每日2次。

2. 中药药浴疗法：中药浴、淀粉浴等既可去除鳞屑、清洁皮肤、润肤止痒，又可以改善血液循环，适用于各种类型的银屑病，大多用于静止期或退行期。可选用马齿苋、苦参、侧柏叶、徐长卿、蛇床子、苍耳子、黄柏、地骨皮、白鲜皮等煎水，放温后洗浴浸泡，再外涂苓柏膏、黄连膏、青黛膏等，还可在药浴后配合中波紫外线照射治疗。一般每1~3日1次，每次20~30min。

风热疮 >>>

风热疮是一种常见的急性自限性炎症性皮肤病。发病前常有风热袭表，临床常有类似外感的症状，故称为风热疮。又因本病常伴有瘙痒、脱屑，故又称为"风癣"。本病以沿皮纹分布的椭圆形红色、暗红色斑丘疹，伴有鳞屑为特征，好发于躯干和四肢近端，多见于青壮年。一年四季都可以发病，但以春秋季节比较多见。相当于西医的玫瑰糠疹。

一、辨证用药

🍵 处方　凉血活血汤

方药　白茅根 30g，生地黄 15g，牡丹皮 10g，生槐花 15g，紫草 15g，赤芍 10g，白鲜皮 15g，地肤子 10g，防风 10g。

功能与主治　清热凉血，散风止痒。主治风热蕴肤证。症见发病急骤，皮疹呈淡红色，皮肤干燥，脱屑，有轻重不同的痒感，常有心烦、口渴、性情急躁、大便干燥、小便微黄；舌尖红，苔薄白或薄黄，脉弦数。

加减　瘙痒明显者，加刺蒺藜、苦参；心烦口渴者，加天花粉；病程长者，加鸡血藤、首乌藤、丹参。

简介　白茅根、生地黄、牡丹皮、生槐花、紫草清热凉血；赤芍凉血活血；白鲜皮、地肤子、防风疏风止痒。

二、中成药

1. 金蝉止痒胶囊：疏风清热，适用于风热蕴肤证。使用方法：口服，一次 6 粒，一日 3 次。

2. 润燥止痒胶囊：养血滋阴，疏风止痒，适用于血虚风燥患者。使用方法：口服，一次 4 粒，一日 3 次。

三、外治法

中药涂擦治疗：发病初期皮疹色红瘙痒者，可选用龙葵水剂、三黄洗剂外用，一日 2 次；病程中后期皮肤干燥脱屑患者，可用紫草油外涂患处，每日 2~3 次。

第十一章

骨伤科疾病

第一节 骨折

锁骨骨折

锁骨是两个弯曲的长骨，位置表浅，桥架于胸骨与肩峰之间。锁骨呈“S”形，内侧段前凸，且有胸锁乳突肌和胸大肌附着，外侧段后突，有三角肌和斜方肌附着。锁骨骨折较常见，约占全身骨折的5%左右，多发生在中1/3处，尤以幼儿多见。多因肩部外侧或手掌先着地跌倒，外力经肩锁关节传至锁骨而发生，以短斜形骨折为多。骨折严重移位时，锁骨后方的臂丛神经和锁骨下动、静脉可能合并损伤。

一、辨证用药

处方 活血止痛汤

方药 当归6g，川芎2g，乳香3g，苏木6g，红花1.5g，没药3g，土鳖虫9g，三七3g，赤芍3g，陈皮3g，积雪草6g，紫荆藤9g。水酒各半煎（现代用法：水煎服。临床常去紫荆藤）。

功能与主治 活血化瘀，通经止痛。主治跌打损伤，瘀血肿痛。症见局部瘀血，肿胀疼痛，痛如针刺，固定不移，痛处拒按，局部多有青紫瘀斑或瘀血肿块，舌质紫暗，脉细而涩者。

加减 伤骨者，可加川续断、骨碎补、补骨脂。

简介 本方出自《伤科大成》。方中当归、红花、川芎、赤芍、苏木活血通经；乳香、没药、三七活血止痛；土鳖虫、紫荆藤、落得打破瘀通经，消肿止痛；陈皮理气化滞。诸药合用，共奏活血化瘀，通经止痛之效。现代应用：对颈、肩、肘、腕等上部或腰膝下部等四肢关节损伤、软组织损伤以及骨折初期引起的局部肿痛者均可应用。

使用注意 本方活血化瘀止痛之力较强。适用于上部损伤血分之症。

二、中成药

六味地黄丸：滋阴补肾，适用于后期气血虚弱，血不荣筋，肝肾不足，并发肩关节周围炎。使用方法：口服，一次8丸，一日3次。

三、外治法

初期可外敷消瘀止痛膏或双柏散；中期可外敷接骨续筋药膏；后期可外贴坚骨壮筋膏。整复方法：患者坐位，挺胸抬头，双手叉腰，术者将膝部顶住患者背部正中，双手握其两肩外侧，向背部徐徐牵引，使之挺胸伸肩，此时骨折移位即可改善，如仍有侧方移位，可用捺正手法矫正。但此类骨折不必强求解剖复位，稍有移位对上肢功能也妨碍不大。多次复位会产生骨不连接。固定方法：在两腋下各置棉垫，用绷带从患侧肩后经腋下，绕过肩前上方，横过背部，经对侧腋下，绕过对侧肩前上方，绕回背部至患侧腋下，包绕8～12层，包扎后用三角巾悬吊患肢于胸前，固定4～6周。老人、粉碎性骨折者应延长固定期，疼痛消失，两上臂高举过头时不痛，并可摸到锁骨内侧亦有动作，说明骨折部位已有连接。

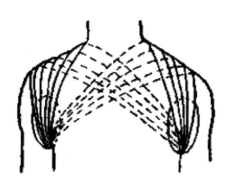

🔹 肱骨近端骨折 ▶▶▶

肱骨近端骨折系指肱骨头骨折及肱骨解剖颈骨折，肱骨外科颈骨折及肱骨大、小结节骨折。肱骨外科颈位于解剖颈下2～3cm，相当于大、小结节下缘与肱骨干的交界处，又为疏松骨质和致密骨质交界处，常易发生骨折，而肱骨解剖颈很短，骨折较罕见。紧靠肱骨外科颈内侧有腋神经向后进入三角肌内，臂丛神经、腋动静脉通过腋窝，严重移位骨折时可合并神经血管损伤。多因跌倒时手掌或肘部先着地，传达暴力所引起，若上臂在外展位则为外展型骨折，若上臂在内收位则为内收型骨折。以老年人较多发生，亦可发生于儿童与成人。

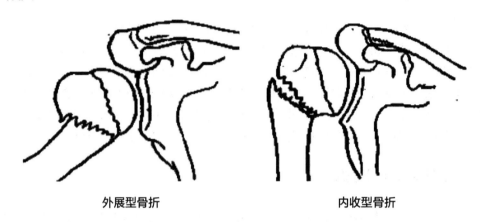

外展型骨折　　　　　　　　　　　　内收型骨折

外展型骨折：受外展传达暴力所致。断端外侧嵌插而内侧分离，多向前、内侧突起成角。有时远端向内侧移位，常伴有肱骨大结节撕脱骨折。

内收型骨折：受内收传达暴力所致。断端外侧分离而内侧嵌插，向外侧突起成角。

一、辨证用药

🔖 处方　和营止痛汤

方药　赤芍 9g，当归尾 9g，川芎 6g，苏木 6g，陈皮 6g，桃仁 6g，续断 12g，乌药 9g，乳香 6g，没药 6g，木通 6g，甘草 6g。

功能与主治　活血止痛，祛瘀生新。主治损伤中期，积瘀疼痛。症见痛处固定于损伤、瘀血、肿胀之处，不走窜，刺痛感，痛处拒按，局部多有青紫瘀斑或瘀血肿块，舌质紫暗，脉细而涩。

加减　若治骨折者，应加骨碎补、自然铜、土鳖虫等以增接骨续筋之功。

简介　本方出自《伤科补要》。方中当归尾、川芎、赤芍、桃仁、苏木、乳香、没药活血祛瘀，通经止痛；乌药、陈皮理气消滞；续断接骨续筋；木通通脉消肿；甘草调和诸药。合而用之，可使瘀血消散，气脉畅通，肿痛自除。现代应用：本方常用于骨折、脱位、软组织等损伤中期，亦可用于内伤积血成瘀者。

二、中成药

活血止痛胶囊：活血散瘀，消肿止痛。用于跌打损伤，瘀血肿痛。使用方法：用温黄酒或温开水送服，一次 3 粒，一日 2 次。

三、外治法

初期可外敷消瘀止痛药膏、双柏散；整复方法：患者坐位或卧位，一助手用布带绕过腋窝向上提拉，屈肘 90°，前臂中立位，另一助手握其肘部，沿肱骨纵轴方向牵拉，纠正缩短移位。固定方法：在助手维持牵引下，将棉垫 3~4 个放于骨折部的周围，短夹板放在内侧，三块长夹板分别放在上臂前、后、外侧，用三条横带将夹板捆紧，然后用长布带绕过对侧腋下用棉花垫好打结。解除固定后可选用海桐皮汤、骨科外洗一方、骨科外洗二方熏洗。

股骨粗隆间骨折 ▶▶▶

股骨粗隆间骨折指股骨颈基底到小粗隆下平面区域内的骨折，为关节囊外骨折。患者多为老年人，男多于女，青壮年发病者较少。患者多有直接暴力外伤史。该部位血液供应丰富，很少发生骨折不愈合或股骨头缺血性坏死，其预后远较股骨颈骨折为佳，但常可引起髋内翻畸形。因骨质松脆，故多为粉碎性骨折。根据骨折线的方向和位置，临床上可分为三型：顺转子间型，反转子间型，转子下型。

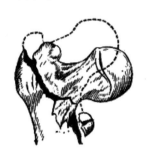 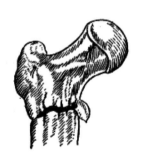 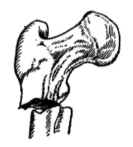

顺转子间型　　　　反转子间型　　　　转子下型

一、辨证用药

处方　生血补髓汤

方药　生地黄 12g，芍药 9g，川芎 6g，当归 9g，红花 5g，黄芪 9g，杜仲

9g，五加皮 9g，牛膝 9g，续断 9g。

功能与主治　益气补血，补髓壮骨。主治损伤中后期，气血两虚。症见骨折修复缓慢，筋骨软弱，肌肉萎缩，关节不利，行动无力，患处作痛。腰膝酸软，形体消瘦，舌淡脉弱者。

加减　欲增生血补髓之力，生地黄改为熟地黄，并加入鹿角胶、枸杞子。

简介　本方出自《伤科补要》。方中黄芪、当归、芍药、生地黄、川芎补气养血；续断、杜仲、牛膝、五加皮强筋壮骨；红花合川芎、五加皮、当归、牛膝活血祛瘀，以促筋骨愈合。现代应用：常用于扭挫伤筋、骨折，脱位复位后中、后期属气血不足、肝肾虚弱者。

使用注意　老年患者体衰，气血虚弱，不宜重用红花，应用三七、丹参等。

二、中成药

接骨七厘胶囊：活血化瘀，接骨止痛。用于跌打损伤，续筋接骨，血瘀疼痛。使用方法：口服，一次 2 粒，一日 2 次，温开水或黄酒送服。

三、外治法

老年患者则因其气血虚弱，血不荣筋，易致肌肉萎缩，关节不利，故宜养气血、壮筋骨、补肝肾，还应加用舒筋活络、通利关节的药物，可外敷接骨续筋膏和接骨膏。无移位稳定型骨折可采用丁字鞋制动或悬重 3～5 公斤持续牵引 6～7 周，多采用骨牵引。有移位骨折着重纠正患肢缩短和髋内翻，整复后采用持续牵引、悬重 6～8 公斤，固定患肢于外展中立位 8 周（稳定型骨折）～10 周（不稳定型骨折）。固定期间应注意不盘腿，不侧卧，经常做患肢肌肉运动和全身锻炼。解除牵引后，可扶双拐作不负重步行锻炼，尤其是不稳定骨折，应通过临床、X 线证实骨折愈合后才可逐步负重。

第二节　脱位

凡构成关节的骨端关节面脱离正常的位置，发生关节功能障碍者称为脱位。多发生在人体活动范围较大的关节，临床以肩、肘、髋及颞颌关节脱位较为常见。历代医家对脱位已有认识，称脱臼、出臼、骨错。《备急千金要方》记有"失欠颊车"（下颌关节脱位）的复位手法。《仙授理伤续断秘方》记载了"肩甲骨出"（肩关节脱位）的椅背复位法。《世医得效方》提出："凡脚手各有六出臼、四折骨。"还详细描述"整顿"（整复）手法，对后世医家产生很大影响。

一、辨证用药

处方　舒筋活血汤

方药　羌活 6g，荆芥 6g，红花 6g，枳壳 6g，防风 9g，独活 9g，牛膝 9g，五加皮 9g，杜仲 9g，当归 9g，续断 9g，青皮 5g。

功能与主治　舒筋活络，祛湿止痛。主治跌打损伤，经络滞痛。症见肌体疼痛，痛无定处，或肿痛固定，或骨折脱位后期，筋肉挛急作痛，舌淡脉濡者。

加减　痛甚者可加乳香、没药；湿盛者可加薏苡仁、防己、白术。

简介　本方出自《伤科补要》，原方书云："本方为脱位伤筋调理之剂。"方中红花、当归、牛膝、续断、杜仲舒筋活络，强壮筋骨；瘀积成风，痹阻筋络，故配以独活、羌活、防风、五加皮、荆芥祛风胜湿，通络止痛；更加枳壳、青皮行气化湿。诸药合用，可使经络通，风湿除，筋肉疼痛自解。现代应用：用于治疗软组织损伤、骨折后期、风湿性关节炎以及肝肾不足，外感风湿肢节疼痛者。

二、中成药

云南白药胶囊：化瘀止血，活血止痛，解毒消肿。用于跌打损伤，瘀血肿痛、吐血、咳血、便血、痔血、崩漏下血、手术出血，疮疡肿毒及软组织挫伤，闭合性骨折。使用方法：口服，一次 1～2 粒，一日 4 次。凡遇较重的跌打损伤可先服保险子 1 粒，轻伤及其他病症不必服。

三、外治法

应根据脱位的方向和位置，运用拔伸牵引、旋转屈伸、提按端挤等手法，利用杠杆原理将脱位的骨端轻巧地通过关节囊破裂口送回原位，并结合理筋手法，按摩推拿，理顺筋络，从而达到解剖复位。脱位整复后，必须将伤肢固定于功能位或关节稳定的位置，以减少出血，并有利于伤部的修复，防止发生习惯性脱位和骨化性肌炎。2～3 周后解除固定，可逐步地锻炼受伤关节的活动，并配合药物熏洗与适当按摩。

第三节　伤筋

颈椎病

颈椎椎间盘组织退行性改变及其继发病理改变（颈椎骨质增生，颈项韧带钙化，颈椎间盘萎缩退化等）累及周围组织结构（神经根、脊髓、椎动脉、交感神经等），并出现相应临床表现者为颈椎病。本病多见于四十岁以上中壮年患者，长期低头工作者较易发生。第5～6颈椎及第6～7颈椎之间关节活动度较大，因而发病率较其余颈椎关节为高。根据不同组织结构受累而出现的不同临床表现，可将颈椎病分为颈型、神经根型、脊髓型、椎动脉型、交感神经型、食道压迫型及混合型。

一、辨证用药

处方　补肾壮筋汤

方药　熟地黄 12g，当归 12g，牛膝 10g，山茱萸肉 12g，茯苓 12g，续断 12g，杜仲 10g，白芍 10g，青皮 5g，五加皮 10g。水煎服，日一剂。或制成丸剂服。

功能与主治　补益肝肾，强壮筋骨。主治损伤后期，肝肾亏虚。症见筋骨痿软，腰膝无力，步履艰难，头目眩晕，形体消瘦，舌淡脉弱者。

加减　若加龟甲胶、虎骨、枸杞子，则更增筋骨之力；气虚可加党参、黄芪、白术；麻木明显者可加全蝎。

简介　本方出自《伤科补要》。方中熟地黄、当归、白芍、山茱萸肉补益肝肾之精血，精血充旺，则筋骨强壮；配以杜仲、牛膝、续断、五加皮补益肝肾，强壮筋骨；茯苓、青皮理气益脾，以助运化。诸药合用，共奏补肝肾、强筋骨之效。现代应用：习惯性脱位、伤筋及骨折恢复期、年老骨折以及一切肝肾亏损诸症均可应用。

二、中成药

颈痛颗粒：活血化瘀，行气止痛。用于神经根型颈椎病属血瘀气滞、脉络闭阻证。使用方法：开水冲服，一次1袋，一日3次，饭后服用。

三、外治法

理筋手法：能使部分患者较快缓解症状。患者正坐，术者立于背后，左手扶住患者额部，右手以拇、中指轮换点压痛点及天柱、风池等穴。继用右手拇指、食指在患侧作由上而下的按摩，重复进行几次。治疗时手法应稍重，但切忌粗暴。

枕颌牵引法：可作坐位牵引或卧位牵引。牵引姿势以头部略向前倾为宜，牵引重量 2～5 公斤，每次牵引时间约 30min，每日 1～2 次。枕颌牵引可以缓解肌肉痉挛，扩大椎间隙，流畅气血，缓解症状，且很少有不适。牵引重量的大小，时间的长短等，可以根据患者的反应而灵活掌握。

⬡ 腰椎间盘突出症 ⟫⟫⟫

腰椎间盘突出症是指腰椎间盘退行性改变、纤维环破裂后，其髓核连同残存的纤维环和覆盖其上的后纵韧带向椎管内突出，压迫邻近的脊神经根或脊髓所产生的临床症候群。好发于 20～40 岁的青壮年，男多于女。突向椎管内的髓核或纤维环裂片，若未压迫神经根只有后纵韧带受刺激，而以腰痛为主。若突破后纵韧带而压迫神经根时，则以腿痛为主。

一、辨证用药

💊 处方 1　右归丸

方药　熟地黄 240g，山药 120g，山茱萸 90g，枸杞子 90g，菟丝子 120g，鹿角胶 120g，杜仲 20g，肉桂 60～120g，当归 90g，制附子 60～180g。将熟地黄蒸烂，杵膏，余为细末，加炼蜜为丸，如弹子大，每嚼服二三丸（6～9g），以滚白汤送下。

功能与主治　温补肾阳，填精益髓。主治肾阳亏虚，命门火衰证。症见年老或久病气衰神疲，畏寒肢冷，腰膝软弱，阳痿遗精，或阳衰无子，或饮食减少，大便不实，或小便自遗，舌淡苔白，脉沉而迟。

加减　若食少便溏甚者，加干姜、白术以温中健脾助运；若腰膝软弱甚者，加桑寄生、怀牛膝、狗脊以温肾强腰。

简介　本方出自《景岳全书》。方中制附子、肉桂功善温肾益火；鹿角胶温肾益精，共为君药。熟地黄、山茱萸、枸杞子、山药滋阴益肾，填精补髓，取"阴中求阳"之义，均为臣药。菟丝子、杜仲补肝肾、强腰膝；当归养血活血，共补肝肾精血，为佐药。诸药合用，温肾阳，益精血，使元阳得以归原，故名"右归丸"。现代应用：常用于肾病综合征、老年骨质疏松症、不育、不孕，以及贫血、白细胞减少症等证属命门火衰者。此外，本方尚有增强免疫、调节性腺及性激素、保肝、抑制血小板聚集、延缓衰老、调节脑中央灰质放电和抗疲劳等作用。

处方2　羌活胜湿汤

方药　羌活 6g，独活 6g，藁本 3g，防风 3g，炙甘草 3g，蔓荆子 2g，川芎 1.5g。

功能与主治　祛风胜湿止痛。主治风湿在表之痹证。症见肩背痛不可回顾、头痛身重，或腰脊疼痛，难以转侧，苔白，脉浮。

加减　若风邪较重，重用防风，并加秦艽以祛风止痛；若湿邪较重，可加苍术、木瓜以祛湿通络；若兼寒邪，肢体关节疼痛或冷痛明显，加肉桂、制川乌、细辛以温里祛寒；若邪郁化热，关节疼痛，局部灼热，加黄芩、黄柏、知母等以清里热。

简介　本方出自《脾胃论》。方中羌活、独活祛风除湿，通利关节，共为君药，其中羌活善祛上部风湿，独活善祛下部风湿，两药相合，能散周身风湿以通痹。臣以防风、藁本祛风胜湿，且善止头痛。佐以川芎活血行气，祛风止痛；蔓荆子祛风止痛。使以炙甘草调和诸药。综合本方，集众多辛苦温散药于一方，但用量尤轻，意在微汗，使肌表之风湿随汗尽去。现代应用：常用于骨关节炎、类风湿性关节炎、骨质增生症、强直性脊柱炎等证属风湿在表者。药理研究发现本方具有抗炎、免疫调节、镇痛等作用。

处方3　二妙散

方药　黄柏 15g，苍术 15g。上二味为末，沸汤，姜汁调服。

功能与主治　清热燥湿。主治湿热下注证。症见筋骨疼痛，或两足痿软，或足膝红肿疼痛，或湿热带下，或下部湿疮、湿疹，小便短赤、舌苔黄腻者。

加减　如用治湿热痿证，加五加皮、木瓜、牛膝等祛湿热，强筋骨；治下部湿疮、湿疹，加赤小豆、地肤子、苦参等清湿热，解疮毒。

简介　本方出自《丹溪心法》。方中黄柏为君，取其苦以燥湿，寒以清热，是清下焦湿热之要药。苍术为臣，辛香苦燥，长于燥湿健脾。入姜汁调服，取其辛散以助祛湿。三药相伍，清热燥湿，标本同治。现代应用：常用于骨关节炎、重症肌无力、下肢进行性肌萎缩、阴囊湿疹、盆腔炎、宫颈炎等证属湿热下注者。药理研究发现本方具有抑制胃肠痉挛、免疫抑制等作用。

🏷 处方 4　血府逐瘀汤

方药　桃仁 12g，红花 9g，当归 9g，生地黄 9g，川芎 4.5g，赤芍 6g，牛膝 9g，桔梗 4.5g，柴胡 3g，枳壳 6g，甘草 3g。

功能与主治　活血祛瘀，行气止痛。主治胸中血瘀证。症见胸痛，头痛，日久不愈，痛如针刺而有定处，或呃逆日久不止，或干呕，或烦闷，或心悸怔忡，失眠多梦，入暮潮热，唇暗或两目暗黑，舌质暗红，或舌有瘀斑或瘀点，脉涩或弦紧。

加减　如瘀阻头面部，可加麝香、老葱等以通阳开窍；瘀阻胁肋部，加香附、乌药等以疏肝行气；瘀阻肢体经络，去桔梗、柴胡，加秦艽、羌活、地龙等以通经活络。

简介　本方出自《医林改错》。方中桃仁活血行滞，红花活血化瘀，二药并能止痛，为君药。赤芍、川芎助君药活血止痛，与君药相伍，不仅祛瘀止痛尤彰，且兼行气、清热之效，是为活血化瘀的常用组合；牛膝活血通经，引血下行；三者共为臣药。生地黄、当归养血益阴，清热活血；桔梗、枳壳，一升一降，宽胸行气，桔梗并能载药上行；柴胡疏肝解郁，升达清阳，与桔梗、枳壳同用，尤善理气行滞，使气行则血行，以上均为佐药。甘草调和诸药，为使药。组合成方，使血行瘀散气畅，则诸症可愈。现代应用：常用于冠心病、心绞痛、风湿性心脏病、胸部挫伤及肋软骨炎之胸痛，以及脑梗死、高血压、高脂血症、血栓闭塞性脉管炎、神经官能症、脑震荡后遗症之头痛头晕等证属血瘀气滞者。药理研究发现本方具有改善微循环和血液流变性、镇痛等作用。

使用注意　临床偶见胃肠道反应的报道。

二、中成药

1. 瘀血痹片：活血化瘀，通络定痛。用于瘀血阻络的痹证。症见肌肉关节疼痛剧烈，多呈刺痛感，部位固定不移，痛处拒按，可有硬结或瘀斑。使用方法：口服，一次 5 片，一日 3 次。

2. 大活络丸：祛风，舒筋，活络，除湿。用于风寒湿痹引起的肢体疼痛，手足麻木，筋脉拘挛等。使用方法：温黄酒或温开水送服，一次 1～2 丸，一日 2 次。

三、外治法

针灸治疗：取阿是穴、环跳、殷门、阳陵泉、承山、悬钟等穴，用泻法，隔日一次。冬日可用温针灸法。牵引治疗：腰椎牵引可使腰椎间隙增大，造成椎间盘内的负压，加之后纵韧带的紧张，有利于突出的髓核部分还纳或改变其与神经根的关系。牵引重量及牵引时间可结合患者感受而调节。

🦴 肩周炎 》》》

肩关节周围炎（简称肩周炎）的病名较多。例如因睡眠时肩部受凉引起而称"漏肩风"或"露肩风"；因肩部活动明显受限，形同冻结而称"冻结肩"；因该病多发于 50 岁以上患者而称"五十肩"。此外，还称"肩凝风""肩凝症"等。肩周炎是肩周肌肉、肌腱、韧带和关节囊等软组织的慢性炎症和退行性病变，逐渐形成关节内外黏连，出现疼痛和关节活动受限。好发于 50 岁左右的女性，有自愈倾向。少数患者可因外伤而诱发，如肱骨外科颈骨折、肩关节脱位、上肢骨折若固定时间太长或在固定期间不注意肩关节功能锻炼亦可发生。风寒湿邪侵袭、劳损为其外因，气血虚弱、血不荣筋为其内因。

一、辨证用药

💊 处方　独活寄生汤

方药　独活 6g，防风 6g，川芎 6g，牛膝 6g，桑寄生 18g，秦艽 12g，杜仲 12g，当归 12g，茯苓 12g，党参 12g，熟地黄 15g，白芍 10g，细辛 3g，甘草 3g，肉桂（焗冲）2g。水煎服，可复煎外洗患处。

功能与主治　祛风湿，止痹痛，益肝肾，补气血。主治痹证日久，肝肾两虚，气血不足证。症见腰膝疼痛，肢节屈伸不利，或麻本不仁，畏寒喜温，心悸气短，舌淡苔白，脉细弱。

加减　若久痹疼痛较剧，宜加制川乌、制草乌、金钱白花蛇、地龙、红花等以搜风通络，活血止痛。

简介　本方出自《备急千金要方》。方中重用独活为君，祛下焦与筋骨间的风寒湿邪。细辛搜筋骨风寒湿邪，通络止痛；秦艽祛风湿，舒筋络；肉桂温经散寒，通利血脉；防风祛风散寒，胜湿止痛，同为臣药。君臣相伍，以祛风寒湿邪。佐以桑寄生、杜仲、牛膝补益肝肾而强壮筋骨；当归、川芎、熟地黄、白芍养血行血；党参、茯苓、甘草健脾益气；十药相配，以补肝肾气血。甘草调和诸药，兼使药之用。现代应用：常用于骨关节炎、类风湿性关节炎、坐骨神经痛、腰肌劳损、骨质增生症、小儿麻痹等证属风寒湿痹日久，气血不足者。药理研究发现本方具有抗炎、镇痛、免疫调节等作用。

使用注意　痹证属湿热实证者忌用。

二、中成药

1. 风湿寒痛片：祛风散寒，除湿活络，滋补肝肾。用于肝肾不足，风寒湿痹，关节肿痛，四肢麻木，腰膝酸痛。使用方法：口服，一次6~8片，一日2次。

2. 伤湿止痛膏：祛风湿，活血止痛。用于风湿性关节炎，肌肉疼痛，关节肿痛。使用方法：外用，贴于患处。

三、外治法

急性期疼痛明显，肩关节触痛敏感，肩关节活动障碍者可外敷宝珍膏、伤湿止痛膏等。急性期上肢悬吊以减少疼痛，局部理疗、针灸、按摩、封闭治疗；坚持功能锻炼，以主动运动为主，包括肩外展、上举、外旋等联合运动；还可于臂丛麻醉下行肩关节手法松解术，术后加强功能锻炼。

第四节　内伤

凡暴力引起人体内部气血、经络、脏腑受损或功能紊乱，而产生一系列症状者，统称内伤。骨伤科的内伤与中医内科的内伤有着根本区别，骨伤科的内伤必须由外力损伤引起，皮肉筋骨的损伤可伤及气血，引起脏腑、经络功能紊乱，出现各种损伤证候。而中医内科的内伤则是由七情六欲、劳倦、饮食等原因所致。正因为骨伤科的内伤与内科的内伤在病因方面各有所异，因此它们之间的分类、病机、症状及治疗方法也就截然不同，在临床上应加以鉴别。

一、辨证用药

处方1　生脉散

方药　人参9g，麦冬9g，五味子6g。

功能与主治　益气生津，敛汗复脉。主治心肺气阴两虚证。症见心悸不寐，气短懒言，神疲乏力、自汗，或干咳少痰，口燥咽干，舌干红少苔，脉细弱。

加减　兼见心神不安之失眠多梦、健忘者，宜加安神药远志、柏子仁、龙骨等；兼见心脉痹阻之胸闷不舒、胸痛者，加活血药丹参、川芎、红花等。

简介　本方出自《医学启源》。方中人参归心、脾、肺经，补元气，生津液，安心神，是为君药。麦冬归心、肺、胃经，功专养阴生津，用以为臣。君臣相伍，气阴双补，相得益彰，是补气生津的常用组合。五味子敛阴止汗，安神止咳，为佐药。三药合用，一补一润一敛，使气复津生，汗止阴存，气充脉复，故名"生脉"，正如《医方集解》谓："人有将死脉绝者，服此能复生之，其功甚大。"现代应用：常用于内伤属亡阴者；肺心病、冠心病、心绞痛、心律不齐、心力衰竭及各类休克、中暑，以及神经衰弱等证属心肺气阴两虚者。药理研究发现本方具有强心、抗休克、抗凝血、调节免疫、调节激素、镇静、镇痛、促进肝细胞生成、延缓衰老、抗肿瘤等作用。

处方2　参附汤

方药　人参12g，附子9g。

功能与主治　益气回阳固脱。主治元气大亏，阳气暴脱证。症见四肢厥逆，冷汗淋漓，呼吸微弱，脉微欲绝。

加减　若大汗不止，可加煅龙骨、煅牡蛎、山茱萸等以敛汗潜阳。

简介　本方出自《正体类要》。方中人参甘温，大补元气，益肺固脱；附子辛热，峻温心肾，回阳救逆。二药配伍，上补心肺，下助命火，中暖脾土，"能瞬息化气于乌有之乡，顷刻生阳于命门之内"，故为气固阳回"最神捷者也"。现代应用：常用于内伤属亡阳者；大出血、产后失血引起的失血性休克、创伤性休克、心力衰竭等证属阳气暴脱者。药理研究发现本方具有强心、升压、抗心律失常、增强免疫功能、抗心肌缺血、抗缺氧、增加冠脉及外周血管流量、改善血液流变学及提高甲状腺功能等作用。

使用注意　方中人参不可用党参代替；本方为急救之方，不可久服。

处方3　清营汤

方药　犀角30g，生地黄15g，玄参9g，竹叶心3g，麦冬9g，丹参6g，黄连5g，金银花9g，连翘6g。

功能与主治　清营解毒，透热养阴。主治热入营分证。症见身热夜甚，心烦少寐，时有谵语，口渴或不渴，斑疹隐隐，脉细数，舌绛而干。

加减　气分热盛而发热重，口渴甚者，加石膏、知母以清解气热；营分热盛而发热夜甚者，重用水牛角、地黄、玄参，或加大青叶、板蓝根以助清营解毒之力；血热明显而皮肤斑疹紫暗，加牡丹皮、紫草、赤芍、黄芩等凉血解毒。

简介　本方出自《温病条辨》。方中犀角清解营分之热毒，为君药。生地黄、玄参、麦冬清热凉血，滋阴生津，既助君药清营热，又补充受损之阴，为臣药。金银花、连翘、竹叶心轻清疏透，清热解毒，此乃"透热转气"之意；

黄连清心泻火；丹参清热凉血，并能活血散瘀，以防热与血结，同为佐药。诸药合用，共奏清营解毒，透热养阴之功。现代应用：常用于内伤虚脱合并感染者；创伤或骨关节感染后，温热之邪入营内陷；肺炎、流行性乙型脑炎、流行性脑脊髓膜炎、败血症等证属热入营分者。药理研究发现本方具有解热、抑菌、抗感染、促免疫、抗病毒、抗炎、改变血液流变性及溶栓等作用。

处方 4　小蓟饮子

方药　生地黄 9g，小蓟 9g，滑石 9g，通草 9g，蒲黄 9g，藕节 9g，淡竹叶 9g，当归 9g，山栀子 9g，甘草 9g。

功能与主治　凉血止血，利尿通淋。主治热结膀胱，热伤血络之血淋、尿血。症见尿中带血，小便频数，或赤涩热痛，舌红，脉数等。

加减　若治结石所致之血尿，可加琥珀、海金沙、金钱草、鸡内金等以清热化湿，祛瘀止痛；血尿甚者，宜加牡丹皮、白茅根、大蓟等以助凉血止血。

简介　本方出自《济生方》。方中小蓟功善清热凉血止血，又可利尿通淋，是为君药。生地黄凉血止血，养阴清热；蒲黄、藕节助君药凉血止血，并能祛瘀，共为臣药。滑石、淡竹叶、通草清热利水通淋；山栀子清泄三焦之火，并能利水；当归养血和血，引血归经，与藕节、蒲黄相合，可防诸药寒凉滞血留瘀之弊，共为佐药。甘草缓急止痛，和中调药，为佐使药。现代应用：常用于内伤内脏轻度损伤或一般内出血者；用于泌尿系统损伤、急性泌尿系感染、泌尿系结石及肾小球肾炎等证属热聚膀胱者。

使用注意　方药物多属性寒通利之品，血淋、尿血日久正虚者及孕妇不宜使用。

二、中成药

1. 参松养心胶囊：益气养阴，活血通络，清心安神。用于气阴两虚，心络瘀阻证。使用方法：口服，一次 2～4 粒，一日 3 次。

2. 清热解毒颗粒：清热解毒。用于热毒壅盛所致的发热面赤、烦躁口渴、咽喉肿痛等症。使用方法：口服，一次 5～10g，一日 3 次。

三、外治法

若伤员气闭昏迷不醒，可采用取嚏开窍及熏鼻开窍等急救方法，以及急灌服苏合香丸使之苏醒。取嚏开窍法：此法是将通关散用管吹入伤员鼻孔，以招致伤员频频喷嚏，内引五脏之气，使阳气回升，从而达到回苏之效，此法运用于实证，虚证忌用。熏鼻开窍法：用辛窜通窍药物或其他香料置于伤员鼻孔附近，待伤员嗅入药气后则可苏醒，此法适用于实证，虚证慎用之。若呼吸、心跳停止应立即予以人工呼吸、胸外心脏按压等急救措施。

第五节　骨病

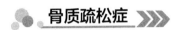 骨质疏松症

骨质疏松症是以正常矿化骨单位容积（密度）中骨量减少、骨组织显微结构退化为特征，以骨的脆性增高及骨折危险性增加的一种全身骨病。该病属中医"骨痿"范畴。多发生在绝经后妇女或老年人，有易患骨质疏松症的危险因素，如种族、生活习惯、运动减少、吸烟、酗酒、长期摄入咖啡因等。骨质疏松症的临床类型按病因可分为原发性和继发性两大类。

一、辨证用药

处方　左归丸

方药　熟地黄 24g，山药 12g，枸杞子 12g，山茱萸 12g，川牛膝 9g，鹿角胶（烊）12g，龟甲胶 12g，菟丝子 12g。

功能与主治　滋阴补肾，填精益髓。主治真阴亏虚证。症见头晕目眩，腰膝酸软，遗精滑泄，自汗盗汗，口燥舌干，舌红少苔，脉细。

加减　腰膝酸软为主者，加狗脊、桑寄生补肾强腰；脾为后天之本，真阴亏虚，亦可加人参、黄芪补后天以养先天。

简介　本方出自《景岳全书》。方中重用熟地黄滋肾阴，填精髓，补真阴之不足，为君药。山茱萸补养肝肾，涩精敛汗；山药健脾益阴，固肾涩精；龟、鹿二胶，均为血肉有情之品，峻补精髓，为臣药。枸杞子补益肝肾；菟丝子合鹿角胶温补肾阳，配于补阴药中，乃"阳中求阴"之义；川牛膝益肝肾，强筋骨，俱为佐药。现代应用：常用于老年骨质疏松症（肝肾阴虚型）；阿尔茨海默病、围绝经期综合征、闭经、月经量少等证属真阴亏虚者。药理研究发现本方具有调节免疫、降血糖、防治骨质疏松等作用。

二、中成药

1.骨康胶囊：滋补肝肾，强筋壮骨，通络止痛。用于骨质疏松症属肝肾不

足、经络瘀阻者。使用方法：口服，一次 3~4 粒，一日 3 次。

2.仙灵骨葆胶囊：滋补肝肾，接骨续筋，强身健骨。用于骨质疏松和骨质疏松症，骨折，骨关节炎等。使用方法：口服，一次 3 粒，一日 2 次；4~6 周为一疗程；或遵医嘱。

三、外治法

针对腰背部或其他部位疼痛，采用膏药局部透皮吸收、中药熏洗等方法，能针对特定部位持续给药，起到疏通经络、活血止痛的疗效。针灸推拿等治疗通过刺激经络和腧穴，调节脏腑组织功能，泻其有余，补其不足，以宁心安神、健脾和胃、调和气血、平衡阴阳。低频脉冲磁场、多波段光（紫外线、红外线、红光等）和神经肌肉电刺激等物理疗法可缓解骨质疏松症导致的疼痛。

膝骨性关节炎

膝骨性关节炎又称膝骨关节病、退行性关节病、增生性关节病、肥大性关节病，是一种常见的慢性、进展性关节疾病。本病多在中年以后发生。其病理特点为关节软骨变性、破坏、软骨下骨硬化、关节边缘和软骨下骨反应性增生、骨赘形成。临床上以关节疼痛、僵硬、活动受限、活动时可有摩擦响声为特征，属中医"膝痹病"范畴。

一、辨证用药

处方　防己黄芪汤

方药　防己 12g，黄芪 15g，甘草 6g，白术 9g，生姜四片，大枣一枚。

功能与主治　益气祛风，健脾利水。主治表虚之风水或风湿。症见汗出恶风，身重或肿，或肢节疼痛，小便不利，舌淡苔白，脉浮。

加减　若以风水为主，加茯苓、猪苓以增利水消肿之功；若以风湿为主，加威灵仙、苍术、独活以增祛风除湿之功。

简介　本方出自《金匮要略》。方中防己祛风利水，除湿止痛；黄芪益气固表，行水消肿，共为君药。白术补气健脾以资黄芪益气固表之力，燥湿化浊以助防己祛湿行水之功，为臣药。甘草健脾和中，兼可调和诸药，是为佐使。煎加姜、枣健脾和胃。现代应用：用于慢性肾小球肾炎、心源性水肿、骨关节炎等证属风水、风湿而兼表虚证者。药理研究发现本方具有免疫调节、抗炎等作用。

二、中成药

1. 金匮肾气丸：温补肾阳，化气行水。用于肾虚水肿，腰膝酸软，小便不利，畏寒肢冷。使用方法：口服，一次 1 丸，一日 2 次。

2. 藤黄健骨片：补肾，活血，止痛。用于肥大性脊椎炎，颈椎病，跟骨下骨刺，增生性关节炎，大骨节病。使用方法：口服，一次 3～6 片，一日 2 次。

三、外治法

可用桃红四物汤加伸筋草、透骨草煎汤，用毛巾湿热敷，或熏洗局部。有局限性压痛者，可局部注射 0.5%～1% 普鲁卡因 2～5mL，加复方倍他米松注射液 1～2mL，每周 1 次，3 次为 1 个疗程。

第六节　骨肿瘤

骨肿瘤包括原发性肿瘤、继发性肿瘤及瘤样病变等。骨肿瘤来源于骨基本组织和骨附属组织，骨基本组织指软骨、骨、骨膜、髓腔纤维组织等；骨附属组织指骨内的神经、血管、骨髓等。骨肿瘤虽有良性或恶性性质之分，但并非截然分开，有些肿瘤表现为良性与恶性之间的中间型性质。一般为单发，也有多发者，如骨软骨膜瘤、软骨瘤、骨髓瘤等。

唐代孙思邈著《千金要方》把肿瘤分为 7 种类型："瘿瘤及骨瘤、脂瘤、石瘤、脓瘤、血瘤或息肉。"说明中医学对骨肿瘤早已有所认识，骨肿瘤的命名常与来源部位、构成肿瘤的主要细胞联系起来。骨肿瘤虽然不是常见骨疾病，但恶性骨肿瘤对人体生命危害极大，值得重视。

一、辨证用药

🌿 处方　阳和汤

方药　熟地黄 30g，麻黄 2g，鹿角胶 9g，白芥子 6g，肉桂 3g，生甘草 3g，炮姜炭 2g。

功能与主治　温阳补血，散寒通滞。主治阳虚血亏，寒凝痰滞之阴疽，如贴骨疽、脱疽、流注、痰核、鹤膝风等。症见患处漫肿无头，皮色不变，酸痛无热，口不渴，舌淡苔白，脉沉细或迟细。

加减　如阳虚寒盛，加附子以温阳祛寒；兼气虚，加黄芪、党参以补气；血虚明显，加当归以养血；湿盛而酸痛甚者，加防己、薏苡仁以除湿止痛；瘀滞重而疼痛甚者，加乳香、没药以祛瘀止痛。

简介 本方出自《外科证治全生集》。方中重用熟地黄温补营血，填精益髓；鹿角胶温补肾阳，补益精血；二药合用，温阳补血，相得益彰，共为君药。肉桂、炮姜炭温阳散寒，温通血脉，为臣药。白芥子辛温，直达皮里膜外，温化寒痰，通络散结；少量麻黄宣通毛窍，同为佐药。生甘草为使，调和药性。诸药合用，使阳虚得补，营血得充，寒凝痰湿得除。治疗阴疽犹如仲春温暖和煦之气，普照大地，驱散阴霾，故以"阳和汤"名之。现代应用：常用于骨瘤初起，酸楚轻痛，遇寒加重，局部肿块，皮色不变，压痛不著，甚至不痛，病程较长，舌淡、脉细沉迟者。还用于骨结核、腹膜结核、慢性骨髓炎、骨膜炎、慢性淋巴结炎、类风湿性关节炎、血栓闭塞性脉管炎、肌肉深部脓肿，以及支气管炎、支气管哮喘、坐骨神经痛等证属阳虚血亏，寒凝痰滞者。药理研究发现本方具有抗结核、镇痛、促进新骨生长、抑制肿瘤等作用。

使用注意 痈疡属阳证，或阴虚有热，或阴疽破溃，均忌用。

二、中成药

1. 小金丸：散结消肿，化瘀止痛。用于痰气凝滞所致的瘰疬、瘿瘤、乳岩、乳癖，症见肌肤或肌肤下肿块一处或数处，推之能动，或骨及骨关节肿大、皮色不变、肿硬作痛。使用方法：打碎后口服，一次 20～50 丸，一日 2 次。

2. 复方斑蝥胶囊：破血消瘀，攻毒蚀疮。用于原发性肝癌，肺癌，直肠癌，恶性淋巴瘤，妇科恶性肿瘤等。使用方法：口服，一次 3 粒，一日 2 次。

3. 复方阿胶浆：补气养血。用于气血两虚，头晕目眩，心悸失眠，食欲不振及白细胞减少症和贫血等。使用方法：口服，一次 20mL，一日 3 次。

三、外治法

骨肿瘤患者可使用相关中药膏药或贴剂，使药物直接通过皮肤、黏膜、穴位、孔口等部位吸收，发挥整体和局部镇痛作用。操作简单，毒副作用小，见效快，避免器官损伤。如局部用黑退消掺于阳和解凝膏上贴之。良性骨肿瘤可选用刮除术、切除术，根据情况加植骨术；恶性肿瘤未波及周围软组织时，可选用瘤段切除灭活再植术，瘤段切除人工假体植入术；恶性肿瘤病情严重者，可选用截肢术。放射治疗可用于敏感肿瘤，对于中度敏感的肿瘤应作为辅助治疗，对于不敏感者只能大剂量作为辅助治疗。

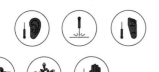

参考文献

[1] （汉）张仲景 . 金匮要略 [M]. 北京：中国医药科技出版社，2018.

[2] （宋）宋太医局 . 太平惠民和剂局方 [M]. 北京：中国中医药出版社，2020.

[3] （清）汪昂 . 医方集解 [M]. 鲍玉琴、杨德利校注 . 北京：中国中医药出版社，1997.

[4] 叶天士 . 医效秘传 [M]. 上海：上海科学技术出版社，1963.

[5] （清）傅山 . 傅青主女科 [M]. 北京：中国中医药出版社，2019.

[6] 杨旸 . 实用中医诊疗手册 [M]. 郑州：河南科学技术出版社，2017.

[7] 胡杰，屈会化，赵琰 . 辛平之剂荆防败毒散与疫病防治 [J]. 中国处方药，2021，19（7）：21-22.

[8] 陈毅恒，许二平，谢忠礼，等 . 银翘散方源考证及制方理论分析 [J]. 中国中医基础医学杂志，2022，28（09）：1488-1491.

[9] 史锁芳 . 史锁芳效方治验——益肾纳气平喘方 [J]. 江苏中医药，2021，53（5）：7-8.

[10] 周晔，张金莲 . 中医药学概要 [M]. 北京：中国医药科技出版社，2021.

[11] 沈劼 . 中医临床病证大典·心系病卷 [M]. 上海：上海科学技术出版社，2022.

[12] 张伯礼，吴勉华 . 中医内科学 [M]. 北京：中国中医药出版社，2017.

[13] （清）魏之琇 . 续名医类案 [M]. 黄汉儒，等点校 . 北京：人民卫生出版社，1997.

[14] 王刚，邹燕勤，周恩超 . 邹云翔实用中医肾病学 [M]. 北京：中国中医药出版社，2020.

[15] 刘志龙 . 广东地产中草药研究：万山草药 [M]. 郑州：河南科学技术出版社，2020.

[16] 杨淑荣 . 耳鼻喉疾病效验秘方 [M]. 北京：中国医药科技出版社 2017.

[17] 孙树椿，孙之镐 . 中医筋伤学 [M]. 北京：人民卫生出版社，2011.

[18] 黄荣宗，吴大真 . 骨伤方剂学 [M]. 北京：人民卫生出版社，2000.